KUNSTWERK KÖRPER

REISE INS INNERE DES MENSCHEN

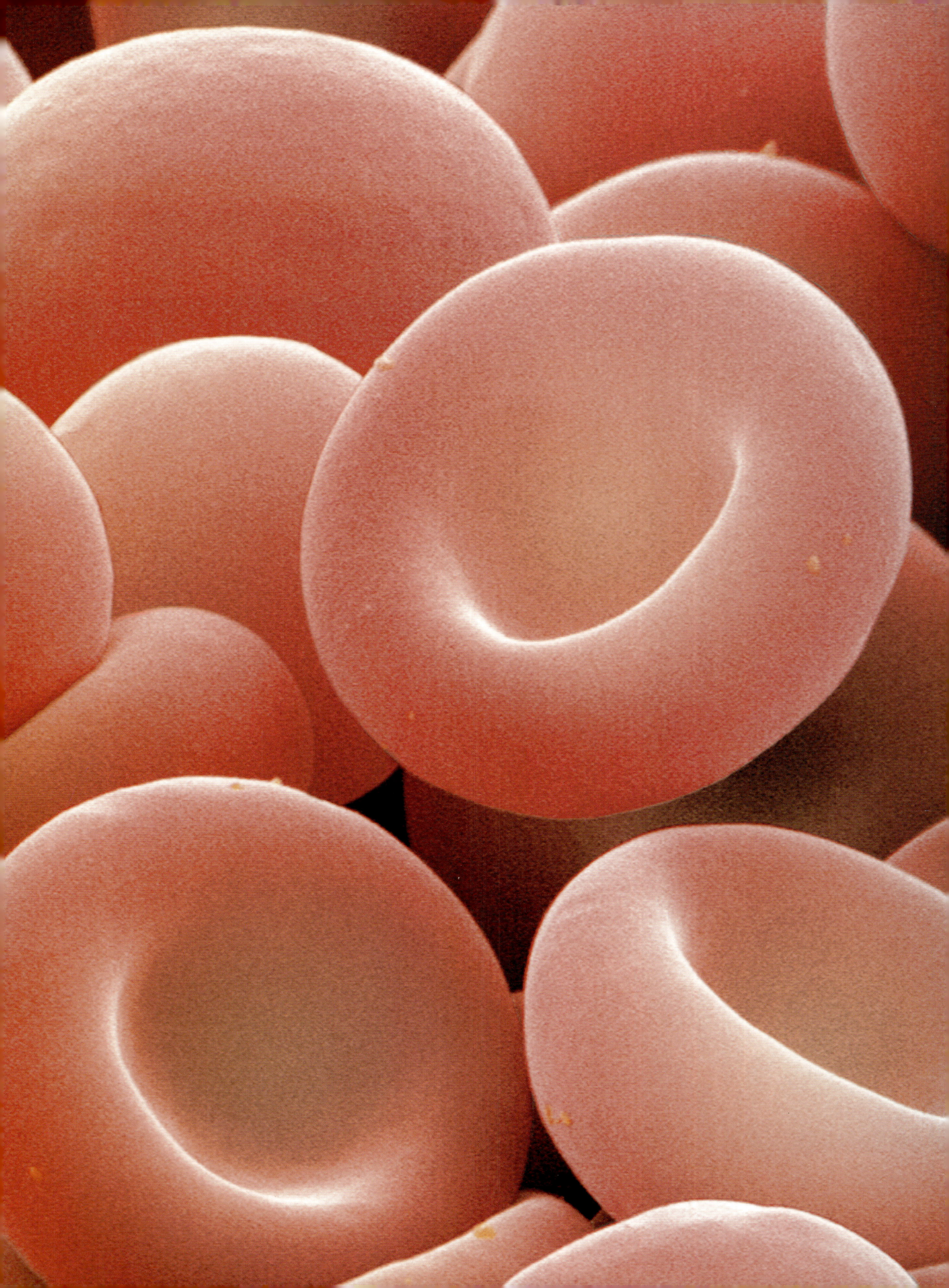

KUNSTWERK KÖRPER

REISE INS INNERE DES MENSCHEN

TEXTE VON WINDSOR CHORLTON
AUFNAHMEN AUS DER SCIENCE PHOTO LIBRARY

stern buch
FREDERKING & THALER

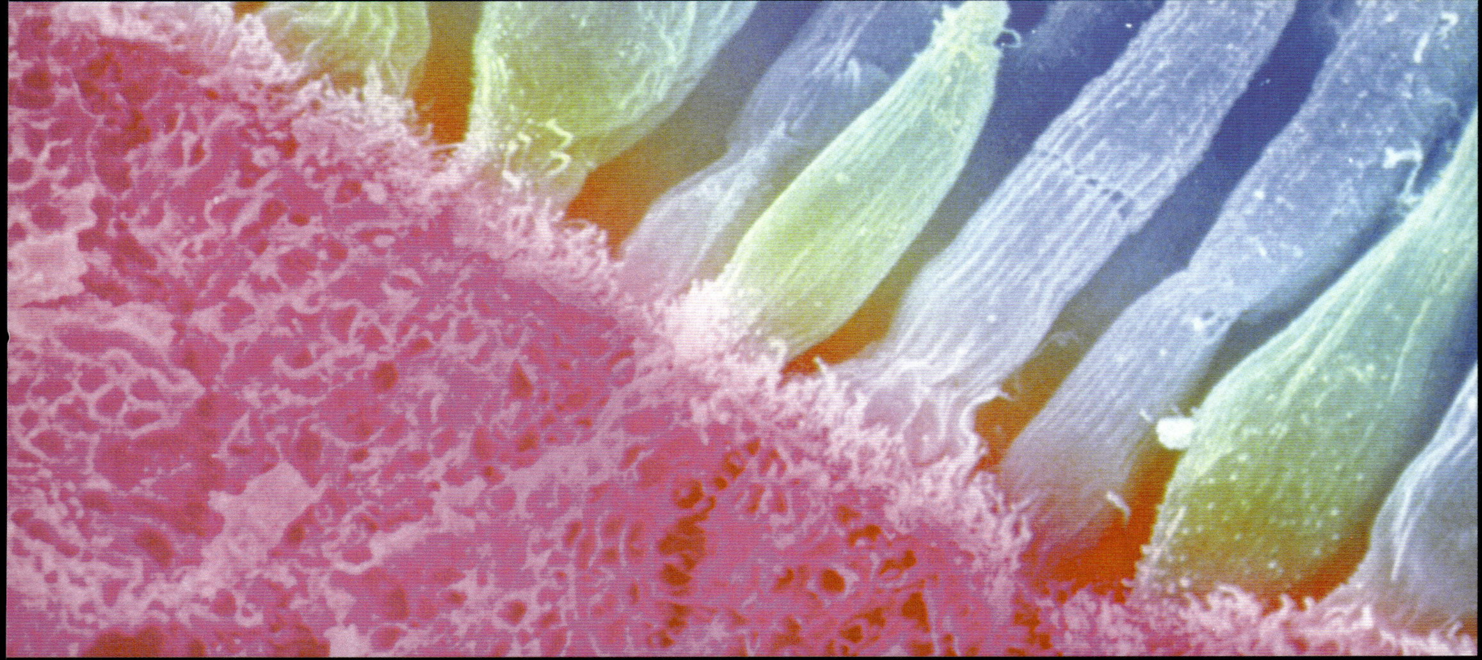

Ein Buch der Partner Frederking & Thaler und Stern

Die Deutsche Bibliothek verzeichnet diese Publikation in der Deutschen Nationalbibliografie; detaillierte bibliografische Daten sind im Internet unter http://dnb.ddb.de abrufbar.

Originaltitel: »Inside the Body – Fantastic Images from Beneath the Skin«

2. Auflage 2005

www.frederking-thaler.de

Text: Windsor Chorlton
Design: Austin Taylor

Übersetzung aus dem Englischen von Heike Brühl

Vorwort für die deutschsprachige Ausgabe:
Dr. Horst Güntheroth
STERN, Ressort Wissenschaft und Medizin
Lektorat: Martin Rasper, München
Herstellung und Satz: Büro Caroline Sieveking, München
Umschlaggestaltung: Stefan Vogt, Wunderamt, München
Umschlagfotos: The Science Photo Library

Printed in China

ISBN 3-89405-649-5

Dank an…
Arran Frood für seinen Beitrag zum Konzept und Aufbau des Buches sowie die Bildrecherchen und an Fenella Vieceli von der Science Photo Library

Inhalt

Der Körper des Menschen ist ein Meisterwerk. Entwickelt wurde es vom besten Konstrukteur der Welt – der Evolution. Seit der Erfindung des Lebens auf unserem Planeten vor Milliarden von Jahren hat sie daran gearbeitet. Hat aus einer einfachen Zelle Komplexes entstehen lassen, ständig neue Wesen hervorgebracht, sie verändert, Schlechtes verworfen, Besseres bewahrt und auf diese Weise alles wieder und wieder optimiert. Herausgekommen ist eine Fülle faszinierender Geschöpfe. Ihre erfolgreichste Kreation: Homo sapiens, der Mensch.

In grauer Vorzeit rankte sich viel Mystik darum, wie denn der Körper des Zweibeiners unter seiner Haut beschaffen sei und wie das alles im Detail funktioniere. Doch im Laufe der vergangenen Jahrhunderte und vor allem in neuester Zeit gelang es Medizinern und Wissenschaftlern, unser Innenleben mehr und mehr zu entschlüsseln – ohne dass es seinen Zauber dabei verloren hätte. Im Gegenteil. Noch heute sind selbst routinierte Chirurgen, wenn sie den Leib des Menschen öffnen, stets aufs Neue voller Bewunderung für die einmalige Konstruktion der Natur. Kein Ingenieur brächte sie auch nur ansatzweise zustande. Selbst Biochemiker und Mikrobiologen, die Feinbau und Funktion des Organismus immer besser erkunden, zollen der biologischen Supermaschine größte Hochachtung. Zumal sich dieser Körper bei der Entstehung eines jeden menschlichen Individuums stets aufs Neue und auf wundervolle Weise entwickelt – aus der Verschmelzung nur einer winzigen Ei- und einer noch viel kleineren Samenzelle.

Ein Verbund von etwa 100 Billionen Zellen wird daraus – der fertige Mensch. Und jeder Baustein ist eine mikroskopisch kleine Welt, in der eine Fülle lebenswichtiger Aufgaben ablaufen. Eine Vielfalt verschiedener Zelltypen gibt es, alle auf unterschiedliche Rollen spezialisiert. Denn das Gesamtensemble ist in zahlreiche Funktionseinheiten gegliedert, strukturiert und formiert zu Muskeln und Knochen, Organen und Nerven. Alles äußerst robust und energiesparend konzipiert, zu Höchstleistungen fähig und fein abgestimmt im Zusammenspiel. Dabei sind große Teile des Organismus in einem permanenten Umbau. In jeder Sekunde sterben bei einem Erwachsenen 50 Millionen Zellen ab, und ebenso viele bilden sich neu.

Aufnahmen aus diesem Mikrokosmos, intimste Einblicke aus dem Körper des Menschen, präsentiert dieses Buch. Bilder aus einem selbst für Wissenschaftler immer noch in großen Teilen geheimnisvollen Geschehen. Der britische Autor Windsor Chorlton hat sie zusammen mit Experten der Londoner Science Photo Library aus deren weltweit größtem wissenschaftlichen Fotoarchiv ausgewählt und kurze, äußerst informative Texte dazu verfasst. Entstanden ist eine Galerie gewaltiger Bandbreite: Querschnitte durch den Zahnschmelz und die Großhirnrinde, durch Niere und Bauchspeicheldrüse. Blutkörperchen, die aussehen wie Schmuckstücke; Nervenbahnen, die an die Verkabelung von Elektronikanlagen erinnern; Blutgefäße, die sich verästeln wie ein knorriger Baum; Knochenstrukturen, die geformt sind wie ein undurchdringliches Höhlenlabyrinth. Viele der Bilder sind eingefärbt und bearbeitet, so verstärkt sich ihre Wirkung noch.

Auf der fantastischen Reise durch das menschliche Universum erwarten den Betrachter brillante Aufnahmen, enthüllend und fremd, unwirklich und fesselnd. Sie lehren uns alle tiefsten Respekt vor der Schöpfungskraft der Natur. Und sie offenbaren eine große innere Schönheit des Organismus – der Körper des Menschen ist ein grandioses Kunstwerk.

Vorwort von Horst Güntheroth

Bildgebende Verfahren

Lichtmikroskop [LM]

Das Mikroskop wurde im 17. Jahrhundert von dem niederländischen Wissenschaftler Antonie van Leeuwenhoek erfunden. Mit dem neuen Gerät entdeckte der englische Wissenschaftler Robert Hooke, dass Gewebe in winzige Bereiche unterteilt ist. Er nannte sie Zellen, da sie wie Mönchszellen in einem Kloster aneinander gereiht sind.

Lichtmikroskope haben meist zwei Linsen, ein Okular und ein Objektiv, die gemeinsam eine wesentlich stärkere Vergrößerung erreichen als nur eine Linse. Sie können keine Objekte sichtbar machen, die kleiner sind als die Wellenlänge des Lichts, sodass ihr Vergrößerungsvermögen bei normalem Licht auf das 1250-fache begrenzt ist. Dies reicht aus, um Zellen und einige ihrer größeren inneren Bestandteile, z. B. Zellkerne, zu sehen.

Letztere sind deutlicher zu erkennen, wenn sie vorher eingefärbt werden – eine Entdeckung, die der junge italienische Medizinstudent Camillo Golgi im Jahre 1872 machte, als ihm ein Stück Hirngewebe in eine Silbernitratlösung fiel und er feststellte, dass sich die Nervenzellen durch die chemische Substanz deutlich vom Rest des Gewebes abhoben.

Elektronenmikroskop [EM]

In den dreißiger Jahren des 20. Jahrhunderts waren die theoretischen Grenzen des Lichtmikroskops erreicht, und das Elektronenmikroskop bekam zunehmende Bedeutung. Es ermöglichte den Forschern die Betrachtung winziger Zellbestandteile, die unter dem Lichtmikroskop nur verschwommen zu sehen waren. Statt mit Linsen einen Lichtstrahl zu bündeln, werden beim Elektronenmikroskop Elektromagneten zur Bündelung von Elektronen in einem Vakuum verwendet.

Da die Wellenlänge von Elektronen wesentlich kürzer ist als die des Lichts, haben Elektronen ein viel höheres Vergrößerungs- und Auflösungsvermögen. Ein modernes Elektronenmikroskop kann bis zu eine Million Mal vergrößern, und sein Auflösungsvermögen ist ca. 250.000-mal höher als das des menschlichen Auges.

Das Elektronenmikroskop hat den Nachteil, dass es die Bewegungsabläufe einer lebenden Zelle nicht zeigen kann, da Gewebe in einem Vakuum nicht überleben kann.

Transmissions-Elektronenmikroskop [TEM]

Das Transmissions-Elektronenmikroskop war das erste Elektronenmikroskop. Es funktioniert ähnlich wie ein Diaprojektor: Ein Elektronenstrahl trifft auf ein dünnes Objekt, das mit Substanzen gefärbt ist, die einige Elektronen ablenken. Die restlichen Elektronen durchdringen das Objekt, und das dadurch erzeugte Muster wird als vergrößertes Bild auf einen Bildschirm projiziert. Ein Transmissions-Elektronenmikroskop ist vor allem für die Untersuchung zweidimensionaler Gewebe- oder Zellschnitte von Nutzen.

Rasterelektronenmikroskop [REM]

Rasterelektronenmikroskope sind seit den sechziger Jahren in Gebrauch. Sie werden zur Untersuchung dreidimensionaler Objekte verwendet. Hier prallen die Elektronen an der Oberfläche des Objekts ab, anstatt sie zu durchdringen. Durch Hin- und Herbewegen des Objekts wird ein detailliertes Bild von der Oberflächenstruktur aufgebaut – ähnlich wie im Fall einer Luftbildaufnahme eines Landstrichs.

Röntgen

1895 entdeckte der deutsche Physiker Wilhelm Röntgen, dass ein elektromagnetischer Strahl, der kurzwelliger ist als ein Lichtstrahl, lebendes Gewebe durchdringen und ein Bild auf einer fotografischen Platte erzeugen kann. Ein solches Röntgenbild ähnelt dem Negativ eines normalen Fotos, wobei dichtes Gewebe wie etwa Knochen weiß erscheint.

Gewöhnliche Röntgenaufnahmen zeigen die unterschiedliche Dichte des Gewebes.So hebt sich z. B. der Herzrand deutlich von seiner Umgebung ab. Der Grund dafür ist, dass die neben dem Herzen liegende Lunge sehr viel Luft enthält, während das Herz zum Großteil aus Muskelgewebe und Blutgefäßen besteht.

Zur Darstellung von Gebilden, die von den Röntgenstrahlen ansonsten nicht »gesehen« werden, wird ein Kontrastmittel verwendet. Bariumsulfat, das für Röntgenstrahlen undurchlässig ist, wird für die Röntgenuntersuchung des Verdauungstraktes verwendet. Es wird oral eingenommen und daher auch als Bariumbrei bezeichnet. Zur Untersuchung von Leber, Nieren und anderen Organen werden andere Kontrastmittel eingesetzt.

Angiographie

Eine Angiographie ist ein spezielles Röntgenverfahren zur Darstellung von Blutgefäßen, vor allem im Kopf, im Herz und in der Lunge. Dabei wird in den zu untersuchenden Bereich des Blutkreislaufs ein Kontrastmittel injiziert. Bei einem Angiokardiogramm wird das Kontrastmittel durch einen dünnen Schlauch (Katheter) in eine große Arterie in der Leiste injiziert und dann durch die Blutgefäße zum Herzen geschoben. Die Röntgenstrahlen erzeugen Echtzeitbilder des Kontrastmittels auf dem Weg durch die Blutgefäße. Dadurch werden die Blutgefäße sichtbar und Störungen wie Verstopfungen oder Verengungen erkennbar.

Computertomographie [CT]

Die 1972 erfundene Computertomographie stellt eine erhebliche Verbesserung gegenüber der konventionellen Röntgentechnik dar. Zwar werden auch hier Röntgenstrahlen verwendet, doch sind die Bilder viel detaillierter. Mit einer schnell um den Körper rotierenden Röntgenröhre können ganze Bilderfolgen gemacht werden. Durch eine digitale Bearbeitung dieser Daten kann ein Bild des Körpers auf jeder beliebigen Fläche und sogar dreidimensional dargestellt werden.

Positronen-Emissions-Tomographie [PET]

Während eine Computertomographie die Form und den Aufbau eines Organs darstellt, kann eine Positronen-Emissions-Tomographie die Funktionsweise des Organs aufzeigen. Bei diesem Verfahren wird die Aktivität eines zuvor injizierten radioaktiven Stoffes verfolgt. Der radioaktive Stoff gibt Positronen ab, die mit Elektronen kollidieren und Energie in Form von Gammastrahlen freisetzen. Die Gammastrahlen werden grafisch dargestellt und die Informationen von einem Computer verarbeitet, um die Durchblutung und Stoffwechselvorgänge im Gewebe bildlich darzustellen.

Obwohl die Geräte kompliziert und teuer sind, ist die Positronen-Emissions-Tomographie vor allem in der Hirnforschung von Nutzen. Dort wird sie sowohl zur Diagnose von Hirnschäden wie zur Kartografieren von Hirnfunktionen eingesetzt.

Kernspintomographie [MRT]

Die Kernspintomographie, auch Magnetresonanztomographie (MRT) genannt, stellt einen der größten Fortschritte in der Diagnostik seit der Erfindung der Röntgentechnik dar. Der Körper wird einem starken Magnetfeld ausgesetzt, das Atome im Körper zur Aussendung von Signalen anregt. Diese Signale werden vom Computer in Bilder der untersuchten Körperbereiche umgesetzt. Die Kernspintomographie gilt allgemein als das vielseitigste und genaueste der verfügbaren bildgebenden Verfahren. Sie wird seit den siebziger Jahren eingesetzt und hat sich als äußerst wertvolles Verfahren zur Diagnose einiger Krebsarten erwiesen, die zu klein sind, um durch Röntgenstrahlen erfasst zu werden.

Elektronenstrahltomographie [EBT – engl.: electron beam tomography]

Da Elektronenstrahltomographen wesentlich schneller arbeiten als Computertomographen, erzeugen sie deutlichere Bilder von sich bewegenden Geweben und Organen. Bei der Elektronenstrahltomographie trifft ein Elektronenstrahl auf Wolfram-Ringe, die sich unter dem Patienten befinden. Die Ringe erzeugen wiederum Röntgenstrahlen, die den Patienten durchdringen. Die daraus entstehenden Daten werden von einem Computer zu Querschnittbildern verarbeitet, die zu einem dreidimensionalen Bild zusammengesetzt werden können.

Thermographie

Eine Infrarotkamera erzeugt Bilder, so genannte Thermogramme, die wie »Landkarten« die verschiedenen Temperaturzonen der gesamten oder eines Teils der Körperoberfläche darstellen. Ungewöhnliche Wärmemuster geben Aufschluss über Störungen unter der Körperoberfläche. So kann z. B. ein »heißer Fleck« auf einen Tumor hinweisen, da die Zellen dort aktiver sind als gewöhnlich. Ein ungewöhnlich kühler Bereich hingegen kann auf ein verstopftes Blutgefäß hindeuten.

Ultraschall

Beim Ultraschall kann man mit Hilfe von Schallwellen mit hoher Frequenz innerhalb des Körpers »sehen«. Da beim Ultraschall nicht mit ionisierender Strahlung (z. B. Röntgenstrahlen) gearbeitet wird, ist er für die Untersuchung von Schwangeren von besonderem Wert, da er für den Fetus ungefährlich ist. Darüber hinaus wird er zur Diagnose von Weichteilerkrankungen, z. B. des Herzens, der Brust, Leber und Gallenblase, eingesetzt.

Darüber hinaus wird Ultraschall verwendet, um krankes Gewebe zu zerstören, Zähne aufzubohren und Nierensteine zu zertrümmern. Das zugrunde liegende Prinzip ist die Resonanz, die entsteht, wenn ein Objekt durch Schallwellen in Bewegung versetzt wird, die dieselbe Frequenz haben wie das Objekt. Durch die Resonanz vibriert das Zielobjekt immer stärker, bis es zerspringt.

Endoskopie

Ein Endoskop ist ein dünner Schlauch mit eingebauter Lichtquelle und einer Kamera, die in einem Hohlraum oder Organ Bilder aufnimmt. Die Lichtquelle wird meist mit Hilfe einer Faseroptik in den Körper eingebracht. Das Endoskop wird durch eine natürliche Körperöffnung, z. B. Mund oder Ohr, oder durch einen kleinen Hautschnitt in den Körper geschoben. Endoskope haben verschiedene Bezeichnungen, je nach den Körperteilen, die damit untersucht werden; so dient ein Bronchoskop zur Untersuchung der Lunge.

Szintigraphie

Bei einer Szintigraphie wird dem Patienten eine kleine Menge eines radioaktiven Stoffes injiziert. Dieser sammelt sich in dem zu untersuchenden Organ oder Gewebe, und die ausgehende Strahlung wird von einer Szintillationskamera aufgezeichnet, die daraus ein Bild des Organs zusammensetzt. Eine Szintigraphie ist zwar nicht so detailliert wie herkömmliche Röntgenbilder, doch lassen sich damit Krankheiten wie Tumore oder Infektionen besser erkennen.

Plastination

Das Blutgefäßsystem eines Organs kann dargestellt werden, indem zuerst ein flüssiger Kunststoff in das Organ injiziert und anschließend das umgebende Gewebe mit Chemikalien aufgelöst wird. Natürlich kann dieses Verfahren nicht an lebendem Gewebe vorgenommen werden.

Funduskamera

Eine Funduskamera besteht aus einem schwachen Mikroskop, das mit einer Spezialkamera verbunden ist, um Bilder des Augenhintergrundes (Fundus) zu erhalten.

Makrofoto

Ein Makrofoto ist eine Nahaufnahme, die meist mit einer gewöhnlichen Kamera, aber mit einem spezialisierten Makro-Objektiv gemacht wird.

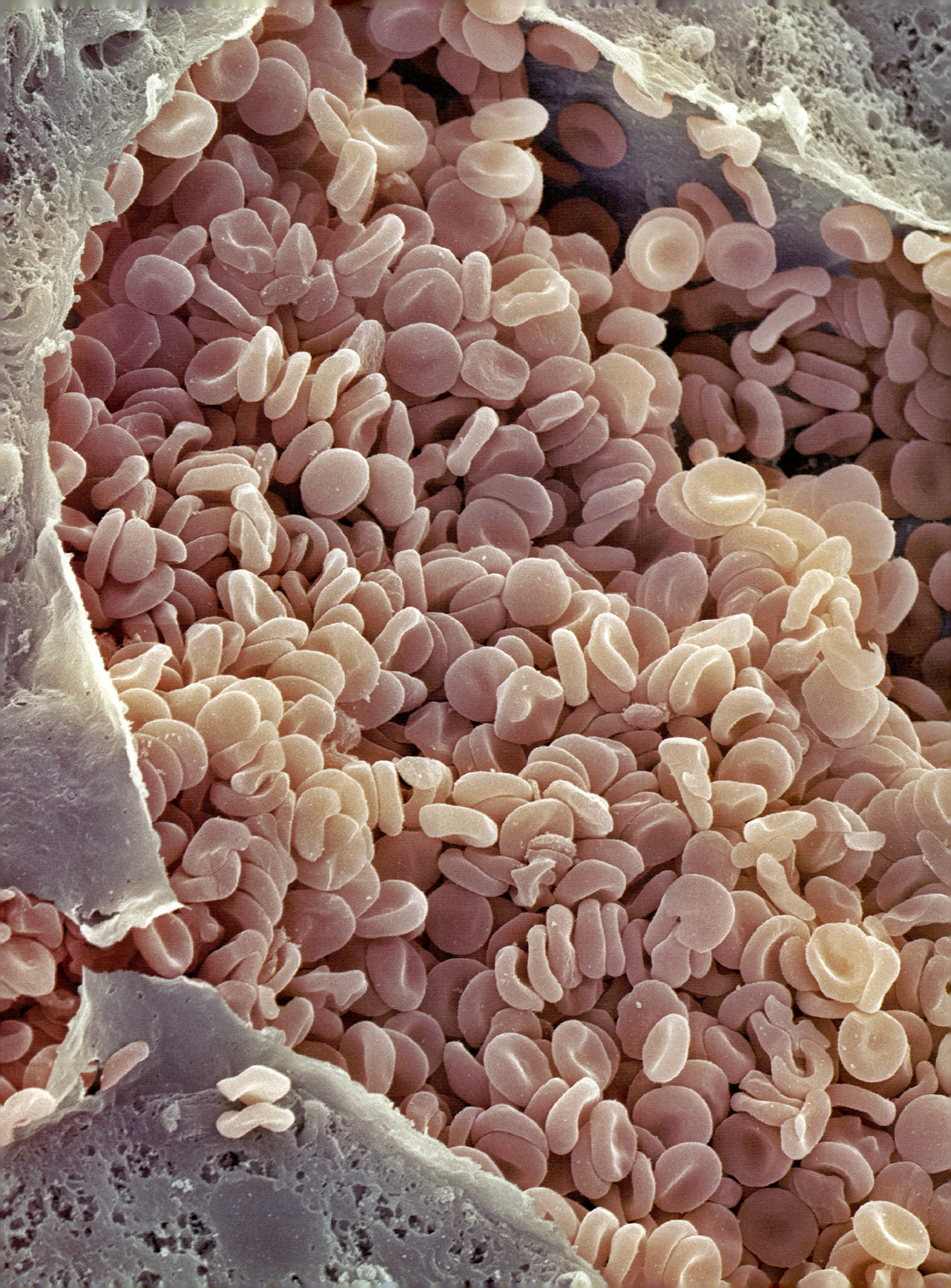

ZELLEN

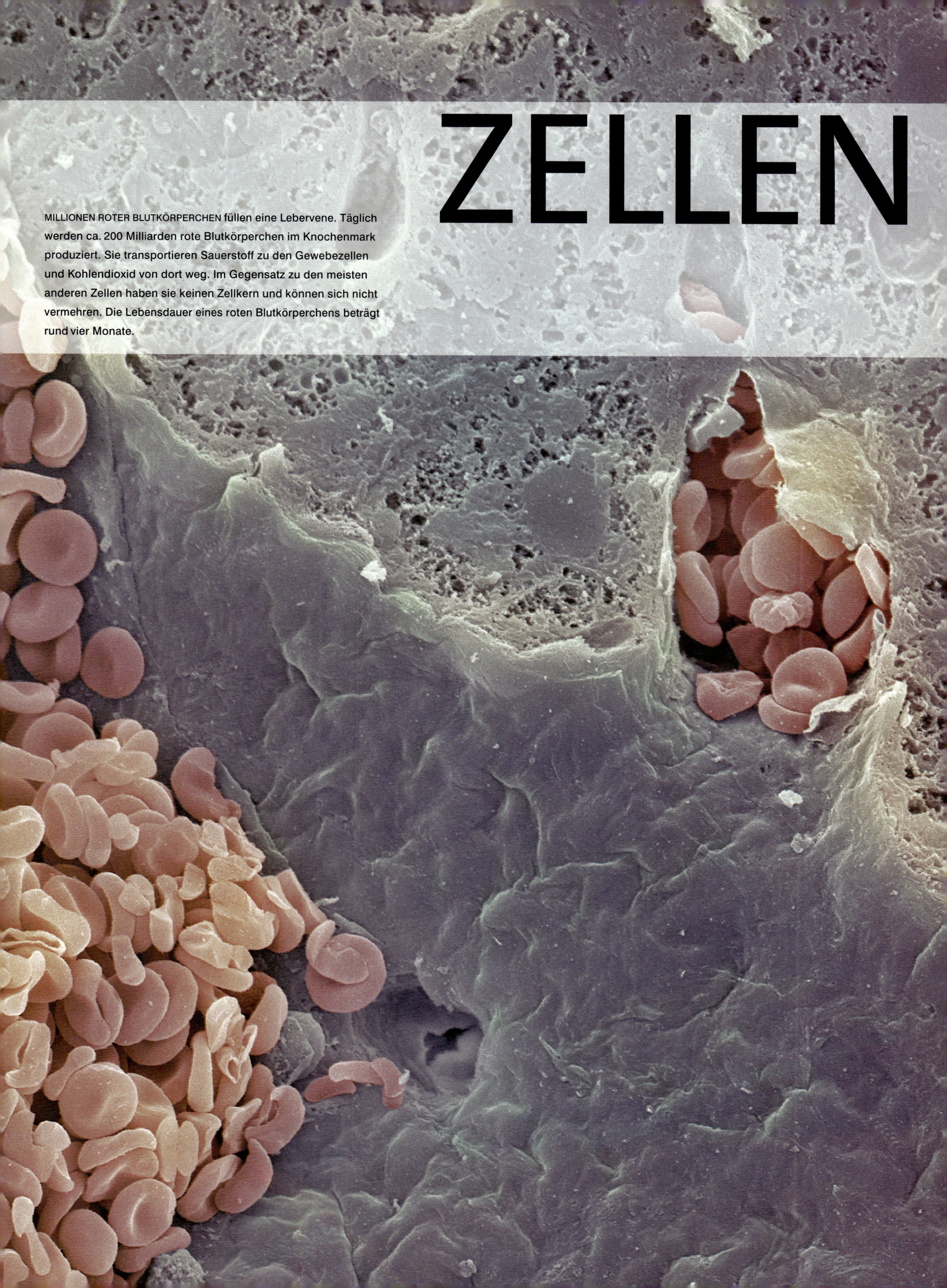

MILLIONEN ROTER BLUTKÖRPERCHEN füllen eine Lebervene. Täglich werden ca. 200 Milliarden rote Blutkörperchen im Knochenmark produziert. Sie transportieren Sauerstoff zu den Gewebezellen und Kohlendioxid von dort weg. Im Gegensatz zu den meisten anderen Zellen haben sie keinen Zellkern und können sich nicht vermehren. Die Lebensdauer eines roten Blutkörperchens beträgt rund vier Monate.

Zellen sind die Grundeinheiten des Lebens und die Bausteine aller Lebewesen. Während die einfachsten Organismen mit nur einer Zelle auskommen, enthält der menschliche Körper Billionen von Zellen, die das Gewebe und die Organe bilden. Die meisten menschlichen Zellen sind mikroskopisch klein. Selbst die größte menschliche Zelle, die Eizelle, ist dünner als ein Haar; die Samenzelle hat gar einen Durchmesser von weniger als drei tausendstel Millimeter.

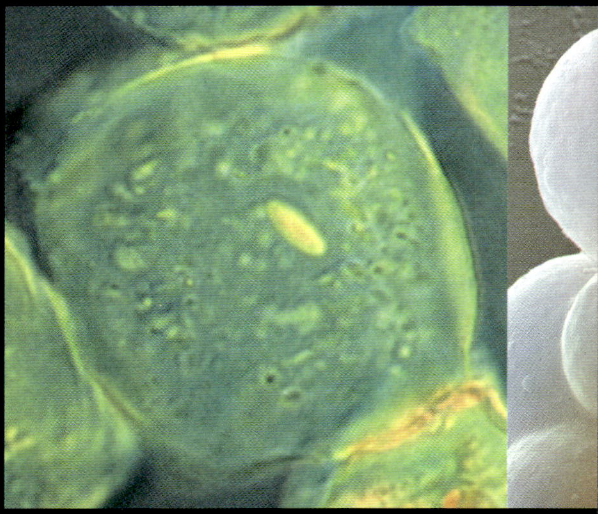

Auf der Ebene der Zellen ist der menschliche Körper mit einer Großstadt vergleichbar. Doch keine Stadt der Welt ist auch nur annähernd so groß, vielschichtig und gut organisiert wie der menschliche Körper. Die etwa eintausend verschiedenen Zelltypen des Körpers arbeiten perfekt zusammen, um alle wichtigen Lebensvorgänge zu steuern – Nahrungsverarbeitung, Reparaturen und Abfallbeseitigung, Überwachung und Verteidigung, Kommunikation und Verwaltung.

Zellen treten in seltsamen und teilweise wunderschönen Formen auf. In vielen Fällen wird die Form durch die Funktion bestimmt. So bestehen z. B. die roten Blutkörperchen, die für den Sauerstofftransport zum Gewebe und den Kohlendioxidtransport aus dem Gewebe zuständig sind, aus winzigen elastischen Scheiben, die selbst durch die engsten Kapillargefäße schlüpfen können. Einige weiße Blutkörperchen, die einen Teil des Abwehrsystems gegen Krankheiten bilden, haben »Füße«, mit denen sie sich zu einem Infektionsherd begeben können. Nervenzellen haben lange Fortsätze, die sich mit anderen Nervenzellen verbinden, um winzige elektrische Impulse durch den Körper zu senden.

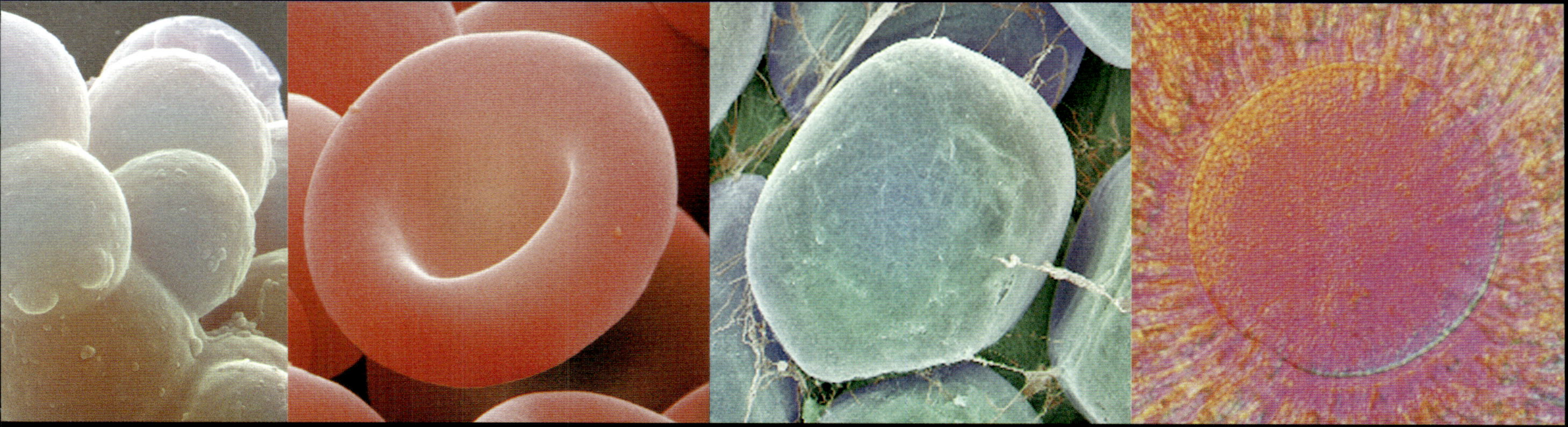

Trotz ihrer unglaublichen Vielfalt entstammen alle Körperzellen der Teilung einer einzigen befruchteten Eizelle und enthalten dasselbe Erbmaterial. Das bedeutet, dass theoretisch jede Zelle die Fähigkeit besitzt, sich in einen anderen Zelltyp zu verwandeln. Bei der Differenzierung werden jedoch die meisten Gene einer Zelle »ausgeschaltet«. Die Gene, die aktiv bleiben, gewährleisten, dass die Zelle sich bei der Teilung exakt verdoppelt.

Die Ausnahme von dieser Regel bildet ein Zelltyp namens Stammzellen. Aus den Stammzellen des Knochenmarks entstehen alle roten und weißen Blutkörperchen, und einige Stammzellen aus einer späteren Embryonalphase besitzen die Fähigkeit, sich zu jedem anderen Körpergewebe – oder sogar zu einem neuen Individuum – zu entwickeln. Experimente zur Herstellung von Embryos aus Stammzellen sind in den meisten Ländern zwar verboten, doch wird intensiv an den Möglichkeiten geforscht, aus Stammzellen neues, gesundes Gewebe herzustellen, um geschädigte Organe zu reparieren.

Typische menschliche Zellen

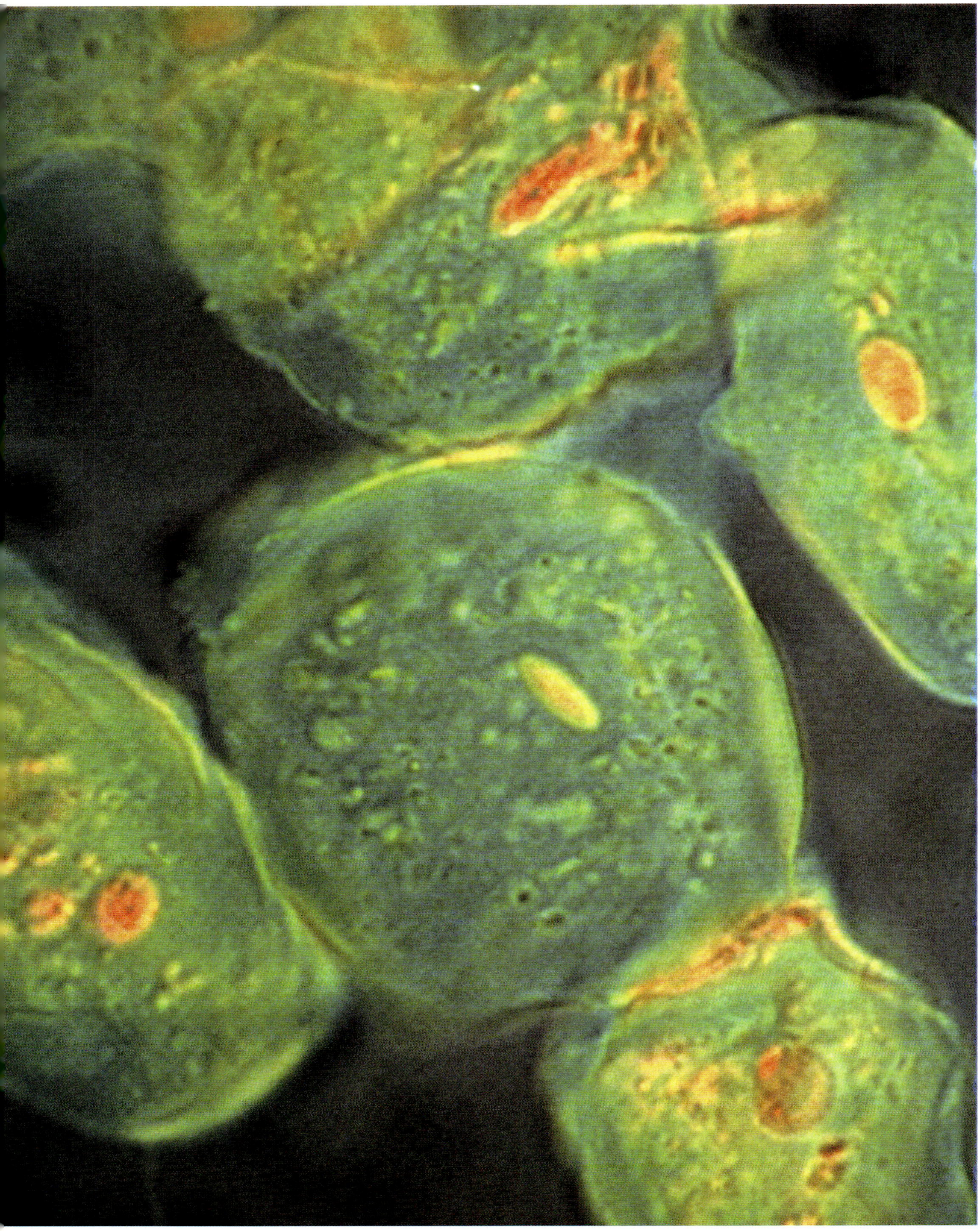

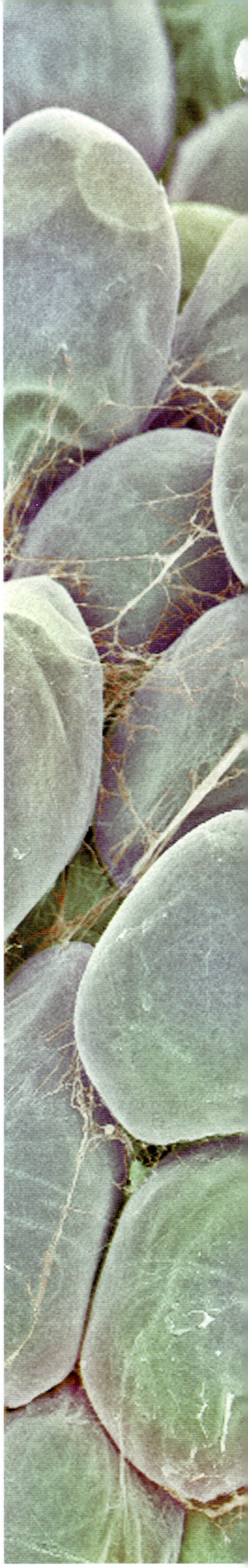

Epithelzellen [LM]

HIER SIND SCHUPPENARTIGE EPITHELZELLEN aus der menschlichen Wangenschleimhaut zu sehen. Die grün gefärbten Zellbestandteile und gelb gefärbten Zellkerne sind gut zu erkennen. Diese Zellen bilden einen Teil des Epithels, d. h. der Schleimhaut und des Deckgewebes, das die inneren und äußeren Körperoberflächen schützt. Die Wangenschleimhaut hat einen einfachen Aufbau. Sie besteht aus nur einer Zellschicht, die einen raschen Austausch von Nährstoffen und anderen Substanzen ermöglicht.

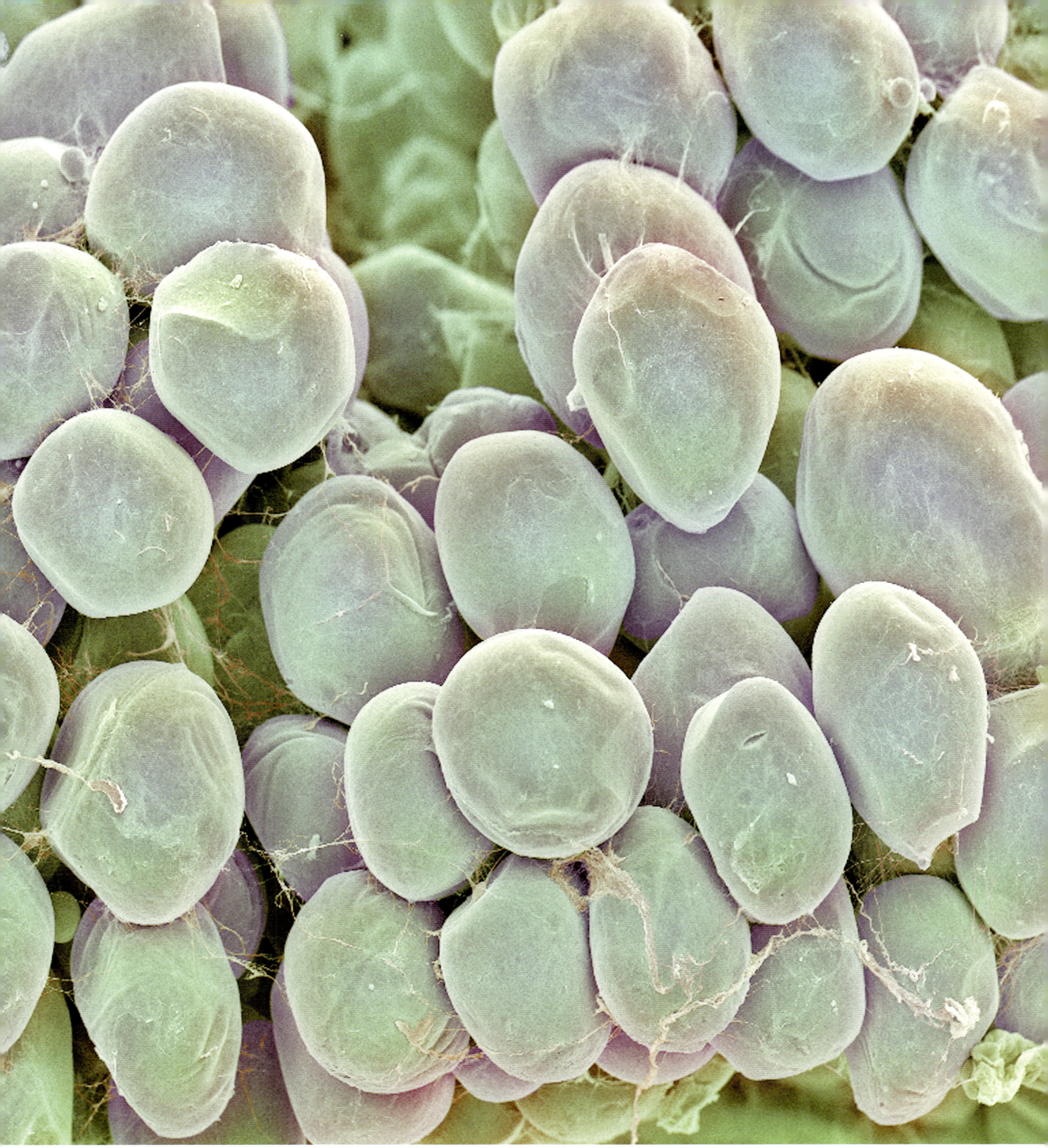

Fettzellen und -gewebe [REM]

FETT BESTEHT AUS RUNDEN, FETT SPEICHERNDEN ZELLEN, die von Bindegewebssträngen gestützt werden. Fast der gesamte Umfang einer Fettzelle besteht aus einem einzigen Fett- oder Öltröpfchen. Fettgewebe ist eine Energiequelle und schützt den Körper gegen Hitze und Kälte. Etwa die Hälfte davon befindet sich in der Unterhaut, der Rest in der Bauchhöhle und um die inneren Organe herum.

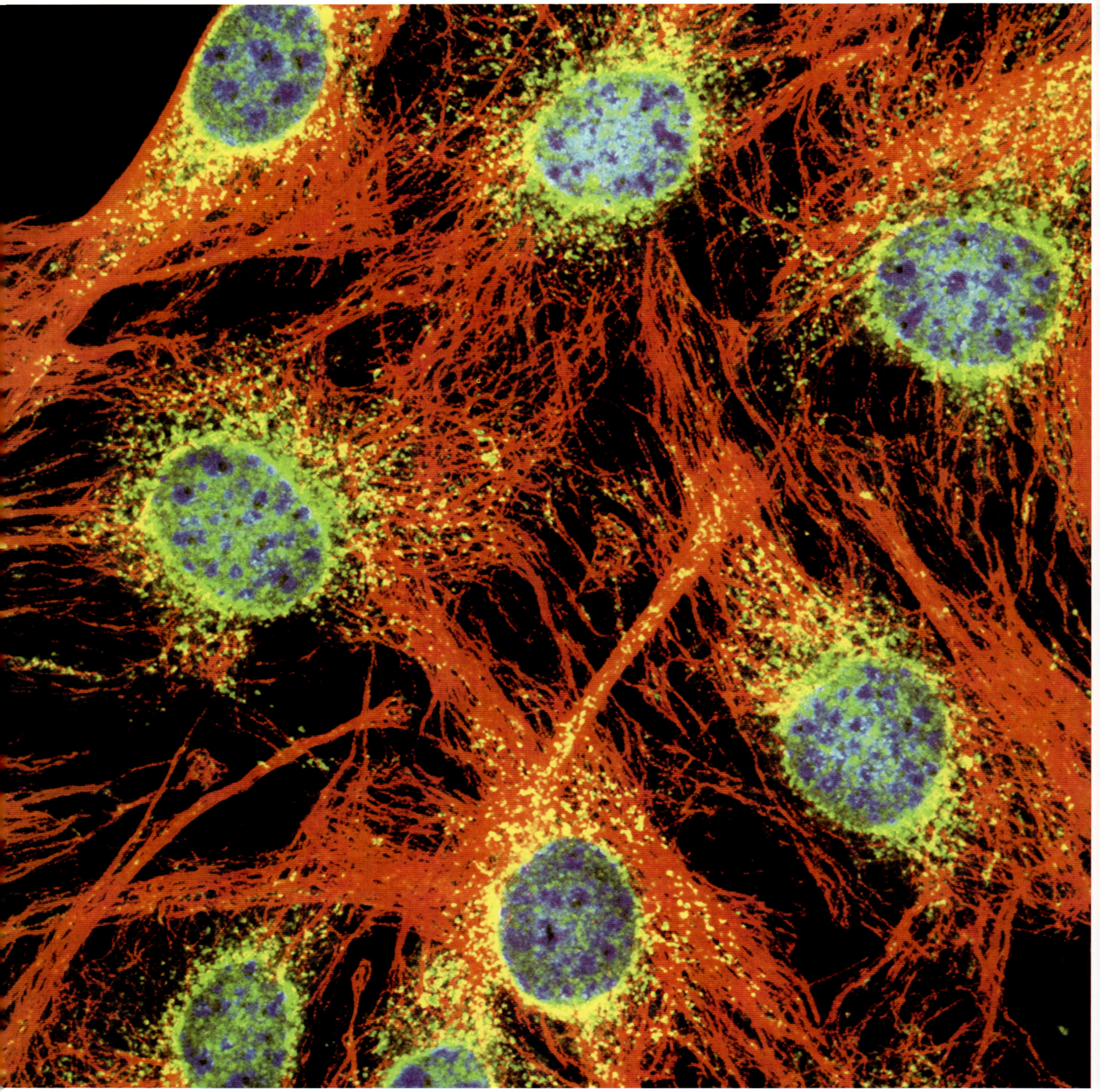

Fibroblasten [LM]

DIE FASERN, DIE DEM BINDE- UND STÜTZGEWEBE wie Haut, Knochen und Knorpel seine Festigkeit verleihen, werden von Fibroblasten gebildet – hier mit blauen Zellkernen dargestellt. Die orangefarbenen Fäden bilden das Zellskelett, d. h. das Gerüst, das jede Zelle stützt. Fibroblasten produzieren Kollagen, ein Eiweiß, das lange Fasern mit der Zugfestigkeit von Stahl bildet.

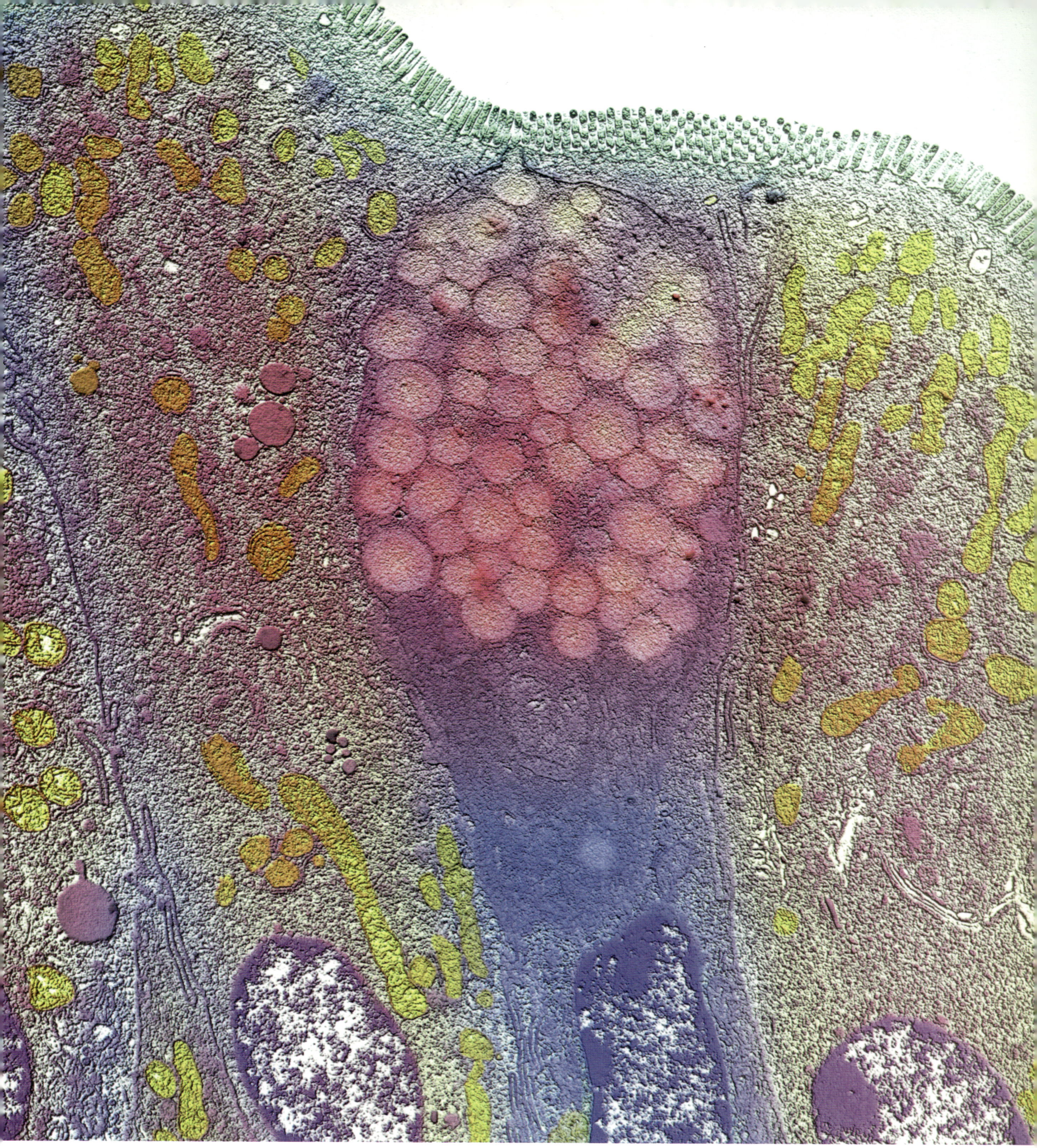

Becherzellen [TEM]

IN DIESEM SCHNITT DURCH EINEN TEIL des Dünndarms ist eine Becherzelle (rosa und blau) von Drüsenzellen umgeben. Die Becherzellen sondern Schleim ab, der die Magenschleimhaut bei der Nahrungsverdauung vor Säure, Enzymen und Abschürfungen schützt. Der Schleim wird aus Sekretgranula (Körnchen oben Mitte) und Wasser gebildet. Die umgebenden Drüsenzellen sind ebenfalls am Verdauungsprozess beteiligt. Ihr Sekretionsvermögen wird durch die grünen, haarförmigen Gebilde auf der Oberfläche, die Kleinzotten, erhöht.

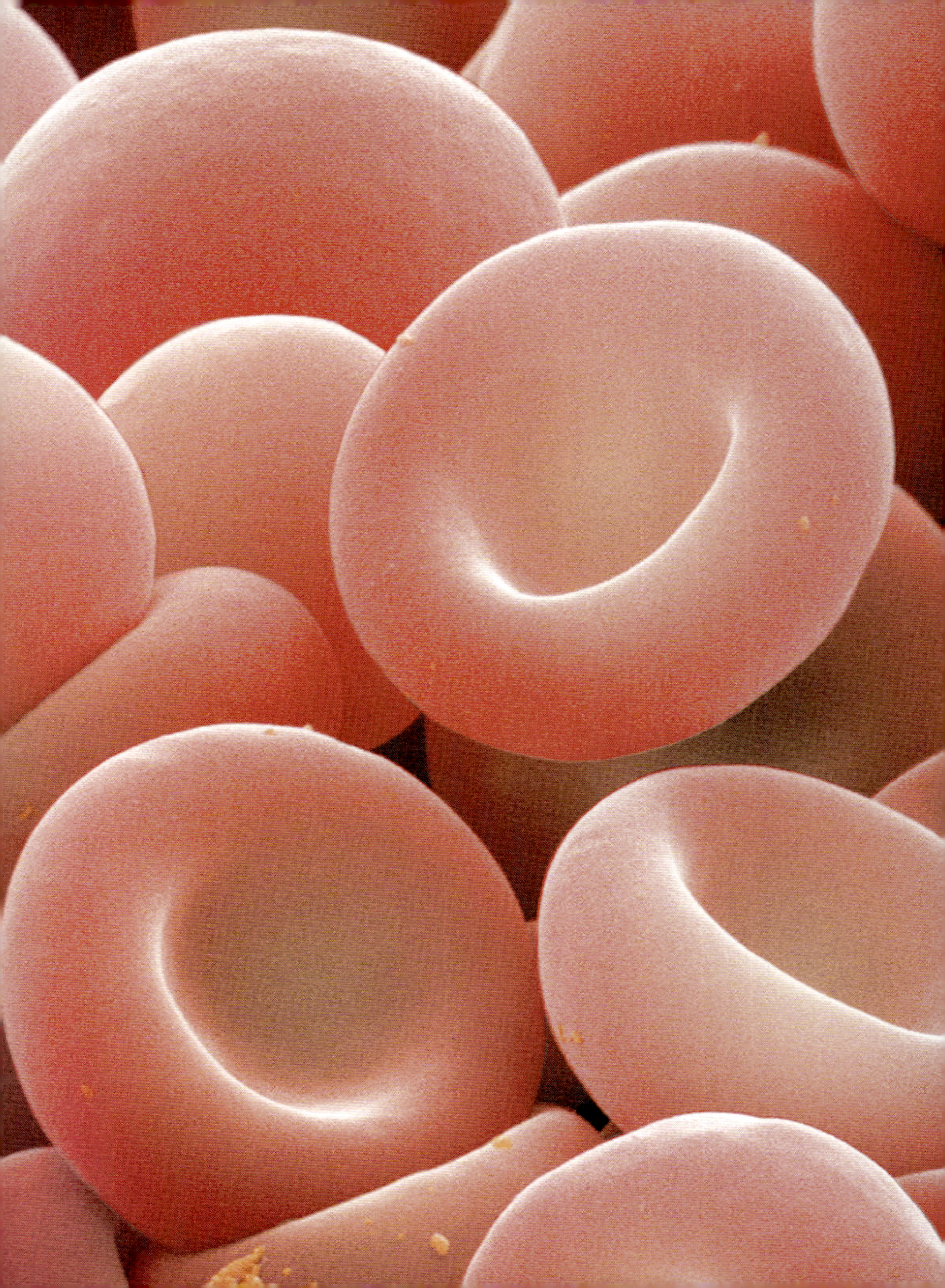

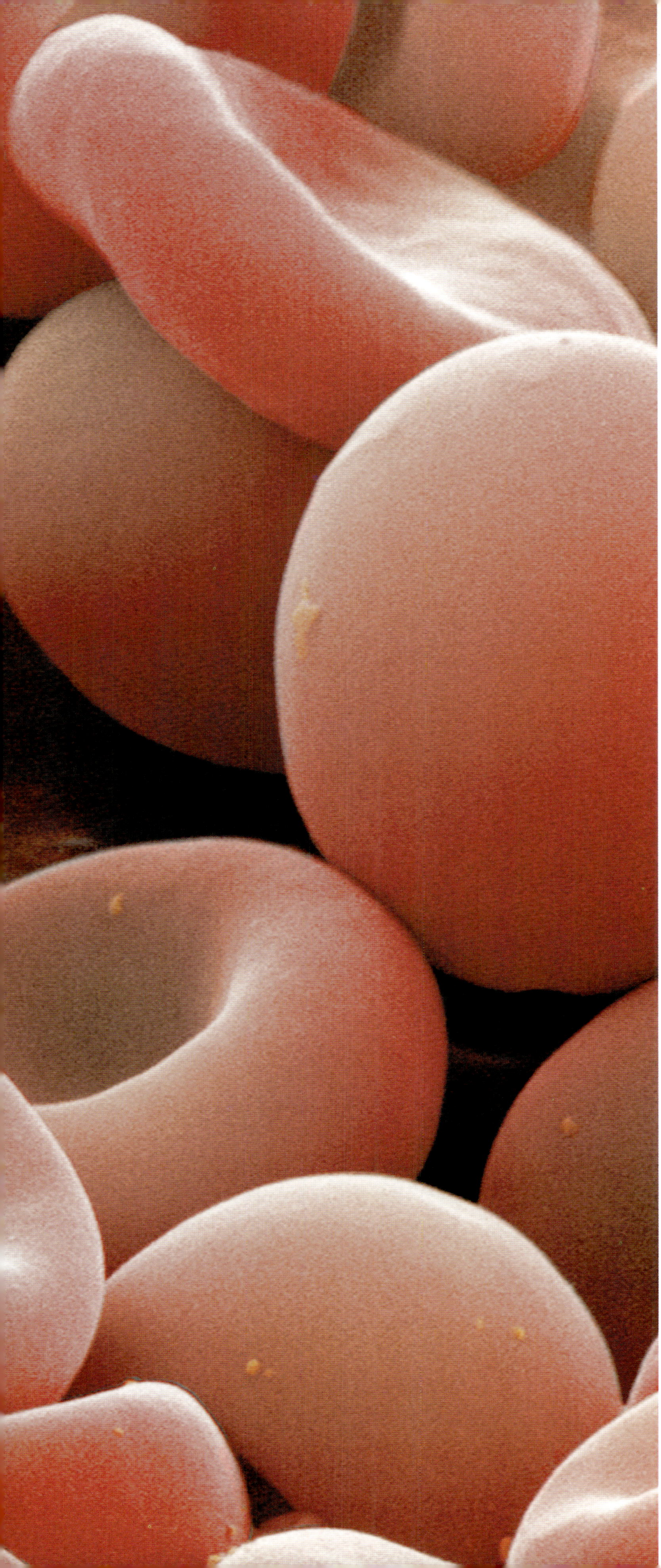

Rote Blutkörperchen [REM]

ROTE BLUTKÖRPERCHEN sind die Zellen, die im Blut von Wirbeltieren am häufigsten vorkommen. Die bikonkaven, scheibenförmigen Zellen liefern Sauerstoff von der Lunge in alle Körperzellen. Außerdem transportieren sie das Kohlendioxid, das von Zellen bei der Atmung gebildet wird, zum Ausatmen zurück in die Lunge. Die rote Farbe entsteht durch das Hämoglobin, ein großes Molekül, das den Sauerstoff bindet.

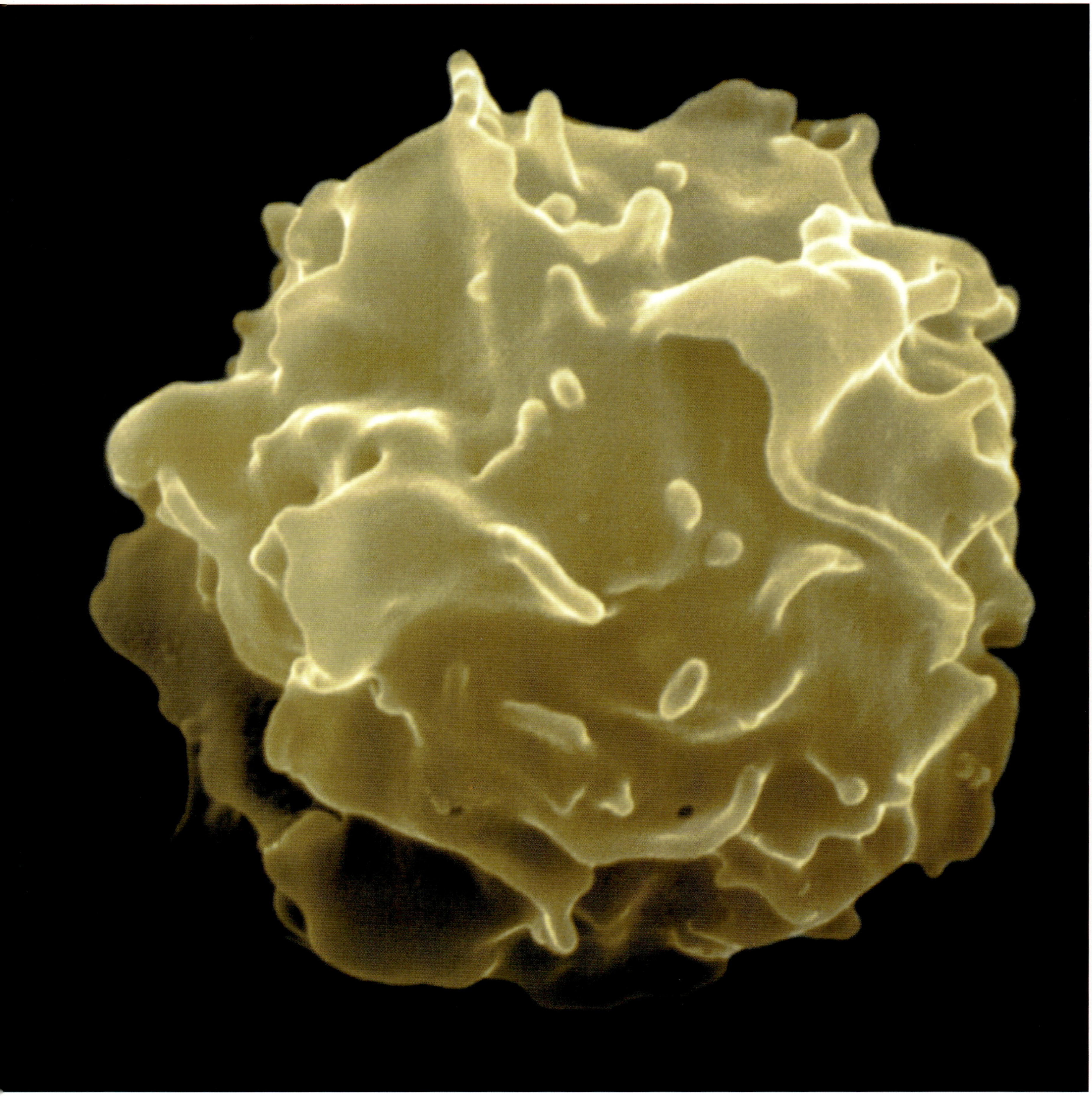

Natürliche Killerzelle [REM]

DIE NATÜRLICHE KILLERZELLE IST EIN LEBENSWICHTIGER BESTANDTEIL des Immunsystems. Sie gehört zu den weißen Blutkörperchen, die von Viren befallene Zellen sowie bestimmte Tumorzellen angreifen. Wenn eine natürliche Killerzelle die Oberfläche einer Tumorzelle berührt, erkennt sie bestimmte Eiweiße, so genannte Antigene, die ihren zellzerstörenden Mechanismus auslösen. Sie bindet sich an die Tumorzelle und schüttet chemische Stoffe aus, die die Tumorzelle zum Platzen bringen.

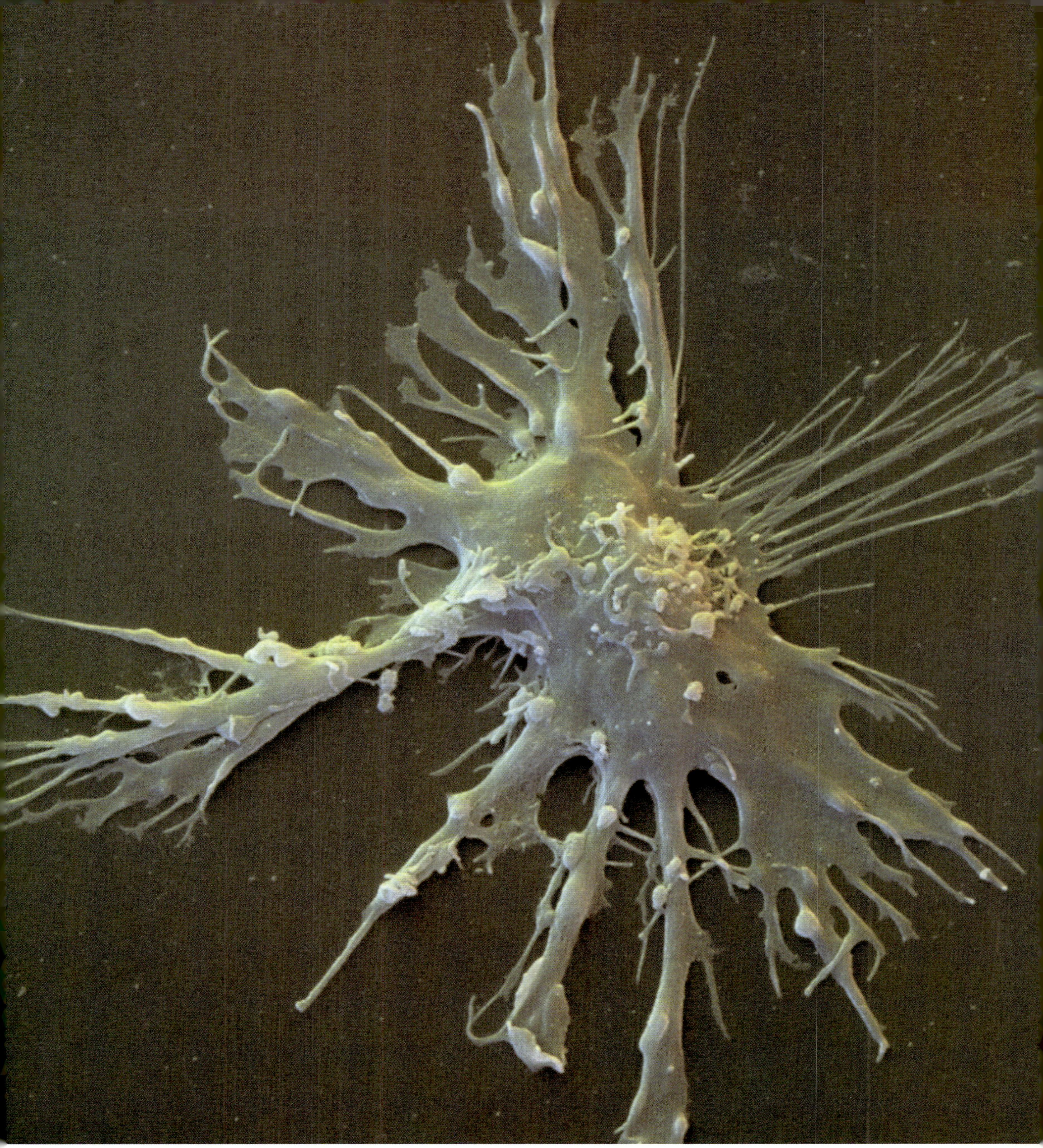

Dendritische Immunzelle [REM]

DIESE DENDRITISCHE ZELLE ist in der oberen Hautschicht zu finden, wo sie zum Schutz des Körpers vor Infektionen beiträgt. Die langen Fortsätze sind »Füße«, mit denen sie sich an einen Infektionsherd bewegen kann. Wenn die Zelle auf ein fremdes Eiweiß (Antigen) trifft, verschlingt und verdaut sie es, bevor sie es wieder in die Haut entlässt. Das verdaute Antigen funktioniert als Alarmsignal und macht andere Immunzellen des Körpers auf die Infektion aufmerksam.

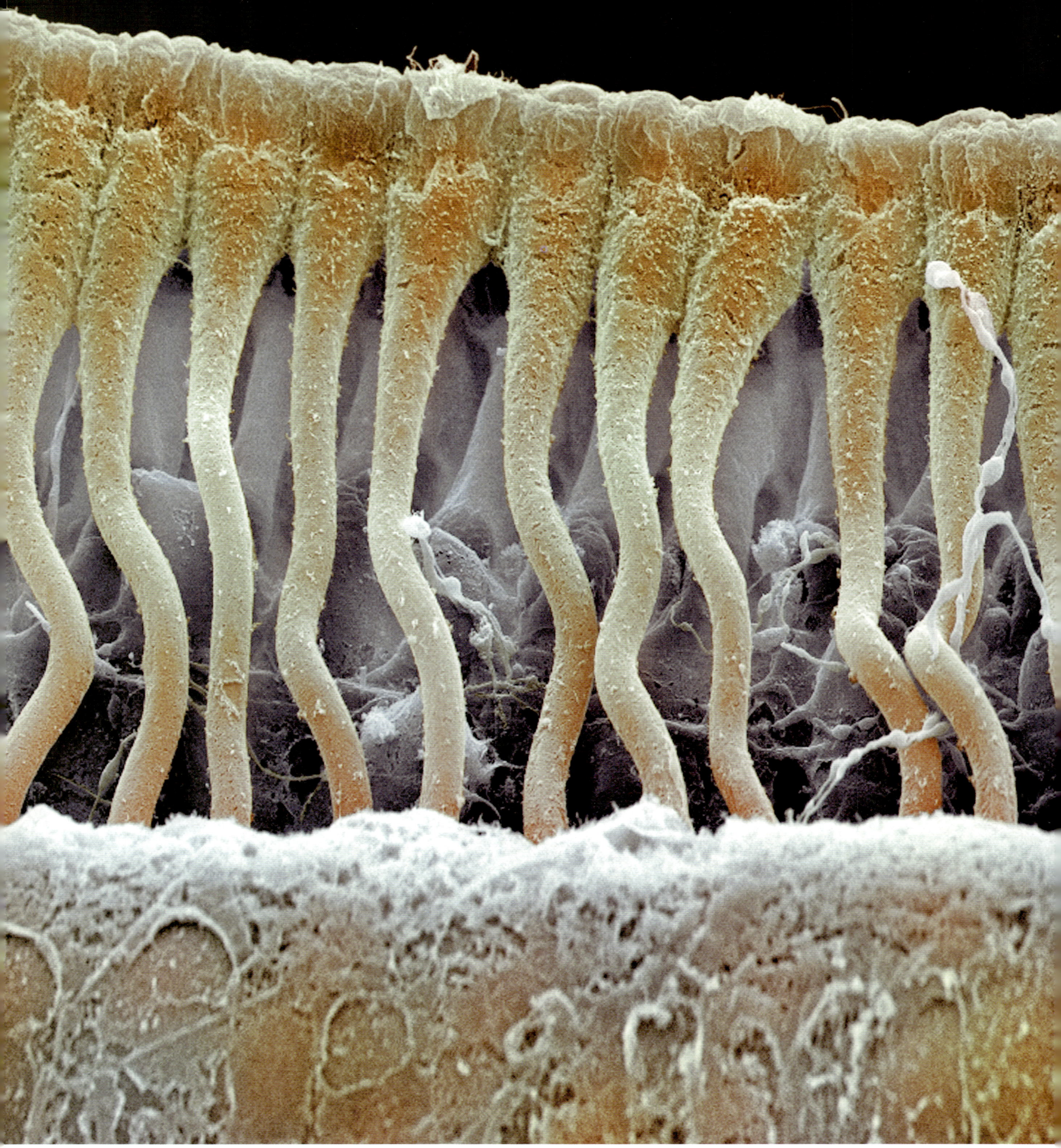

Cochleazellen [REM]

24 EIN SCHNITT DURCH EINEN TEIL DER GEHÖRGANGSSCHNECKE (Cochlea) im menschlichen Ohr zeigt eine Reihe von Pfeilerzellen auf dem Corti-Organ, die Schallwellen in Hörimpulse umwandeln. Die Zellen ragen aus einer elastischen Membran (unten) hervor. Die Schallwellen versetzen die Membran in Schwingung und die Pfeilerzellen in Bewegung. Haarzellen (nicht sichtbar) geben die Bewegung weiter und lösen Impulse an den Hörnerven aus.

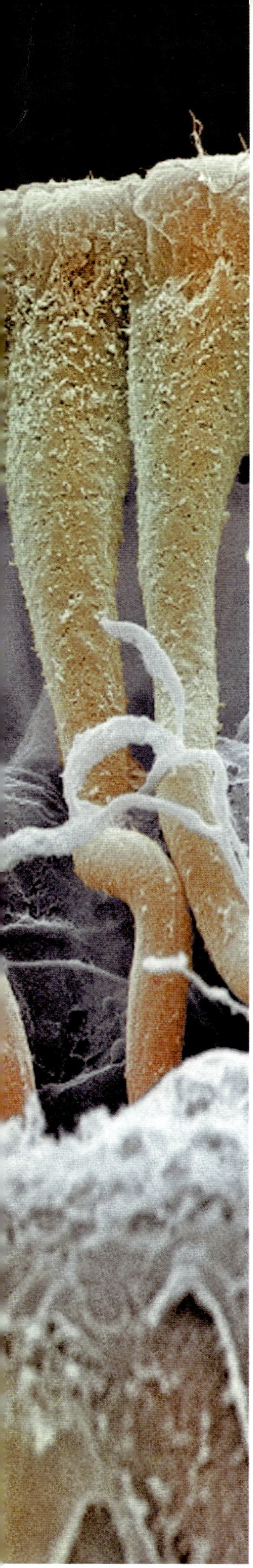

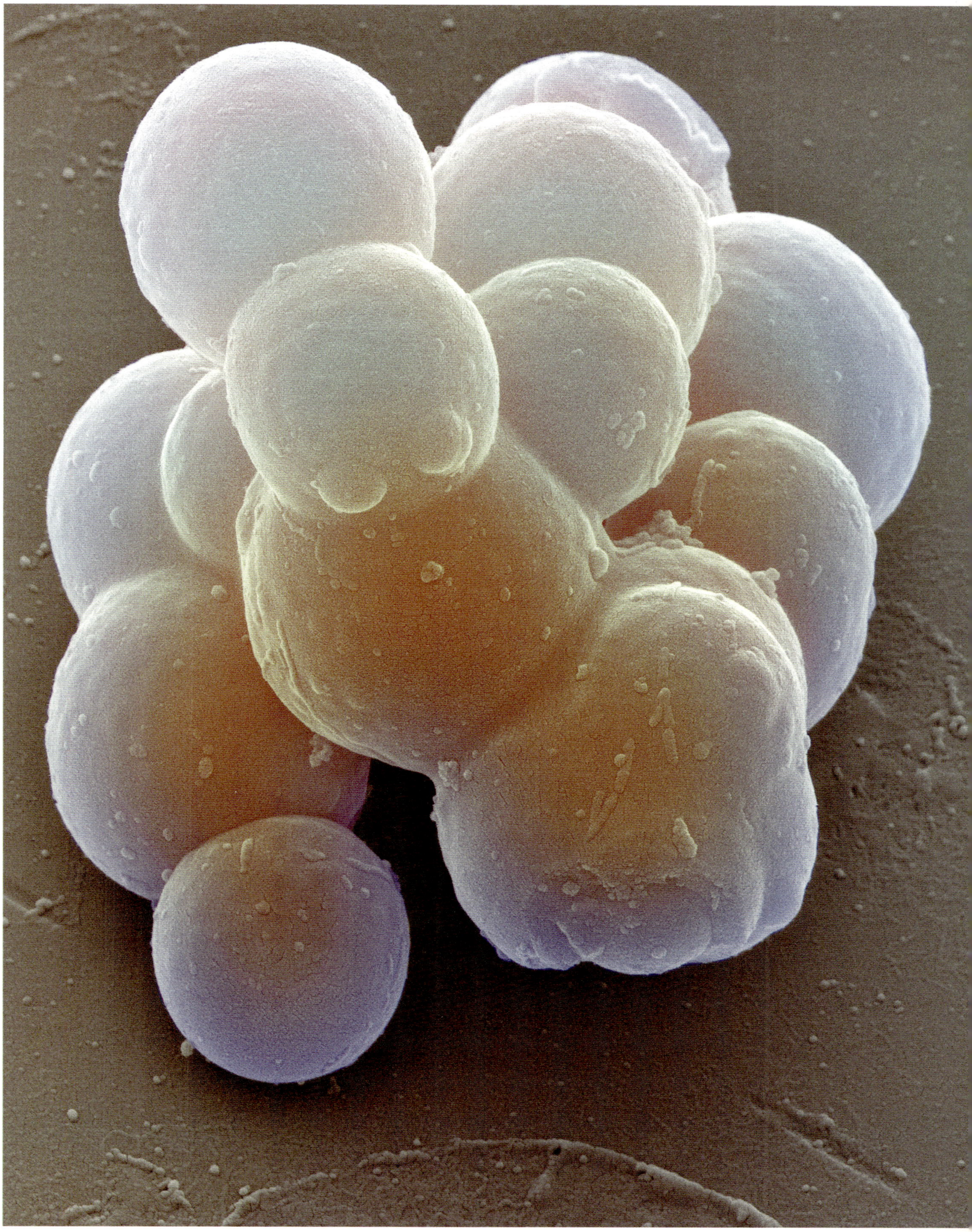

Stammzellen [REM]

STAMMZELLEN SIND ZELLEN, die sich zu verschiedenen Gewebearten entwickeln können. Aus diesen Stammzellen, die dem Nabelschnurblut entnommen wurden, entstehen alle Blutkörperchen – sowohl die roten als auch die zahlreichen Arten weißer Blutkörperchen, die Teil des Immunsystems sind. Mit reinen Stammzellen aus Nabelschnurblut können Wissenschaftler die Funktionen des Immunsystems erforschen sowie Behandlungsmöglichkeiten gegen Krankheiten wie Aids und Leukämie.

Nervenzelle [REM]

DIESE NERVENZELLE stammt aus der Außenschicht des Kleinhirns, das die Aktivität und Koordination der Muskeln steuert. Ihr kugelförmiger Zellkern weist mehrere verzweigte Fortsätze auf, die Nervenimpulse zu und von den benachbarten Zellen leiten. Das Nervensystem besteht aus Millionen solcher miteinander verbundenen Nervenzellen, den Neuronen.

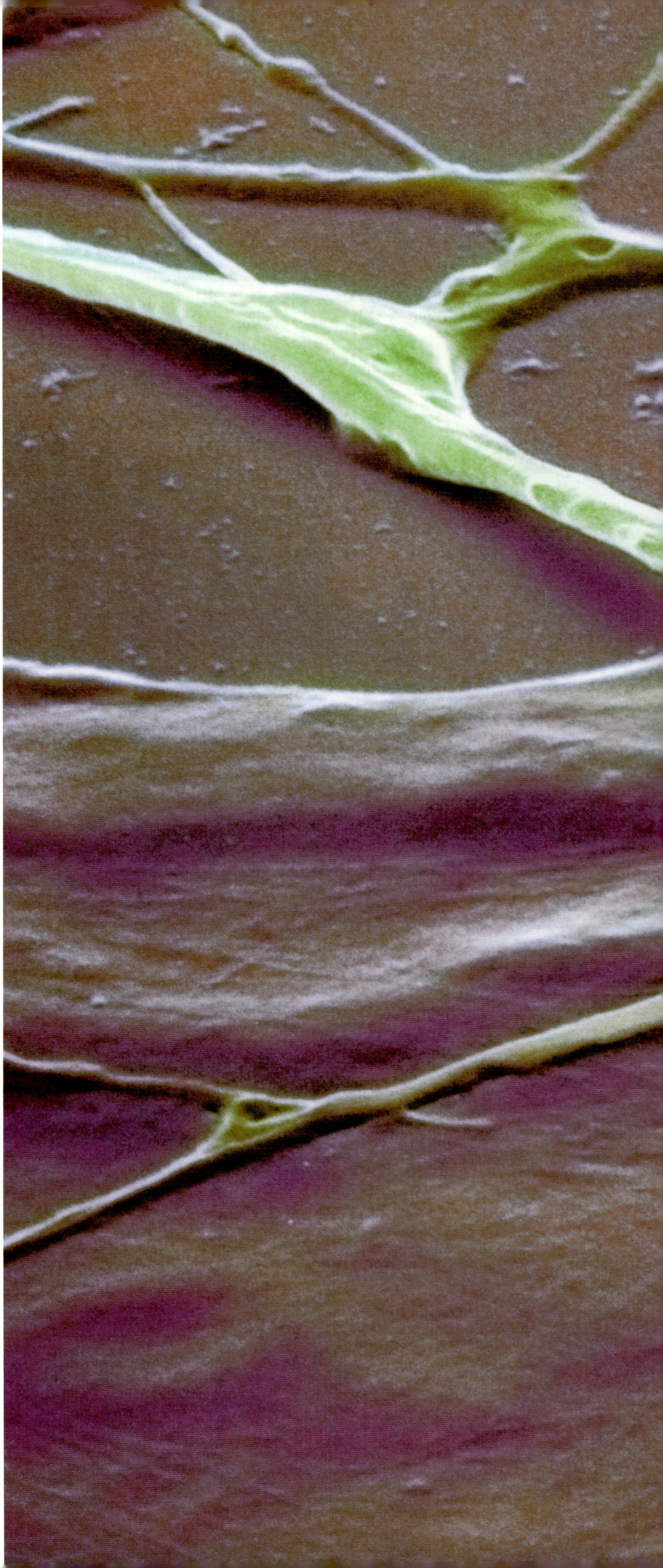

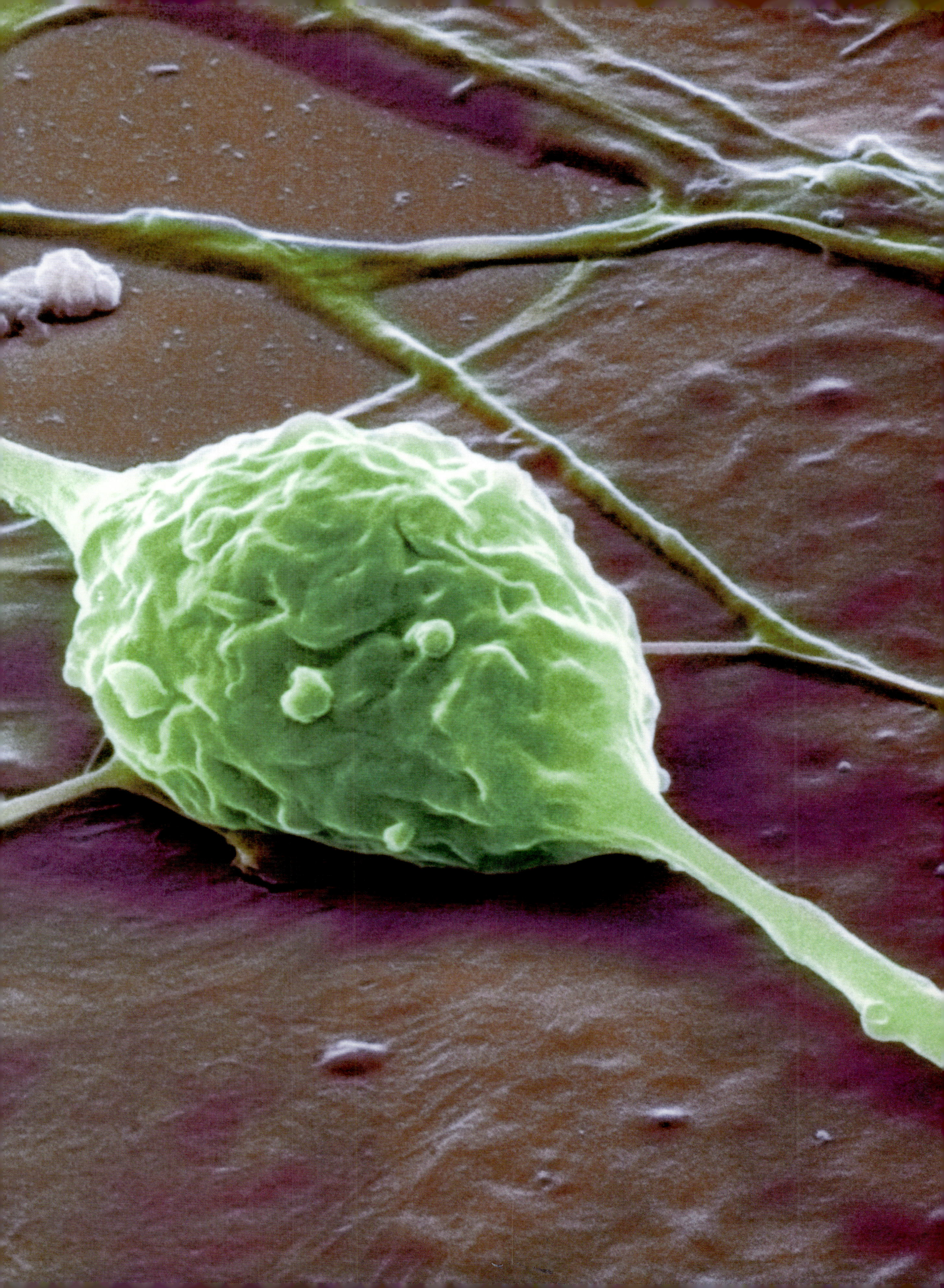

Spermien [REM]

DIE KAULQUAPPENFÖRMIGEN SPERMATOZOEN sind die männlichen Keimzellen, sie werden in den Hoden produziert. Sie transportieren das in ihren ovalen Köpfen enthaltene Erbmaterial zur weiblichen Keimzelle, dem Ei, indem sie mit Hilfe ihres Schwanzes durch die weiblichen Fortpflanzungsorgane schwimmen. Männer ejakulieren im Durchschnitt ca. 100 Millionen Spermien, von denen normalerweise nur ein einziges das Ei befruchtet. Jede Keimzelle hat 23 Chromosomen, die bei der Befruchtung zu einer Zelle mit 46 Chromosomen verschmelzen – eine Hälfte von jedem Partner. Diese Mischung des Erbmaterials macht die Vielfalt des menschlichen Lebens aus.

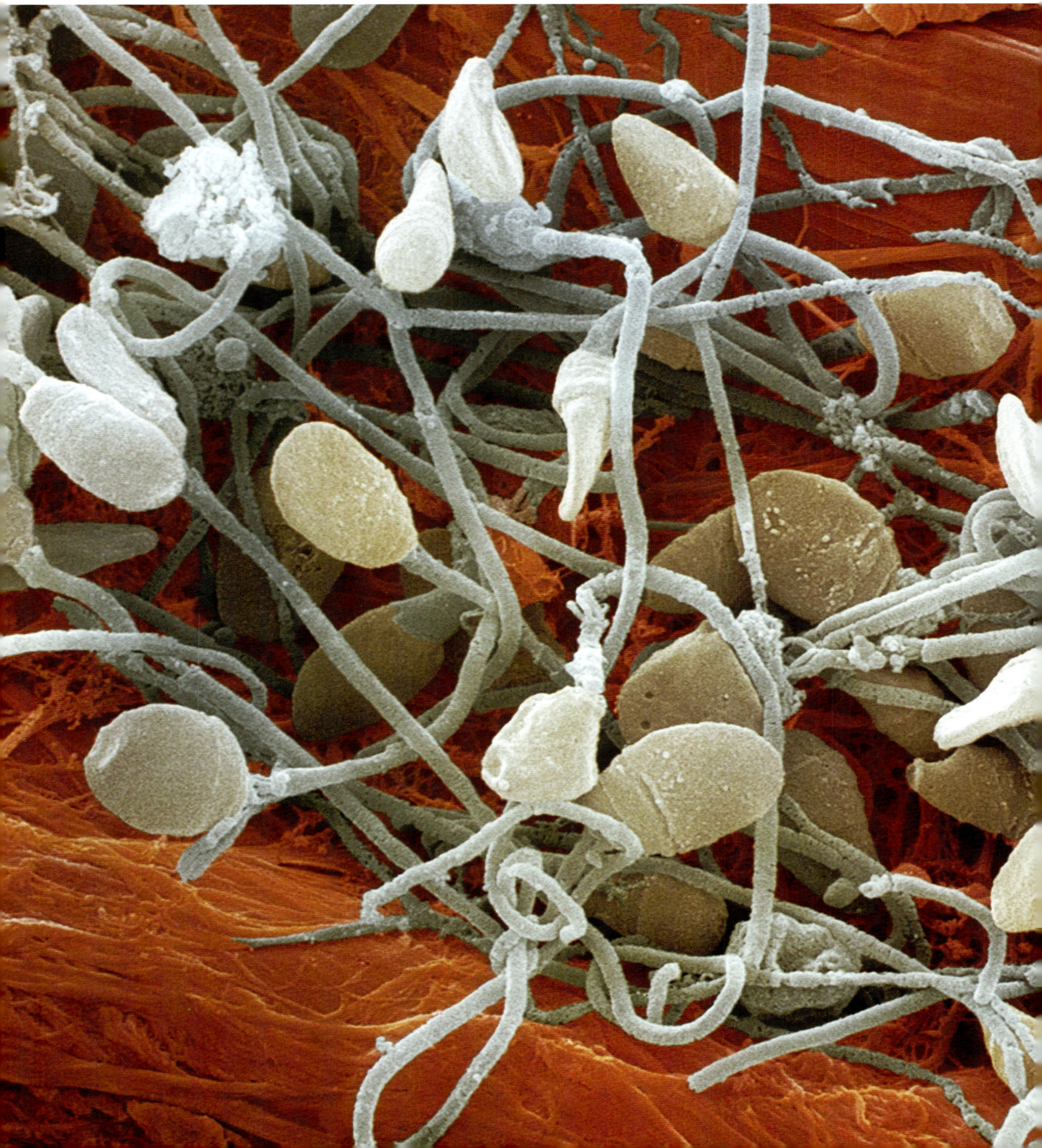

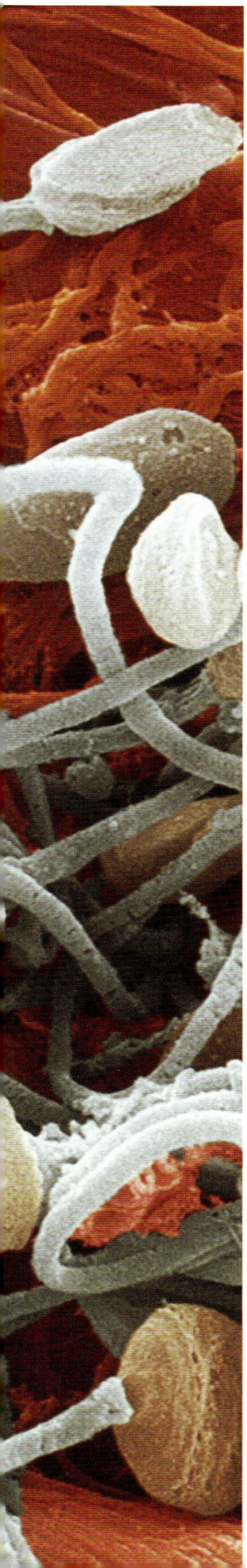

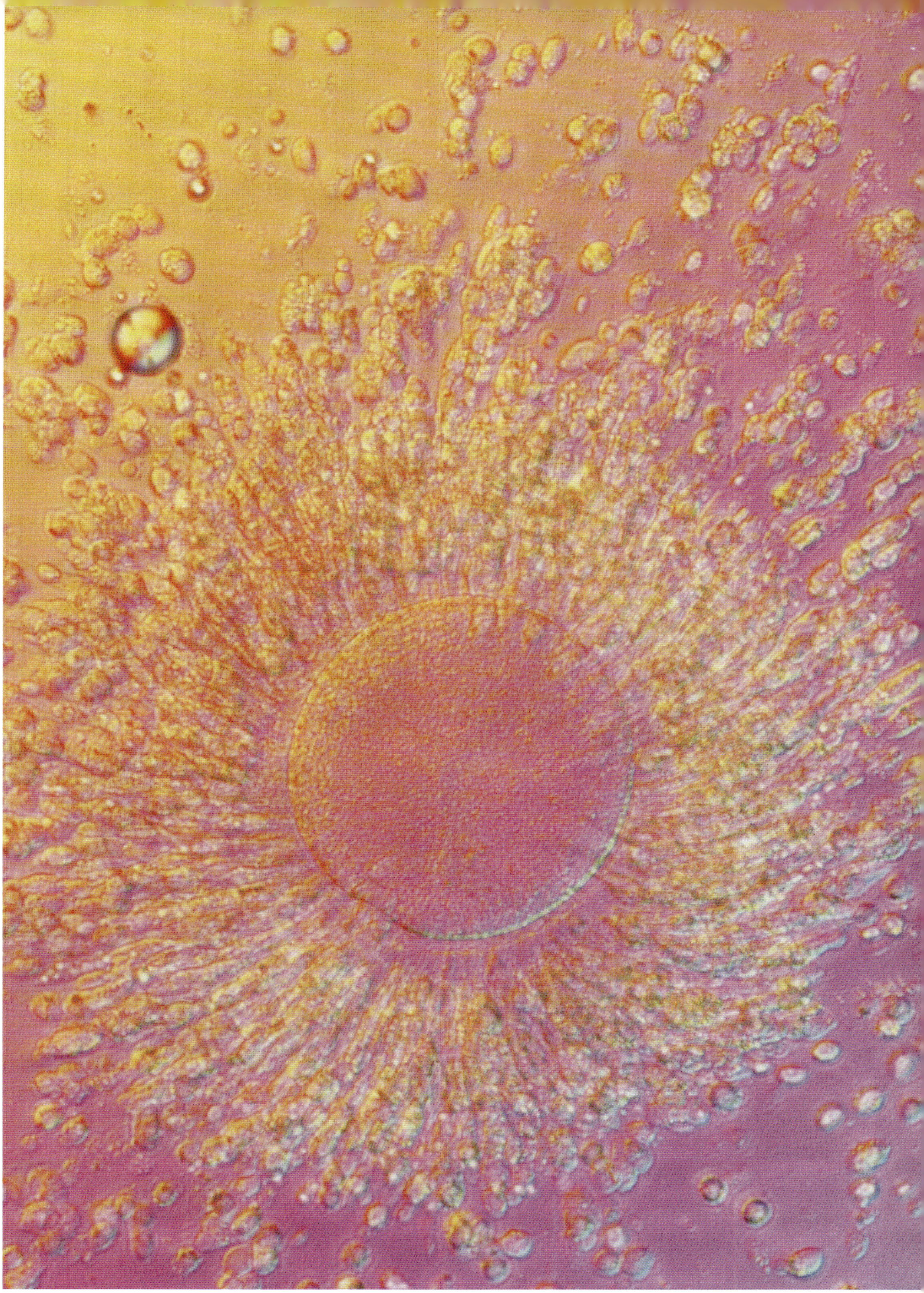

Eizellen [LM]

EINE REIFE MENSCHLICHE EIZELLE für eine künstliche Befruchtung ist von Schichten aus wesentlich kleineren Zellen umgeben, die das wachsende Ei unterstützen und ernähren. Bei der Geburt hat ein Mädchen mehr als eine Million Eizellen, von denen die meisten jedoch während der Kindheit degenerieren. Von den restlichen Eizellen reifen nur etwa 450 vollständig heran – eine pro Monat im fortpflanzungsfähigen Alter der Frau. Bei einer künstlichen Befruchtung wird das Ei aus dem Eierstock entnommen und in einer Kultur mit einem Spermium befruchtet. Der daraus entstehende Embryo wird direkt in die Gebärmutter eingepflanzt.

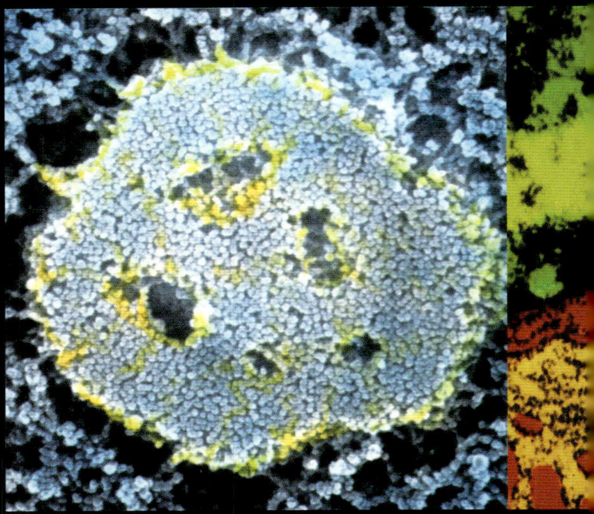

Als Wissenschaftler zum ersten Mal Zellen mit einem Elektronenmikroskop untersuchten, waren sie über deren Komplexität verblüfft. Gleichzeitig entdeckten sie, dass die meisten Zellen sich in ihrem Aufbau ähneln, auch wenn sie ganz unterschiedliche Funktionen haben.

Um die Funktionsweise einer Zelle besser zu verstehen, kann man sie sich als eine Fabrik vorstellen: Eine Zelle nimmt Rohstoffe auf, verarbeitet sie und verwendet die fertigen Produkte dann entweder selbst oder exportiert sie zusammen mit den Abfallprodukten. Anstelle von Wänden und Toren hat eine Zelle eine äußere Membran mit Poren, die für einige Stoffe durchlässig ist und für andere nicht. Bei vielen Zellen, z. B. im Verdauungstrakt, ist die äußere Membran gefaltet und bildet winzige Erhebungen, so genannte Kleinzotten; diese vergrößern die Oberfläche, die zur Nährstoffaufnahme und Sekretion zur Verfügung steht.

Die Maschinen im Inneren dieser Zellfabrik werden als Organellen bezeichnet. Jede von ihnen ist auf eine Aufgabe spezialisiert. Sie schwimmen in einem wässrigen Gel, dem Zytoplasma, sind aber von einer eigenen Membran umgeben, um sich nicht gegenseitig zu behindern.

Die auffälligste Organelle ist der Zellkern. Er enthält Anweisungen zur Steuerung der Zellaktivitäten und zur Zellteilung. Die Anweisungen sind in Form von Genen auf Riesenmolekülen von Desoxyribonucleinsäure (DNA) gespeichert, die sich in den Chromosomen befinden.

Der Zellkern enthält mindestens ein Kernkörperchen. Dieses enthält Partikel mit Ribonucleinsäure (RNA), die die Proteinsynthese steuert. Die RNA verlässt den Zellkern, bindet sich an winzige Organellen, die Ribosomen, und programmiert diese auf die Herstellung bestimmter Proteine.

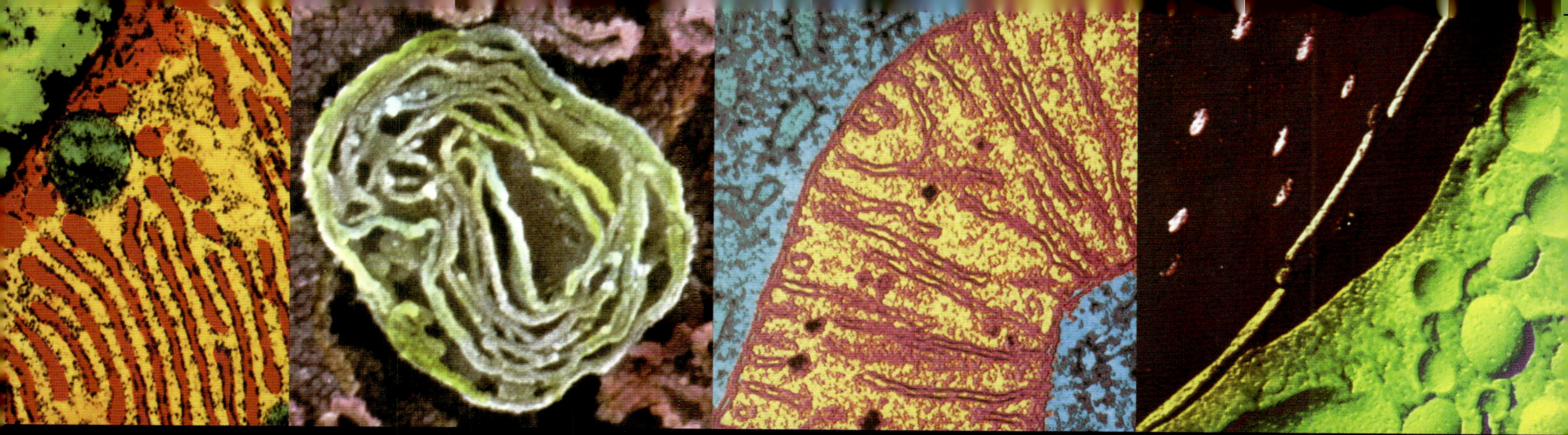

Die Ribosomen sind als winzige Körnchen auf dem rauen endoplasmatischen Retikulum (ER) sichtbar, einem vielschichtigen Membransystem, das Proteine wie ein Fließband zu verschiedenen Teilen der Zelle transportiert. Einige dieser Eiweiße werden von der Zelle selbst benötigt, andere, z. B. Verdauungsenzyme und Hormone, werden exportiert.

Wie die Maschinen in einer Fabrik nutzen sich auch Organellen ab oder werden überflüssig. In diesem Fall werden sie von speziellen Organellen, den Lysosomen, zerstört. Lysosomen sind bläschenartige Gebilde aus leistungsstarken Enzymen, die auch Fremdkörper wie Bakterien verdauen.

Die Energie für die Zellfabrik wird von den Mitochondrien geliefert. Diese wurst- oder kugelförmigen Organellen wandeln Nahrungsmoleküle wie Glukose (Traubenzucker) in Energie um. Je mehr Energie eine Zelle umsetzt, desto mehr Mitochondrien braucht sie. Daher sind Mitochondrien in sehr aktiven Zellen, z. B. Muskelzellen oder Spermien, besonders zahlreich. Man nimmt an, dass Mitochondrien von frei lebenden Bakterien abstammen, die in einem frühen Stadium der Evolution in größere Zellen eindrangen und sich völlig an die neue Situation anpassten, weil sie für beide Seiten nützlich war.

Das Innere der Zellen

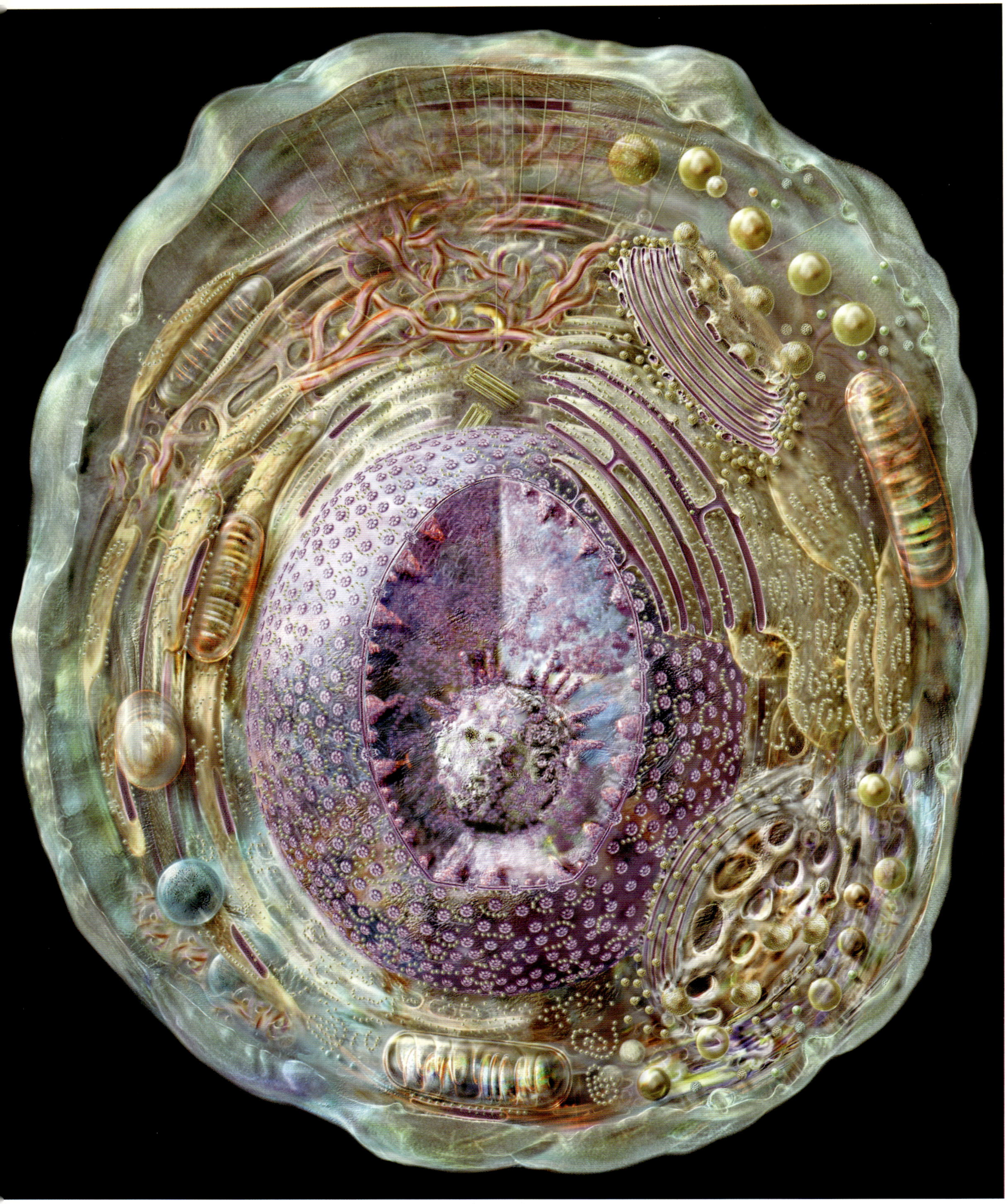

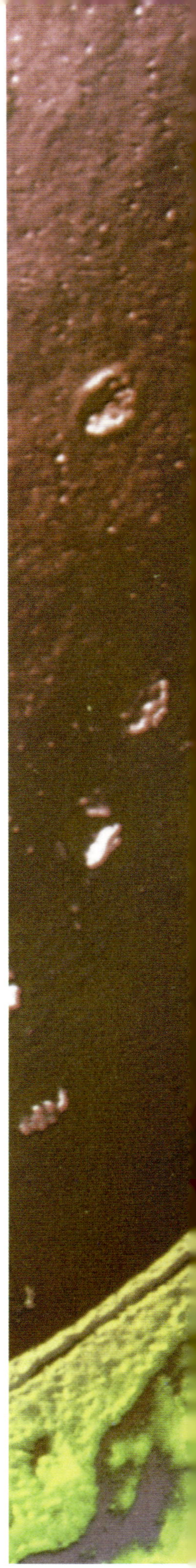

Strukturen der Zelle [Illustration]

TROTZ IHRER UNTERSCHIEDLICHEN FORMEN UND FUNKTIONEN haben die meisten Zellen einen ähnlichen Aufbau. Der Zellkern (großes violettes Oval) enthält das Erbmaterial der Zelle sowie mindestens ein Kernkörperchen (die Kugel in der Mitte). Dieses steuert die Eiweißsynthese an den Ribosomen (gelbe Kügelchen) im endoplasmatischen Retikulum (violette Lagen über und rechts neben dem Kern). Die Eiweiße werden in den flachen Membranschichten des Golgi-Apparats (rechts oberhalb des endoplasmatischen Retikulums) gespeichert. Die Energie für die Zellaktivitäten wird von den zylinderförmigen Mitochondrien (z. B. ganz unten) erzeugt.

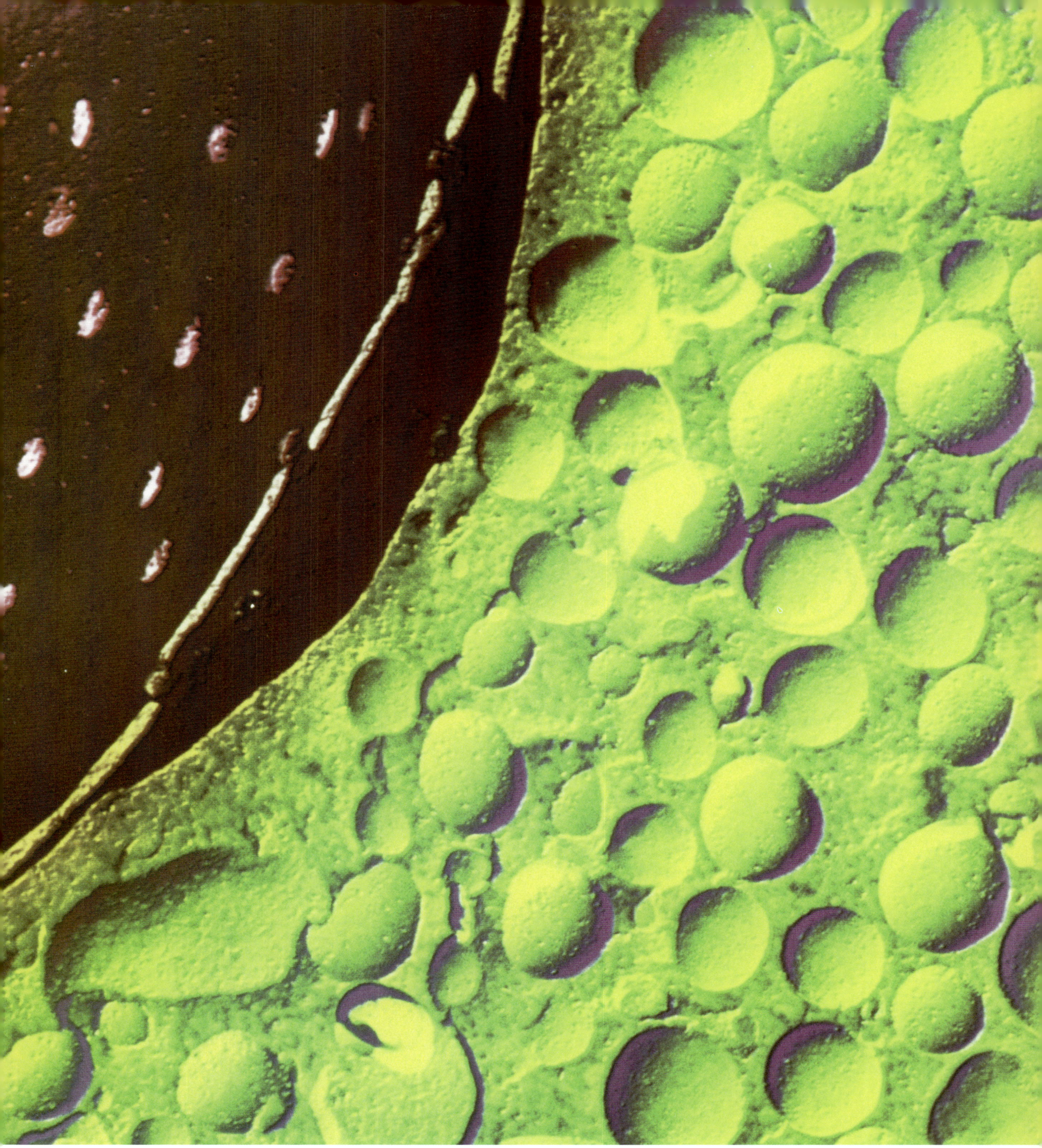

Kernmembran [REM]

EINE MEMBRAN TRENNT DEN ZELLKERN (links) vom Zytoplasma (rechts), das die restlichen Zellbestandteile enthält. Die Poren (rosa) in der Membran ermöglichen großen Molekülen den Austritt aus dem Zellkern. Der Kern enthält einen vollständigen Satz der Gene des Organismus, die auf den Chromosomen als DNA-Moleküle codiert sind.

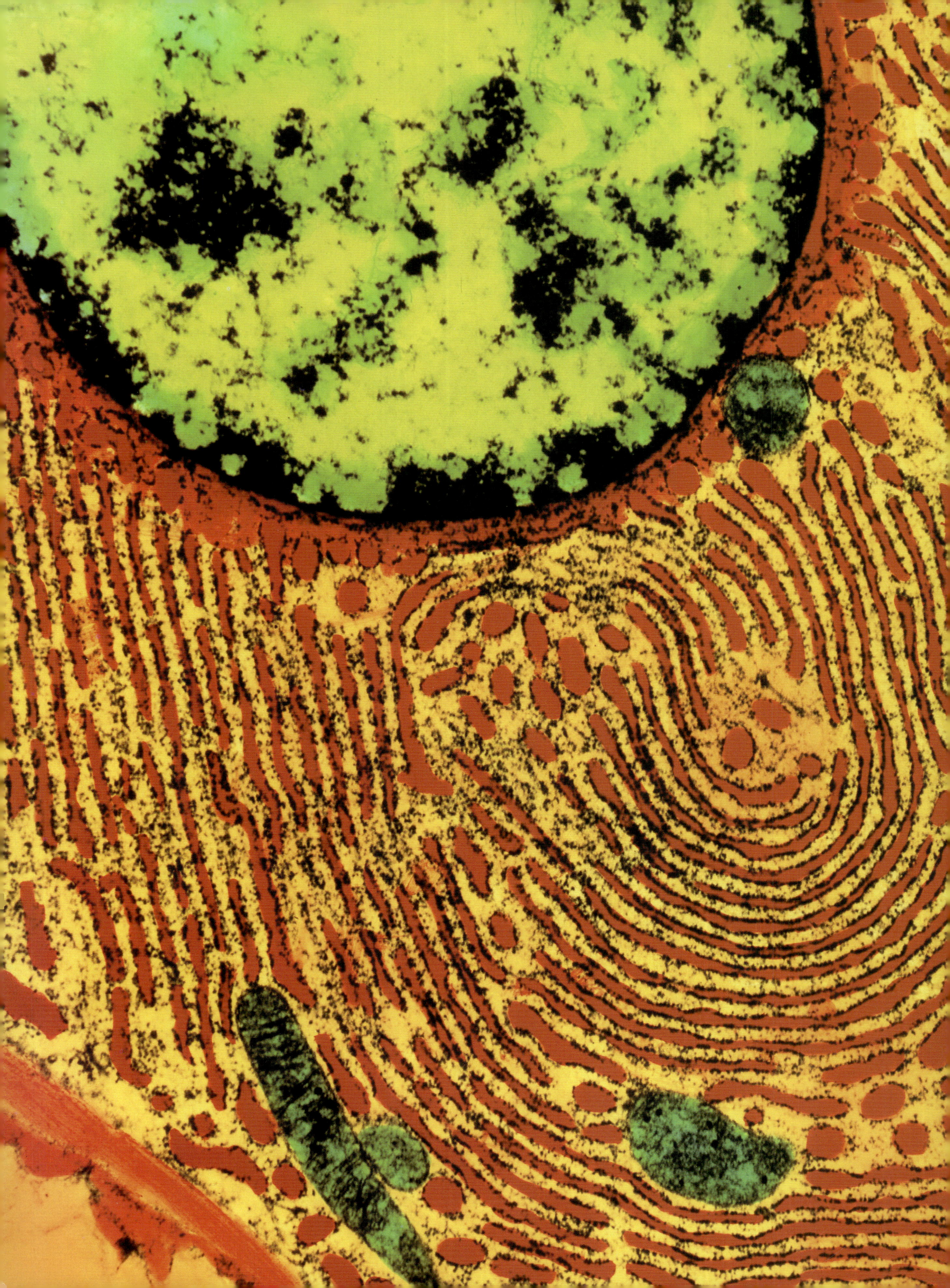

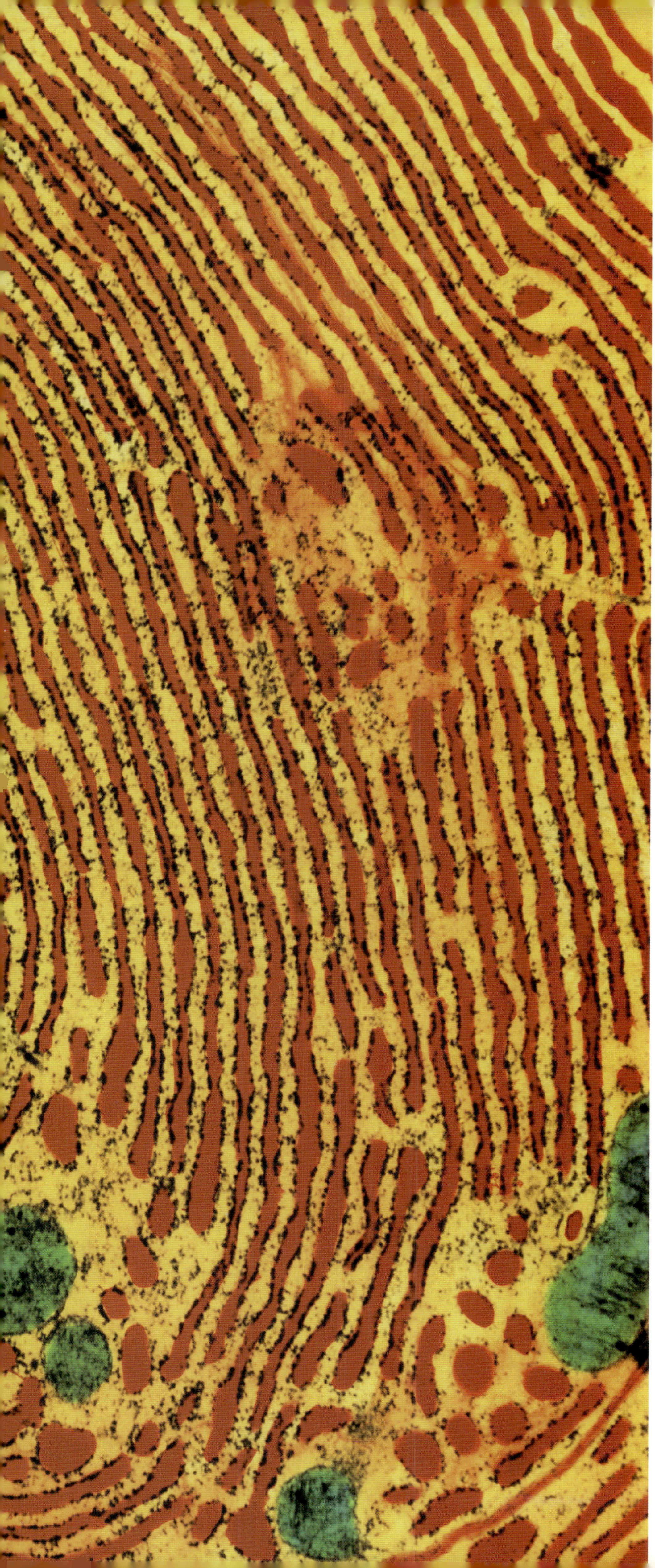

Endoplasmatisches Retikulum und Zellkern [TEM]

DIE KERNMEMBRAN, die den Zellkern (oben links) umhüllt, steht in Verbindung mit dem rauen endoplasmatischen Retikulum (ER, hier rot gefärbt), einem komplexen Membransystem, das unzählige Hohlräume im Zytoplasma bildet. Die Oberfläche des rauen ERs ist mit Ribosomen (schwarze Punkte) besetzt, die Proteine, z. B. Enzyme, produzieren. Die Proteine werden durch die Hohlräume im ER transportiert und aus der Zelle exportiert.

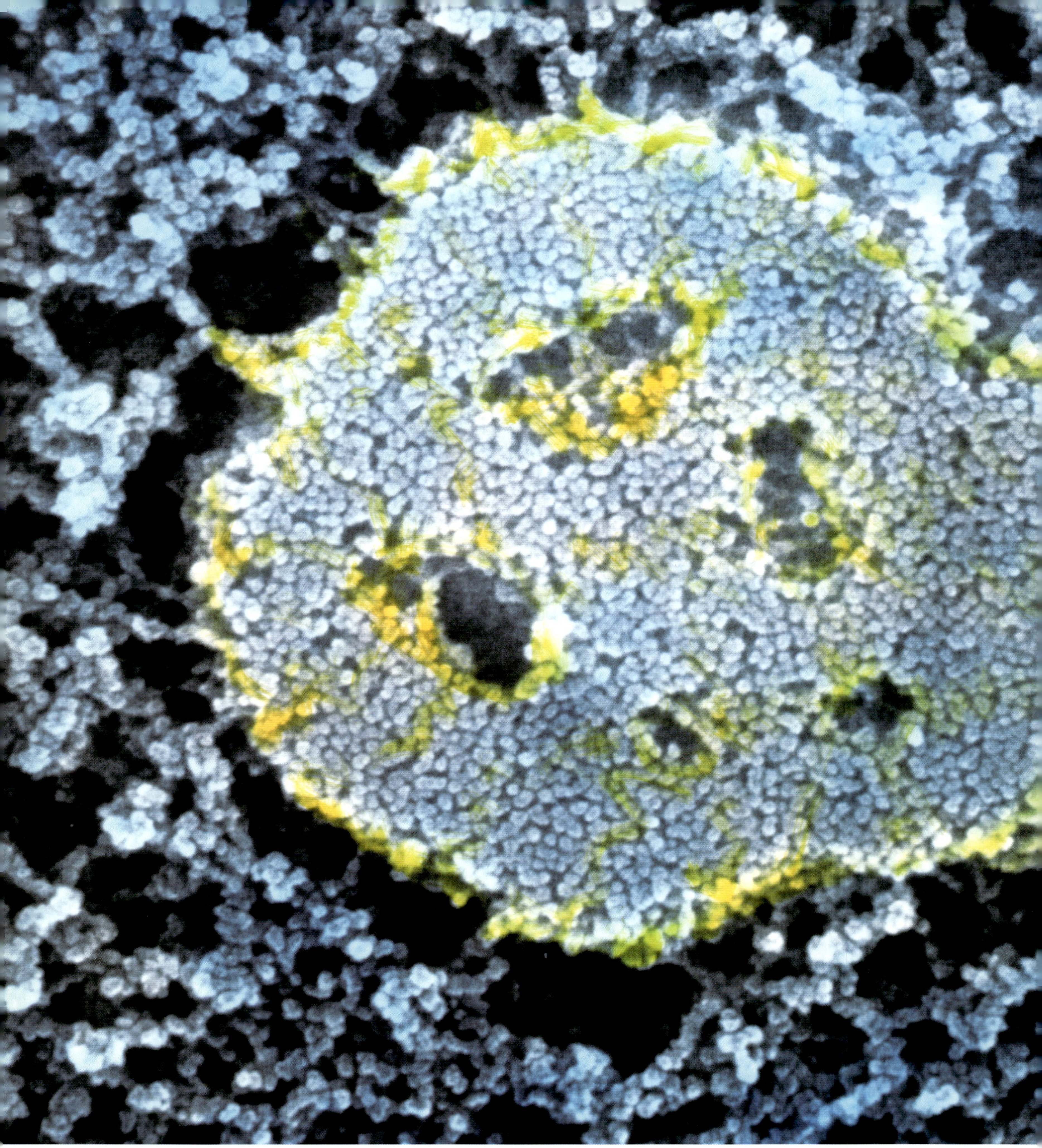

Kernkörperchen [REM]

DAS KERNKÖRPERCHEN, der Nucleolus, ist ein spezialisierter Teil des Zellkerns. Es enthält Partikel mit Ribonucleinsäure (RNA), einem Molekül, das an der Eiweißsynthese außerhalb des Zellkerns beteiligt ist. Das Kernkörperchen ist von Chromatinfasern umgeben. Diese enthalten die DNA, das Erbmaterial der Zelle, das alle Zellvorgänge einschließlich der Zellteilung steuert. Nur bei der Zellteilung wird die DNA in Form der stäbchenartigen Chromosomen sichtbar.

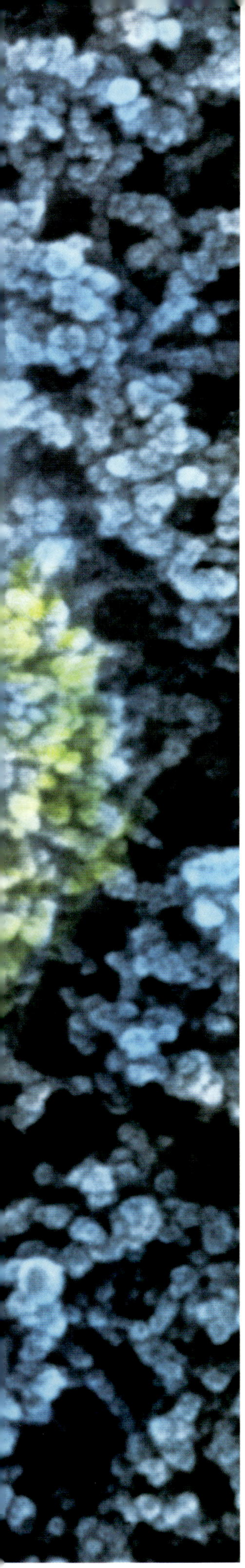

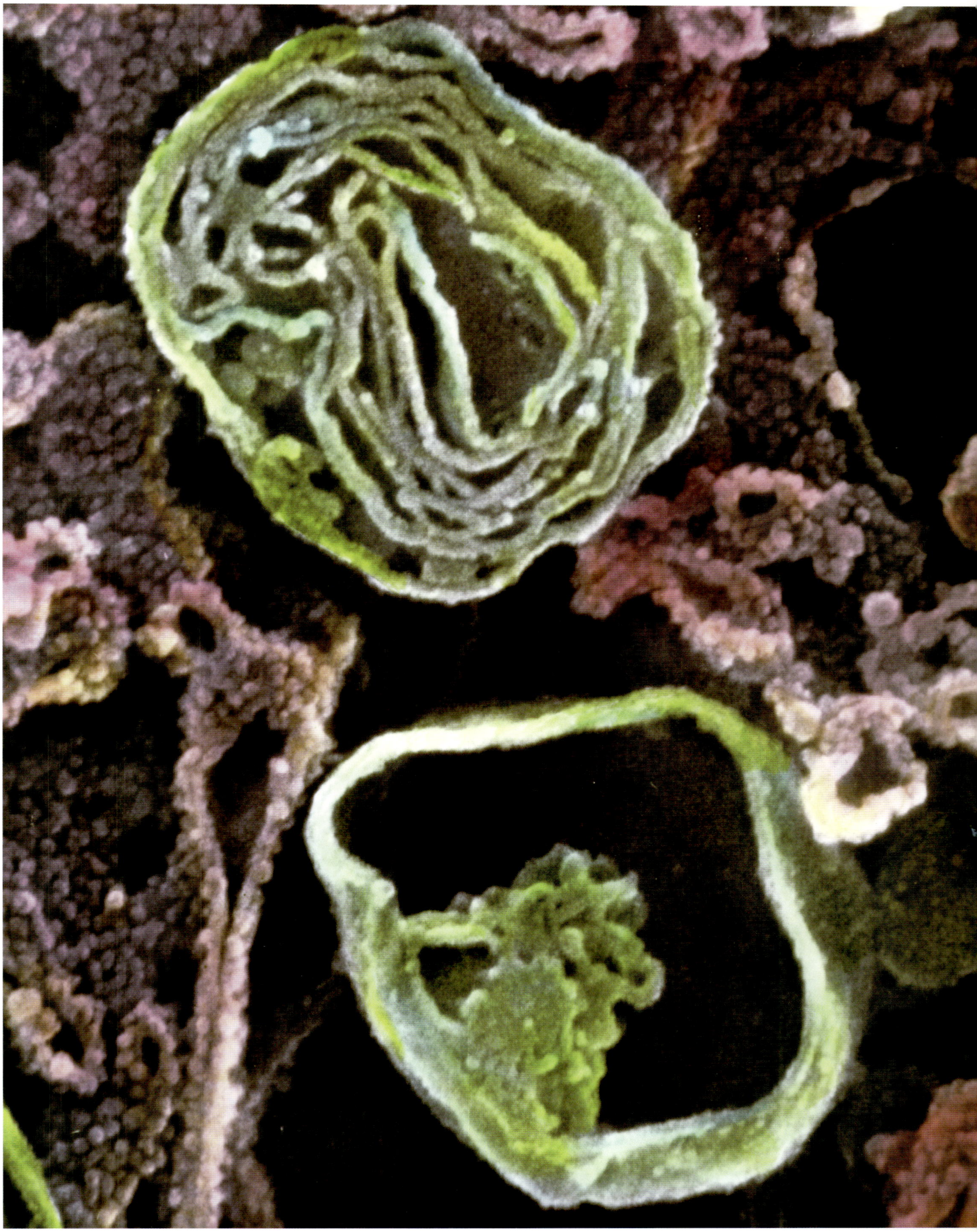

Lysosomen [TEM]

DIE ZWEI LYSOSOMEN (grün) sind bläschenartige Gebilde aus Verdauungsenzymen, die von einer einfachen Membran umgeben sind. Trotz ihres einfachen Aufbaus erfüllen Lysosomen mehrere Funktionen. Die in ihnen enthaltenen Enzyme zerstören nicht mehr benötigte Zellen und Organellen sowie andere überflüssige Stoffe, z. B. Milch produzierendes Gewebe nach dem Abstillen.

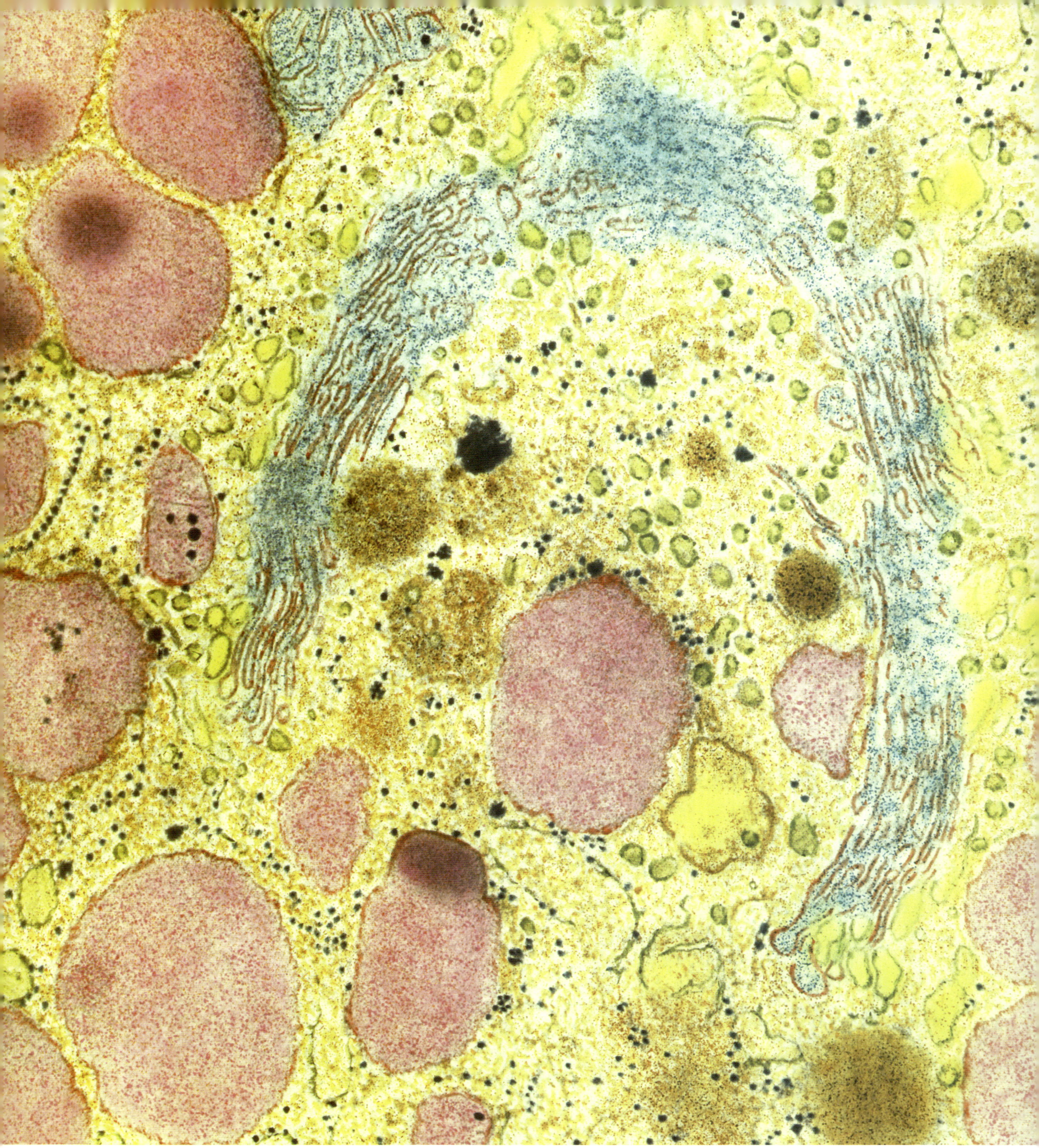

Golgi-Apparat [TEM]

DAS BLAUE, HUFEISENFÖRMIGE GEBILDE im Zytoplasma dieser Darmzelle wird als Golgi-Apparat bezeichnet. Er kann unterschiedliche Formen haben, befindet sich jedoch meist nahe dem Zellkern und besteht aus flachen, aufeinander gestapelten Hohlräumen. Der Golgi-Apparat speichert und bearbeitet Proteine, bevor sie aus der Zelle nach außen transportiert werden.

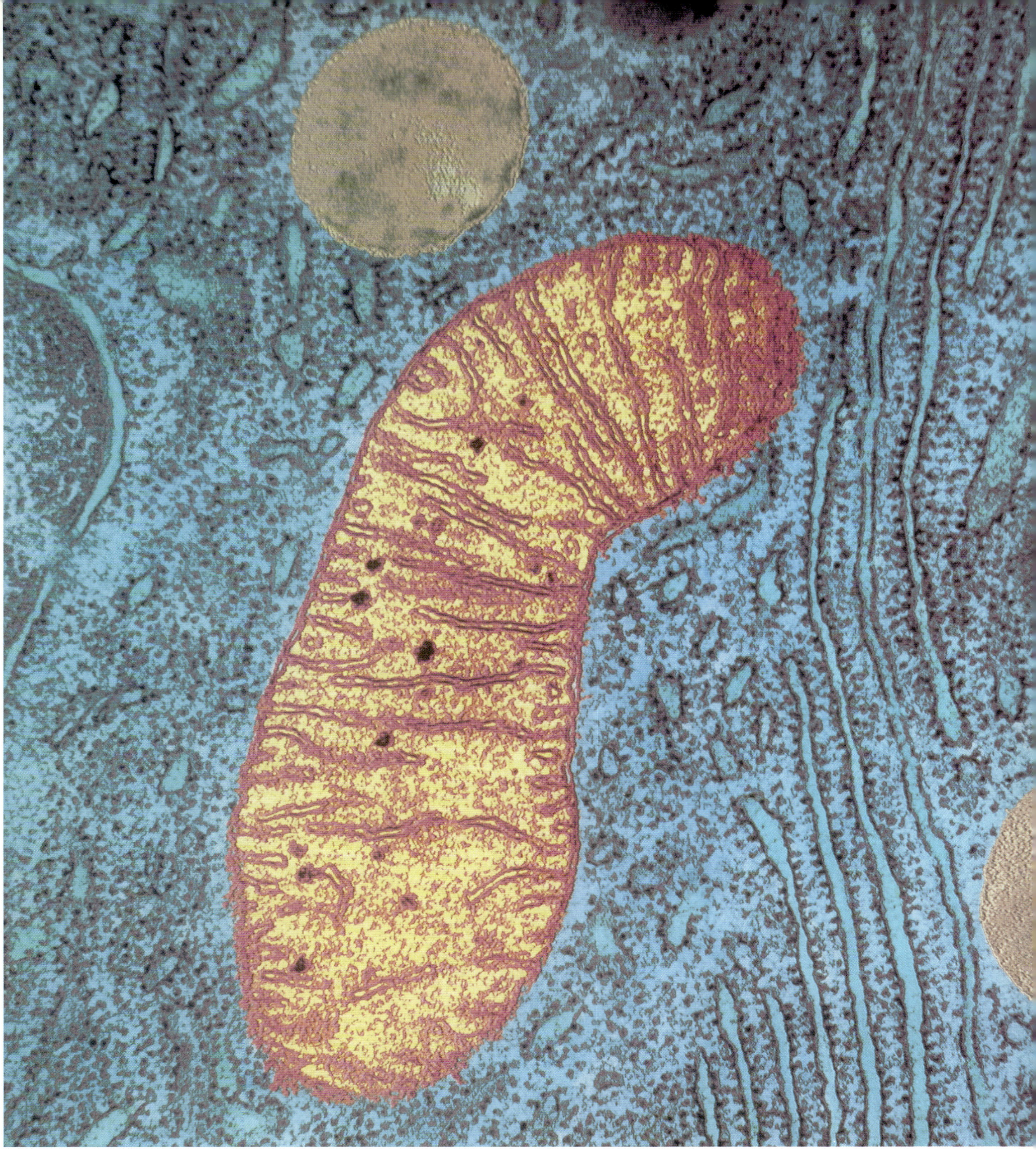

Mitochondrium [TEM]

MITOCHONDRIEN SIND DIE KRAFTWERKE DER ZELLEN und für die Energiegewinnung aus der Nahrung zuständig. In sehr aktivem Gewebe wie dem Herzmuskel sind sie besonders zahlreich. Die wurstförmigen Gebilde haben eine Doppelmembran mit faltigen Ausstülpungen in den Innenraum, genannt Cristae, in denen chemische Reaktionen ablaufen. Je aktiver eine Zelle am Stoffwechsel beteiligt ist, desto mehr Cristae hat sie. Die langen, türkisfarbenen Röhrchen außerhalb des Mitochondriums sind Teile des endoplasmatischen Retikulums, das von den Ribosomen (Punkte) produzierte Proteine speichert und transportiert.

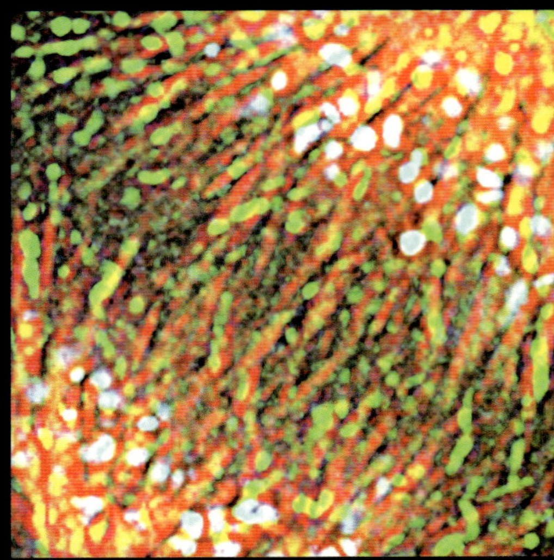

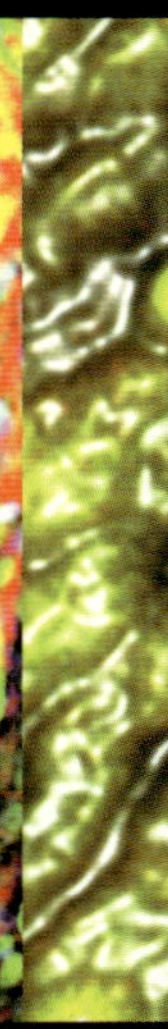

Eine Zelle lebt und funktioniert so lange, bis sie sich vermehrt oder abstirbt. Täglich werden Millionen neuer Zellen gebildet, und Millionen sterben ab. Kinder können nur wachsen, weil die Rate der Zellproduktion weit höher ist als die des Zellsterbens. Im Mutterleib werden z. B. pro Minute ca. 250.000 neue Nervenzellen für den Fetus gebildet.

Im Erwachsenenalter bleibt der Zellbestand relativ konstant. Einige Typen reifer Zellen verlieren die Fähigkeit, sich zu vermehren. So können z. B. zerstörte Gehirnzellen nicht ersetzt werden. Zum Glück können sie jahrzehntelang leben. Leberzellen teilen sich nur selten, können sich aber im Gegensatz zu Gehirnzellen regenerieren, wenn die Leber geschädigt wird. Viele Zellen teilen sich jedoch relativ häufig, und einige sind sogar auf schnelle Erneuerung spezialisiert. So entstehen jährlich ca. 4 kg Hautzellen als Ersatz für die abgestorbenen oder abgestoßenen Zellen. Die Darmschleimhaut erneuert sich alle paar Tage. Und die Hoden eines Mannes produzieren pro Jahr so viele Spermien, dass man damit die ganze Welt bevölkern könnte.

Mit Ausnahme einiger hochspezialisierter Zellen vermehren sich alle Zellen durch einen Vorgang, der Mitose genannt wird. Bei der Mitose verdoppeln sich alle 46 Chromosomen im Zellkern. Der Zellkern

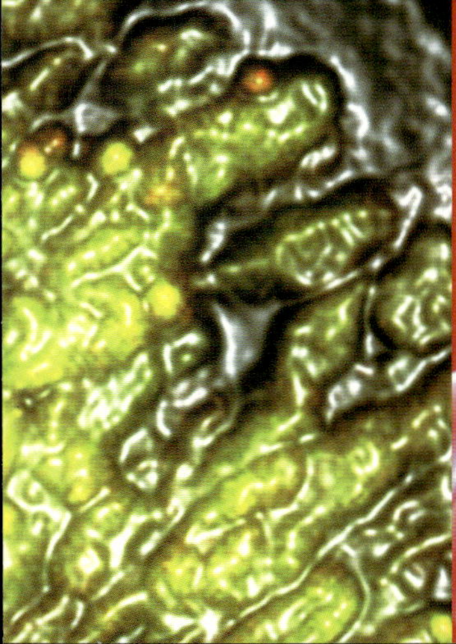
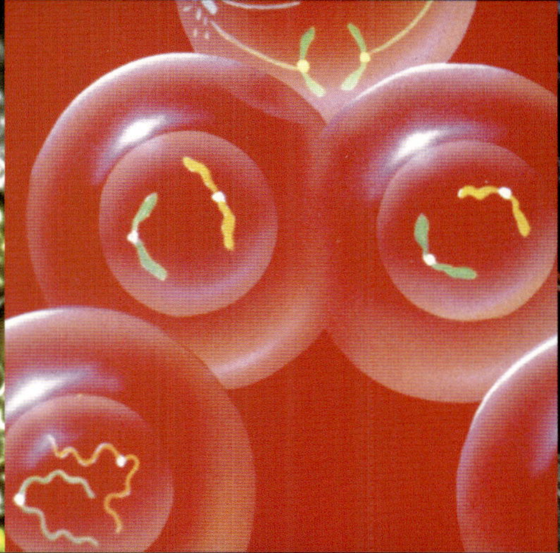
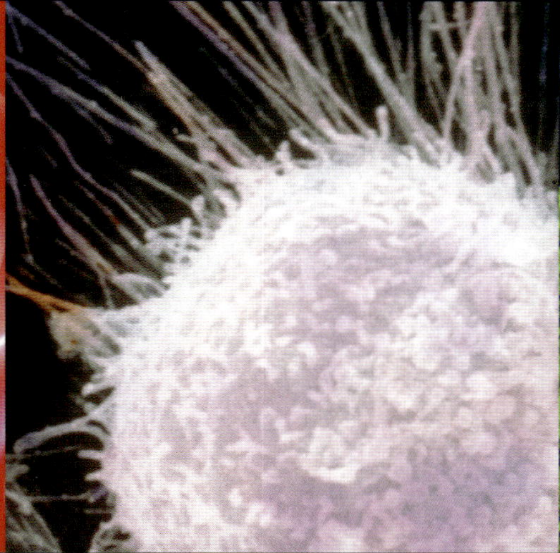
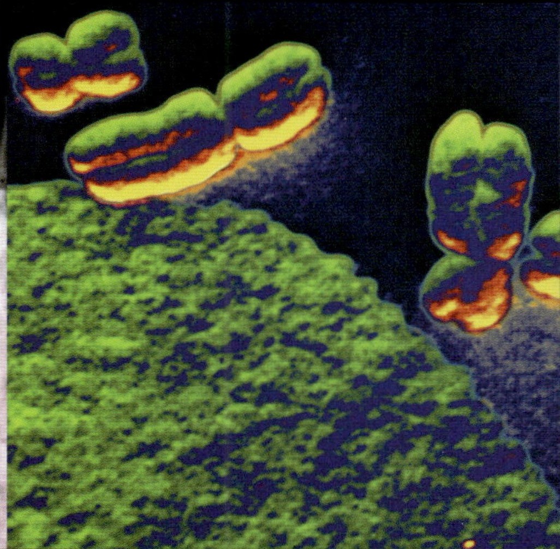

teilt sich, und die zwei Chromosomensätze aus je 46 Chromosomen trennen sich, sodass aus einer Zelle zwei genetisch identische Zellen werden. An der zweiten Art der Zellteilung, der Meiose, sind die Keimzellen beteiligt, die Eizellen bzw. Spermien. Bei der Meiose wird der Chromosomensatz halbiert, indem sich die 23 Chromosomenpaare in ihre Bestandteile auftrennen, sodass Eizelle und Spermium jeweils nur 23 Chromosomen enthalten. Bei der Befruchtung der Eizelle durch eine Samenzelle bildet sich so eine Zelle mit 46 Chromosomen – von jedem Elternteil die Hälfte. Bei der Halbierung werden die Gene gemischt, sodass jede Ei- bzw. Samenzelle genetisch unterschiedlich ist. Das erklärt, warum Kinder derselben Eltern nicht identisch sind.

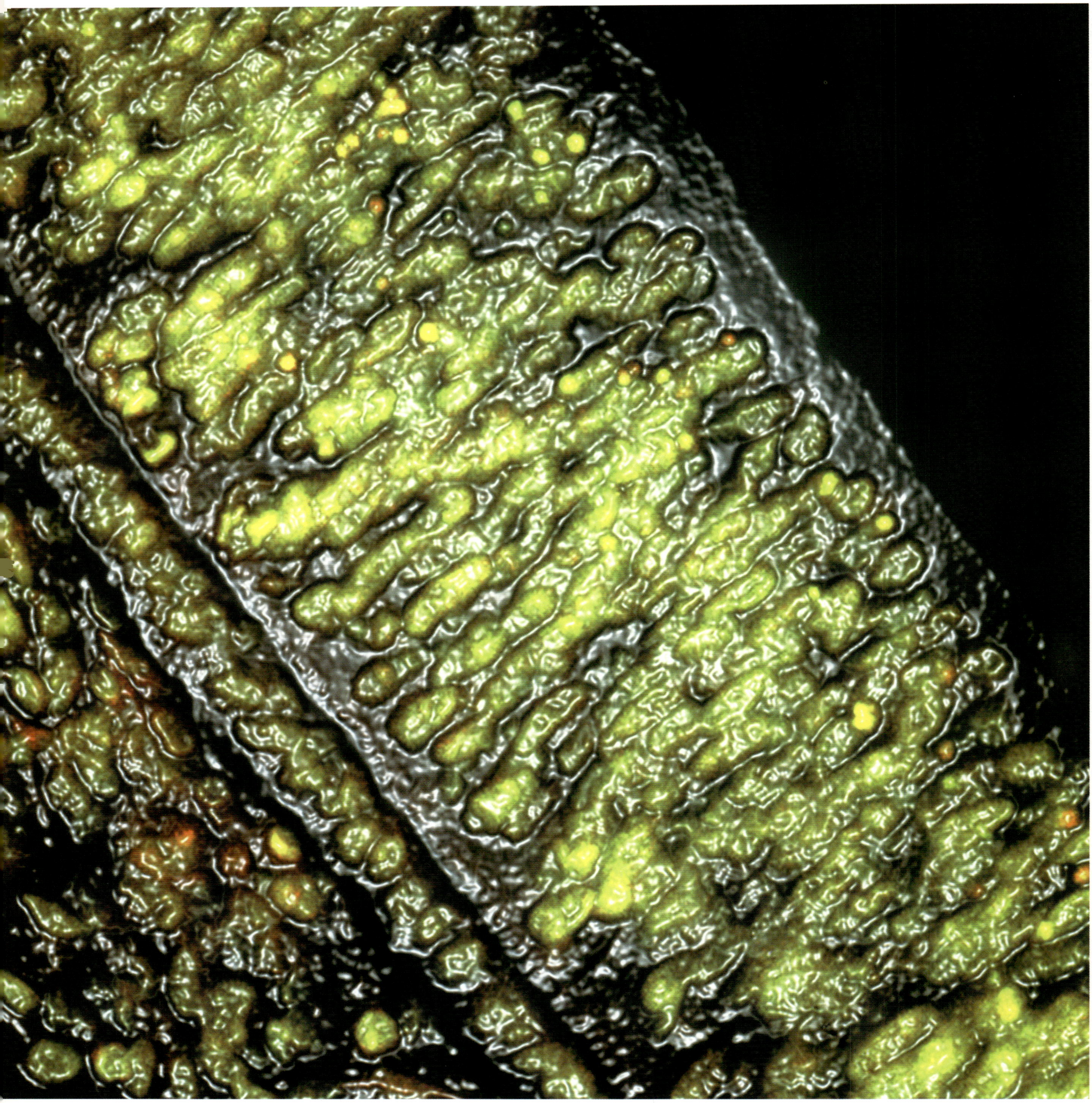

Zelltod [LM]

DIE HELLGELBEN PUNKTE SIND ZELLKERNE in der Netzhaut des Auges beim Prozess des programmierten Zelltods. Diese Selbstzerstörung der Zelle, genannt Apoptose, ist ein normales Entwicklungsstadium des Gewebes. Wenn mehr Zellen produziert werden als nötig, oder nach dem Ablauf der normalen Lebensdauer erhalten die überschüssigen Zellen die Anweisung, sich selbst zu zerstören. Nach ihrem Tod werden die Überreste, die wertvolles Zellmaterial enthalten, von anderen Zellen verdaut.

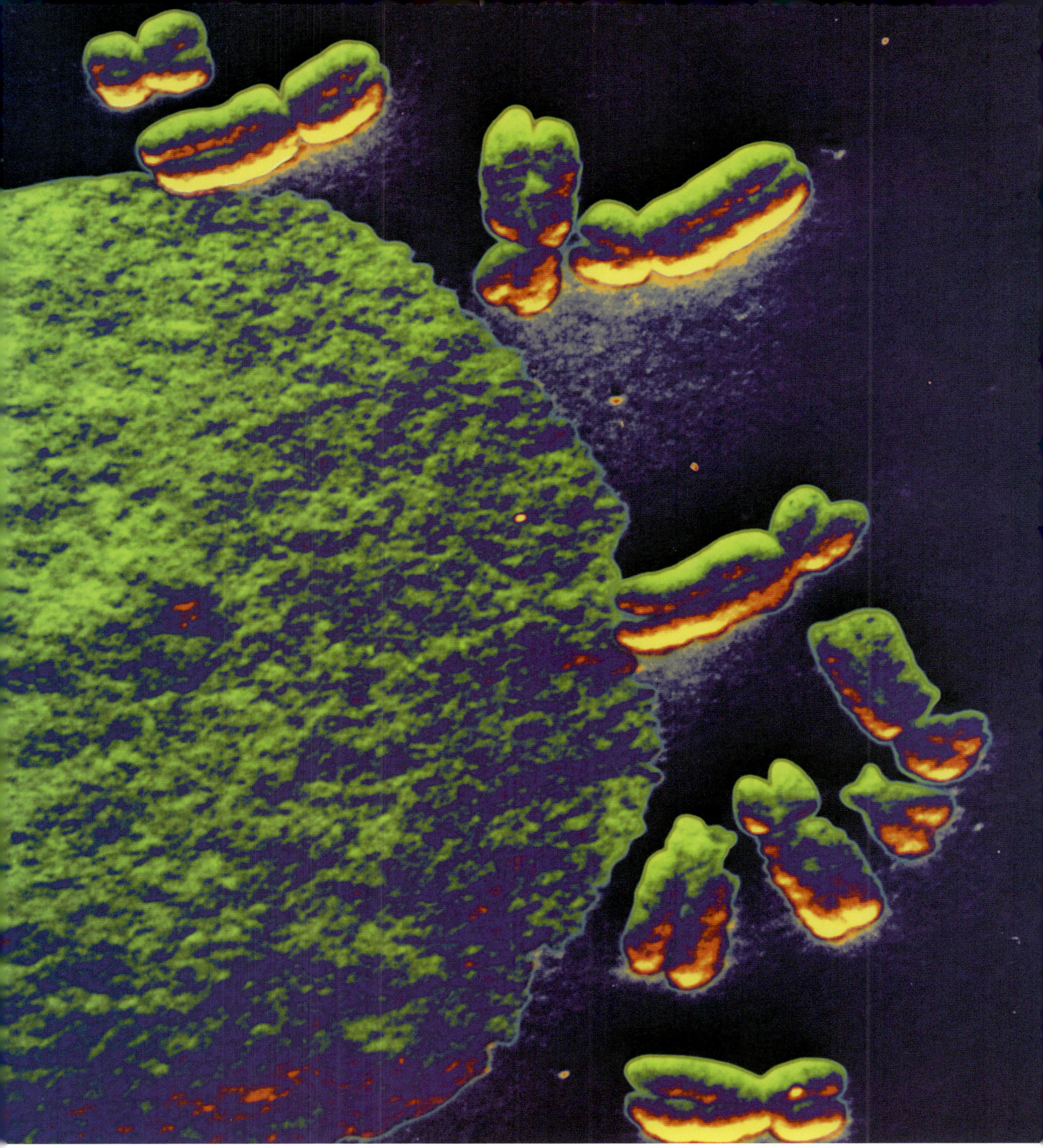

Chromosomen [REM]

EINIGE DER 23 MENSCHLICHEN CHROMOSOMENPAARE sind neben einem Zellkern zu sehen. Chromosomen sind Träger der Erbinformation, die festlegt, wie sich ein Mensch entwickelt – ob er dunkelhaarig oder blond, klein oder groß ist, blaue oder braune Augen hat. Chromosomen sind nur kurz vor der Zellteilung sichtbar, wie auf diesem Bild. In der übrigen Zeit ist das Erbmaterial im Zellkern verstreut.

Zellteilung durch Mitose [LM]

DIESE BILDSEQUENZ zeigt verschiedene Stadien der Mitose, der Verdopplung einer Zelle zu zwei identischen neuen Zellen. Das Erbmaterial der Zelle (blau) beginnt sich zu teilen und wird an Spindeln (rot) auseinander gezogen. Der Vorgang wird von dem Protein Dynein (grün) unterstützt. Ist das Erbmaterial vollständig getrennt, schnürt sich die Zelle in der Mitte ein und bildet zwei neue. Einige Zellen, z. B. Muskelzellen, teilen sich nur selten, andere hingegen sehr häufig. So erneuert sich z. B. die Darmschleimhaut alle zwei bis drei Tage.

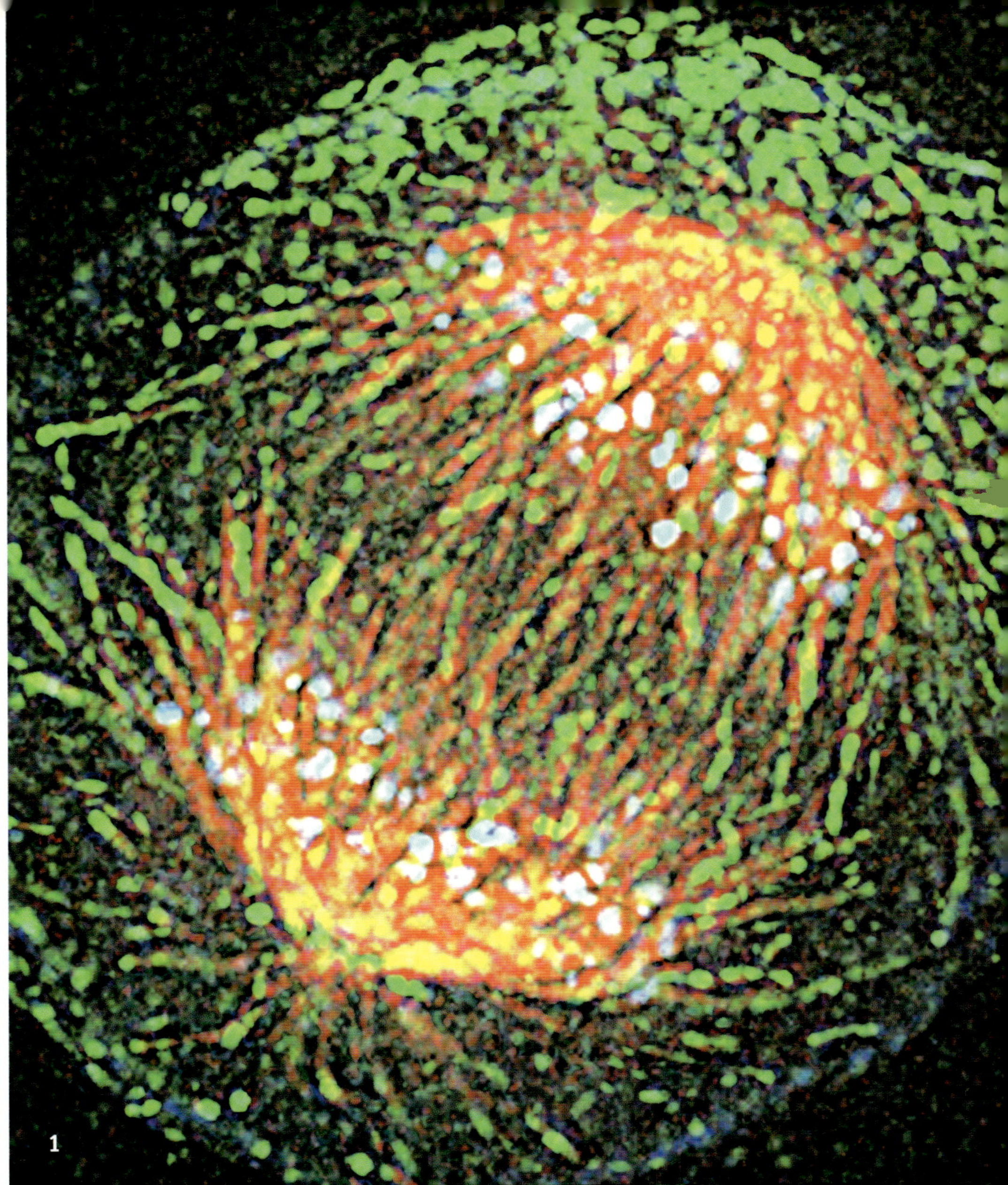

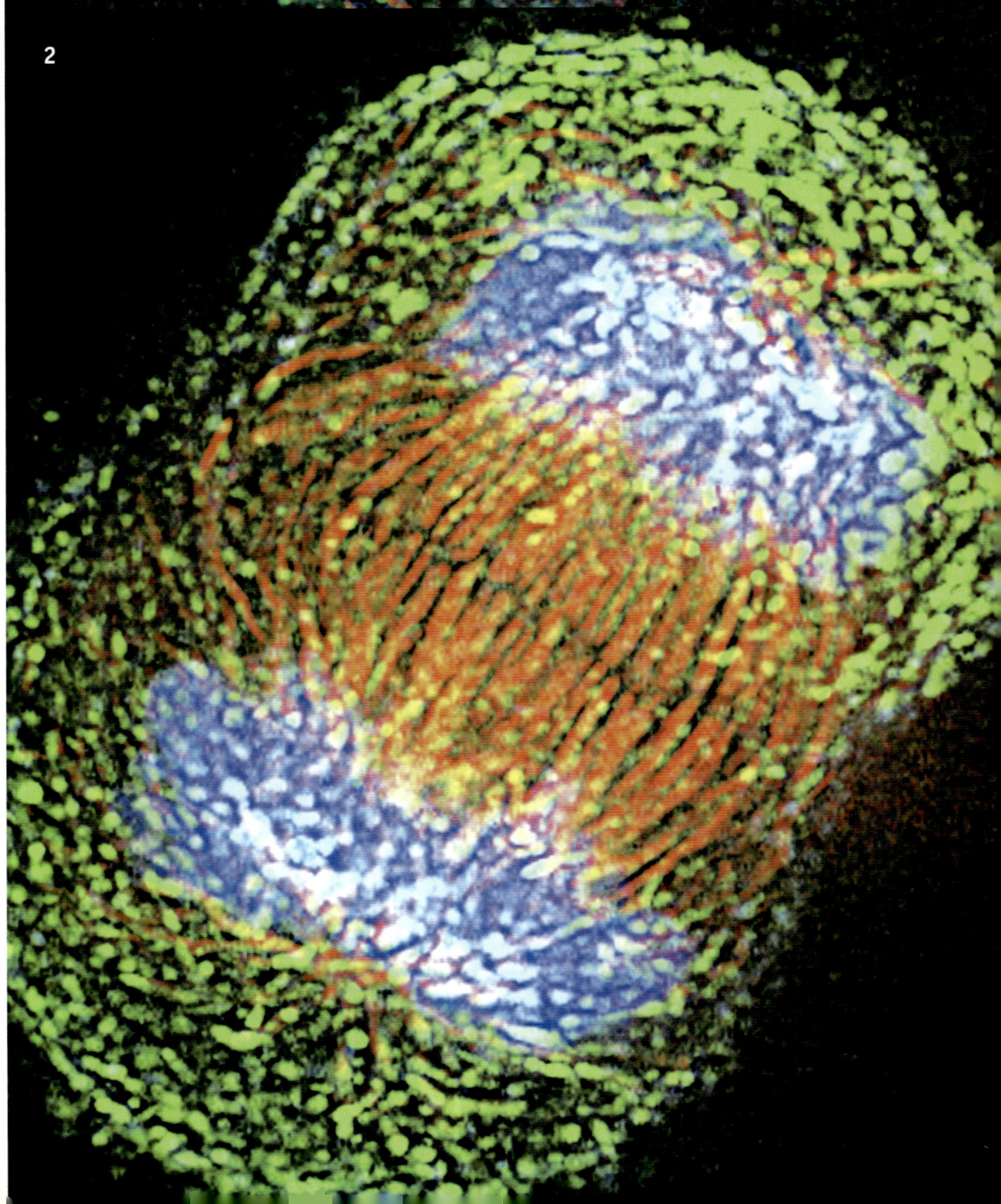

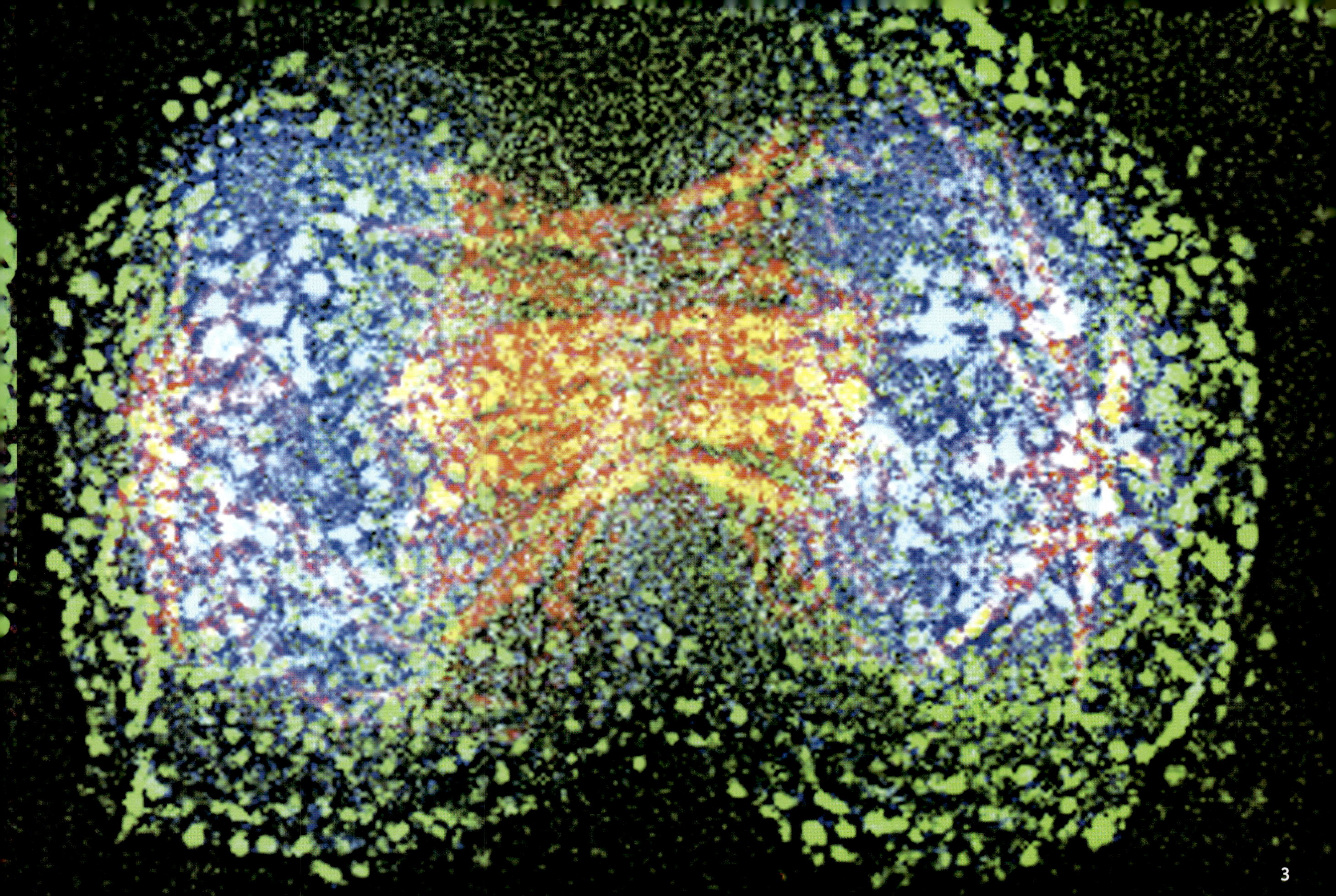

3

4

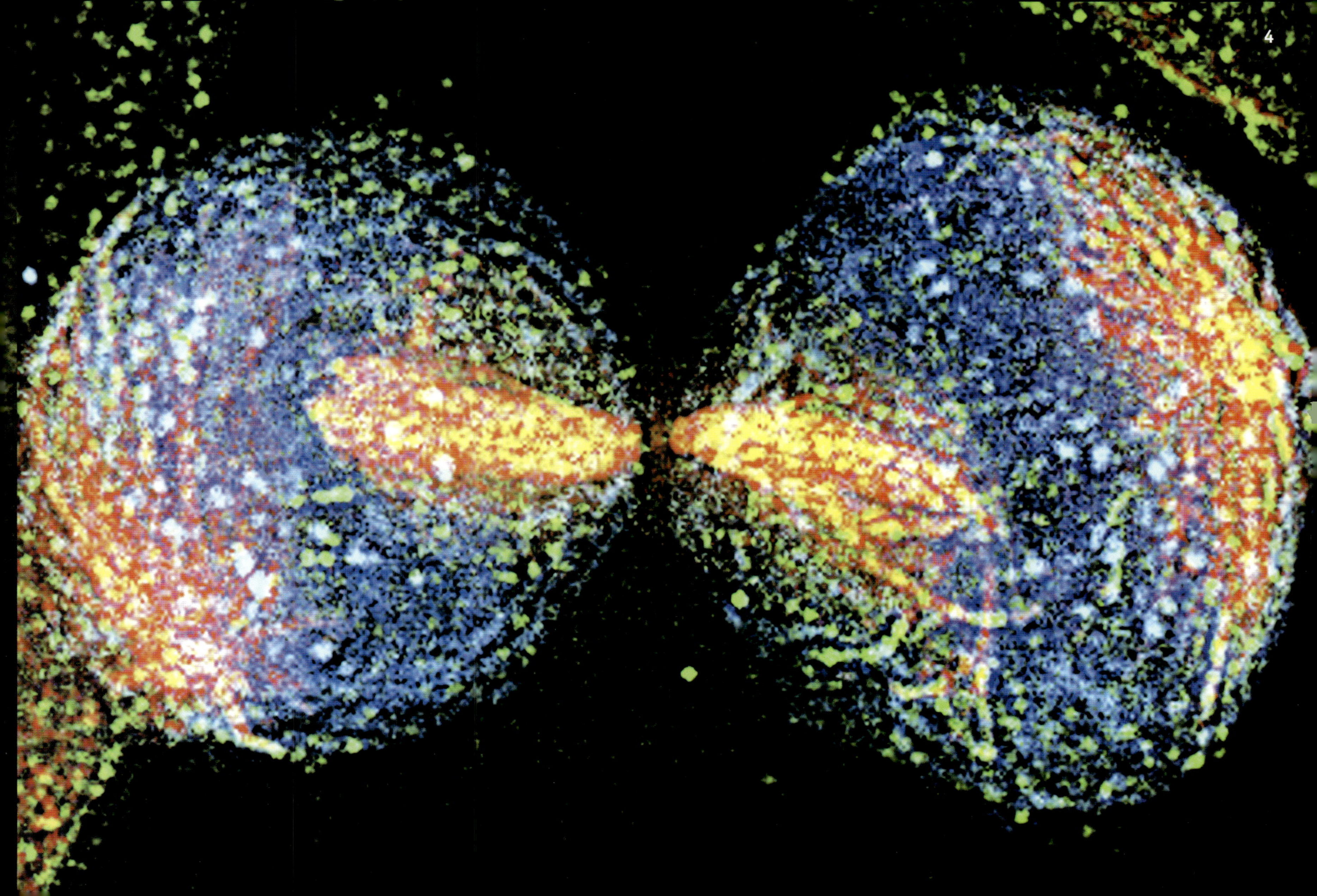

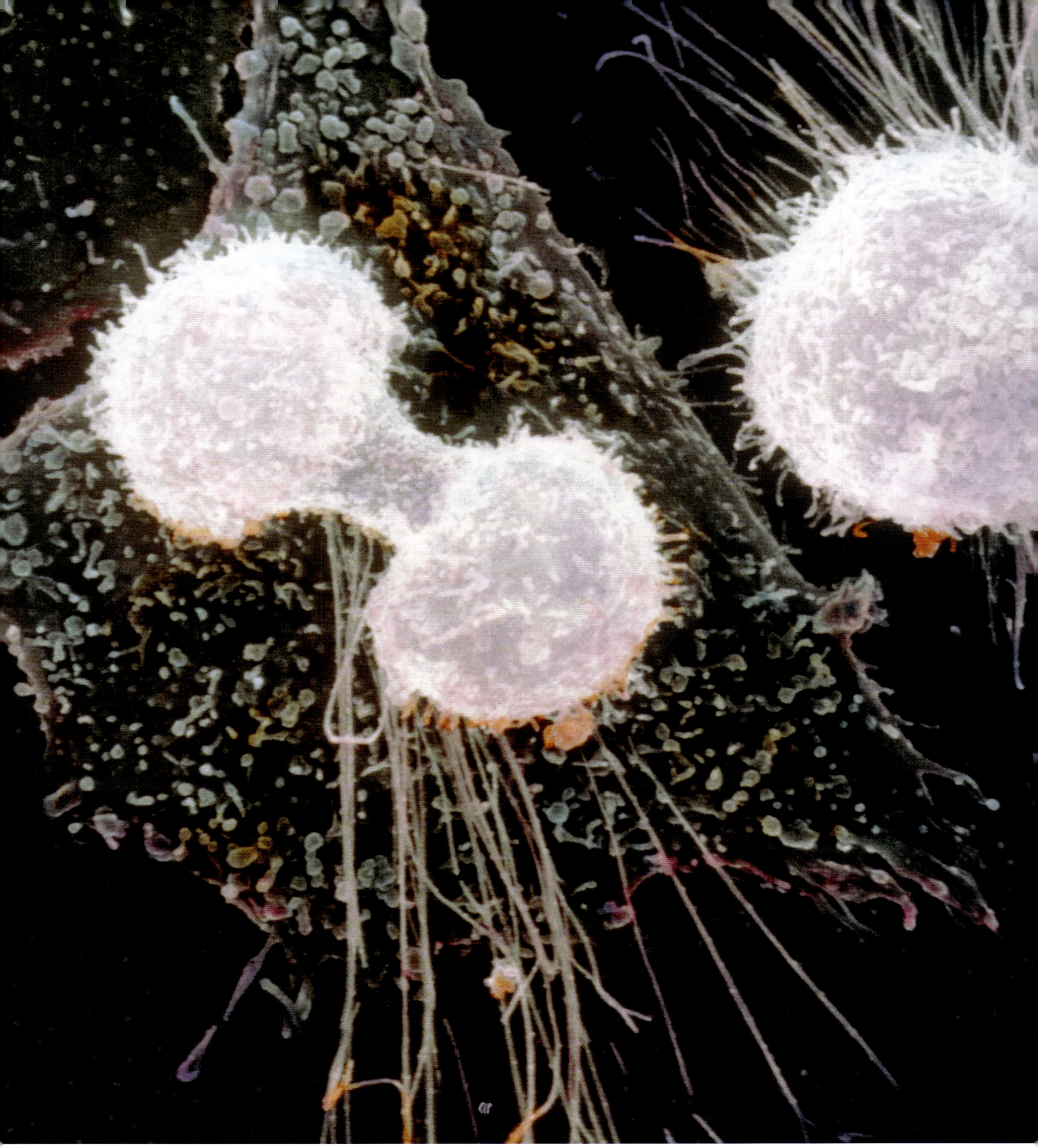

Zellteilung durch Mitose [REM]

IM LETZTEN MITOSESTADIUM SIND ZWEI TOCHTERZELLEN mit identischen Chromosomensätzen durch eine schmale Zytoplasmabrücke miteinander verbunden, die bald darauf entzweibricht. Die langen Fäden, die von der Zelloberfläche ausgehen, stützen die Zelle und versorgen sie mit Nährstoffen aus der Umgebung.

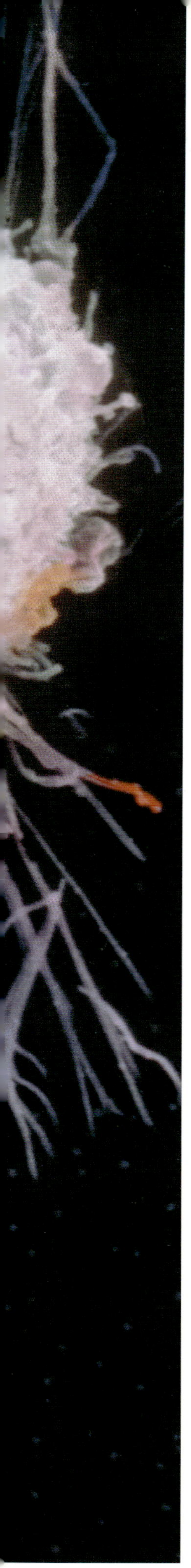

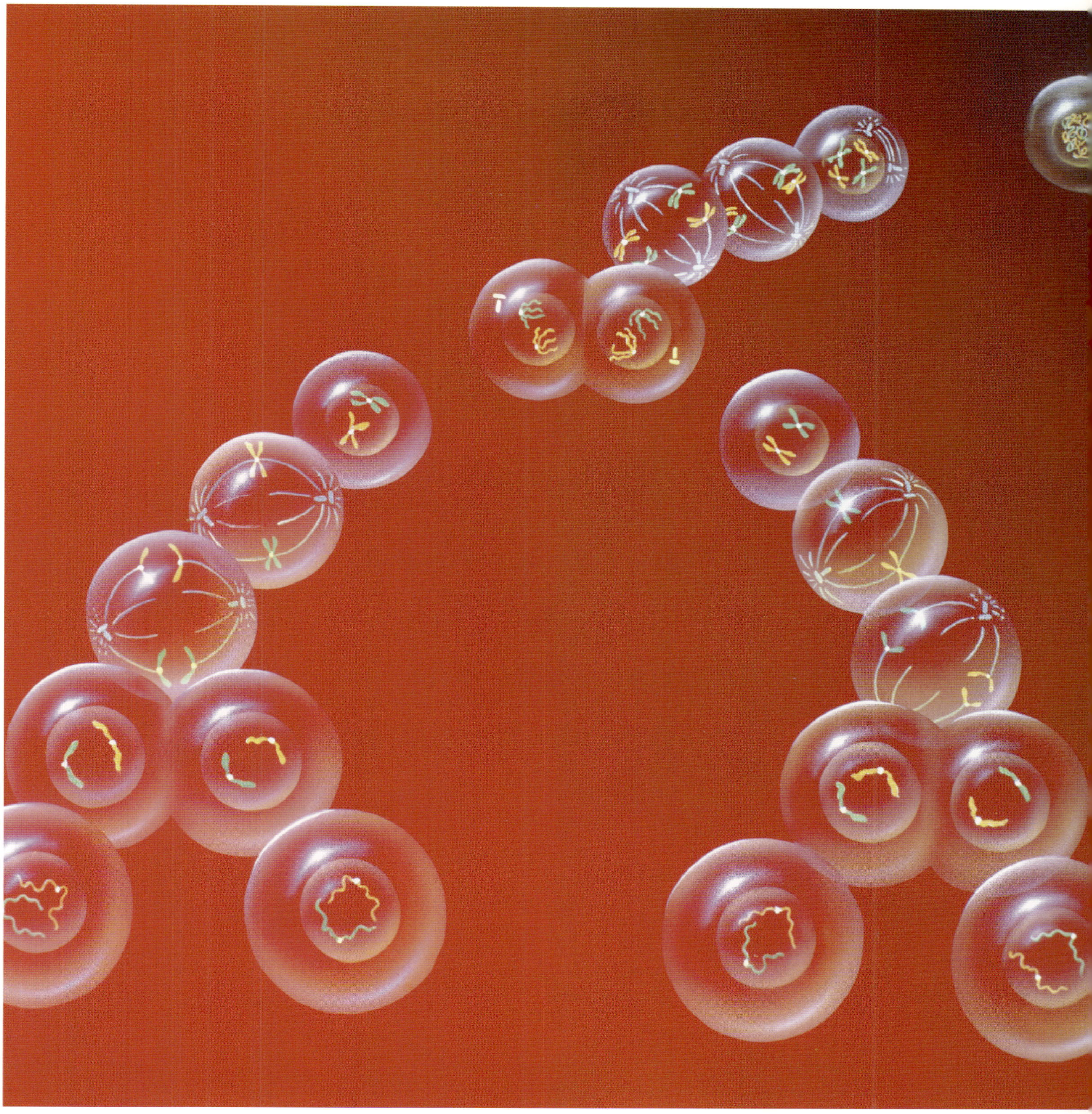

Stadien der Meiose [Illustration]

BEI DER MEIOSE TEILT SICH EINE ZELLE in den Hoden bzw. Eierstöcken, die 46 Chromosomen enthält, um Samen- oder Eizellen mit je 23 Chromosomen zu bilden. Dies geschieht in zwei Teilungsschritten. Im ersten (oben Mitte) entstehen zwei Tochterzellen mit 23 Chromosomen. Der zweite Teilungsschritt (unten rechts und links), bei dem vier identische Samen- oder Eizellen entstehen, entspricht der Mitose. Bei der ersten Teilung findet ein Austausch des Erbmaterials zwischen den Chromosomenpaaren statt, sodass jede Samen- oder Eizelle eine einzigartige Mischung des elterlichen Erbmaterials enthält.

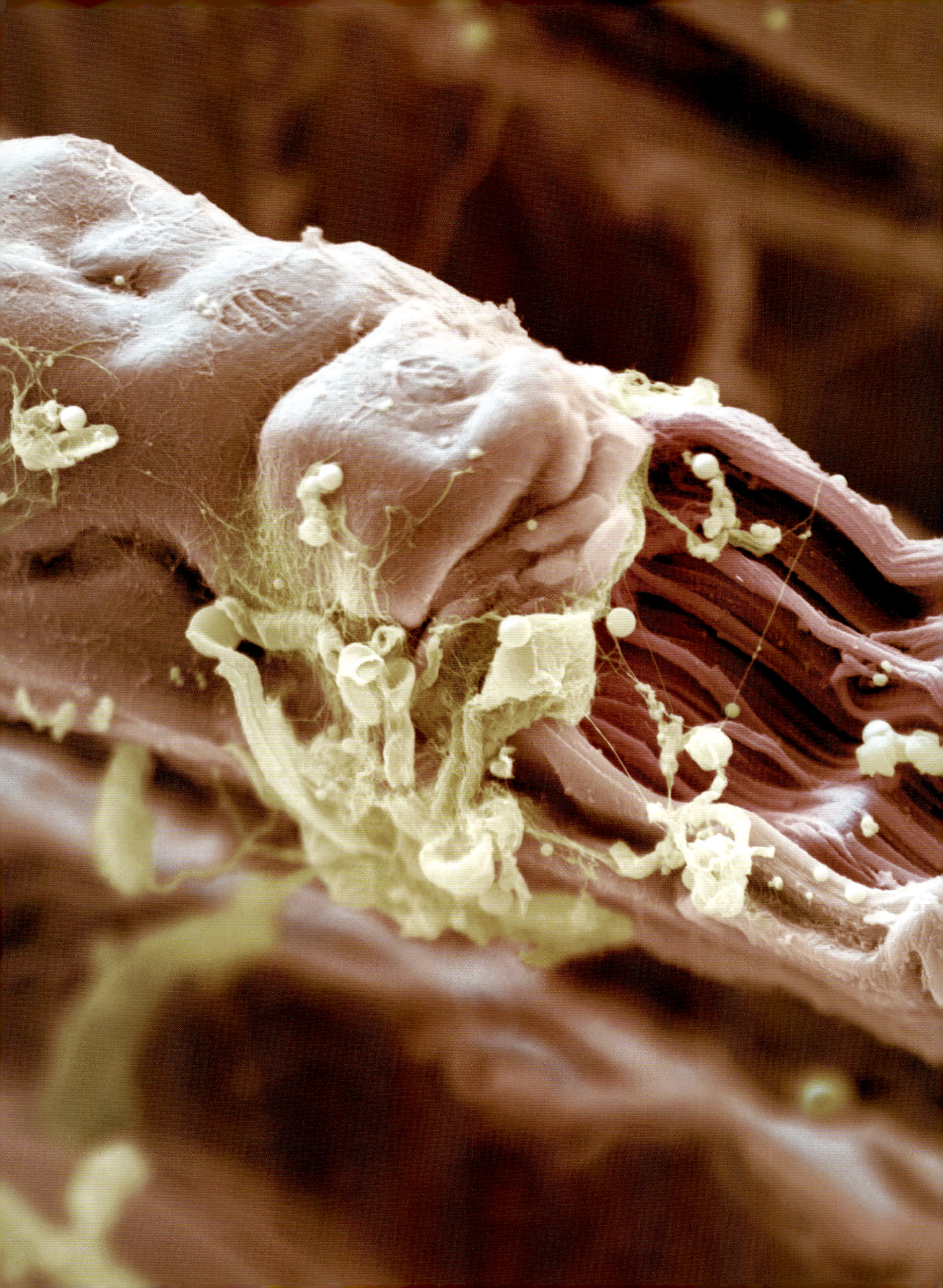

GEWEBE

EINE SKELETTMUSKELFASER WURDE GEÖFFNET, um die Myofibrillen sichtbar zu machen, die dünnen Fäden, die die Kontraktion der Muskeln ermöglichen. Myofibrillen setzen sich aus Filamenten (faserförmigen Gebilden) zusammen, die abwechselnd aus den Proteinen Actin und Myosin bestehen. Bei einer Muskelstimulation verbinden sich die »Köpfe« der Myosinfilamente mit den »Haken« der Actinfilamente und ziehen die Actinfilamente an sich vorbei, was zu einer Verkürzung der Muskelfaser führt.

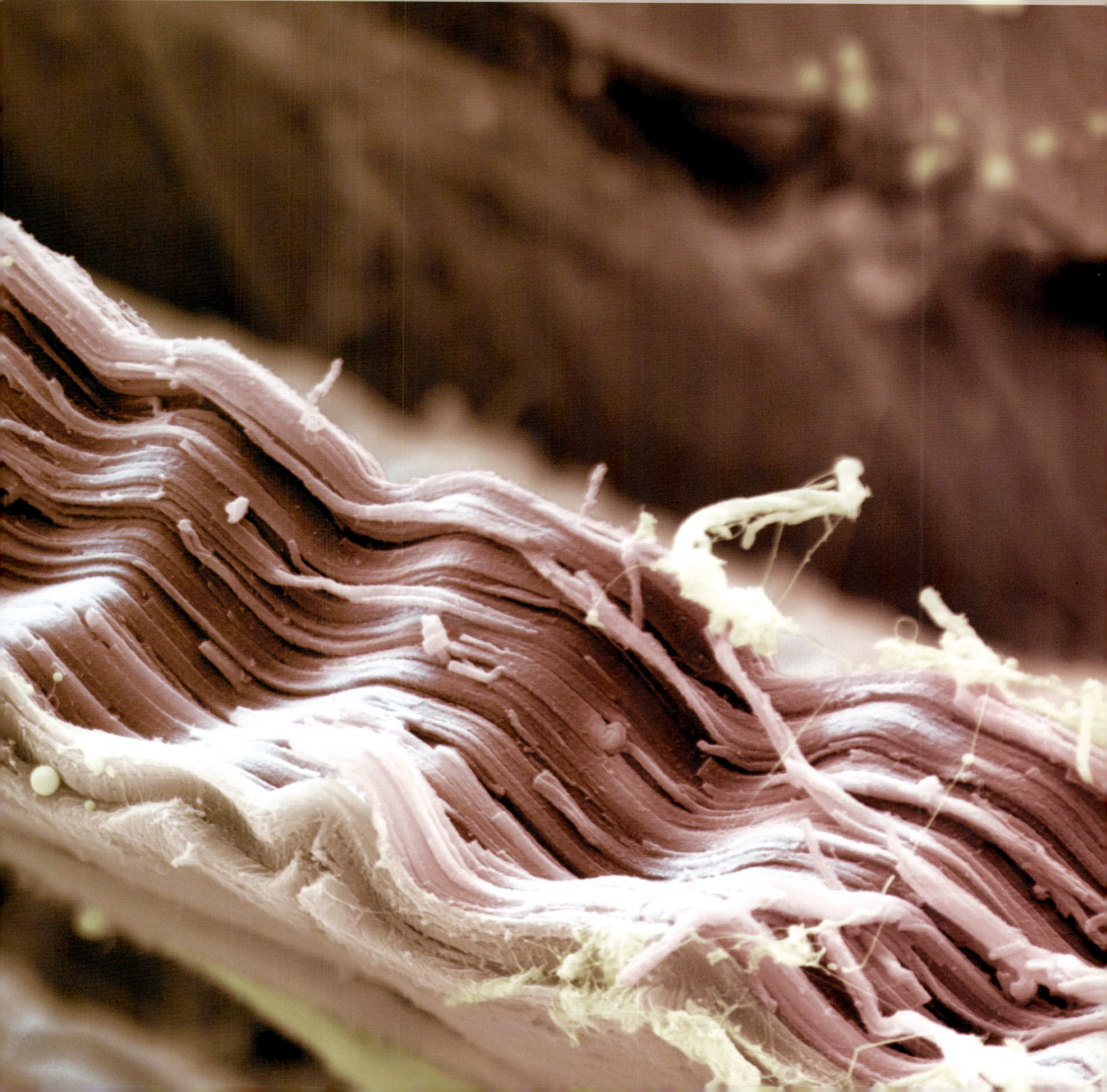

Der Körper ist täglich Temperaturschwankungen, Krankheitserregern und schädlichen Lichtstrahlen ausgesetzt. Das Epithel ist die Grenze zur Außenwelt und bildet sowohl eine äußere als auch innere dauerhafte Schutzschicht für den Körper.

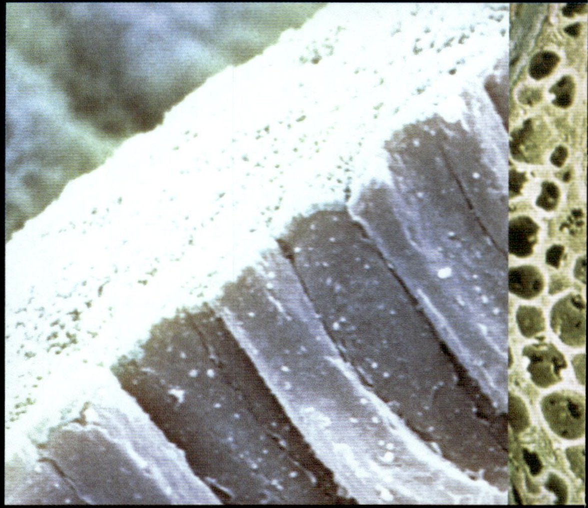

Die Haut ist die erste Verteidigungslinie gegen Eindringlinge. Als größtes Organ schützt sie das darunter liegende Gewebe vor Verletzungen, UV-Strahlung, Keimen und Austrocknung. Sie ist nicht nur eine physische Barriere, sondern sondert auch chemische Abwehrstoffe ab. Schweiß und Tränen enthalten Milchsäure sowie das Enzym Lysozym; beides hemmt das Wachstum von Bakterien. Zudem produzieren Hautzellen die primitiven natürlichen Waffen des Menschen: Zähne, Finger- und Fußnägel.

Die Haut ist jedoch mehr als nur eine Schutzschicht. Als Körperteil, der in direktem Kontakt zur Außenwelt steht, enthält sie zahlreiche Sinnesorgane, die Veränderungen in der Umgebung registrieren. Auch bei der Regulierung der Körpertemperatur spielt sie eine wichtige Rolle. Der Großteil der vom Körper erzeugten Wärme wird als Schweiß über die Poren in der Haut abgegeben. Schwitzen ist ein Vorgang, der durch Nervenimpulse zu den Schweißdrüsen und kleinen Blutgefäßen direkt unter der Haut gesteuert wird. Zwar braucht der Mensch die Körperbehaarung heute nicht mehr, um sich warm zu halten;

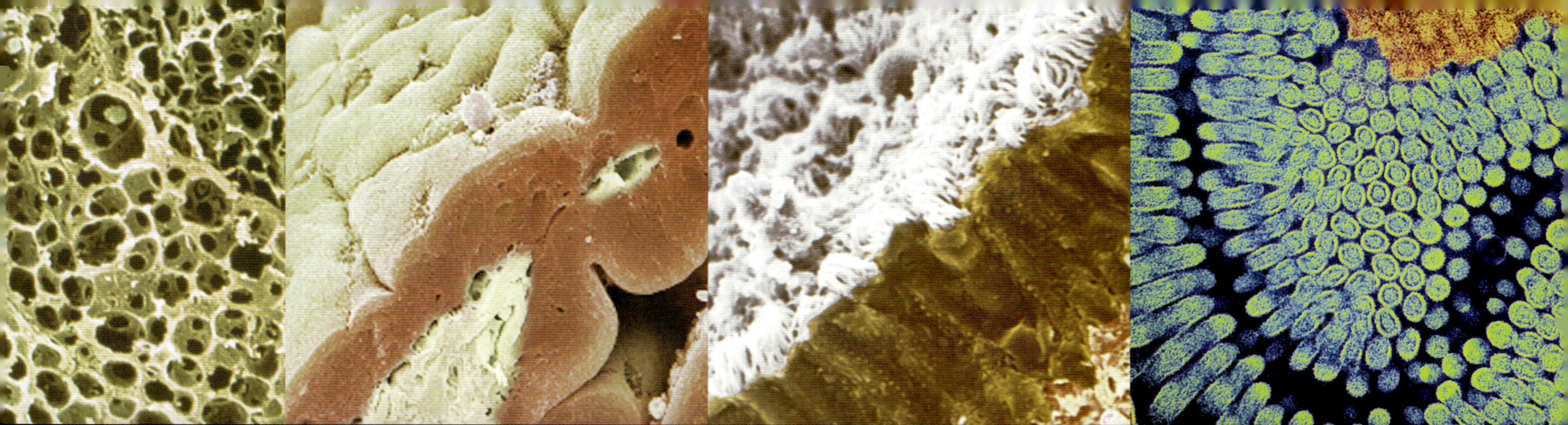

doch der Talg, der von Drüsen in den Haarfollikeln abgesondert wird, macht den Körper wasserdicht. An Mund, Nase und anderen Körperöffnungen geht die dicke, aus mehreren Zellschichten bestehende Haut in dünnes Epithelgewebe über. Die Schleimhäute des Verdauungstraktes und der Atemwege sind weniger durch ihre Dicke geschützt als durch ein eigenes Abwehrsystem. In die Luftröhre eindringende Mikroorganismen verfangen sich im Schleim und werden anschließend durch schnelle Schläge der winzigen Flimmerhärchen ausgestoßen. Beim Husten und Niesen wird dieselbe Wirkung erzielt, jedoch eher explosionsartig, wenn Partikel und Schleim mit bis zu 160 km/h herausgeschleudert werden. Bakterien, die in den Magen gelangen, werden meist durch eiweißspaltende Enzyme zerstört – sowie durch eine Salzsäurelösung, die so sauer ist wie die Säure einer Autobatterie.

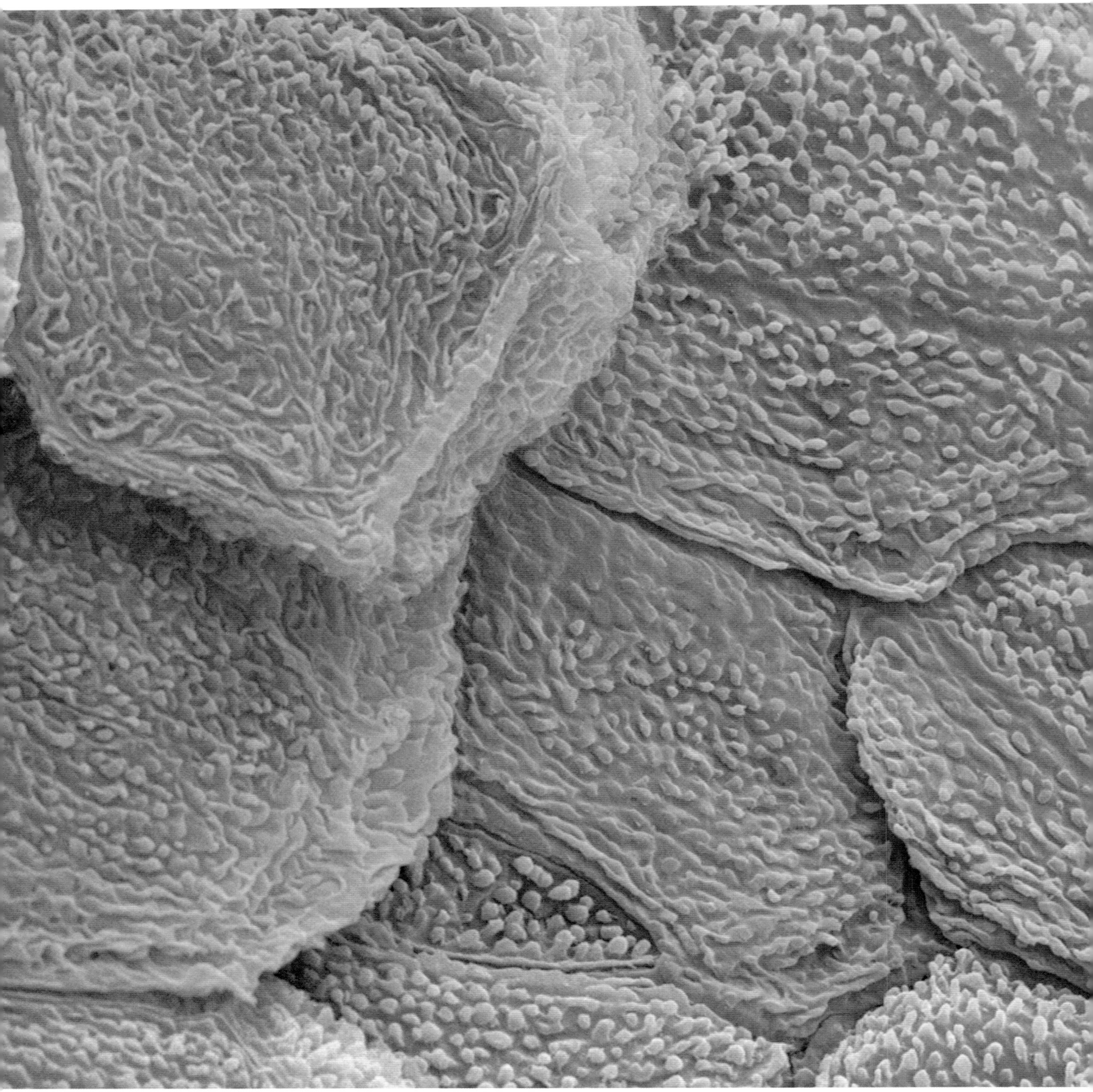

Äußere Schicht der menschlichen Haut [REM]

DIE ÄUSSERSTE LAGE DER MENSCHLICHEN HAUT ist eine dicke Schutzschicht. Sie besteht aus sich überlappenden Schichten aus toten, flachen Zellen, die ständig abgestoßen und durch Zellen aus den lebenden Schichten darunter ersetzt werden. Auf ihrem Weg nach oben nehmen die Zellen ein faseriges Protein auf, das Keratin, aus dem auch Haare und Nägel bestehen.

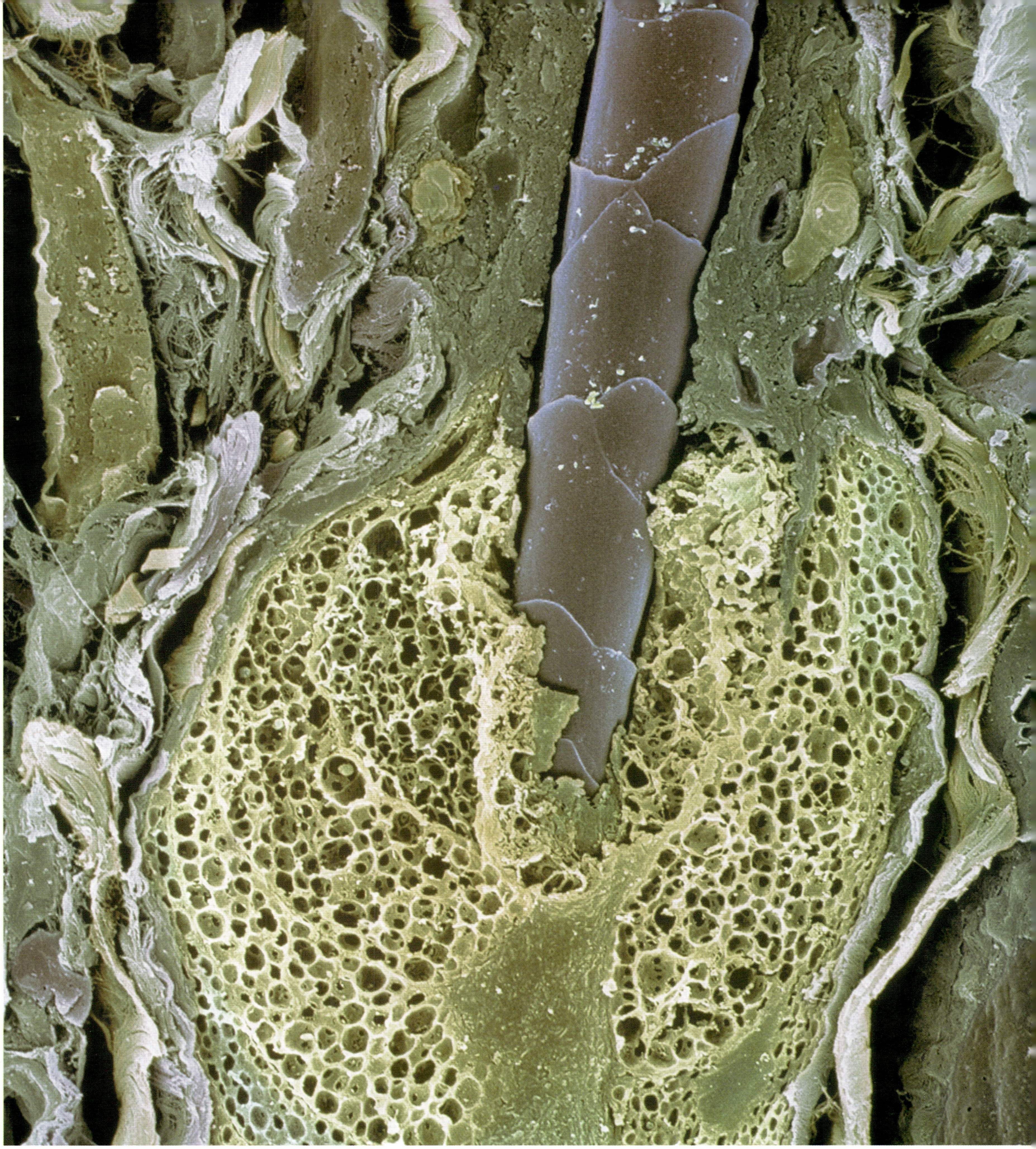

Haar mit Drüse [REM]

EIN HAARSCHAFT ERHEBT SICH VON SEINEM FOLLIKEL (nicht sichtbar) durch die Haut. Das hellbraune, wabenförmige Gebilde, das den Follikel umgibt, ist eine Drüse, die Talg produziert, um Haut und Haare geschmeidig zu halten. Die grünbraunen Gebilde oben links sind Teile des Muskels, der die »Gänsehaut« hervorruft – das Aufstellen der Haare bei Kälte oder Angst.

Zahnschmelz [REM]

EIN SCHNITT DURCH EINEN ZAHN zeigt die spezialisierte Schicht aus Epithelzellen (gelb), die den Zahnschmelz (grün) produzieren. Der Zahnschmelz, der die Zähne vor mechanischer und chemischer Beanspruchung schützt, ist das härteste Körpergewebe, über das Säugetiere verfügen.

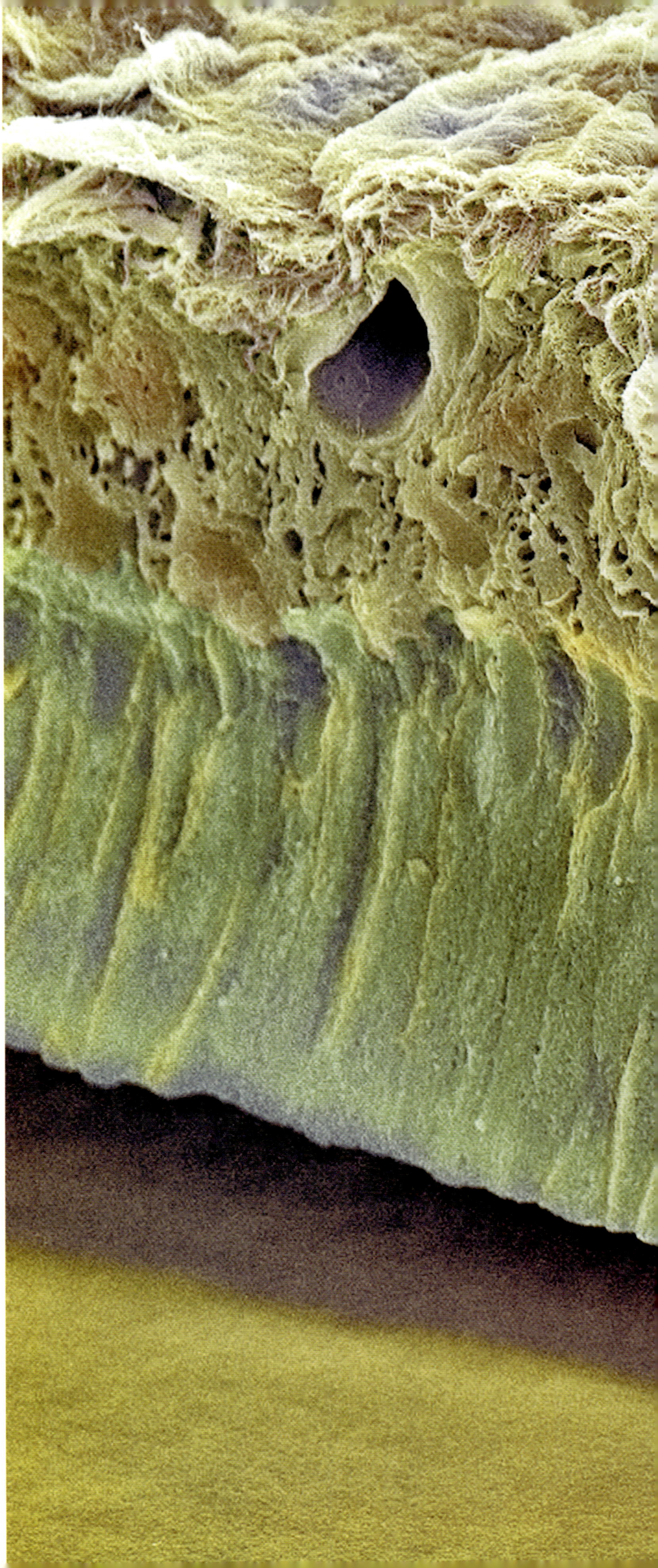

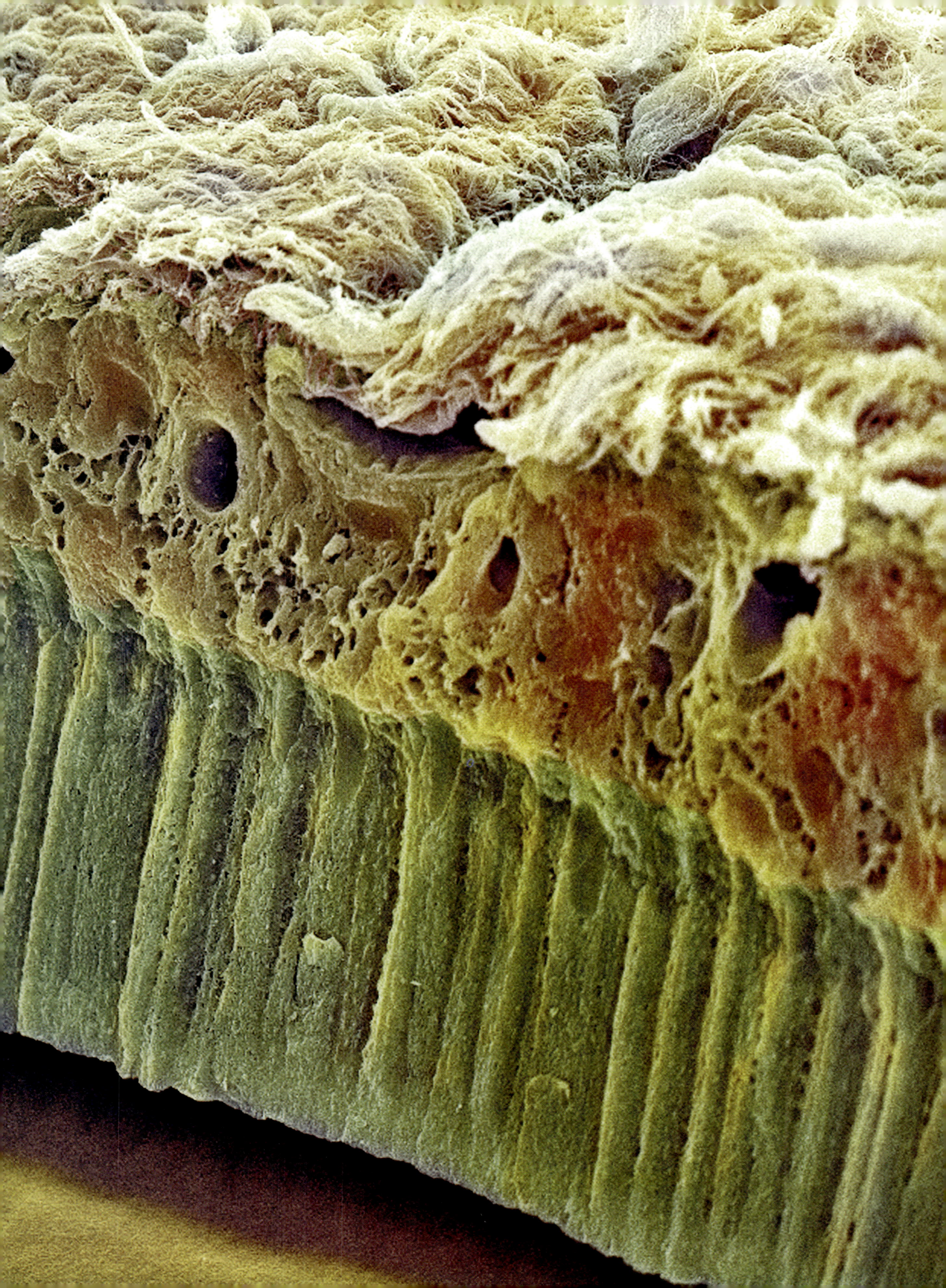

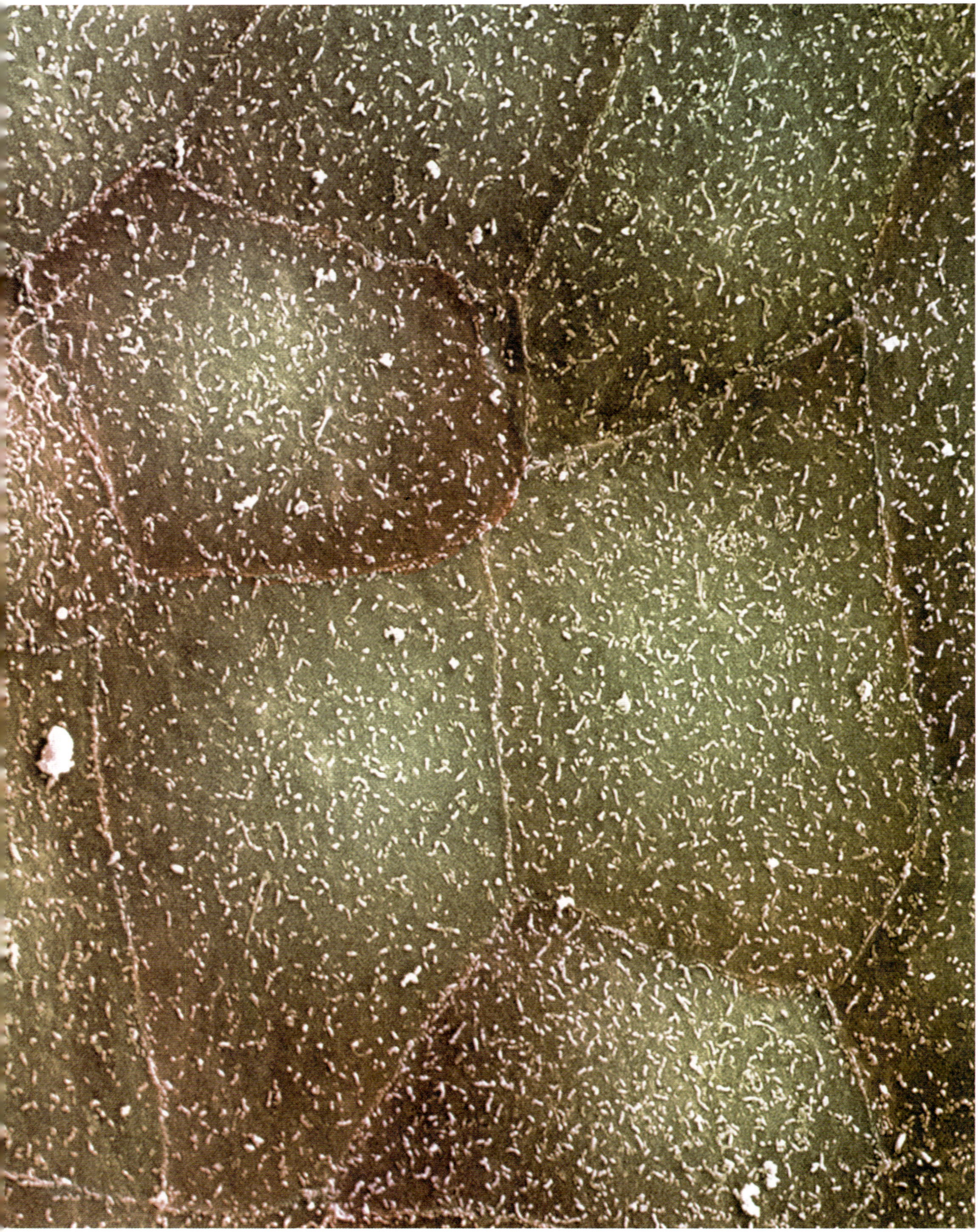

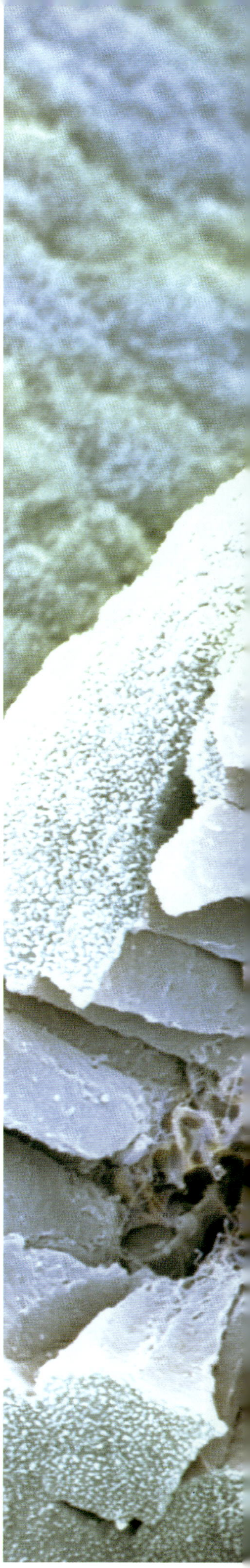

Gaumenschleimhaut [REM]

DER GAUMEN IST MIT EINER ZELLSCHICHT ausgekleidet, die Pflastersteinen ähnelt. Die Zellen sind mit weißen, haarförmigen Gebilden bedeckt, die die Zelloberfläche vergrößern und den Stoffaustausch erleichtern. Dieses einfache Epithel kleidet die meisten Hohlorgane des Körpers aus. Die Außenschichten des Körpers dagegen bestehen aus mehrschichtigem Plattenepithel.

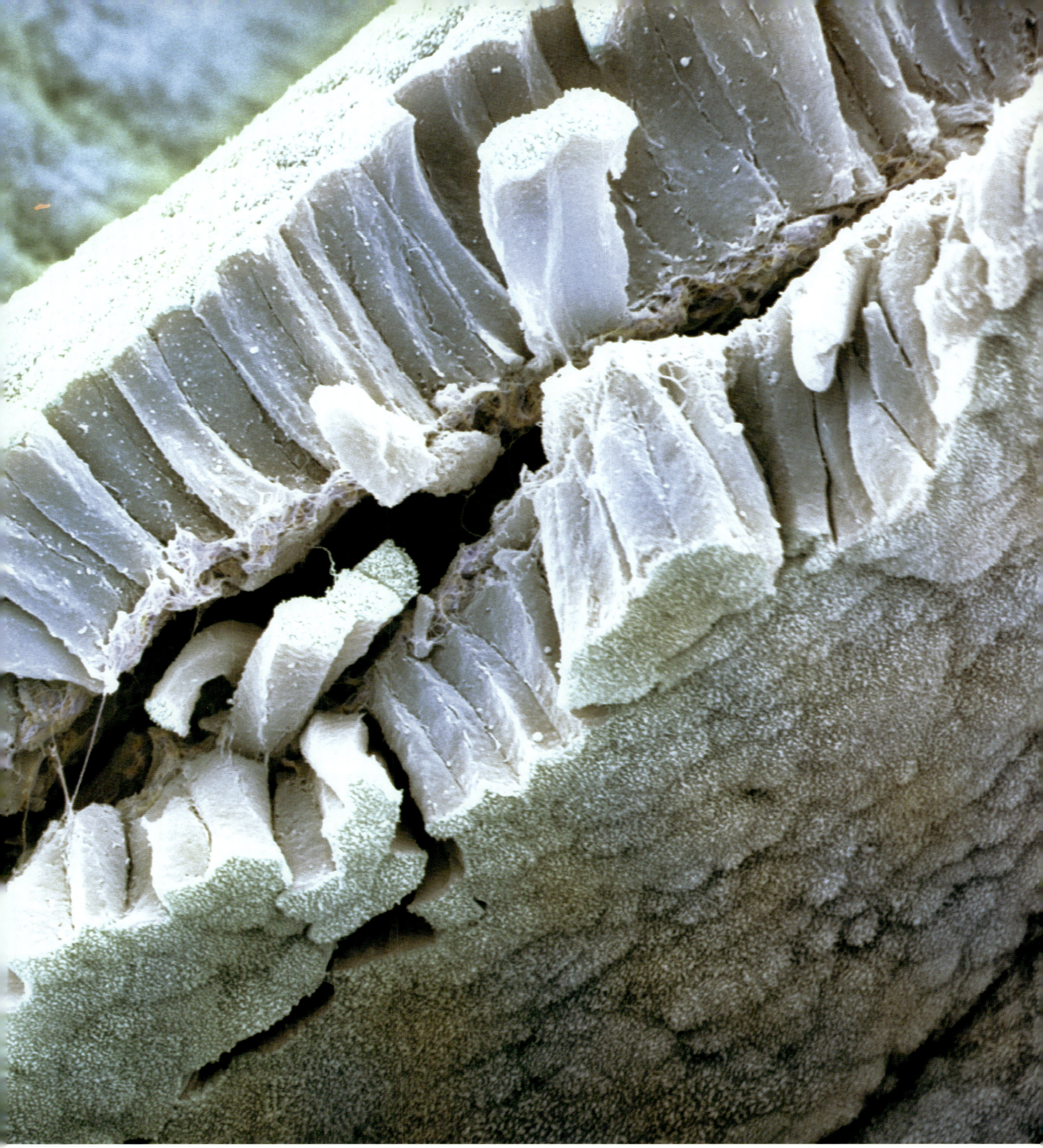

Blasenschleimhaut [REM]

DIE MENSCHLICHE BLASE ist mit einer sehr faltenreichen Schleimhaut ausgekleidet, die aus Zellen mit winzigen Erhebungen (grüne und blaue Punkte) auf der Oberfläche besteht. Die Erhebungen und Falten ermöglichen die Anpassung an die erheblichen Oberflächenveränderungen beim Füllen und Entleeren der Blase.

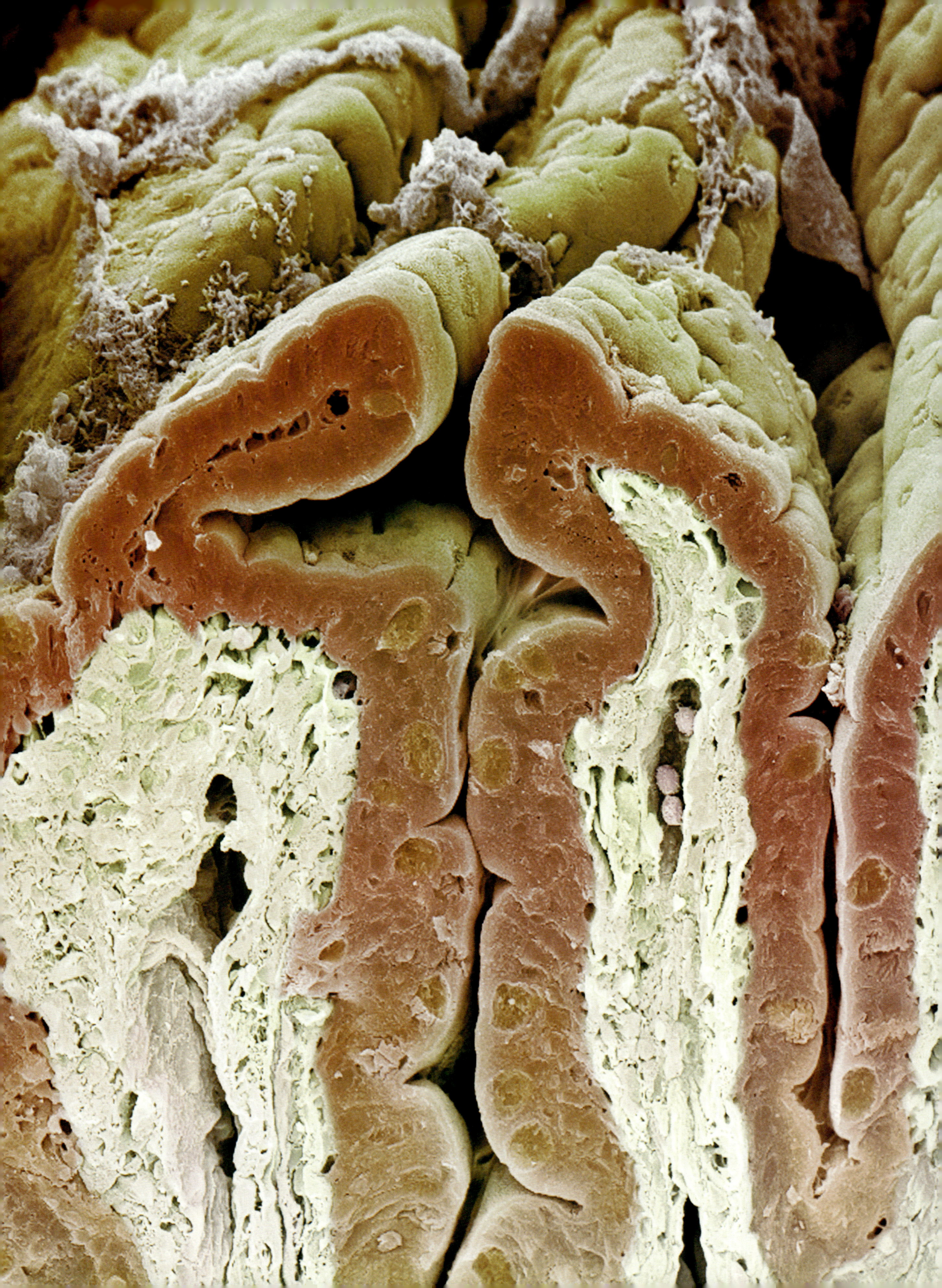

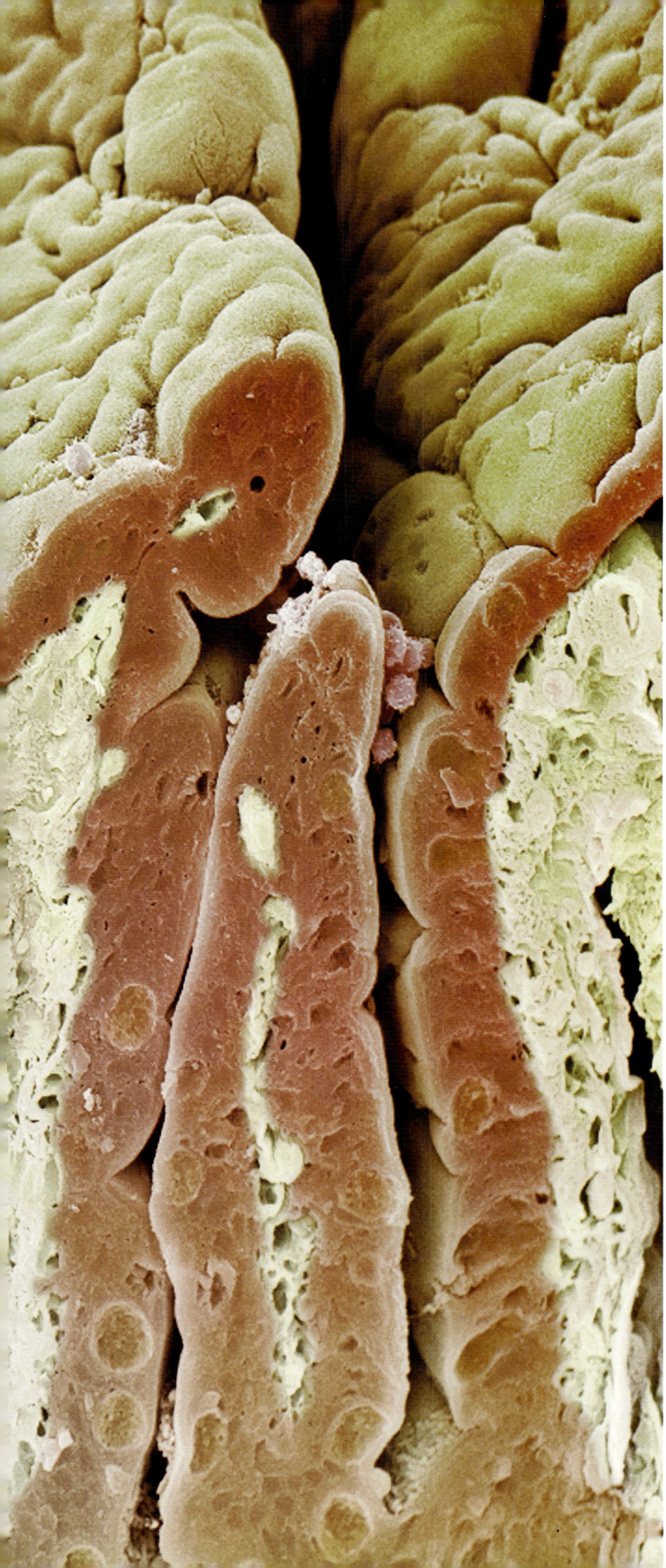

Dünndarmschleimhaut [REM]

DIESER SCHNITT DURCH DIE DÜNNDARMWAND zeigt die tiefen Falten, genannt Zotten, die die Fläche zur Aufnahme von Nährstoffen aus der Nahrung vergrößern. Im Schnittbereich werden die Schleimhautzellen (rotbraun) durch Bindegewebe (hellbraun) gestützt, das den Kern der Falten bildet. Die Höhe einer Dünndarmzotte variiert von 0,3 mm bis zu 0,8 mm.

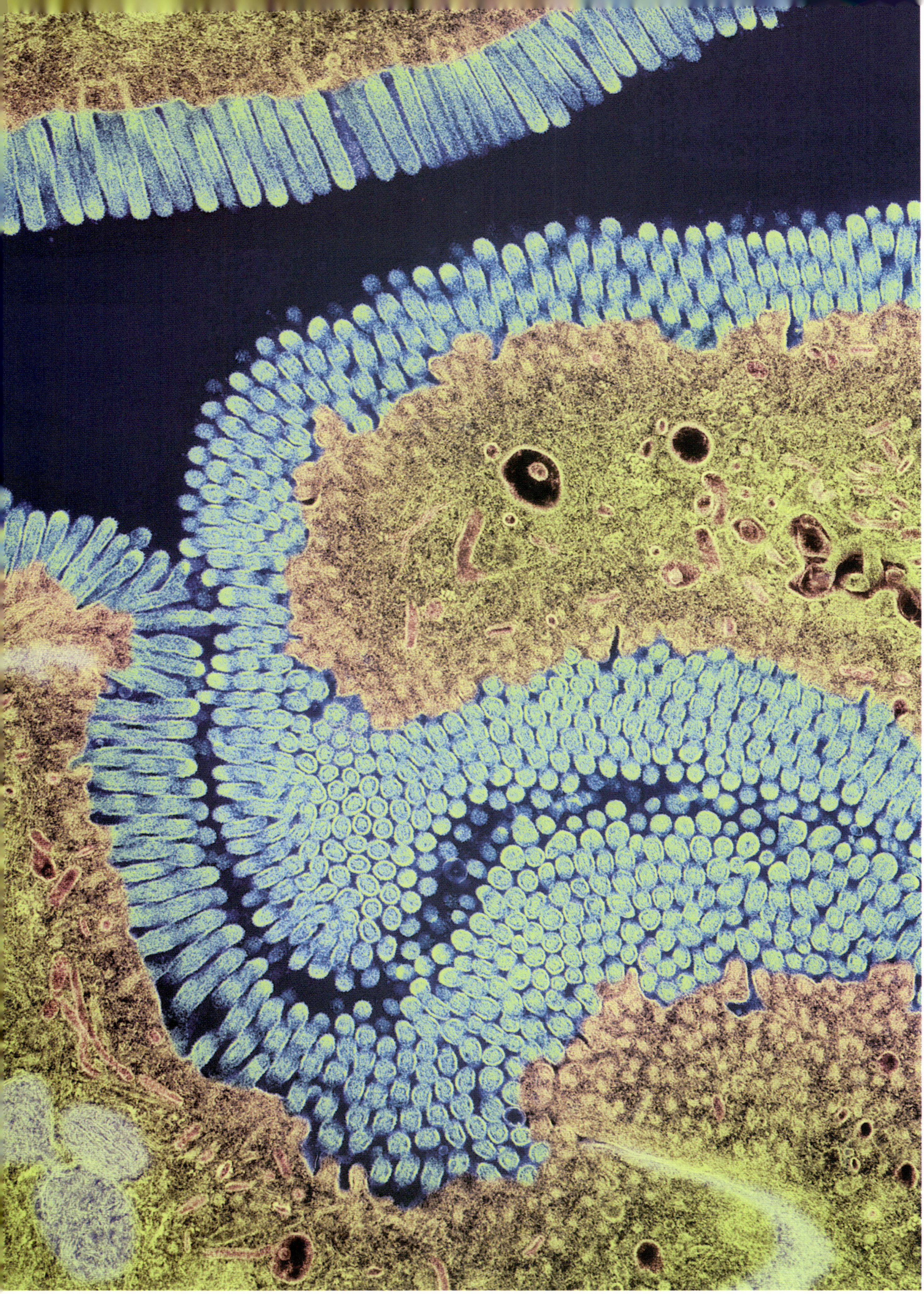

Kleinzotten im Dickdarm [TEM]

DIE BLAUEN BEREICHE IN DIESEM DICKDARMSCHNITT sind Kleinzotten (Mikrovilli). Diese winzigen, haarförmigen Gebilde vergrößern die Oberfläche, über die der Darm Wasser und Nährstoffreste aus dem Nahrungsbrei aufnimmt. Für die Verdauung wurden rund acht Liter an Magensäure, Gallenflüssigkeit und anderen Sekreten aufgewendet, und davon holt der Dickdarm den größten Teil wieder zurück.

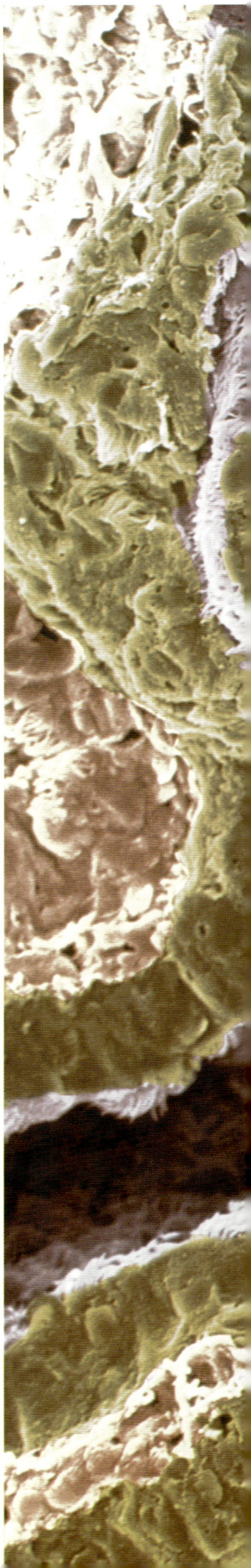

Eileiter [REM]

DIE EILEITER SIND PAARIGE MUSKELSCHLÄUCHE, durch die das Ei von den Eierstöcken in die Gebärmutter wandert. Jeder Eileiter ist mit einer sehr faltenreichen Schleimhaut (hellviolett) ausgekleidet. Der abgesonderte Schleim, die Muskelkontraktionen der Eileiterwände sowie die rhythmische Bewegung der winzigen, haarähnlichen Gebilde auf der Oberfläche beschleunigen den Transport der Eizelle.

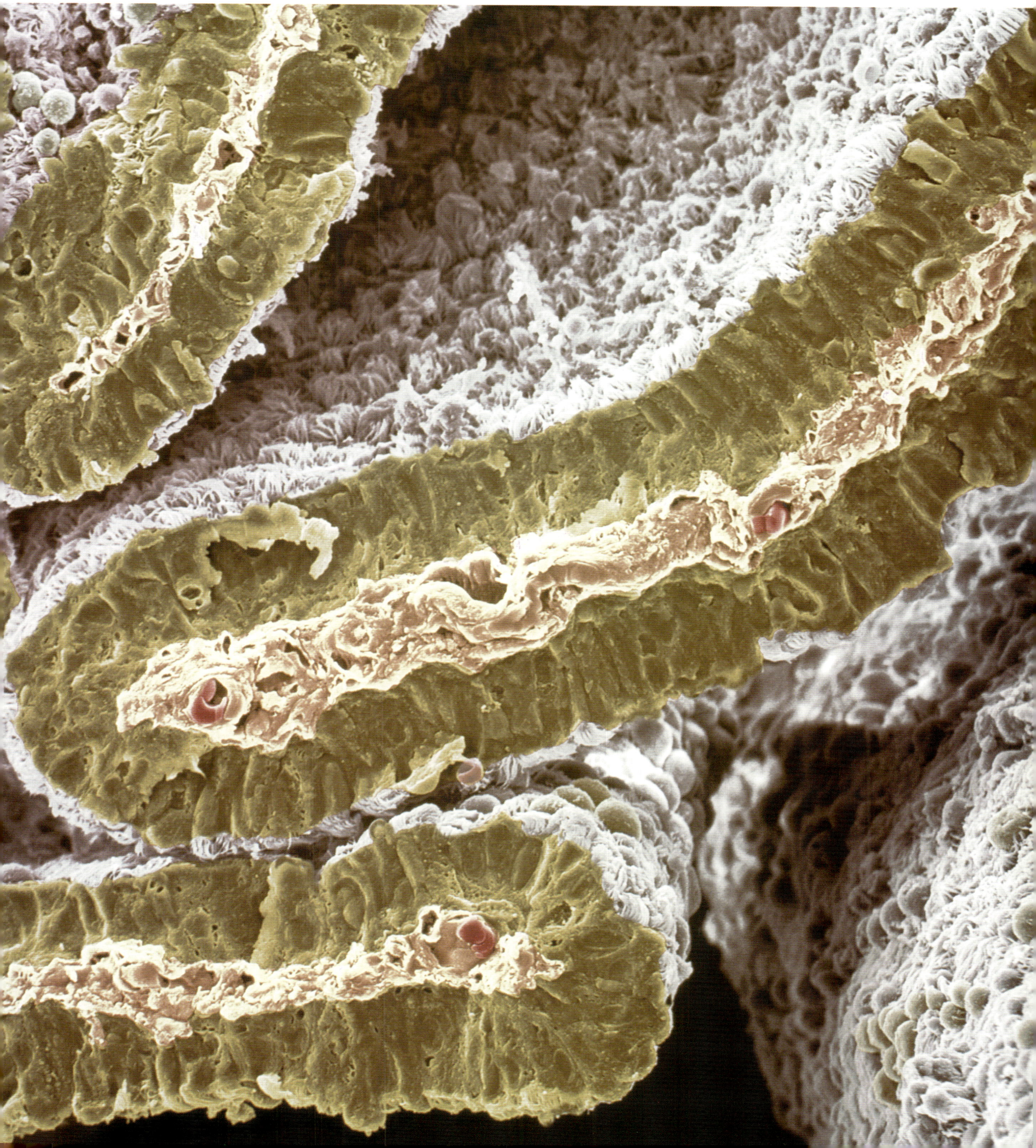

Die Organe werden durch Bindegewebe gestützt und gehalten. Im Gegensatz zum Epithel mit seinen dicht zusammengedrängten Zellen besteht das Bindegewebe aus einer Matrix aus Proteinfasern, die von verstreut liegenden Zellen ausgeschieden werden. Diese Fasern verleihen dem Bindegewebe seine Festigkeit.

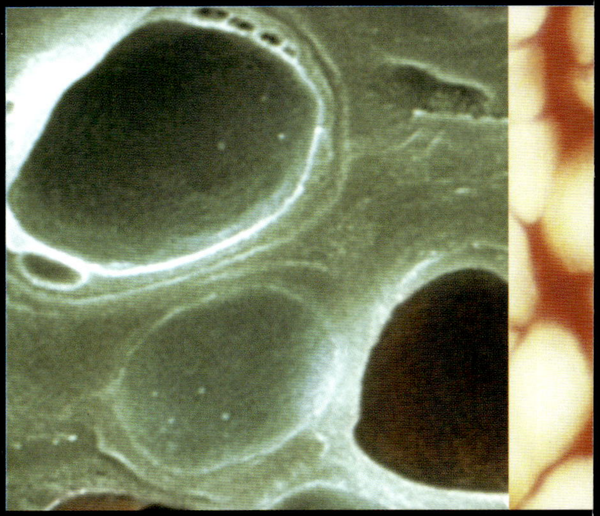

Die am weitesten verbreitete Eiweißfaser ist das Kollagen; sein Anteil am Gesamteiweiß des Körpers beträgt 25 Prozent. In seinem Aufbau ähnelt Kollagen einem gedrehten Seil aus drei Strängen. Es hat eine hohe Zugfestigkeit, ist jedoch nicht besonders elastisch. Das lockere Bindegewebe zwischen den Organen beispielsweise hat einen niedrigen Anteil an Kollagen. Sehnen, die Muskeln mit Knochen verbinden, und Bänder, die Knochen miteinander verbinden, bestehen dagegen hauptsächlich aus Kollagen. Knochen bestehen ebenfalls zum Großteil aus Kollagen; ihre zusätzliche Festigkeit erhalten sie durch das Mineral Calciumphosphat. Im Knorpelgewebe sind die Kollagenfasern in eine elastische, komprimierbare Matrix eingebettet.

Ein weiteres wichtiges Stukturprotein ist das Elastin. Wie der Name andeutet, bildet es elastische Fasern mit hoher Widerstandsfähigkeit. Sie können bis zum Mehrfachen ihrer normalen Länge gedehnt werden und schnellen zurück, wenn die Spannung gelöst wird. Elastin kommt auch in den Wänden der

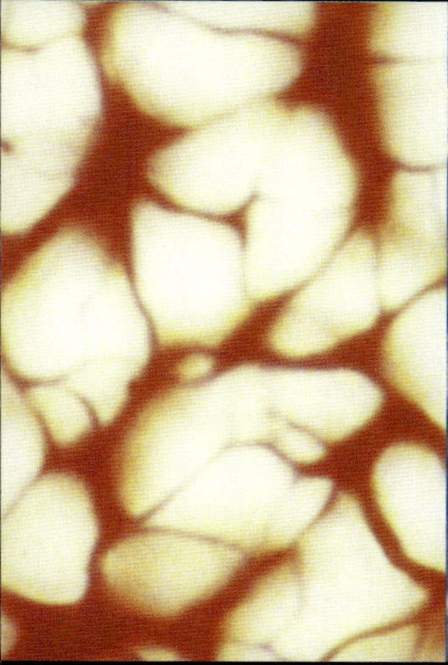
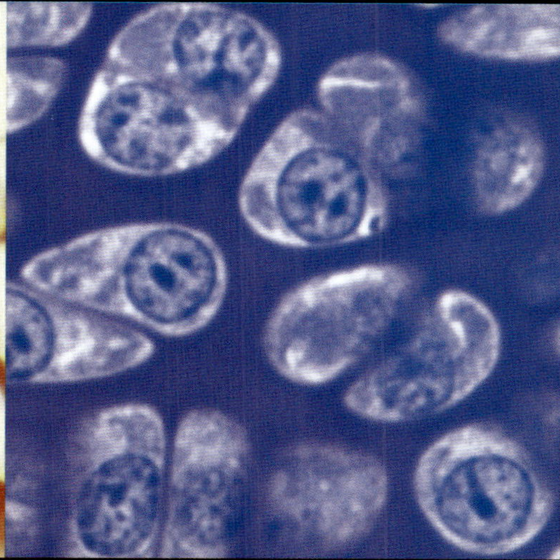
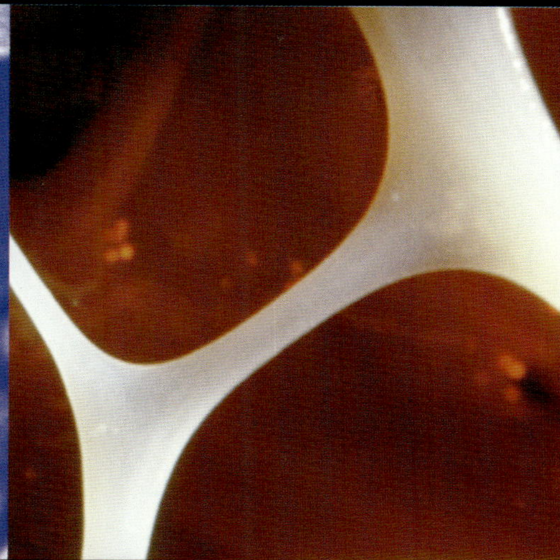
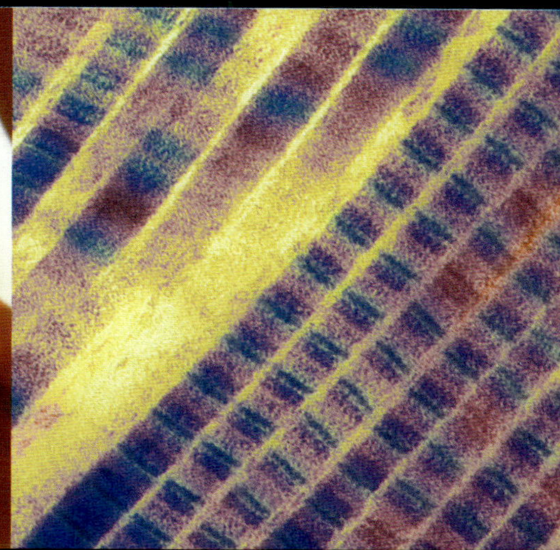

Lunge und der großen Arterien vor, doch am bekanntesten ist seine Anwesenheit in der Haut. Die Faltenbildung im Alter wird durch den Verlust von Elastinfasern verursacht.

Fett zählt ebenfalls zum Bindegewebe, obwohl es anstelle einer Stützfunktion eher polsternde und isolierende Wirkung hat. Fettzellen sind nicht nur eine Energiequelle, sondern produzieren auch das Hormon Leptin, das auf das Sättigungszentrum im Gehirn wirkt. Leptininjektionen können bei Übergewichtigen mit einem zu geringen Leptinwert als Appetitzügler wirken. Die meisten Übergewichtigen verfügen jedoch über genügend Leptin, was bedeutet, dass die Rezeptoren im Gehirn nicht mehr so gut auf dieses Hormon reagieren – oder dass sie einfach zu gern essen und die Signale aus dem Gehirn ignorieren, mit dem Essen aufzuhören.

Stütz- und Bindegewebe

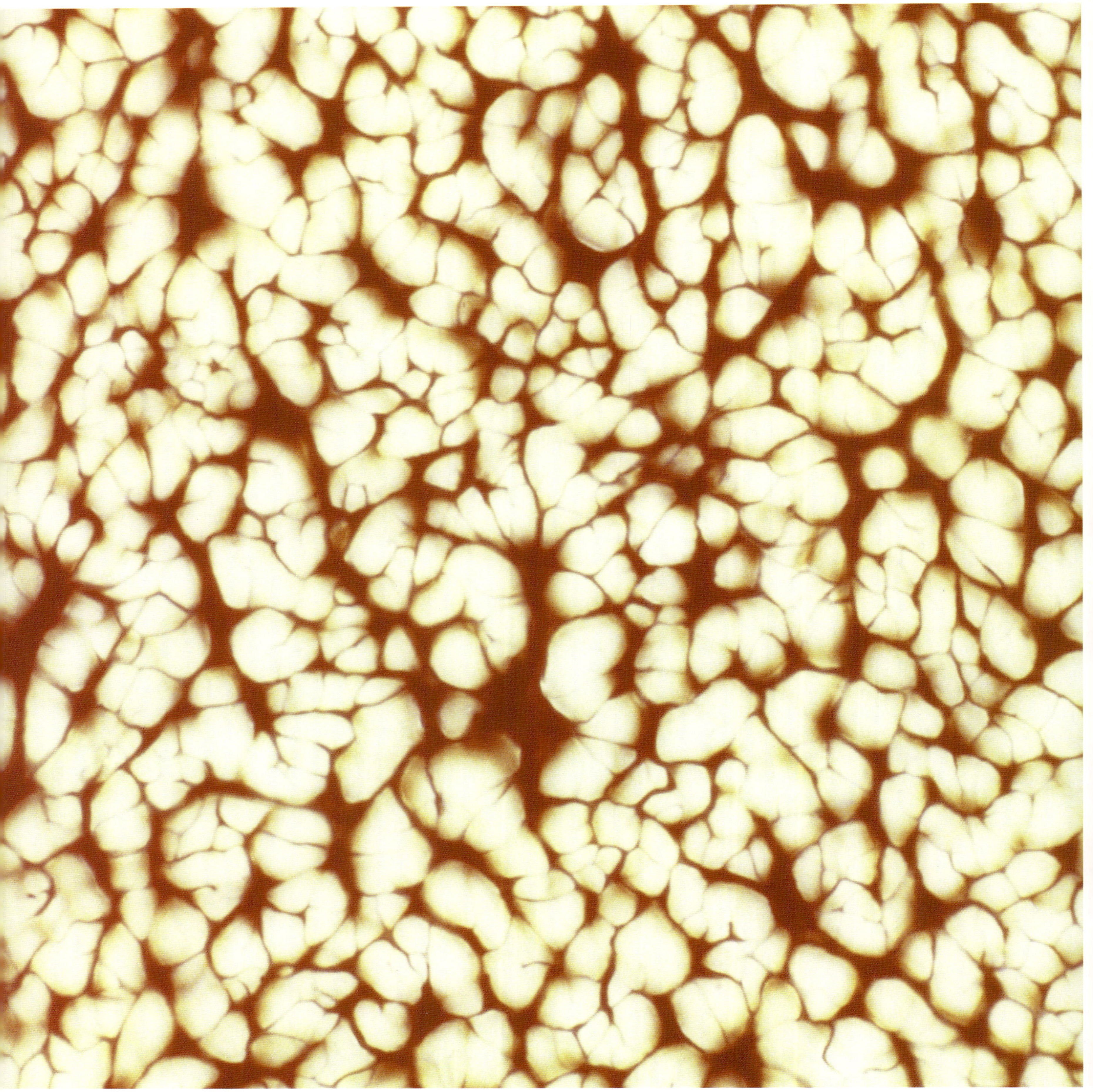

Sehnenschnitt [LM]

SEHNEN VERBINDEN MUSKELN MIT KNOCHEN und sind unelastisch. Wie in diesem Schnitt zu sehen ist, besteht eine Sehne aus dicht zusammengedrängten Kollagenfaserbündeln (weiß), die ihr eine hohe Festigkeit verleihen. In den orangefarbenen Zwischenräumen der Fasern befindet sich eine gallertartige Substanz, das areoläre Bindegewebe. Diese Bindegewebsart füllt die Zwischenräume benachbarter Gewebe und verbindet Organe miteinander.

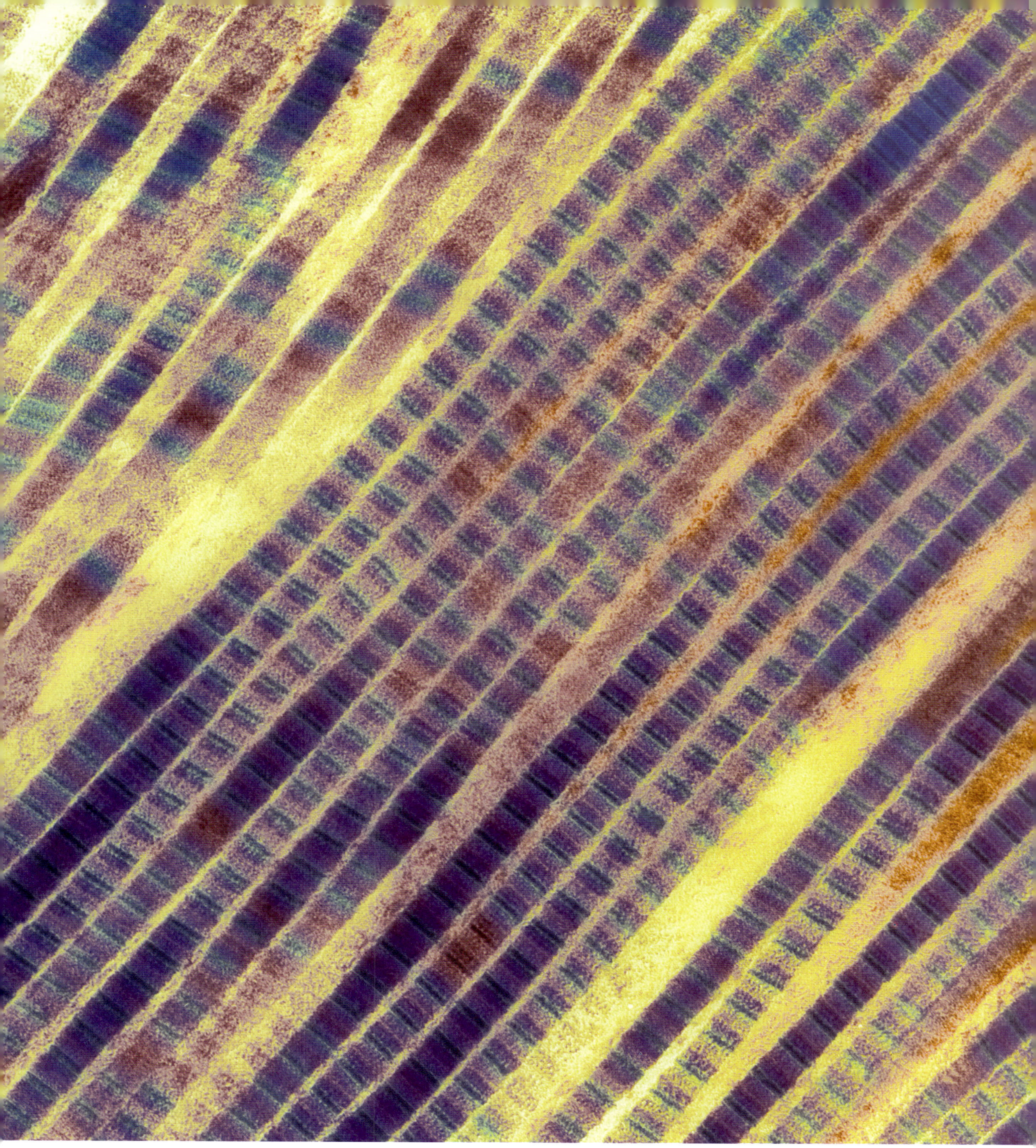

Kollagenfasern [TEM]

KOLLAGENFASERN, hier im Schnitt, stützen das Gewebe, genauso wie Stahlstangen Beton stützen. Als wichtigstes Gerüsteiweiß im Körper verstärkt Kollagen die Haut, Sehnen, Bänder, Knochen und Arterien. Bei einigen Menschen verursacht eine genetisch bedingte Störung der Kollagenproduktion die Glasknochenkrankheit.

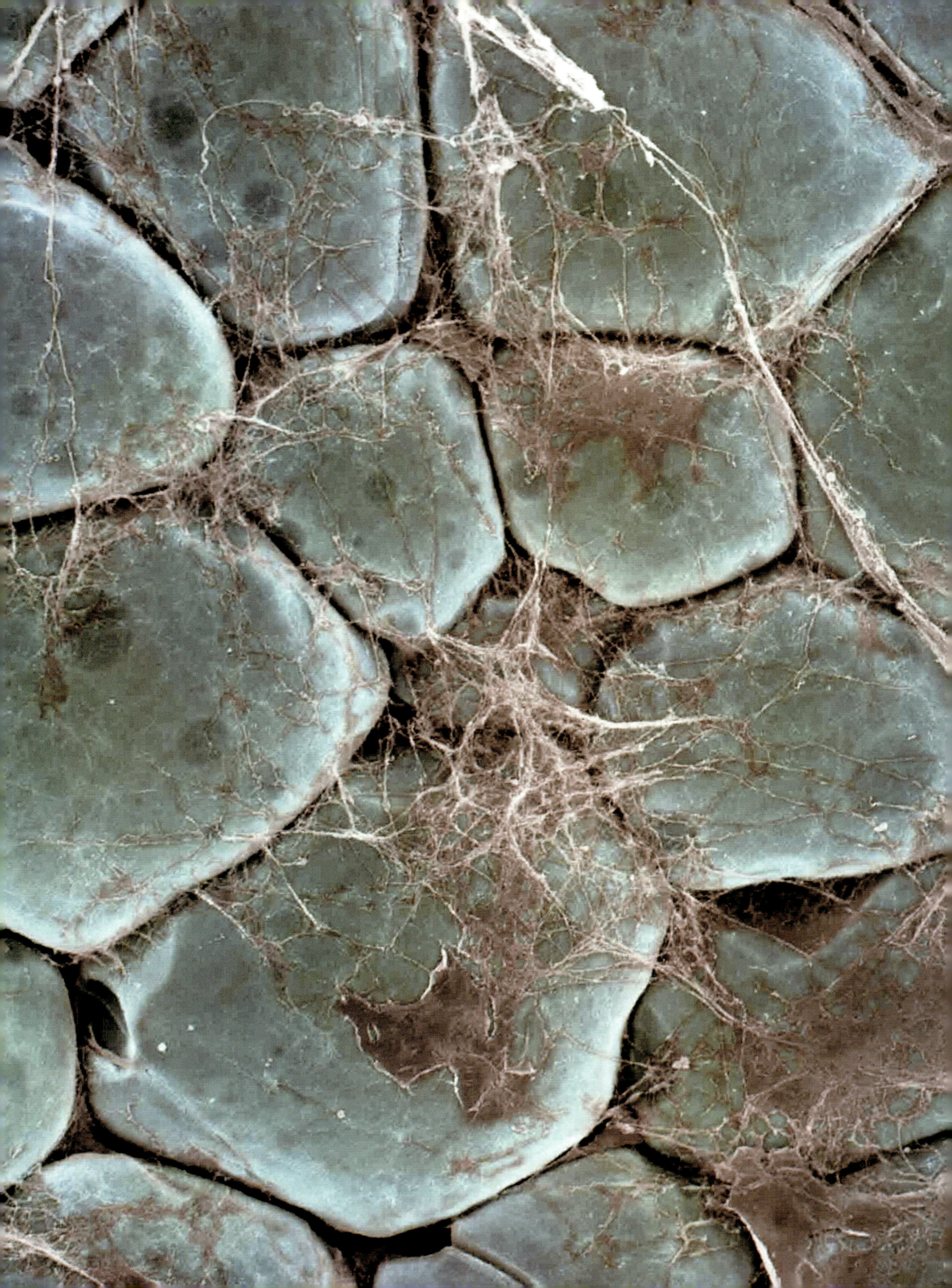

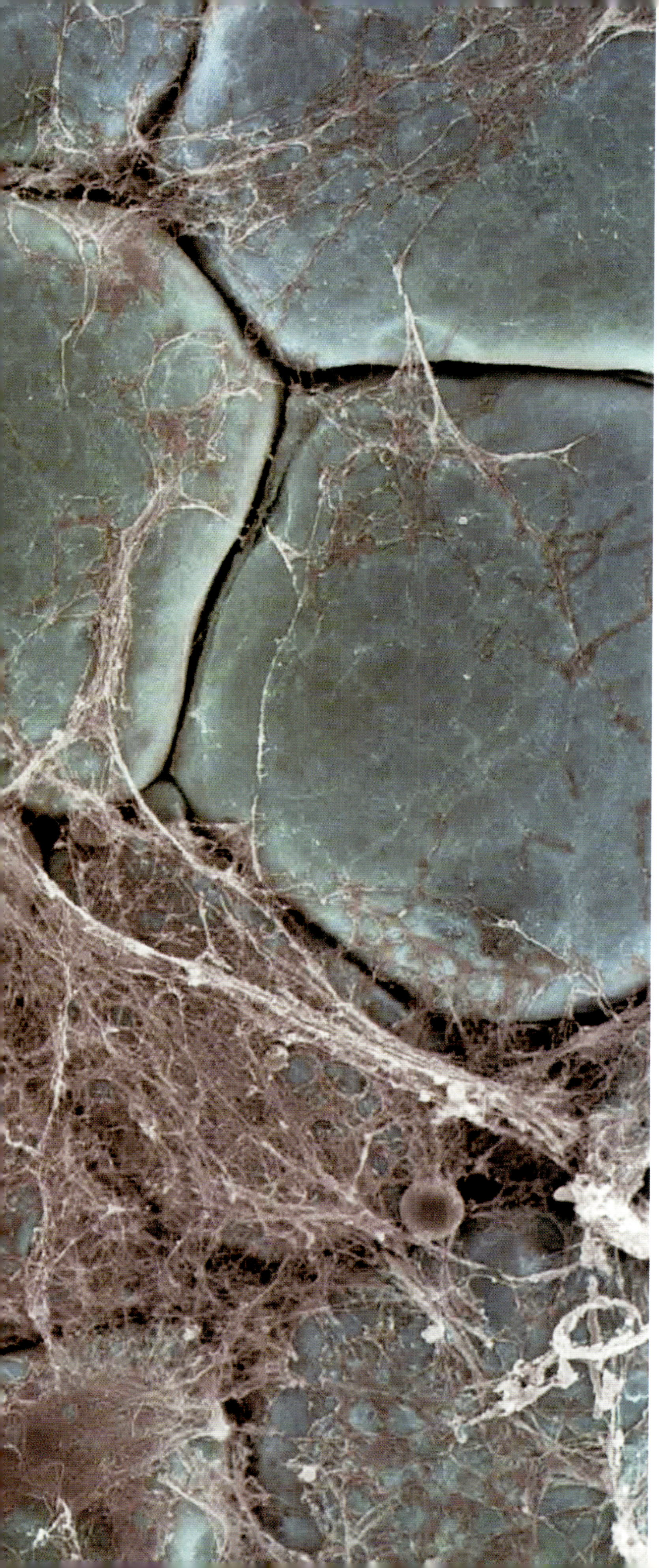

Fettgewebe [REM]

FETTGEWEBE IST NICHT BESONDERS FEST, da es aus großen, mit Öl- oder Fettkugeln gefüllten Zellen besteht. Es befindet sich in der Unterhaut und umhüllt innere Organe, z. B. die Nieren. Fettgewebe schützt den Körper und ist eine wichtige Energiequelle.

Sehnenfäden im Herz
[Makrofoto]

DIESE FEINEN, ABER SEHR FESTEN Bindegewebsbänder verbinden die Muskeln der Herzinnenwand mit den Herzklappen. Die Herzklappen steuern den Blutstrom in die Herzkammern.

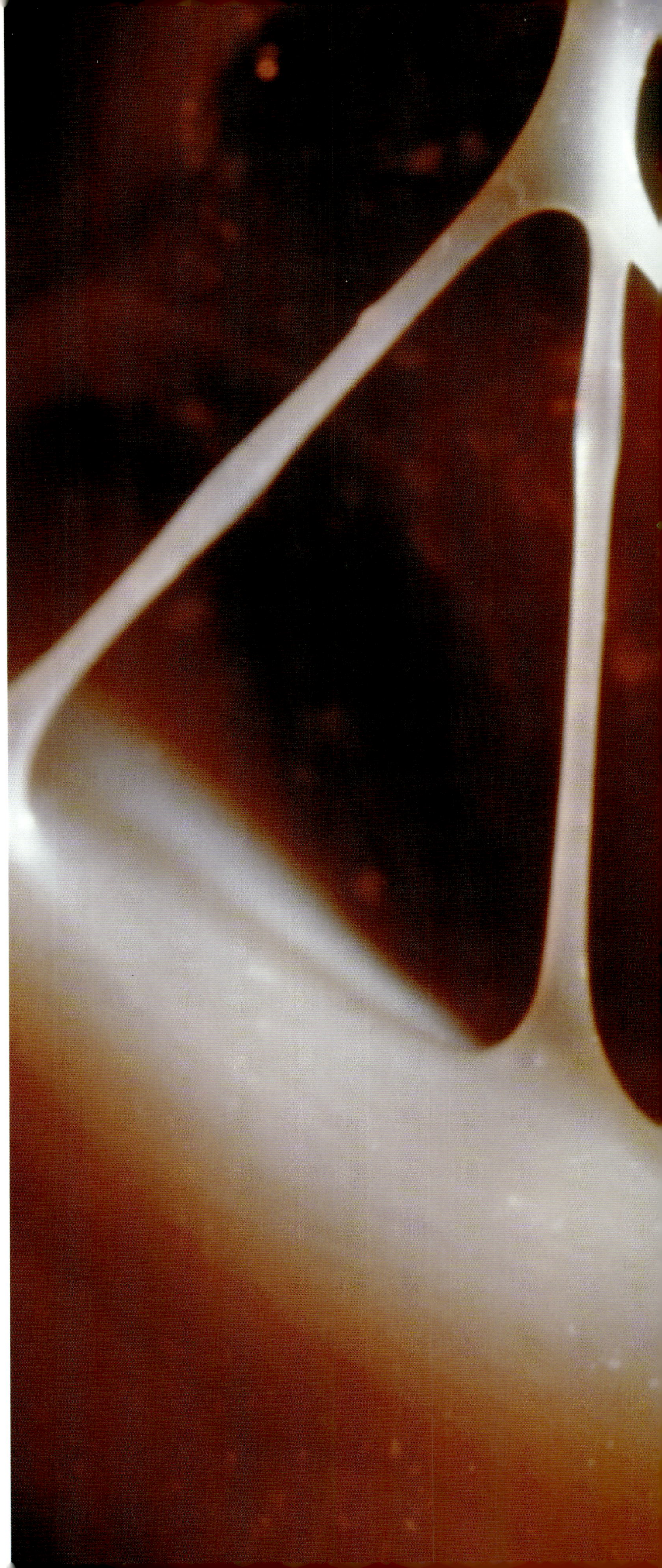

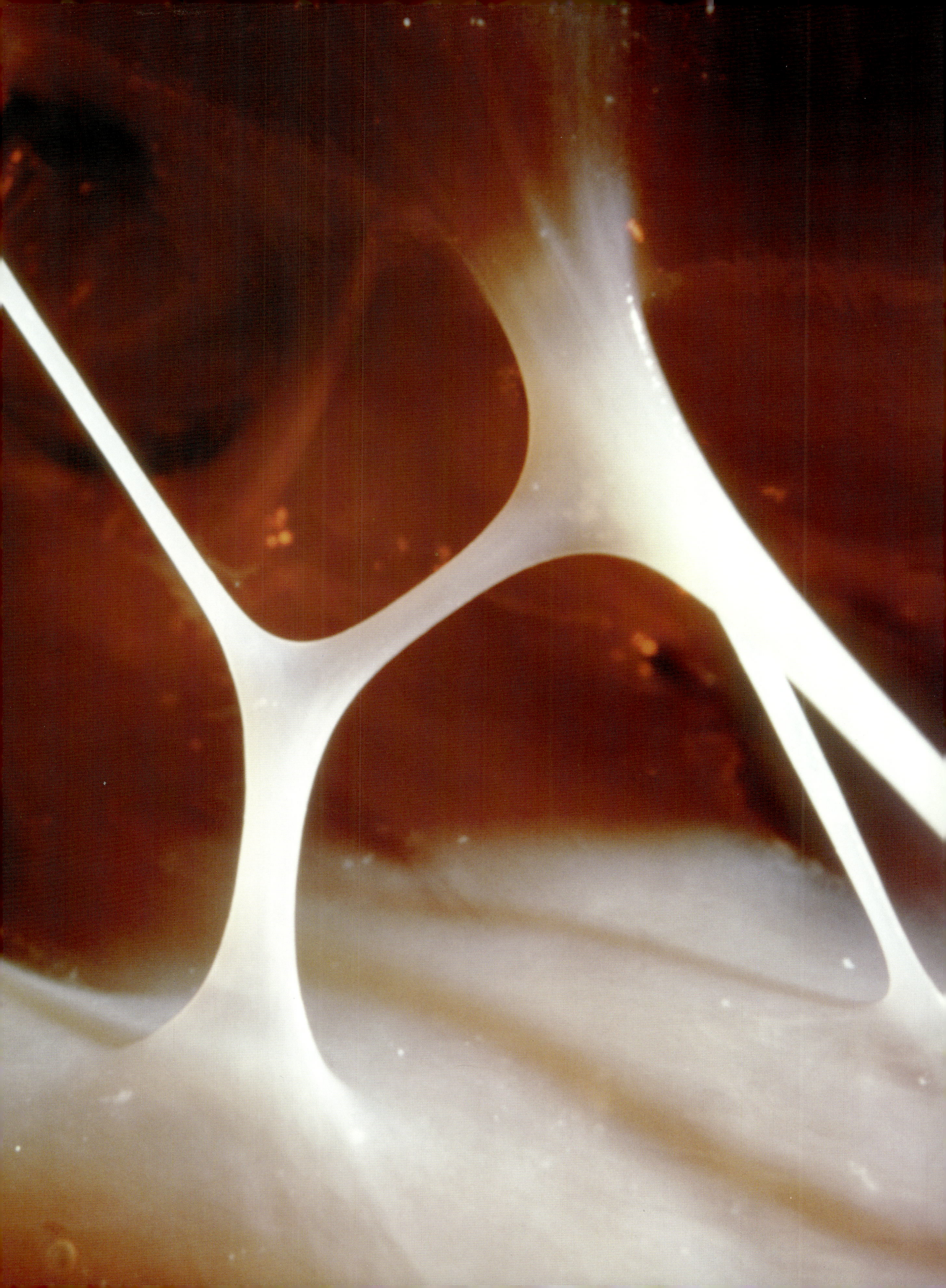

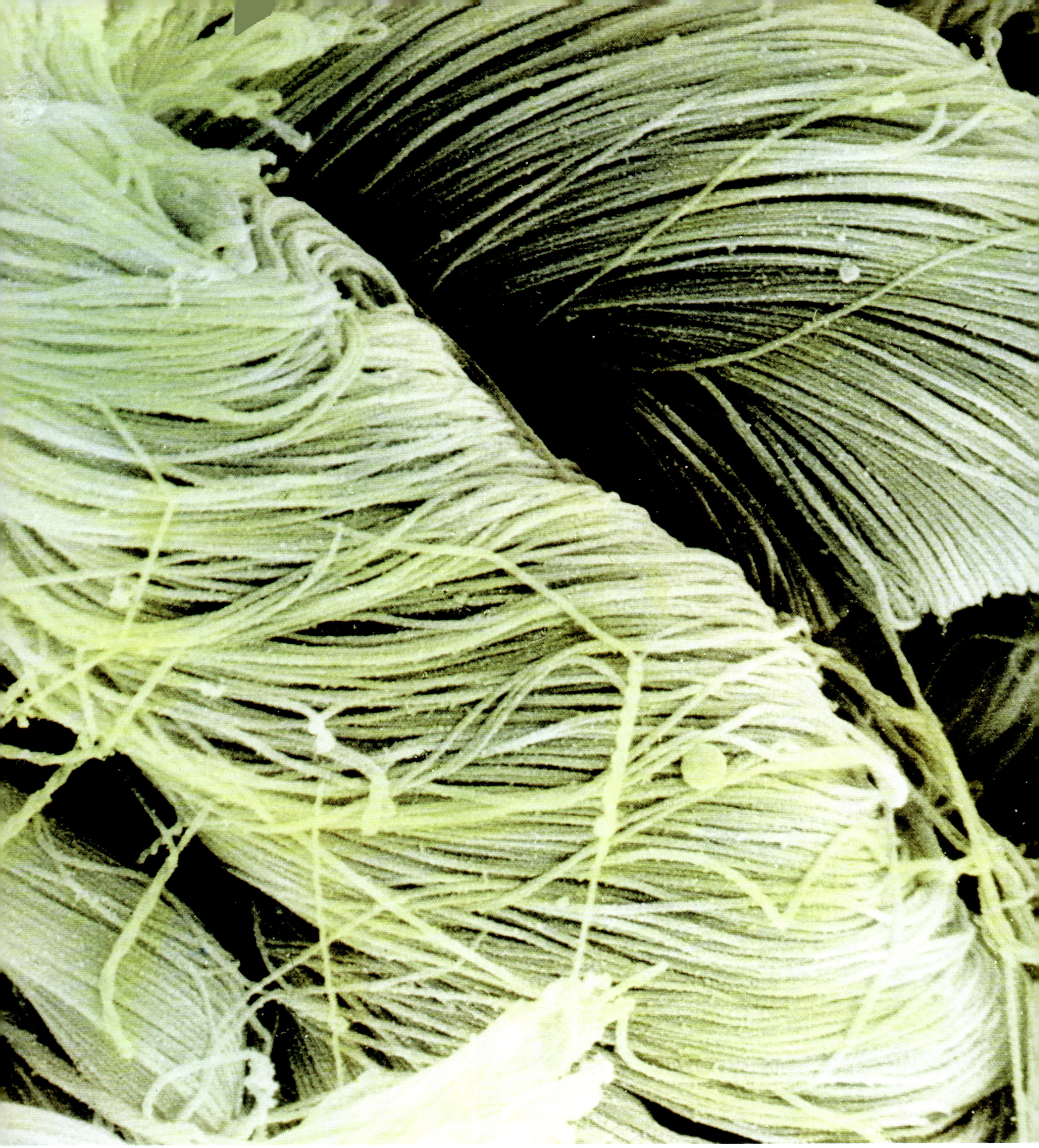

Kollagenfibrillen in der Blase [REM]

IN DER WAND EINER LEEREN BLASE liegen Kollagenfibrillen in spiralförmig gedrehten Bündeln dicht beieinander. Wenn sich die Blase füllt, entwirren sich die Bündel, bis sie vollständig ausgedehnt sind. Da Kollagen zwar fest, jedoch relativ unelastisch ist, verhindern die Fibrillen eine Überdehnung der Blase.

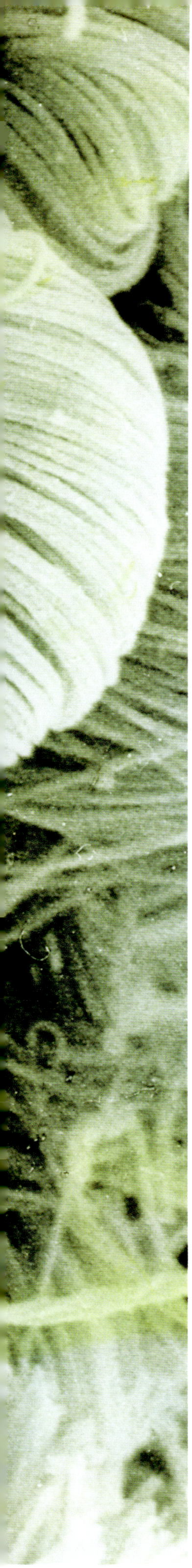

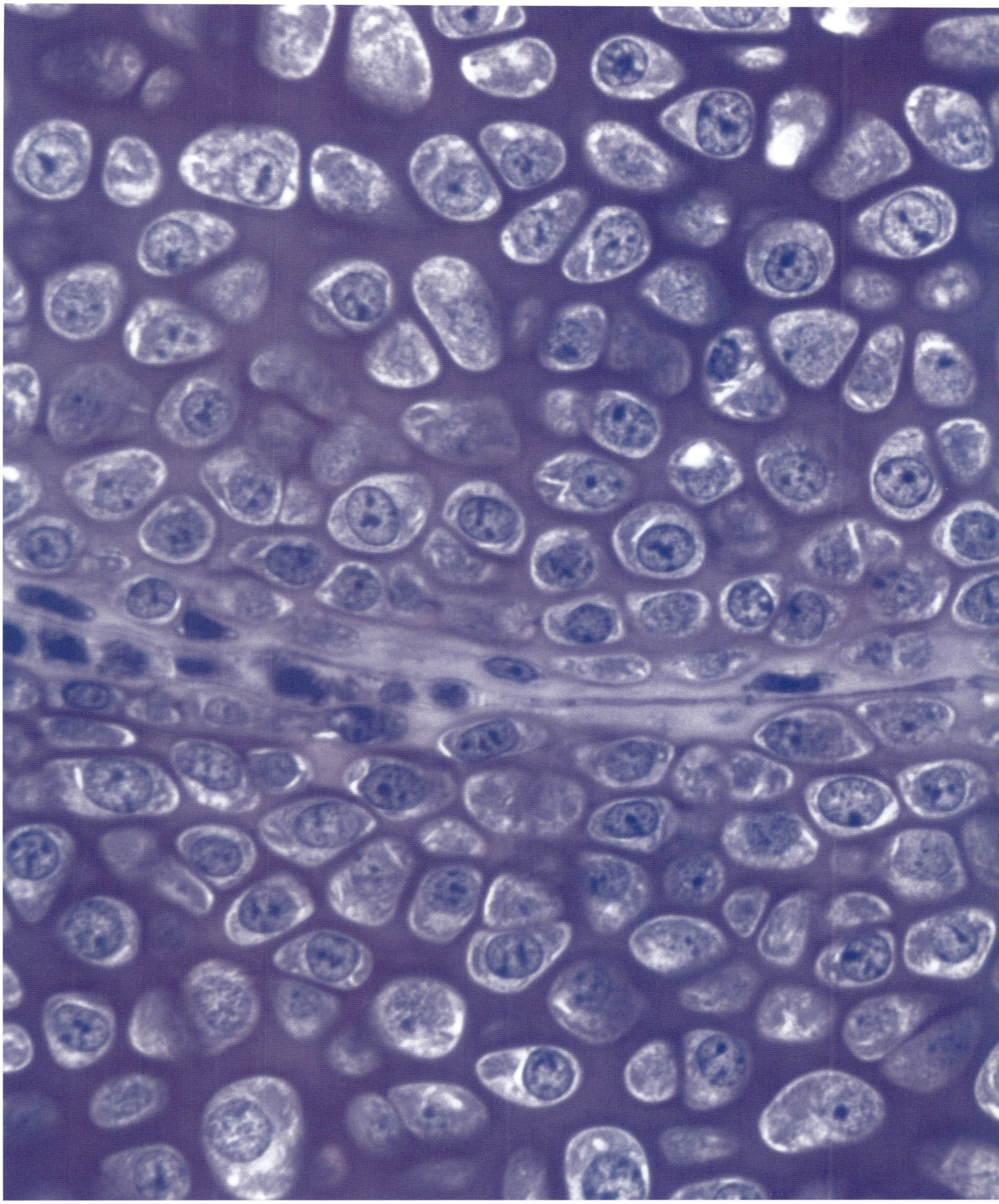

Hyaliner Knorpel [LM]

HYALINER KNORPEL BESTEHT AUS HALBFESTEM BINDEGEWEBE mit einer glatten Oberfläche, die an den Gelenken die Reibung zwischen den Knochenenden verringert. In der Nase ist er ebenfalls zu finden. Dieser Schnitt stammt aus dem Knie eines Fetus. Die hellvioletten Zellen sind Chondroblasten, die aus Kollagen, anderen Proteinen und Wasser die Interzellularsubstanz (dunkelviolett) bilden. Der Knorpel wird durch das Kollagen verstärkt und ist durch seinen hohen Wassergehalt komprimierbar und stoßfest.

Elastischer Knorpel im Ohr [REM]

EIN SCHNITT DURCH DAS ÄUSSERE OHR zeigt den elastischen Knorpel (grün), der dem Ohr seine Form gibt und Elastizität verleiht. Elastischer Knorpel enthält das Eiweiß Elastin und findet sich auch im Rachen und im Kehldeckel, der Klappe, die beim Schlucken die Luftröhre verschließt.

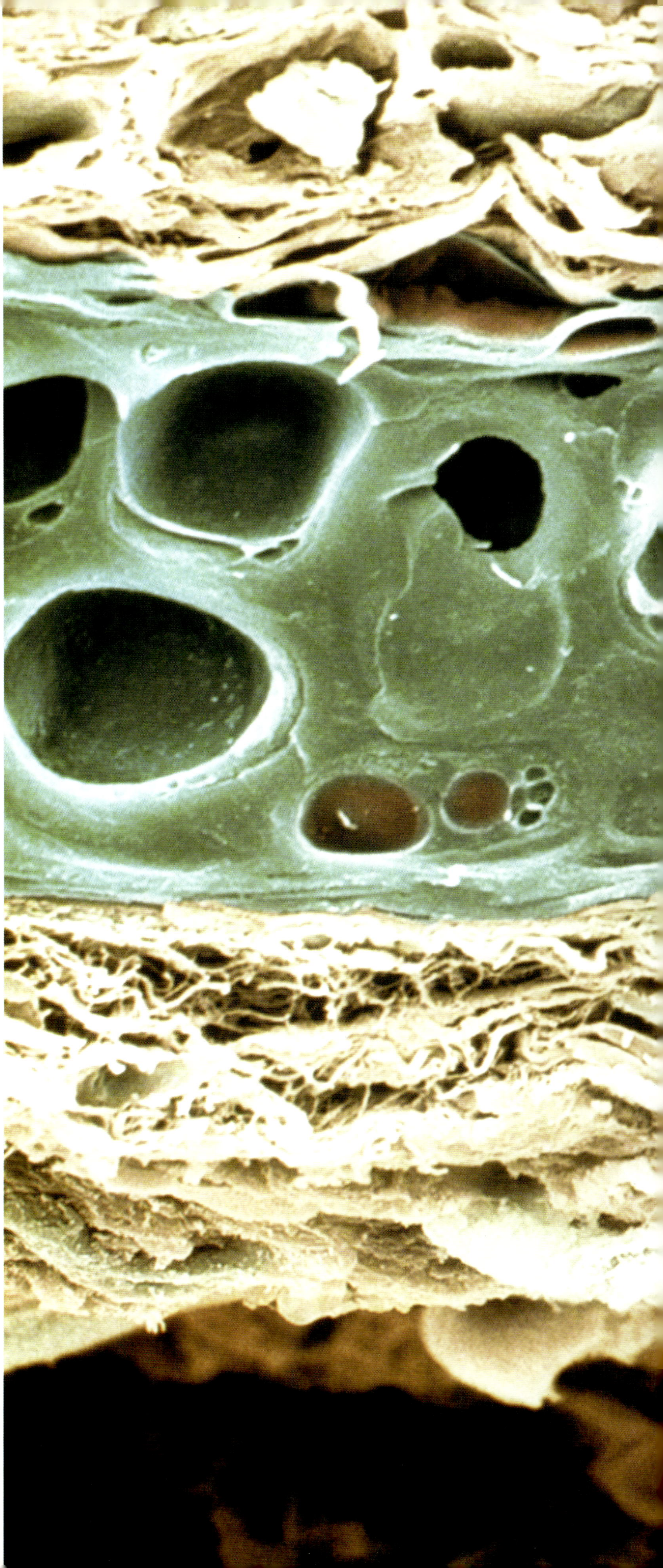

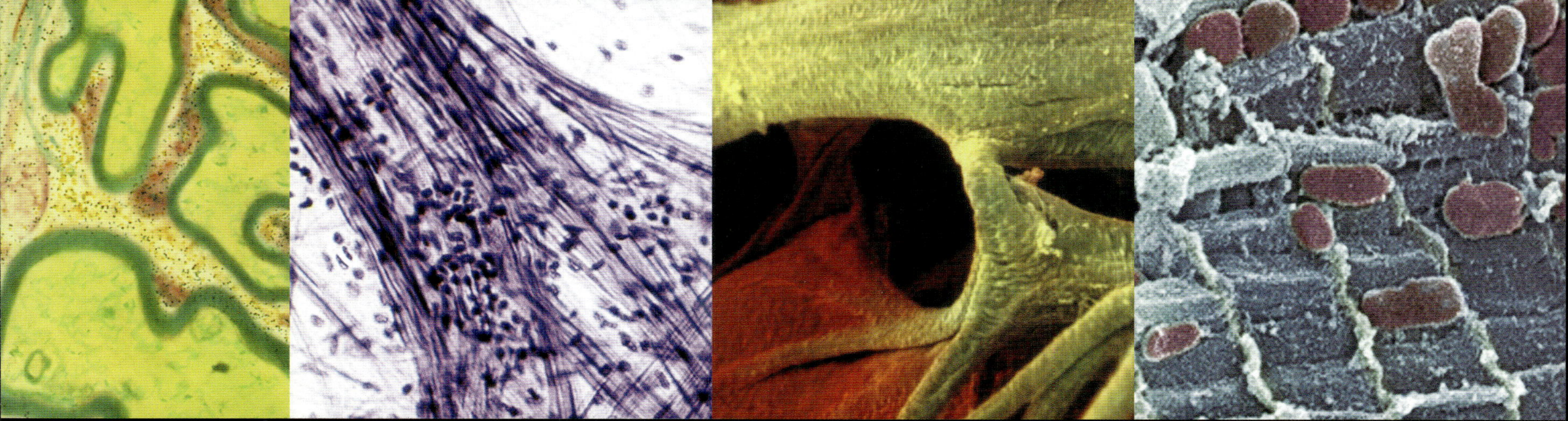

müden nicht so schnell. Die Skelettmuskeln von Langstreckenläufern bestehen hauptsächlich aus langsamen Zuckungsfasern. Sprinter und Gewichtheber hingegen verfügen über einen hohen Anteil an schnellen Zuckungsfasern, die zwar schnell und kräftig kontrahieren, jedoch schnell ermüden. Aerobe Übungen können zwar bewirken, dass schnelle Zuckungsfasern nicht mehr so schnell ermüden – doch in erster Linie bestimmen die Erbanlagen, in welcher Sportart man Höchstleistungen erbringen kann.

Es gibt noch zwei andere Arten von Muskelgewebe: den Herzmuskel und die glatte Muskulatur. Beide gehören zu den so genannten unwillkürlichen Muskeln, d. h. ihre Kontraktion kann nicht durch Willenskraft erfolgen. Der Herzmuskel ist ein verzweigter, quer gestreifter Muskel, der sich während unseres gesamten Lebens unermüdlich und automatisch kraftvoll zusammenzieht. Die glatte Muskulatur besteht meist aus langen, spindelförmigen Fasern, die sich langsam und rhythmisch zusammenziehen. Sie sorgen für den Nahrungstransport durch den Verdauungstrakt, steuern die Durchblutung und sind für die Entleerung der Blase zuständig.

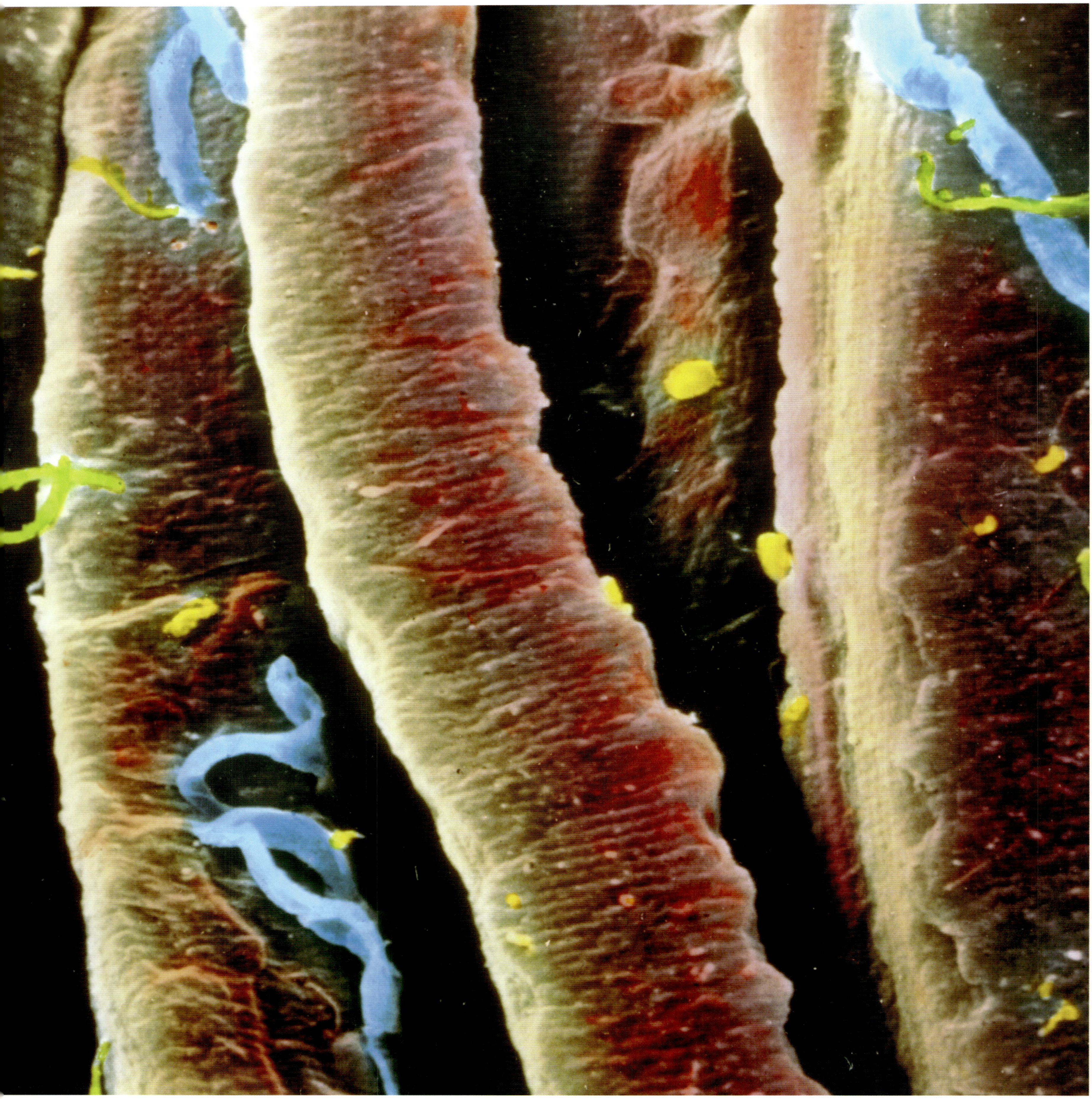

Skelettmuskelfasern [REM]

HIER IST EIN BÜNDEL AUS SKELETTMUSKELFASERN (rot) mit einigen Blutkapillaren (blau) zu sehen. Skelettmuskeln können bewusst kontrolliert werden und sind für die Bewegung des Skeletts und von Organen wie Zunge und Auge zuständig. Jede Faser ist von einer dünnen Bindegewebsschicht umgeben und Teil eines Faserstrangs. Die meisten Muskeln bestehen aus zahlreichen Fasersträngen.

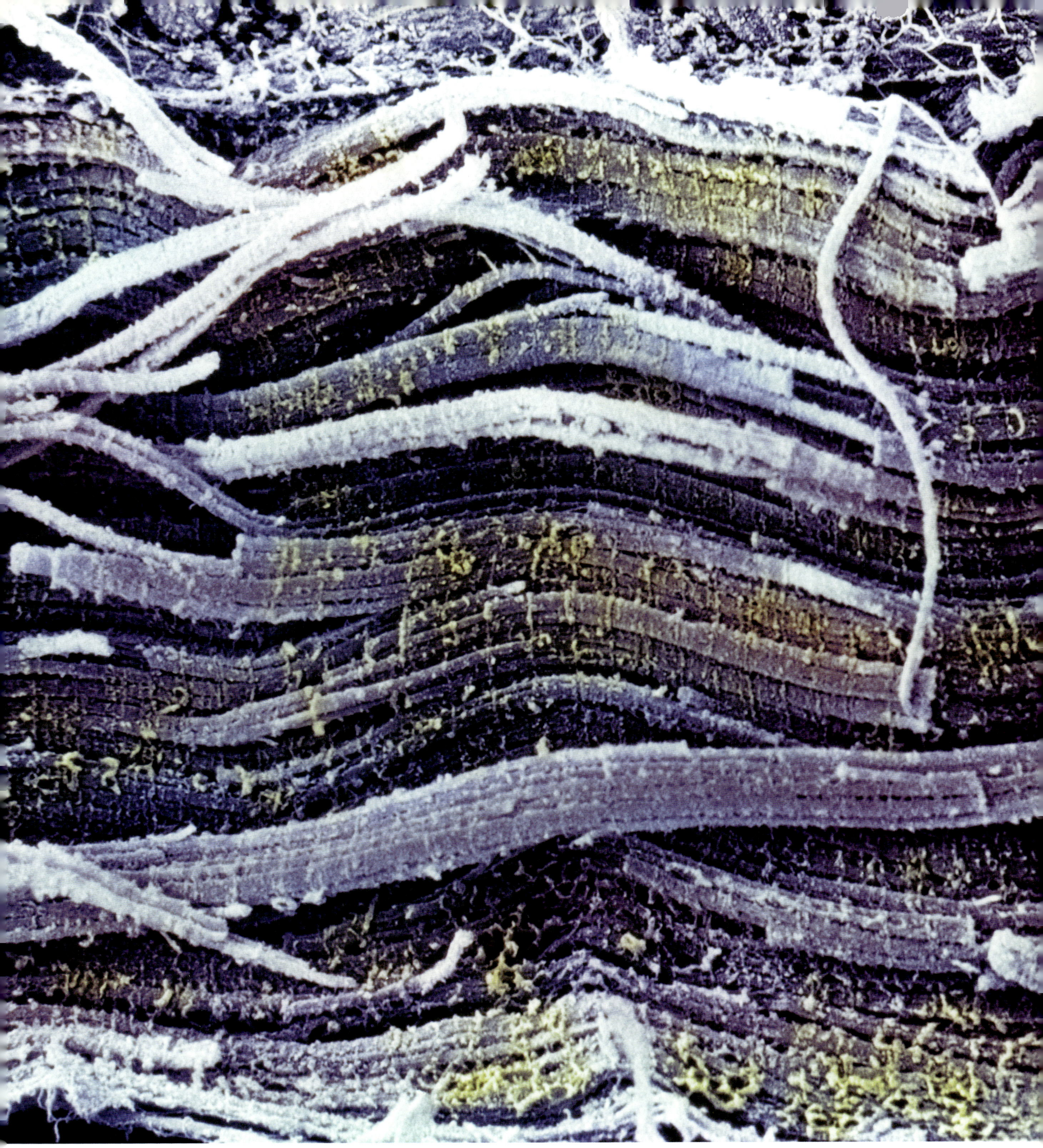

Myofibrillen in Skelettmuskelfasern [REM]

SKELETTMUSKELFASERN SIND DÜNNE, ZYLINDRISCHE ZELLEN mit einer Länge von bis zu 30 cm. Über die gesamte Länge der Faser findet man dünne Fäden, genannt Myofibrillen. Jede von ihnen enthält zwei unterschiedliche, nebeneinander liegende Filamente. Das eine besteht aus dem Eiweiß Myosin, das andere aus dem Eiweiß Actin. Wird der Muskel durch einen Nervenimpuls gereizt, gleiten die Actinfilamente an den Myosinfilamenten vorbei, was zur Muskelkontraktion führt. Muskeln können sich zwar aktiv zusammenziehen, jedoch nicht aktiv dehnen.

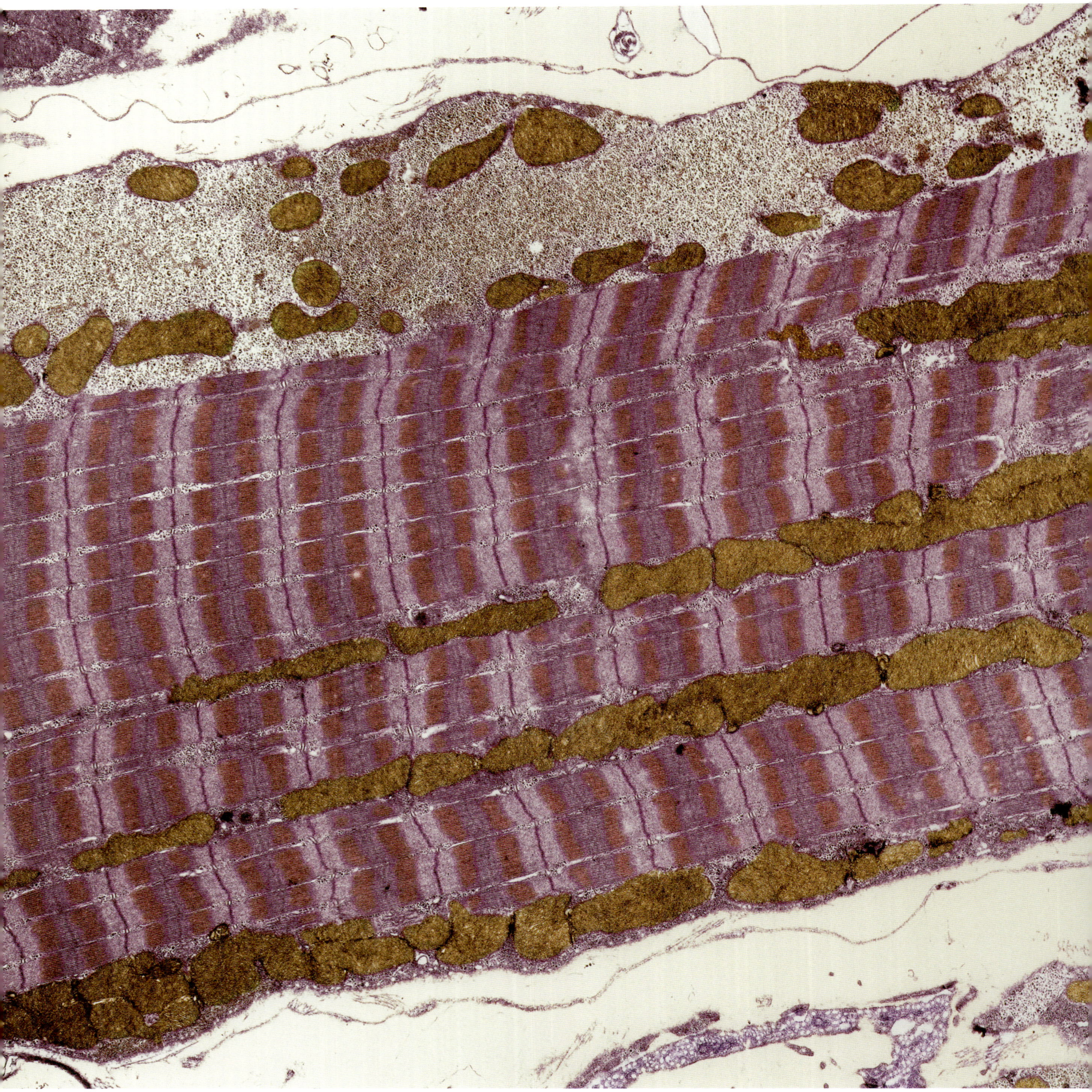

Streifen in einer Muskelfaser [TEM]

DAS STREIFENMUSTER AUF DIESER SKELETTMUSKELFASER entsteht durch die gleichmäßige Anordnung der beiden Filamenttypen, die die Muskelkontraktion bewirken. Die Filamente bestehen aus den Eiweißen Myosin bzw. Actin und funktionieren wie ein Reißverschluss. Bei einer Reizung des Muskels verbinden sich die »Köpfe« des Myosinfilaments mit dem Actinfilament und ziehen das Actinfilament an sich vorbei. Die Energie für die Kontraktion wird von den Mitochondrien (kleine schwarze Punkte) geliefert.

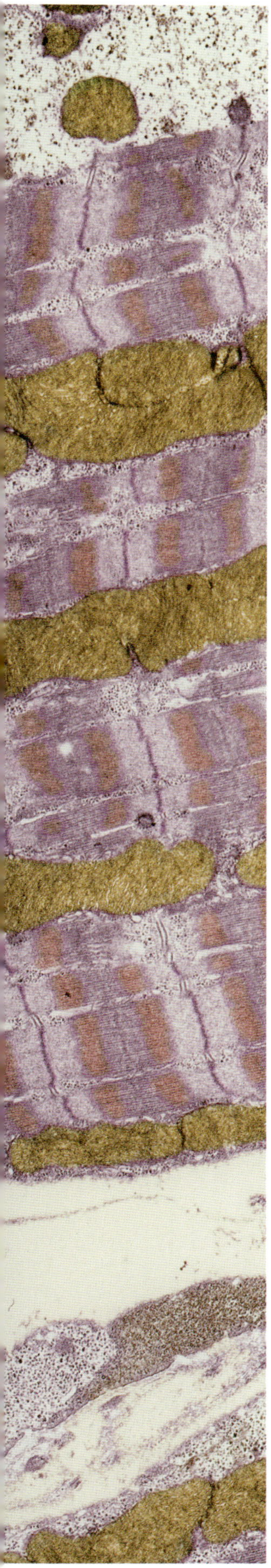

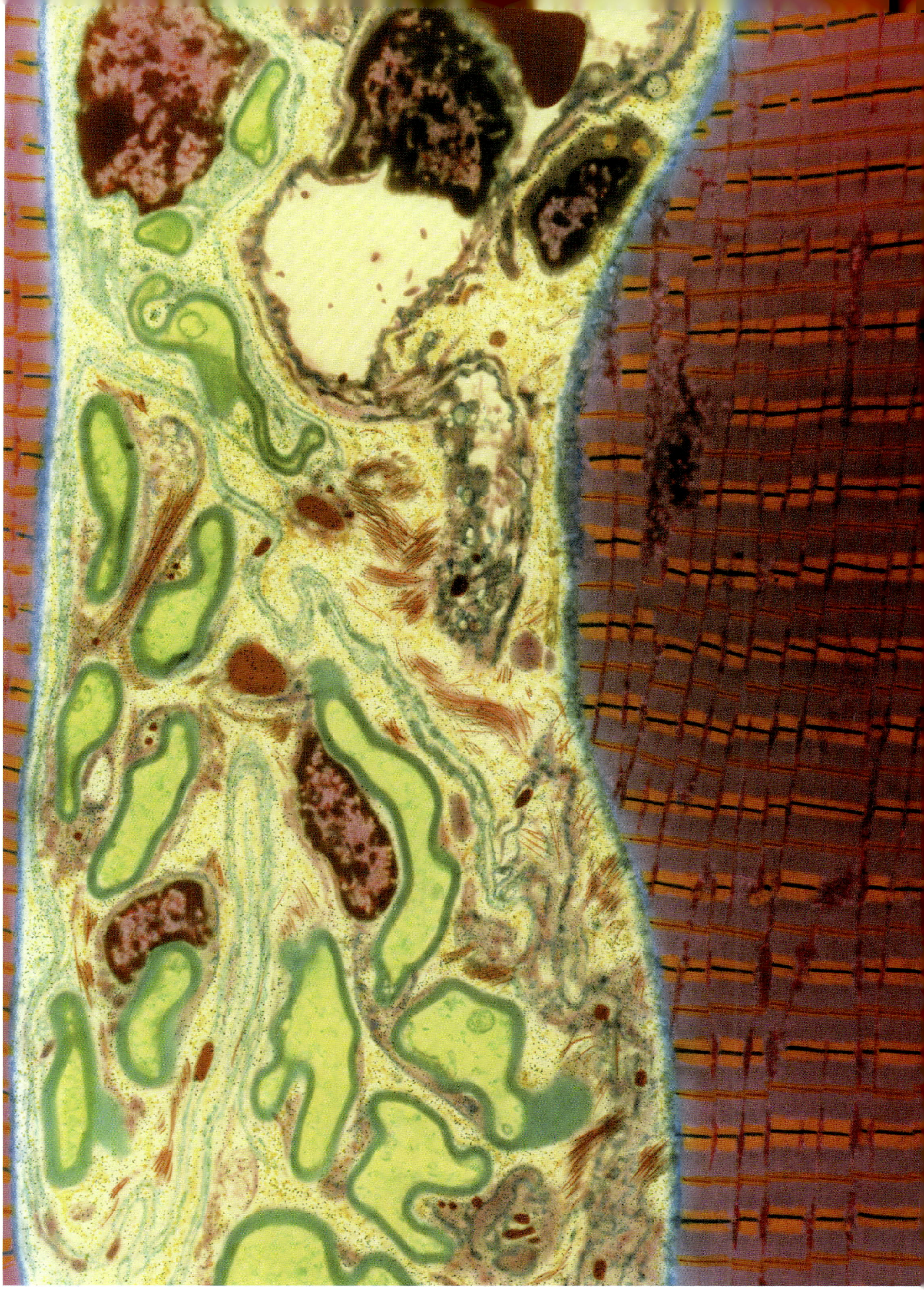

Skelettmuskel und Nervenfasern [TEM]

EIN SKELETTMUSKEL (dunkelrot) wird durch Impulse von Nervenfasern (hellgrün, in dunkelgrünen Schutzhüllen) zur Kontraktion angeregt. Auf diesem Bild verlaufen die Muskelfasern von oben nach unten und sind durch horizontale Linien (schwarz) in kleine kontraktile Einheiten, genannt Sarkomere, unterteilt. Die Kontraktion der Sarkomere über die gesamte Muskelfaserlänge bewirkt eine Verkürzung um bis zu 35 Prozent.

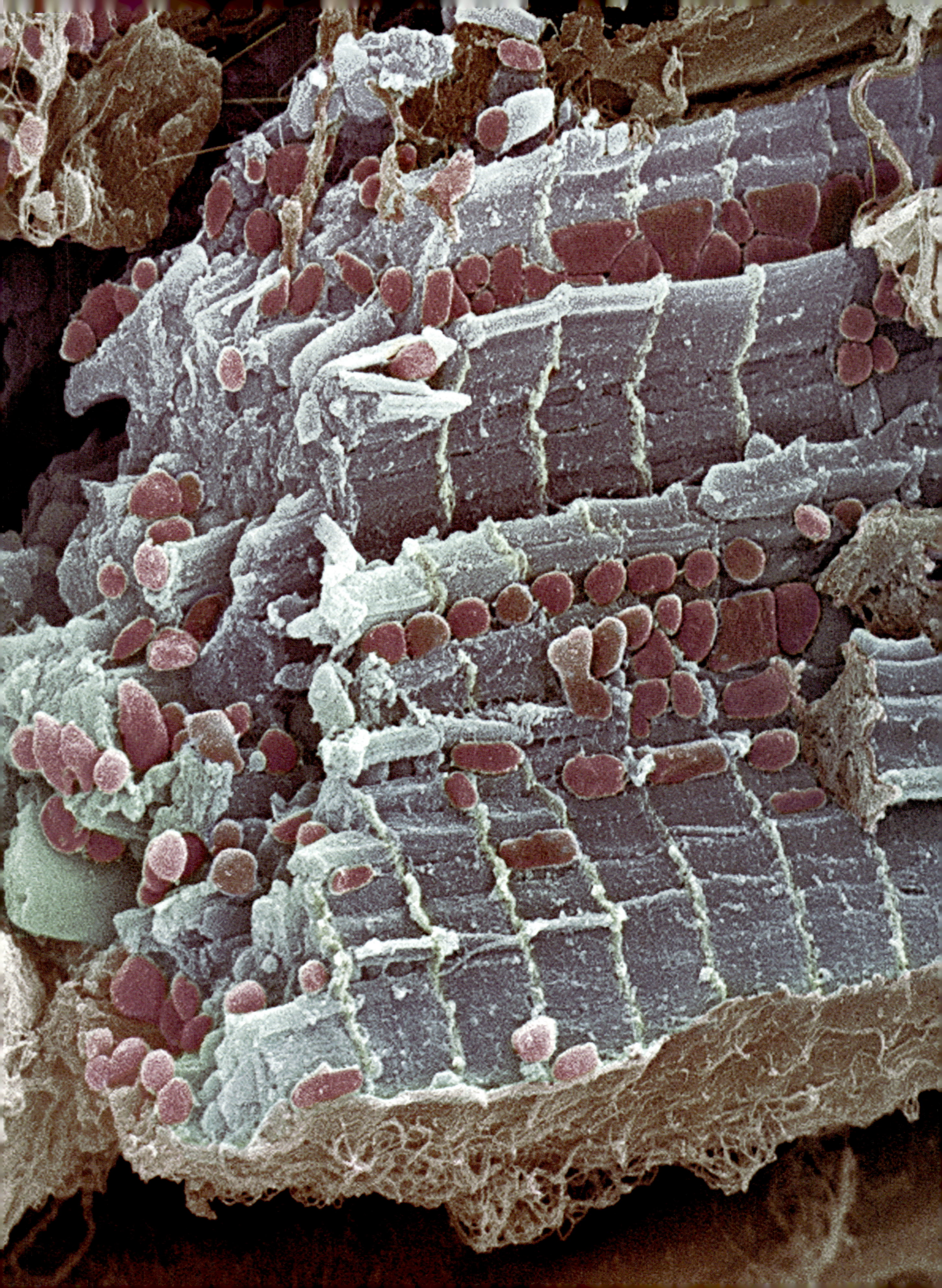

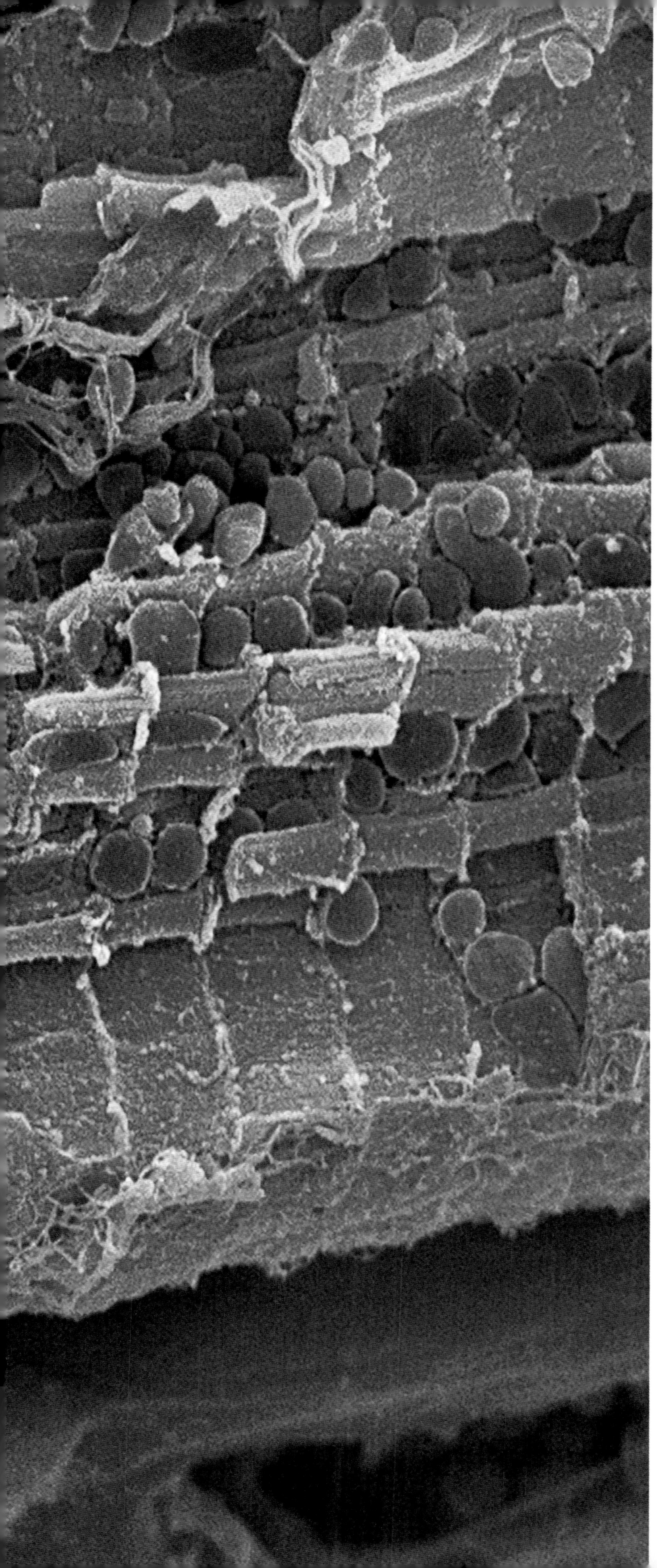

Herzmuskel [REM]

DER IN BAU UND FUNKTION einzigartige Herzmuskel wird unwillkürlich gesteuert und pumpt ohne Pause Blut durch den Körper. Um zu schlagen, erzeugt das Herz regelmäßige elektrische Impulse, die eine Kontraktion der Muskelfasern (blau) bewirken. Die große Anzahl von Mitochondrien (rot) zeigt den hohen Energiebedarf des Herzens an.

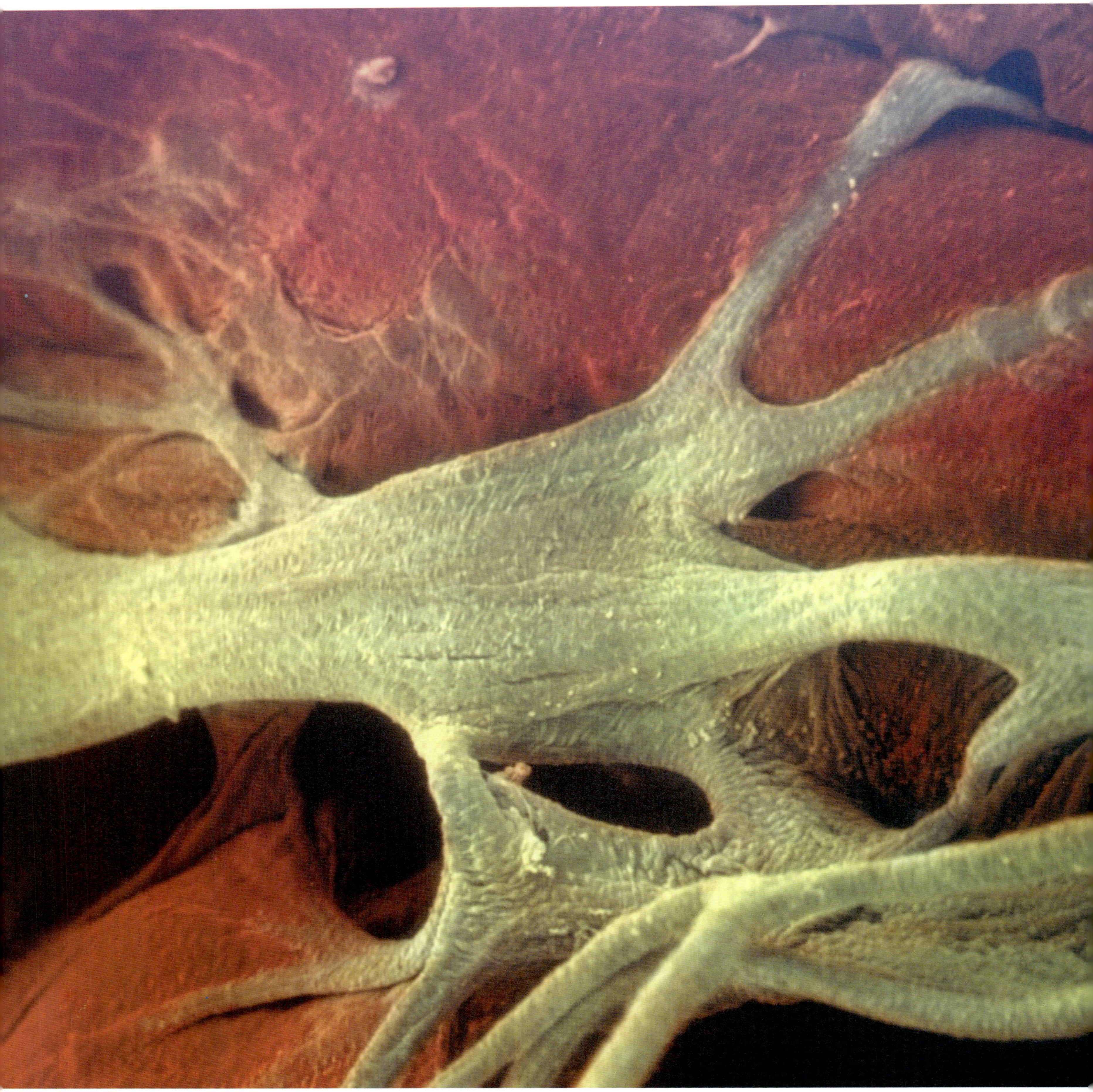

Purkinje-Fasern und Herzmuskeln [REM]

EINIGE TEILE DES HERZENS fungieren als Schrittmacher zur Steuerung des Herzschlags. Die grünen Gebilde sind Purkinje-Fasern, spezifische Herzmuskelfasern, die elektrische Impulse zu den beiden Herzkammern leiten und deren fast gleichzeitige Kontraktion auslösen. Die Erregungsausbreitung in den Herzkammern erfolgt sehr schnell – mit einer Geschwindigkeit von bis zu vier Metern pro Sekunde.

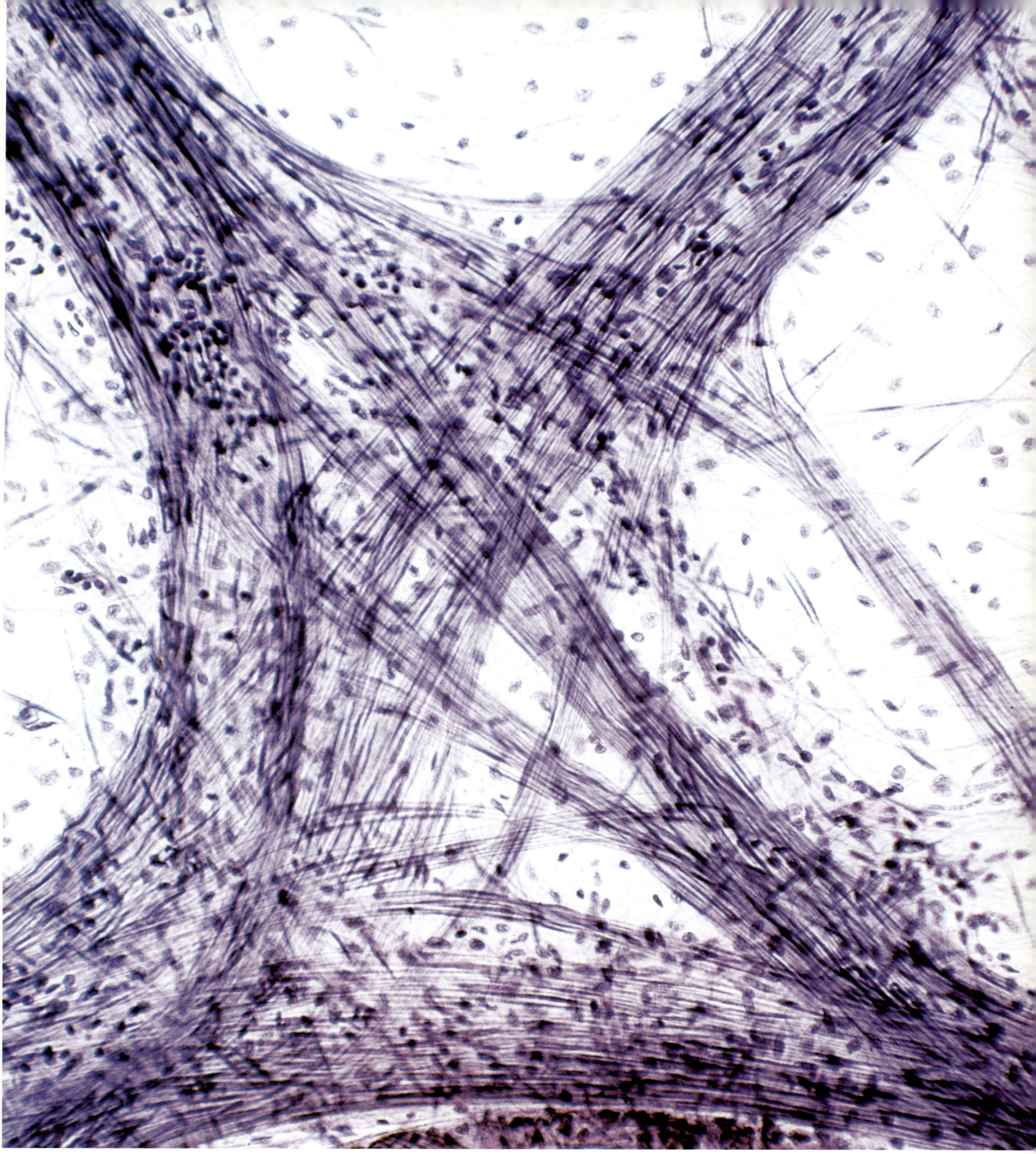

Glatte Muskulatur der Blase [LM]

DIE GLATTEN MUSKELFASERN DER BLASE sind als lange, dünne Zellen mit einem einzigen Zellkern in der Mitte (violette Punkte) sichtbar. Die Blasenwand besteht aus drei Schichten glatter Muskelfasern, die ineinander übergehen und im Gegensatz zur Skelettmuskulatur nicht voneinander getrennt werden können. Glatte Muskulatur wird auch als unwillkürliche Muskulatur bezeichnet, da ihre Kontraktionen nicht bewusst gesteuert werden können.

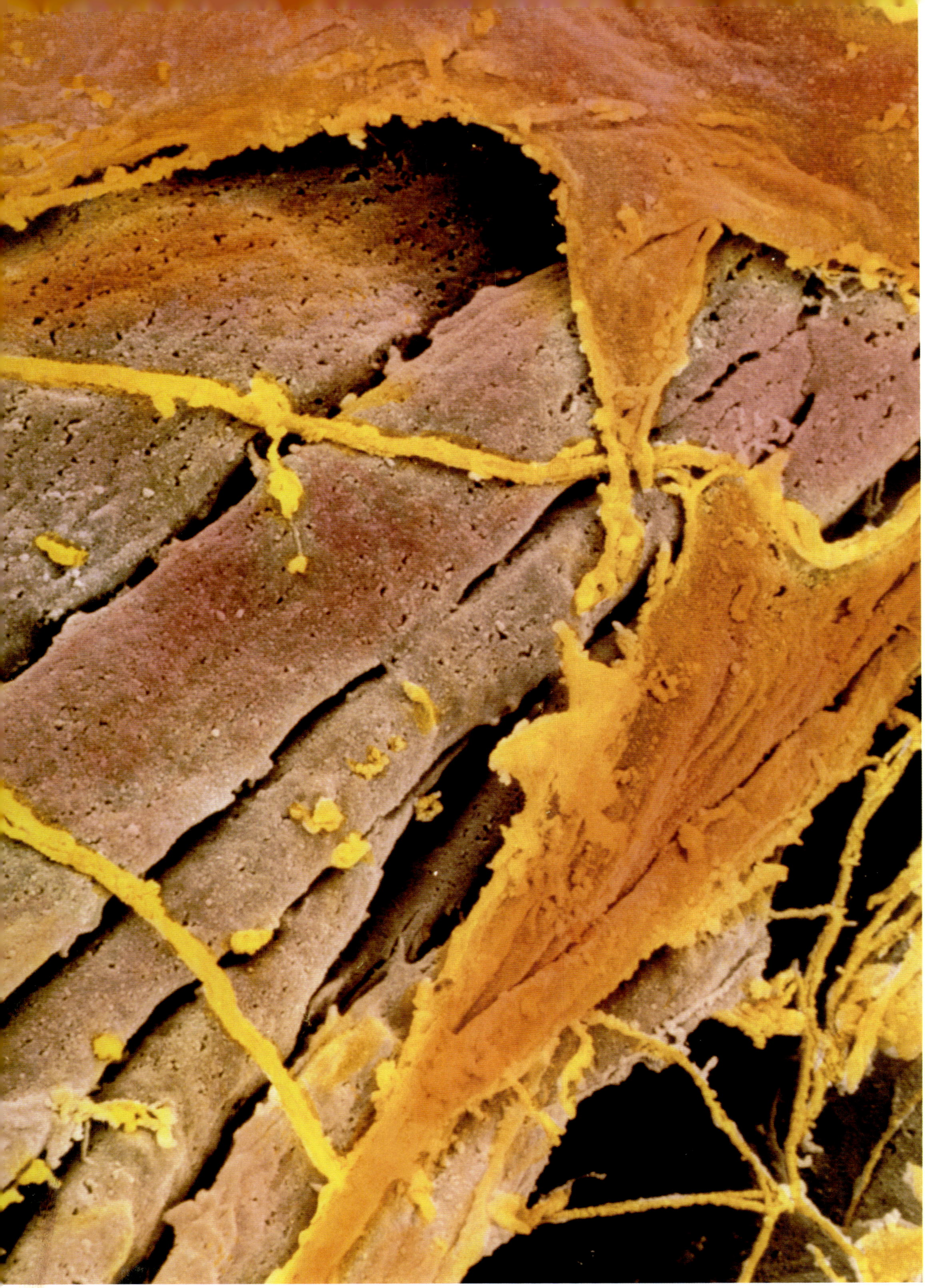

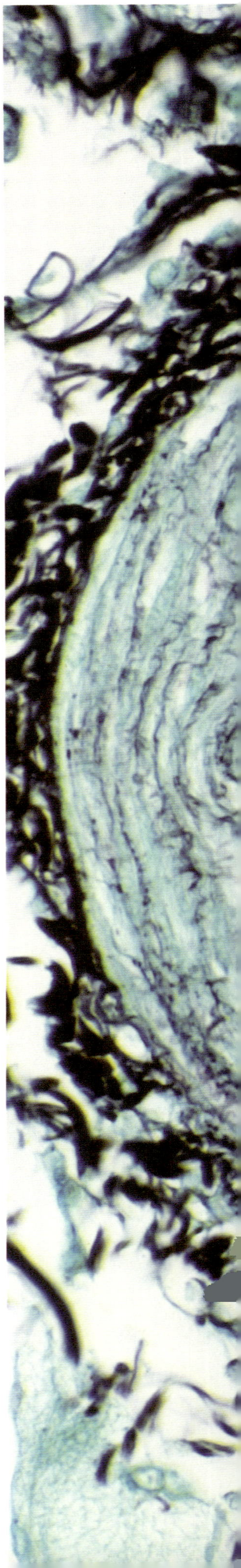

Glatte Muskeln in den Eileitern [REM]

HIER SIND STRÄNGE AUS GLATTEN MUSKELZELLEN (rosa) in der Wand eines Eileiters zu sehen. Im Eileiter wird das Ei vom Eierstock zur Gebärmutter transportiert, wo sich das befruchtete Ei zu einem Embryo entwickelt. Die Muskelstränge schieben das Ei durch wellenartige Kontraktionen den Eileiter hinab.

Muskuläre Nierenarterien [LM]

ARTERIEN HABEN DICKE MUSKELWÄNDE. Dadurch können sie Blut mit Hochdruck vom Herzen wegtransportieren. Diese Arterie, hier in einem Schnitt zu sehen, ist eine von zwei Nierenarterien, die jeweils eine Niere mit Blut versorgen. Die Muskelschicht (blau) umgibt eine dünne, gewundene Schleimhaut, die als »Lamina elastica interna« bezeichnet wird.

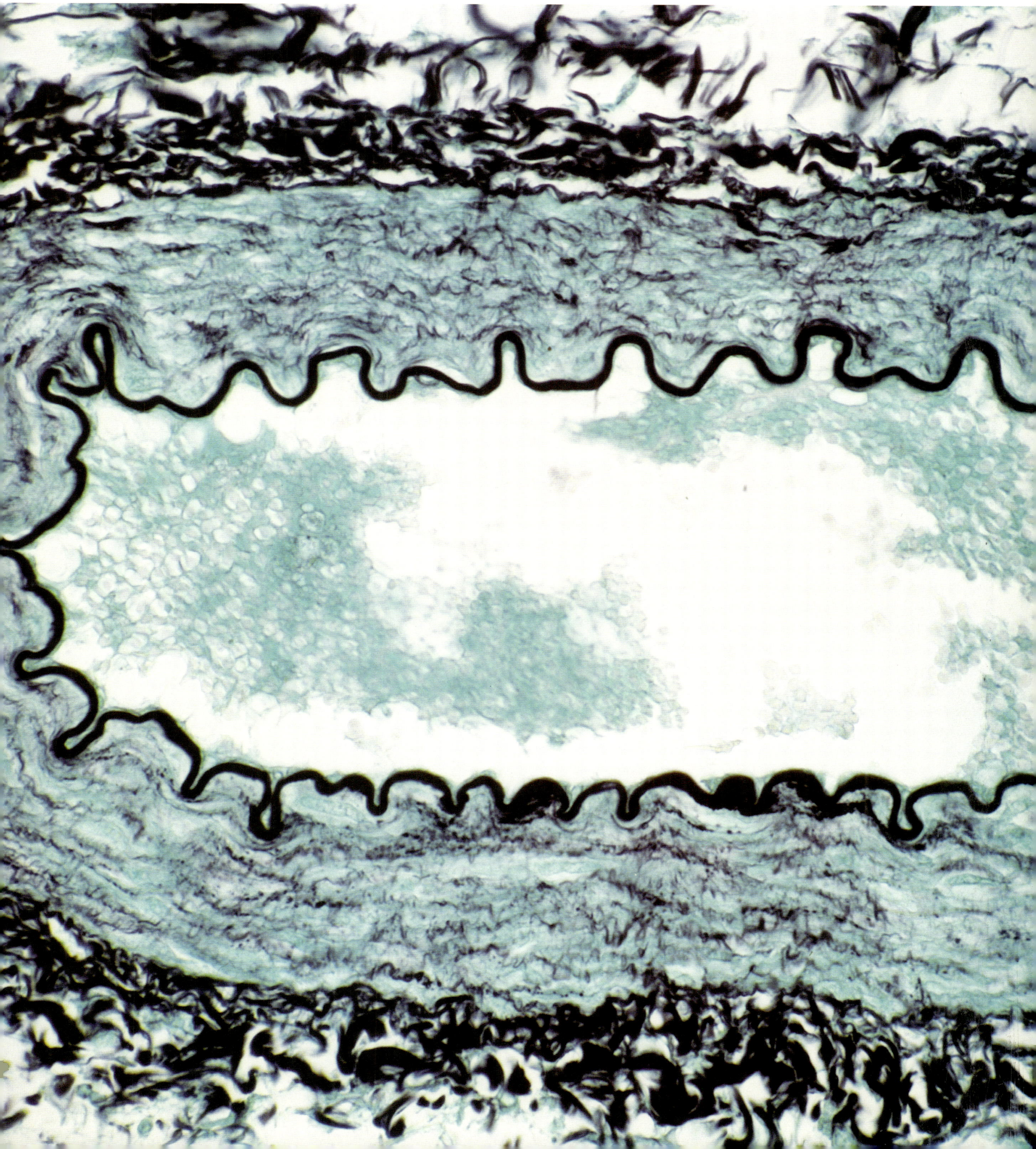

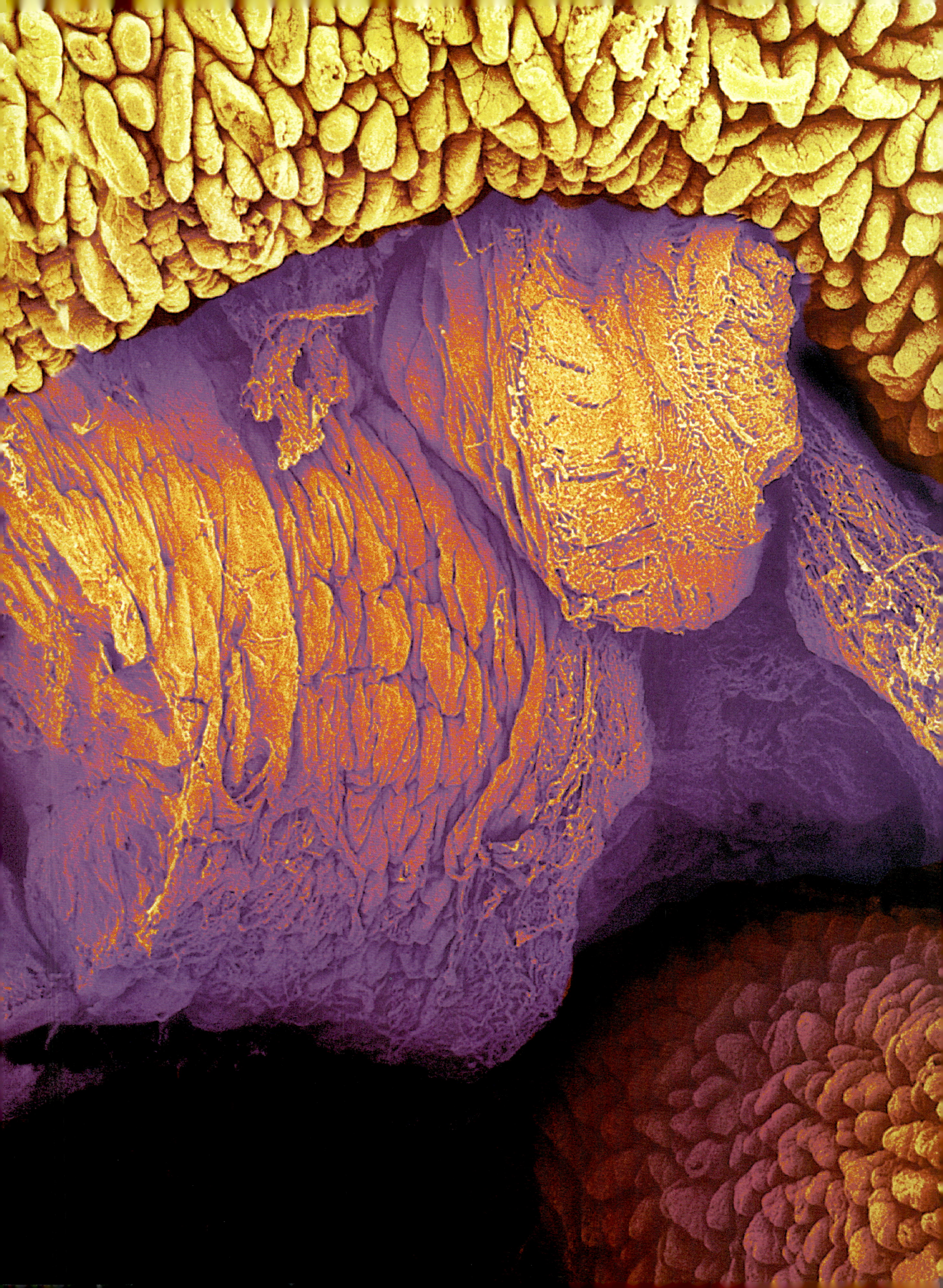

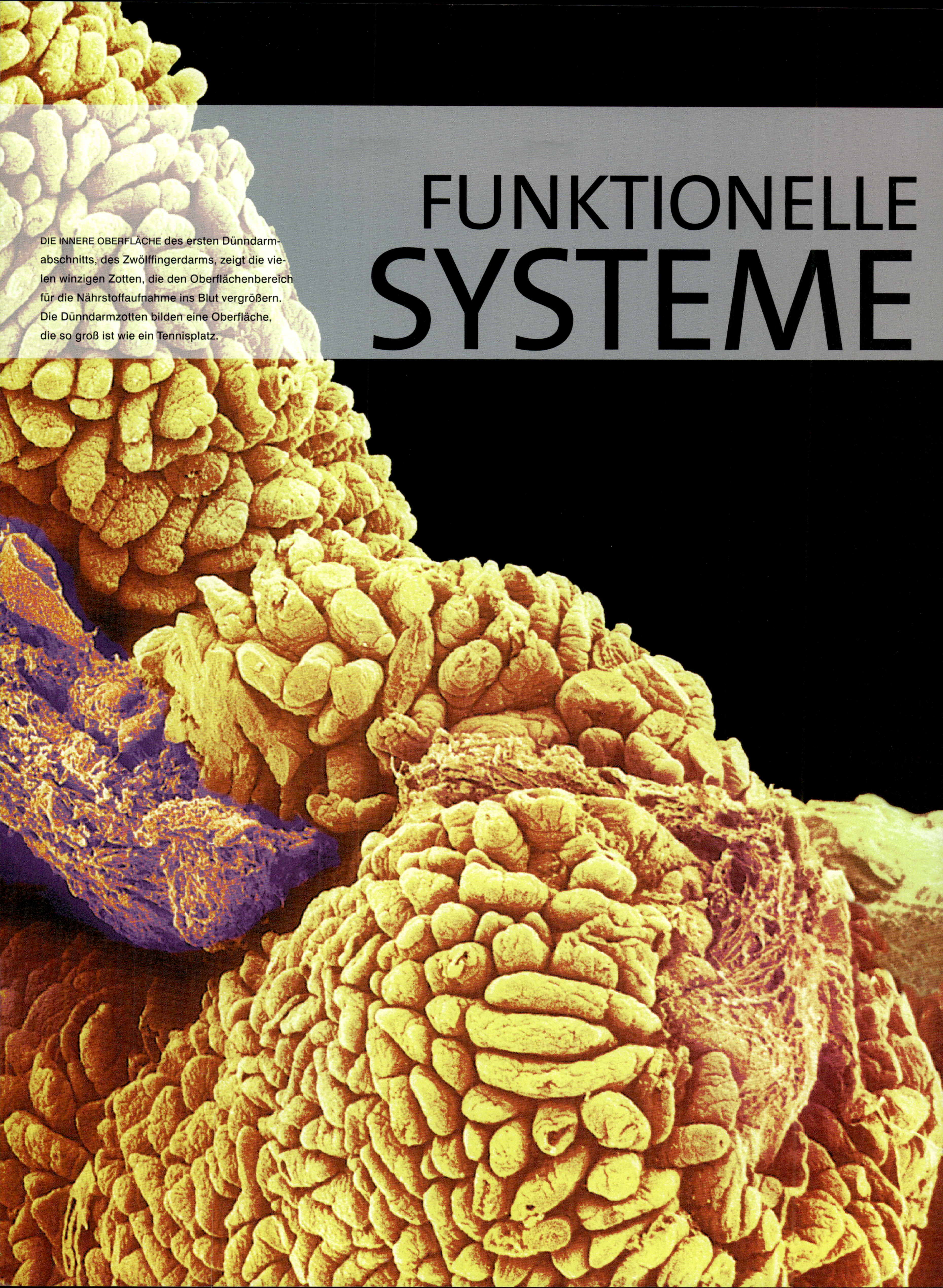

FUNKTIONELLE SYSTEME

DIE INNERE OBERFLÄCHE des ersten Dünndarmabschnitts, des Zwölffingerdarms, zeigt die vielen winzigen Zotten, die den Oberflächenbereich für die Nährstoffaufnahme ins Blut vergrößern. Die Dünndarmzotten bilden eine Oberfläche, die so groß ist wie ein Tennisplatz.

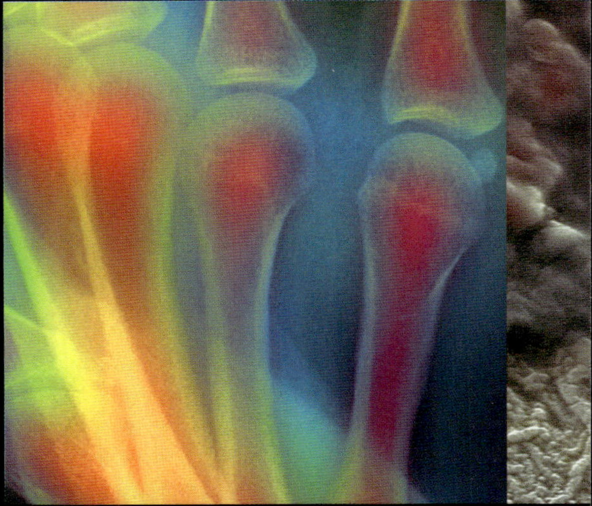

Ohne Skelett wäre der Mensch nicht bewegungsfähig und würde unter seinem Gewicht zusammenbrechen. Die Knochen im Körper bilden ein Gerüst und fungieren als Hebel, die von den Muskeln betrieben werden. Knochen schützen außerdem empfindliche Organe wie Gehirn, Herz und Lunge und produzieren die roten und weißen Blutkörperchen im Knochenmark.

Das Skelett eines Babys hat rund 350 Knochen. Sie bestehen hauptsächlich aus Knorpel, der weicher und elastischer ist als Knochen und daher bei den Raufereien in der Kindheit nicht so leicht bricht. Während des Wachstums werden die Knochen härter und verschmelzen teilweise, sodass das Skelett im Alter von 25 Jahren aus nur noch 206 ausgewachsenen Knochen besteht. Auch Erwachsene haben festes, glattes Knorpelgewebe auf der Kuppe der Knochenenden. Der Knorpel wird durch die Gelenkflüssigkeit feucht gehalten und ermöglicht dadurch eine reibungslose Bewegung der Gelenke. Knorpel kommt außerdem im äußeren Ohr, in der Nase und der Luftröhre vor.

Knochengewebe ist enorm fest: Es ist stärker als Holz, Beton oder Stahl. Ein Knochenklötzchen von der Größe einer Streichholzschachtel kann neun Tonnen tragen – viermal so viel wie Beton. Eine Brücke aus Knochen würde nur ein Fünftel so viel wiegen wie eine Stahlbrücke.

Die Stärke eines Knochens kommt durch seine Zusammensetzung und seinen Aufbau zustande. Ein Beinknochen, z. B. der Oberschenkelknochen, besteht aus zwei Knochenarten: dem kompakten

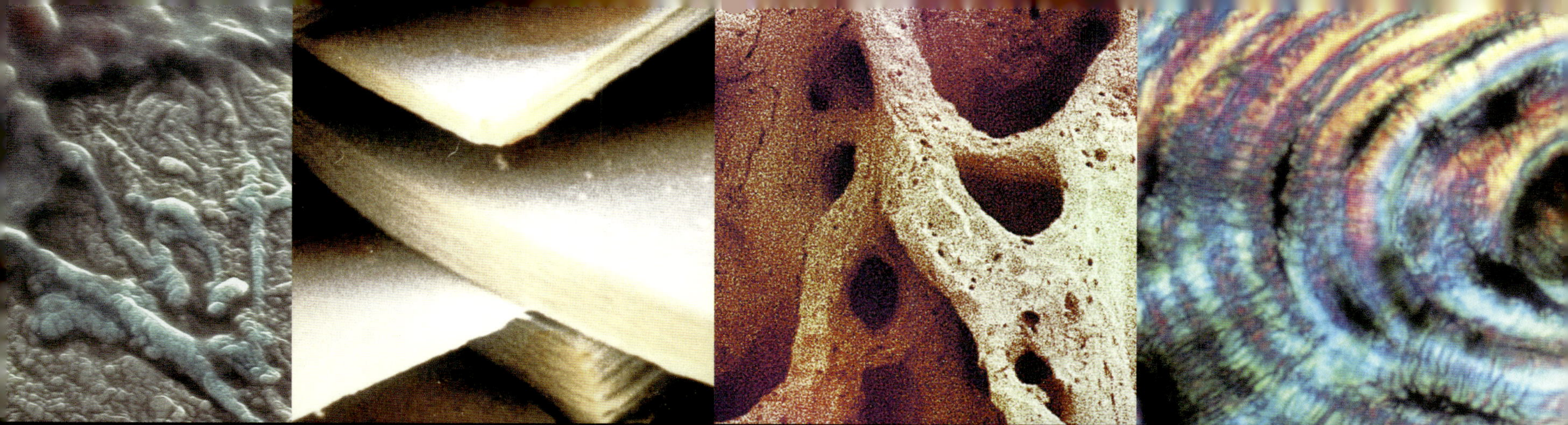

Knochengewebe (Kompakta) im Schaft und schwammartigem Knochengewebe (Spongiosa) an den Enden. Die Kompakta befindet sich in Röhrchen, die konzentrisch um Nerven und Blutgefäße herum angeordnet sind. Diese röhrenförmige Anordnung, die von Ingenieuren und Architekten von der Natur kopiert wurde, sorgt für ein geringes Gewicht und schützt den Knochen vor Brüchen, da Risse meist nur bis zur Grenze zwischen den Röhrchen gelangen. Die Spongiosa ist in einem Zickzackmuster angeordnet und bildet ein wabenförmiges Geflecht, das hervorragende stoßdämpfende Eigenschaften hat.

Knochengewebe ist lebendig und formbar – Eigenschaften, die nicht unbedingt sofort ersichtlich sind, wenn man nur die starren Skelette in Museen kennt. Knochen werden permanent umgebaut – neues Material kommt hinzu, und altes wird entfernt. Dieser Umbau kann ohne Schwerkraft nicht richtig stattfinden. Ohne die Schwerkraft gehen die Knochen kaputt und verlieren an Masse und Stärke – ein ernstes Problem für Astronauten, die lange Zeit unter schwerelosen Bedingungen leben müssen.

Menschliches Skelett
[Computergrafik nach einer Röntgenaufnahme]

DIE 206 KNOCHEN EINES ERWACHSENEN bieten Schutz und stützen den Körper, während die Gelenke zwischen ihnen die Fortbewegung ermöglichen. Es gibt verschiedene Gelenktypen – jeder mit einem eigenen Bewegungsradius. So können z. B. die Kugelgelenke der Schultern und Hüften in fast jede Richtung bewegt werden, einfache Scharniergelenke wie die Knie hingegen nur in eine Richtung.

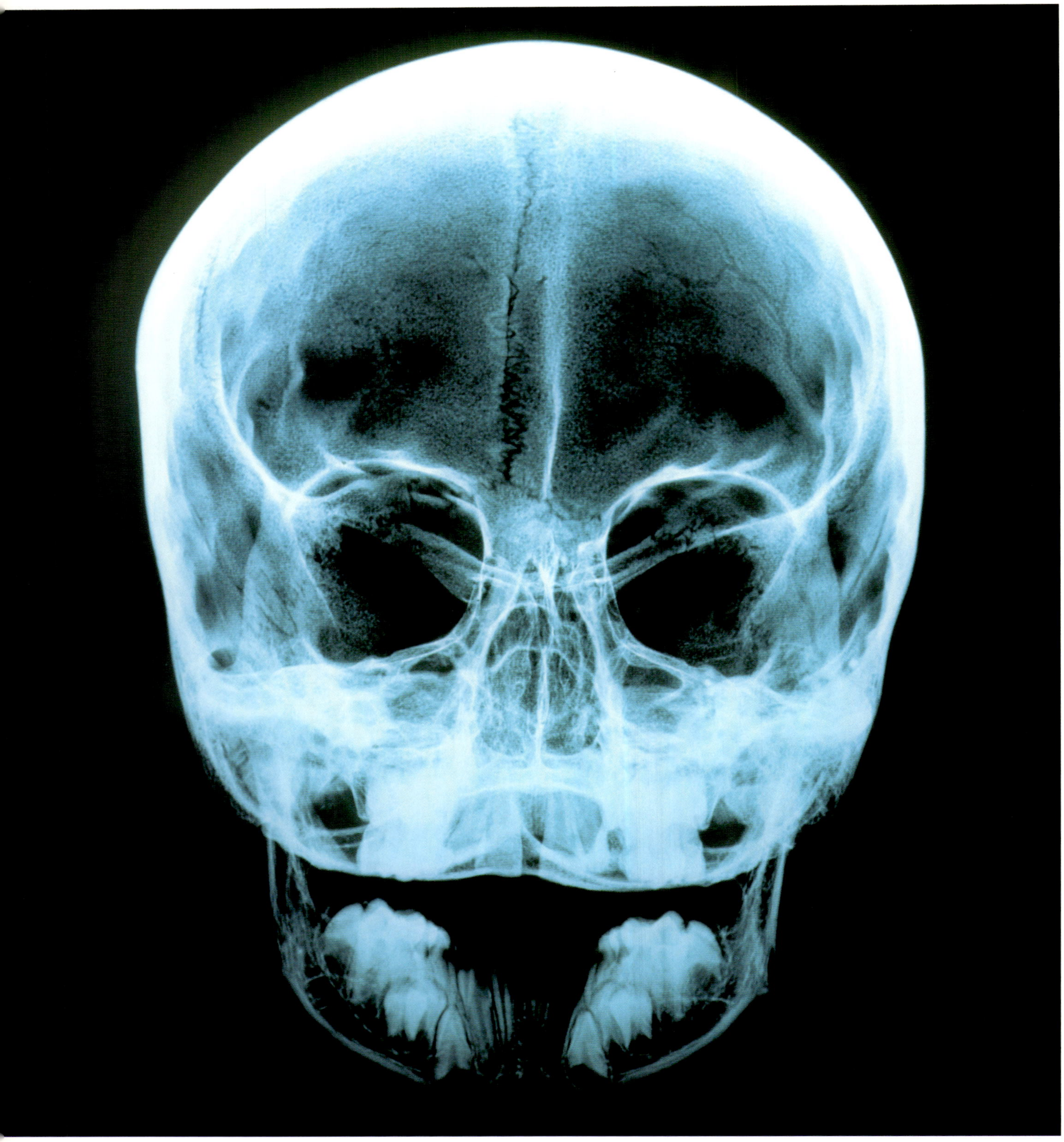

Menschlicher Schädel [Röntgenaufnahme]

DER SCHÄDEL BESTEHT AUS 22 KNOCHEN, die von starren Nähten, den Suturen, zusammengehalten werden (hier weiß, von den Augenhöhlen nach oben verlaufend). Der Unterkiefer bildet eine Ausnahme, da er ein bewegliches Scharnier bildet. All diese Knochen bilden einen Schutz für das Gehirn und eine Stütze für Augen, Nase und Ohren. Viele dieser Knochen sind hohl und verringern somit das Gewicht des Schädels.

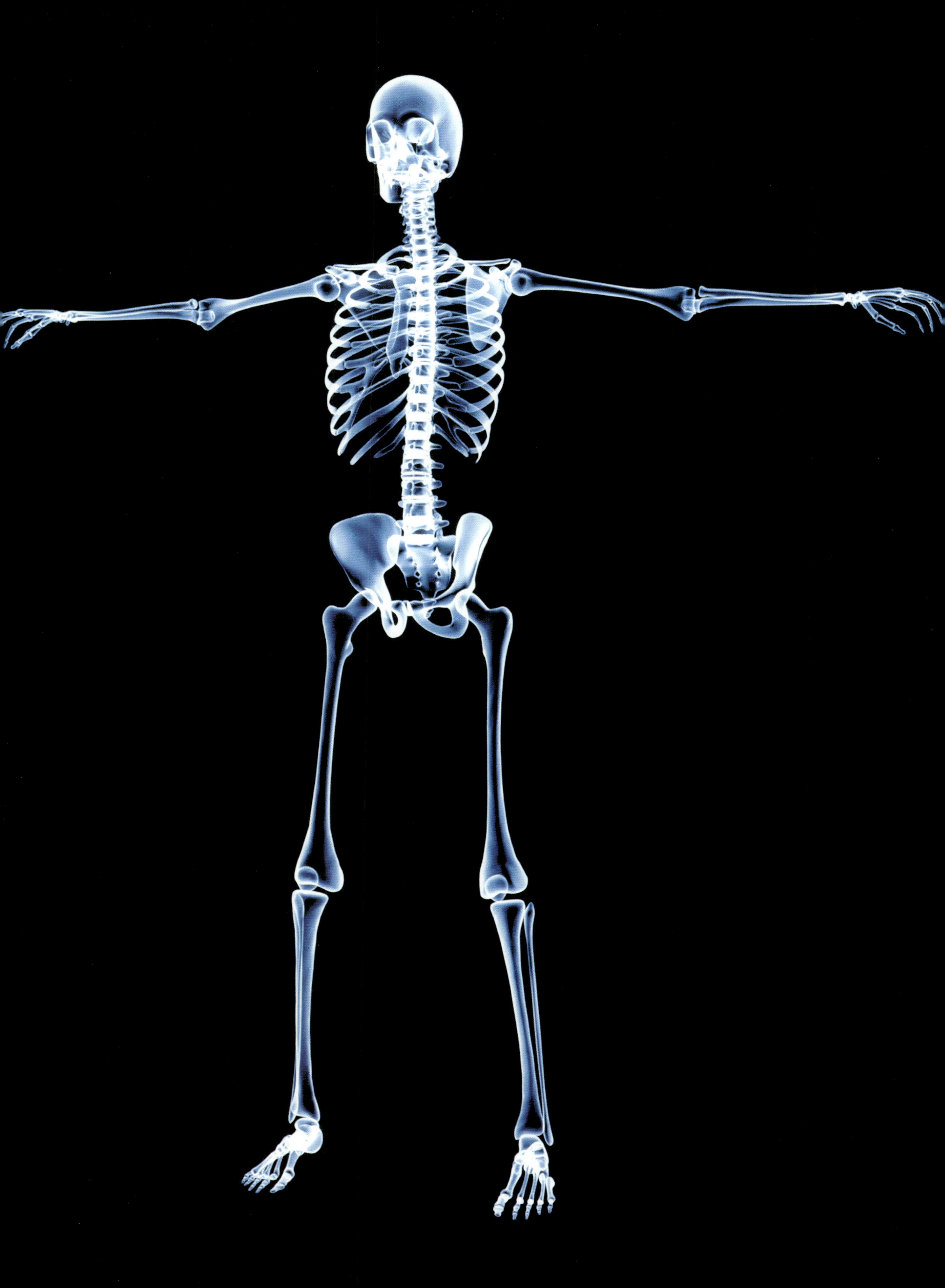

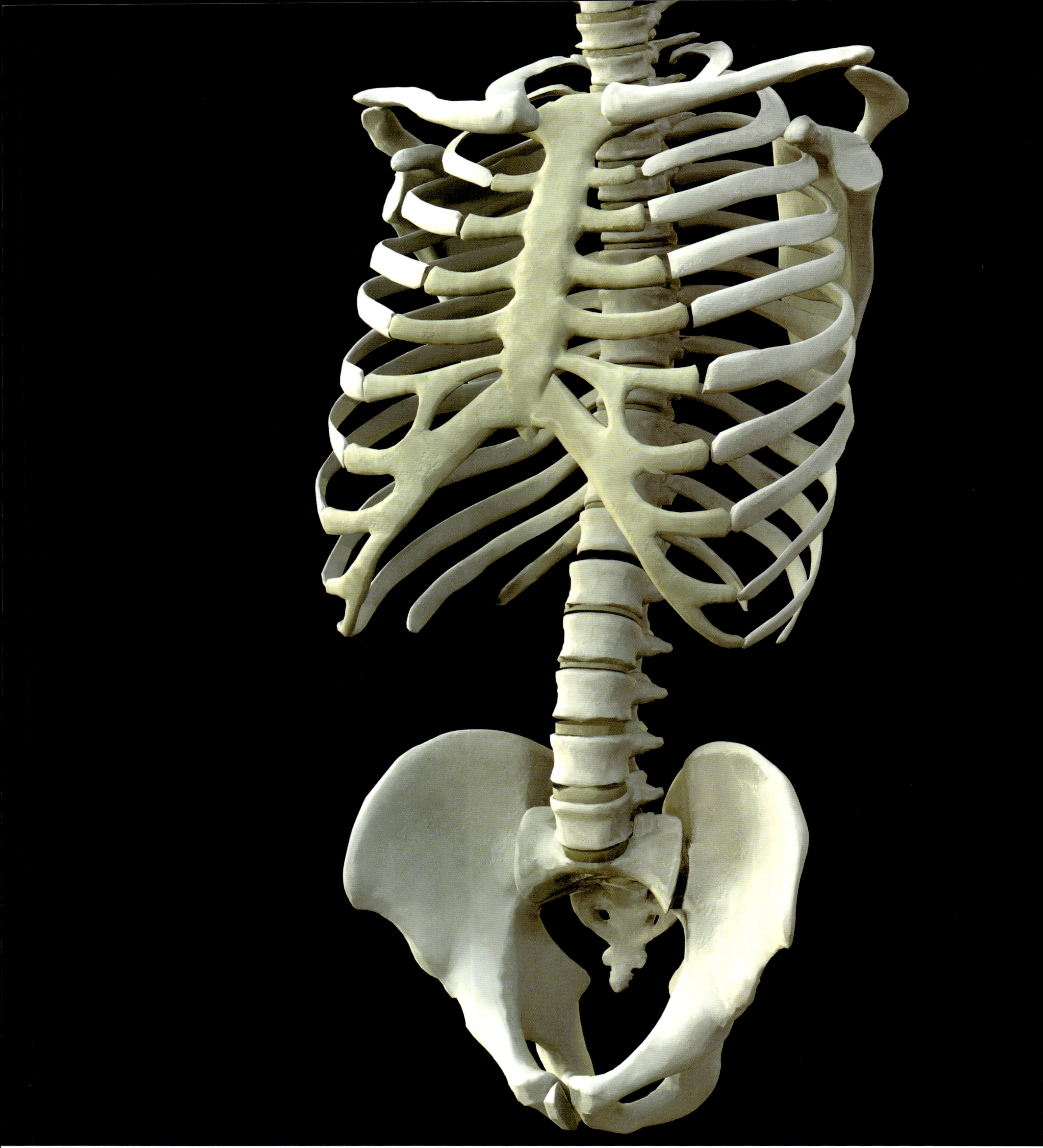

Rumpfskelett [Computergrafik]

DIE SENKRECHT VERLAUFENDE WIRBELSÄULE stützt das Gewicht des Rumpfes und umschließt das empfindliche Rückenmark. Sie ist mit dem Becken verbunden, das die Verbindung zu den Beinknochen (nicht sichtbar) herstellt und außerdem die Unterleibsorgane schützt. Die zwölf Rippenpaare, die mit der Wirbelsäule und dem Brustbein (vorn, oben Mitte) verbunden sind, bilden einen Käfig um Herz und Lunge. Die Knochen des Schulterblattes (Scapula) vereinigen sich mit den Armknochen zu einem Gelenk, und die Schlüsselbeine (Claviculae) sind oben am Brustkorb befestigt.

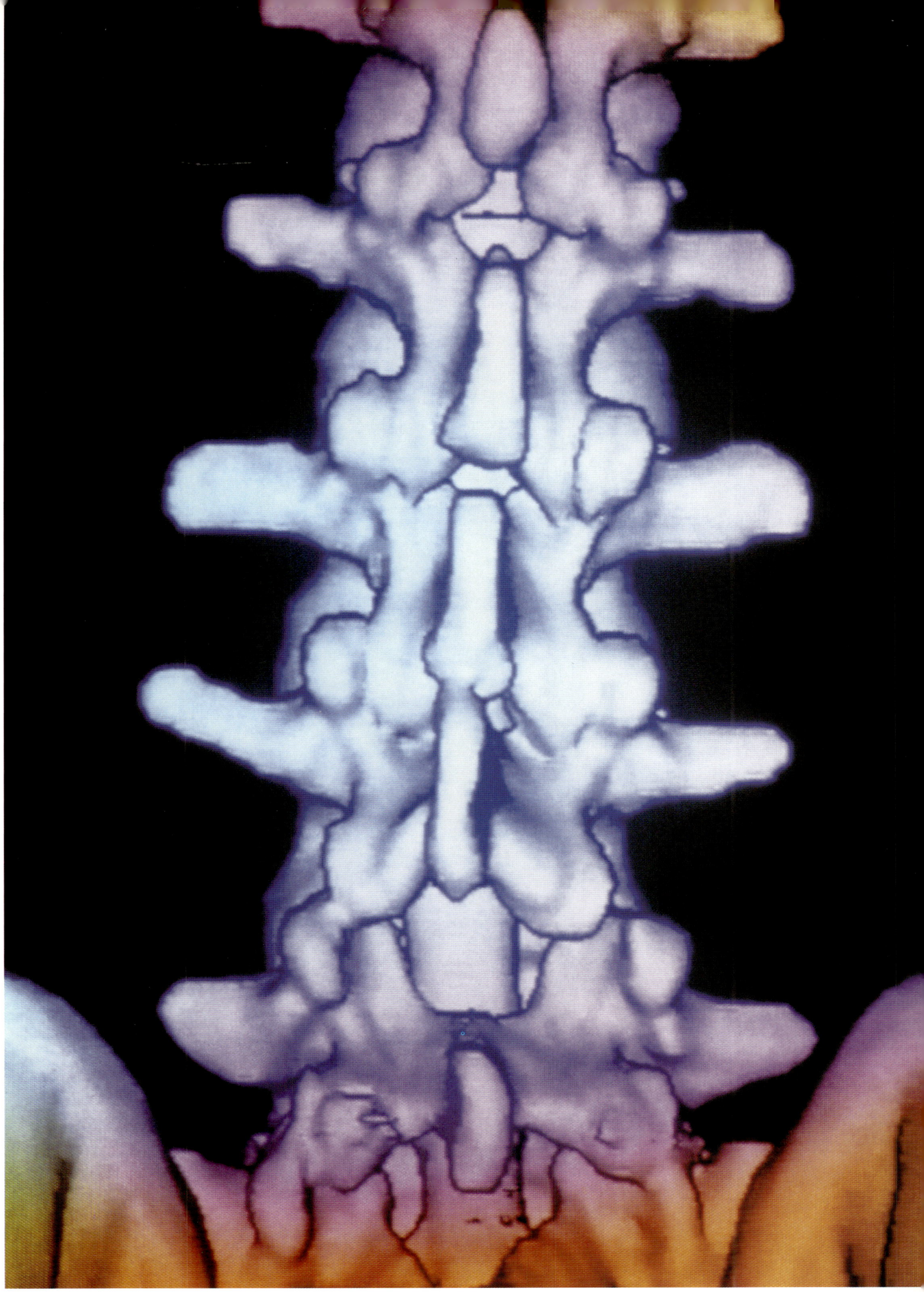

Lendenwirbelsäule [CT]

DIE WIRBELSÄULE besteht aus 29 zylindrischen Knochen, den Wirbeln. Hier sind fünf Lendenwirbel von hinten zu sehen. Zwischen den Wirbeln befinden sich elastische Gelenke, die der Wirbelsäule als Stütze dienen und sie beweglich machen. Die knöchernen Vorsprünge hinter dem zylindrischen Teil der Wirbel dienen als Befestigungsstellen für die Muskeln und Bänder, die die Wirbelsäule zusammenhalten. Die Beckenknochen sind unten links und rechts zu sehen.

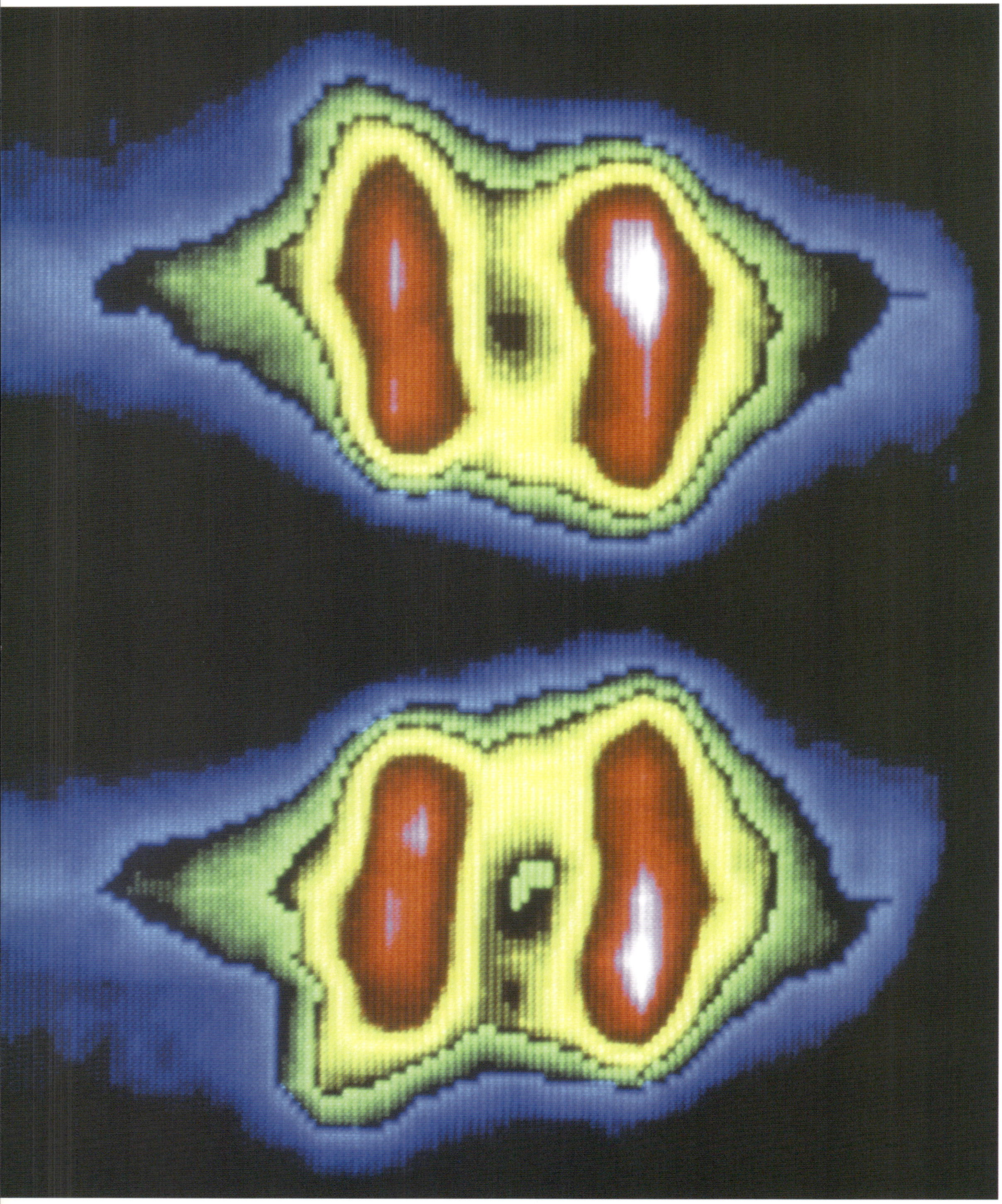

Menschliche Knie [Szintigraphie]

AUF DIESER SZINTIGRAPHIE gesunder menschlicher Knie sind die Gelenkknorpel in rot und weiß zu sehen. Eine Szintigraphie ist eine Darstellung der Radioaktivität, die von 99m-Technetium (99mTc) abgegeben wird, einem Isotop, das dem Patienten intravenös injiziert wird. 99mTc wird vom Knochen und Knorpel problemlos aufgenommen. Szintigraphien können zur Knochenkrebsdiagnose eingesetzt werden. In Knochengewebe, das von Krebs befallen ist, konzentriert sich das Isotop stärker, was auf dem Bild als »heißer Fleck« erkennbar ist.

Handknochen [Röntgenaufnahme]

DER MENSCH VERDANKT SEINE MANUELLE GESCHICKLICHKEIT der komplexen Anordnung der Handknochen (gelb, orange und rosa). Die Finger bestehen aus jeweils drei, der Daumen aus nur zwei knöchernen Gliedern (Phalangen). In der Handfläche befinden sich fünf Mittelhandknochen, die mit den acht kleinen Handwurzelknochen des Handgelenks verbunden sind. Die Speiche (Radius) und die etwas kleinere Elle (Ulna) sind die beiden Unterarmknochen.

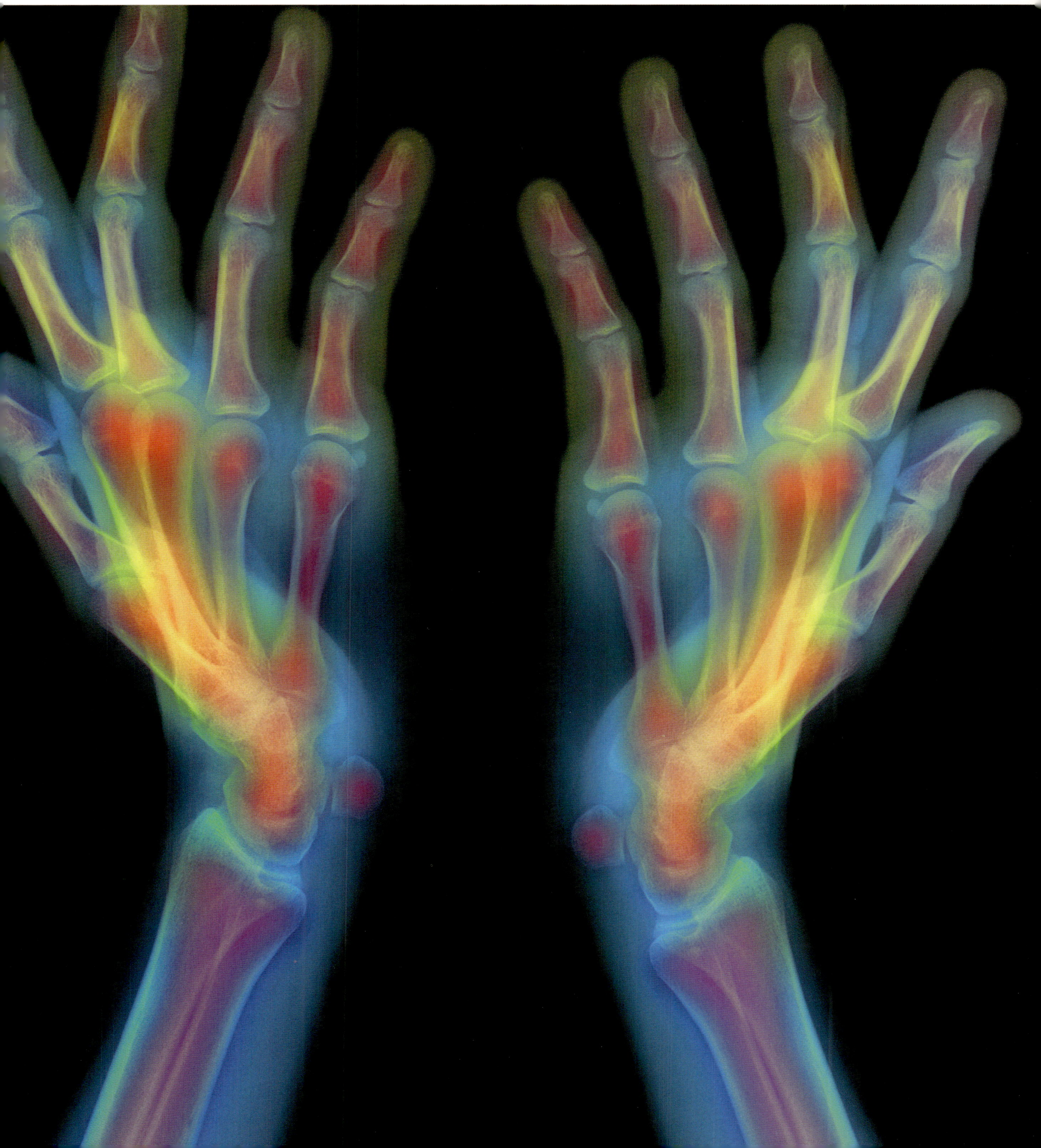

Fußknochen [Röntgenaufnahme]

IN DIESEM AUF ZEHENSPITZEN STEHENDEN FUSS sind blassgrün die Knochen zu sehen, die das Körpergewicht tragen und bei Bewegung als Hebel wirken. Das Fersenbein, der größte Fußknochen, ist einer von sieben Fußwurzelknochen, die den Knöchel und Fußrücken bilden. Direkt über dem Fersenbein befindet sich das mit dem Schienbein (Tibia) verbundene Sprungbein. Der kleinere Unterschenkelknochen auf der linken Seite ist das Wadenbein (Fibula). Die verlängerten Mittelfußknochen sind über die Fußwurzelknochen mit den Zehen (Phalangen) verbunden.

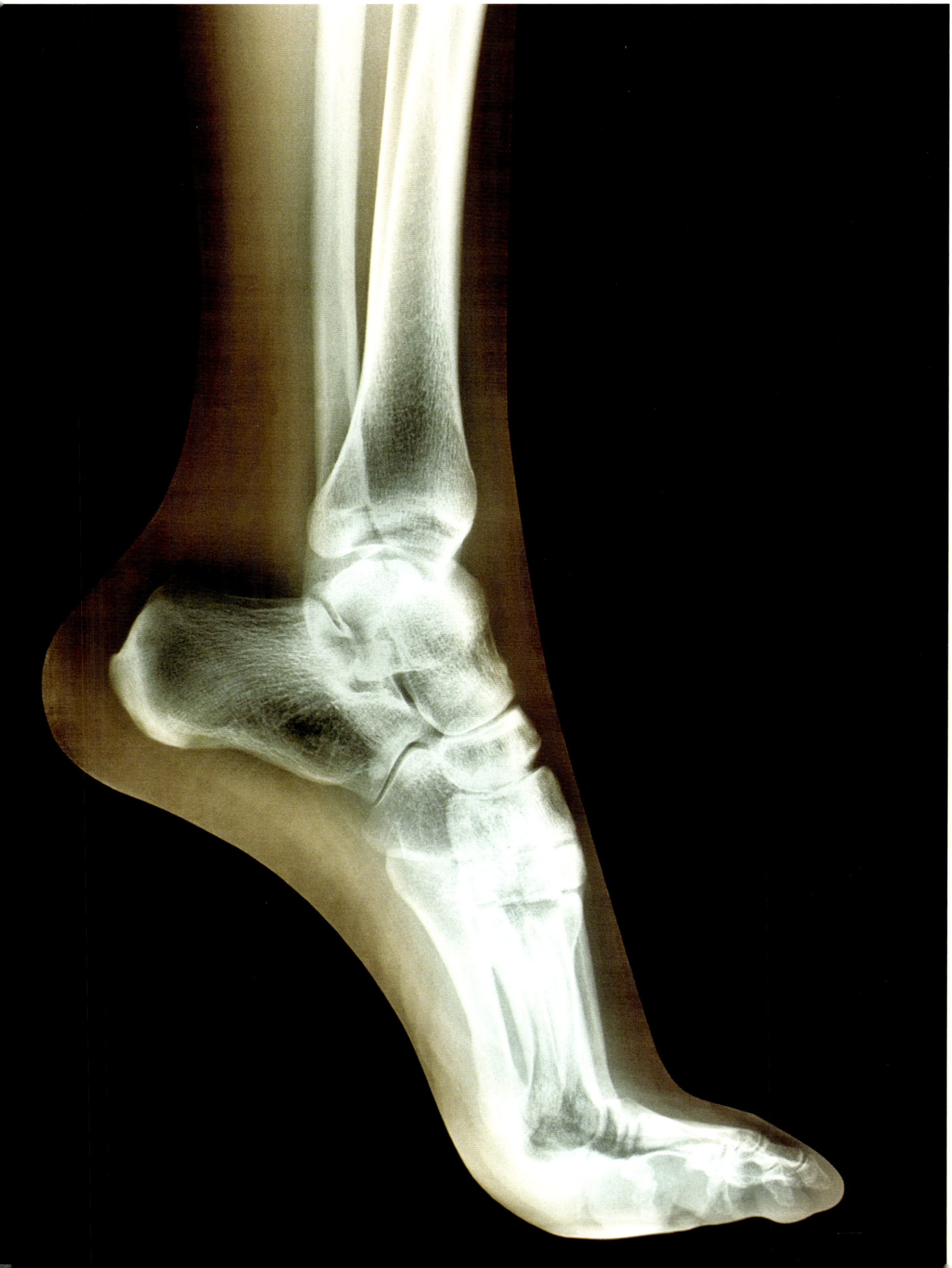

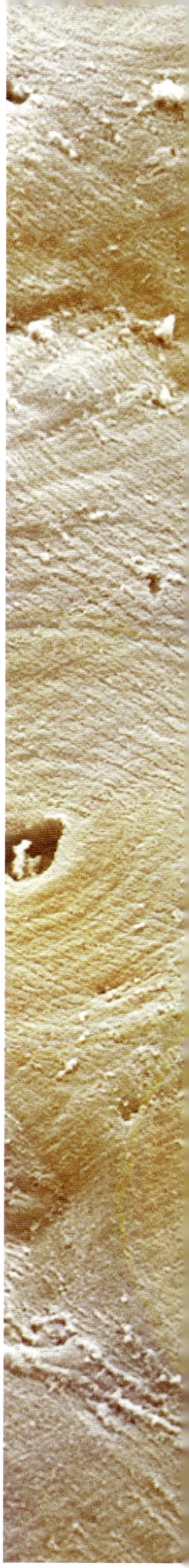

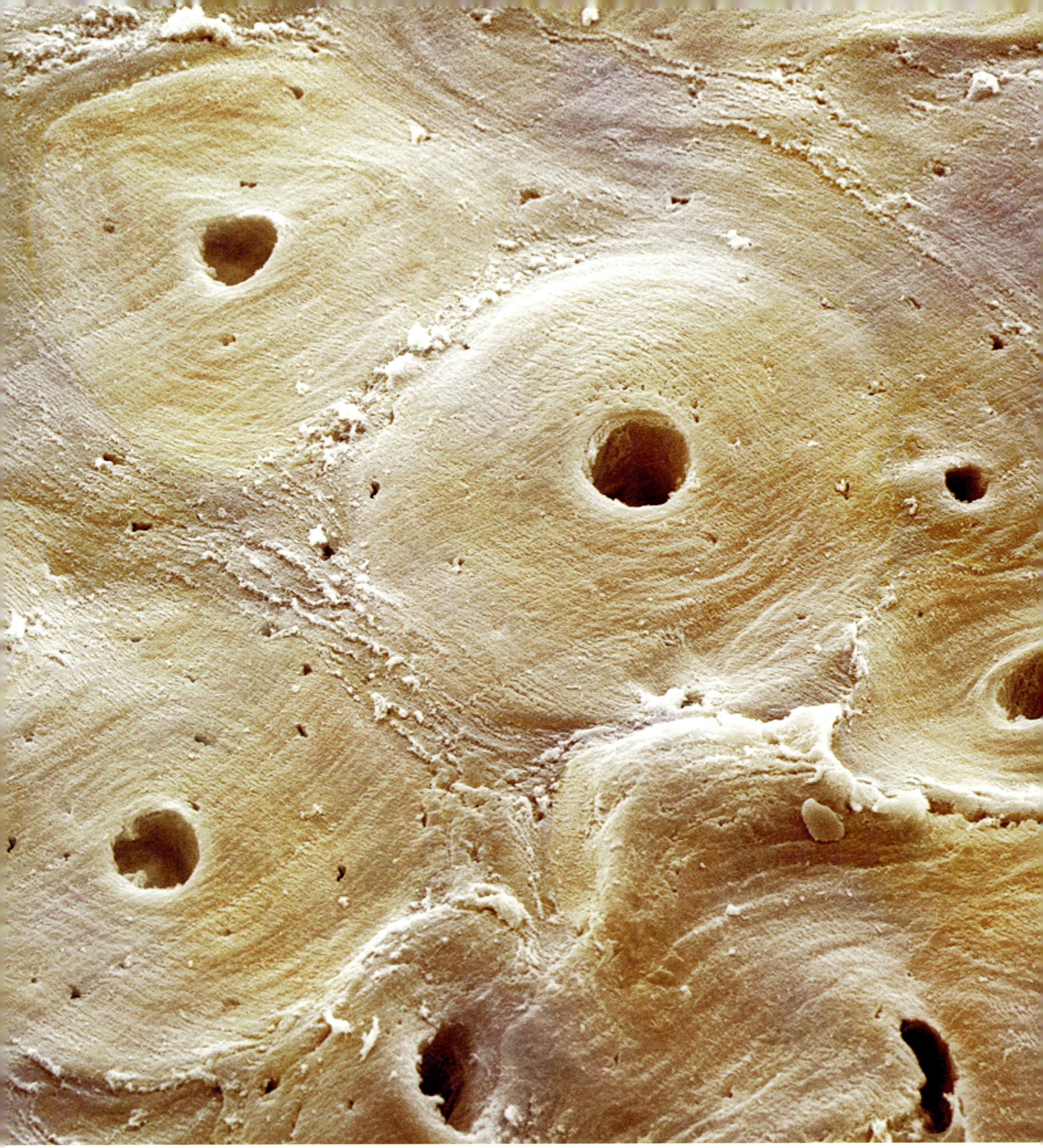

Kompakta [REM]

EIN SCHNITT DURCH DIE KOMPAKTA zeigt die typische Struktur der konzentrischen Knochenschichten um die so genannten Havers-Kanäle herum, die einst Blutgefäße und Nerven enthielten. In den kleinen elliptischen Löchern in der Knochenmasse befinden sich die Osteoblasten, die knochenbildenden Zellen. Obwohl Knochen bei Erwachsenen starr und unbeweglich erscheinen, bestehen sie aus formbarem Material, das als Reaktion auf mechanische Belastungen ständig ab- und umgebaut wird.

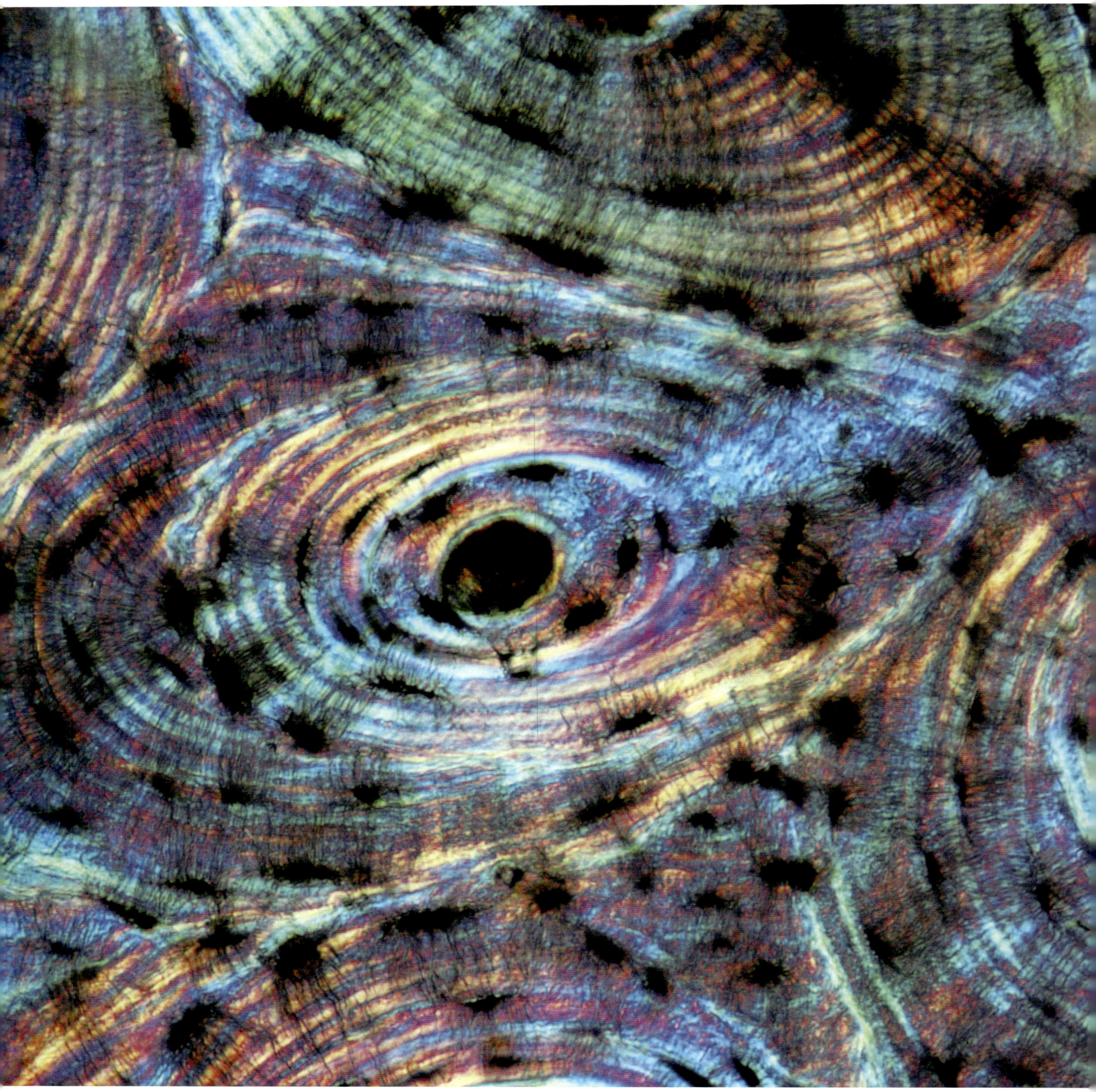

Knochengewebe mit Havers-Kanälen [LM]

DIE LAMELLEN (KNOCHENSCHICHTEN) DER KOMPAKTA sind um so genannte Havers-Kanäle herum angeordnet, die Blut, Lymphgefäße und Nerven enthalten. Ein Knochen besteht aus zahlreichen Kanälen und sie umgebenden Lamellen, die zusammen das so genannte Havers-Lamellensystem bilden. Der Knochenabbau erfolgt konzentrisch von den Rändern der Havers-Kanäle aus.

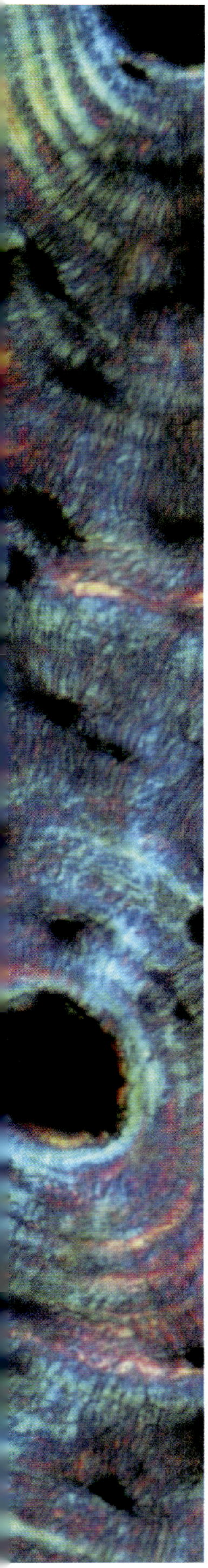

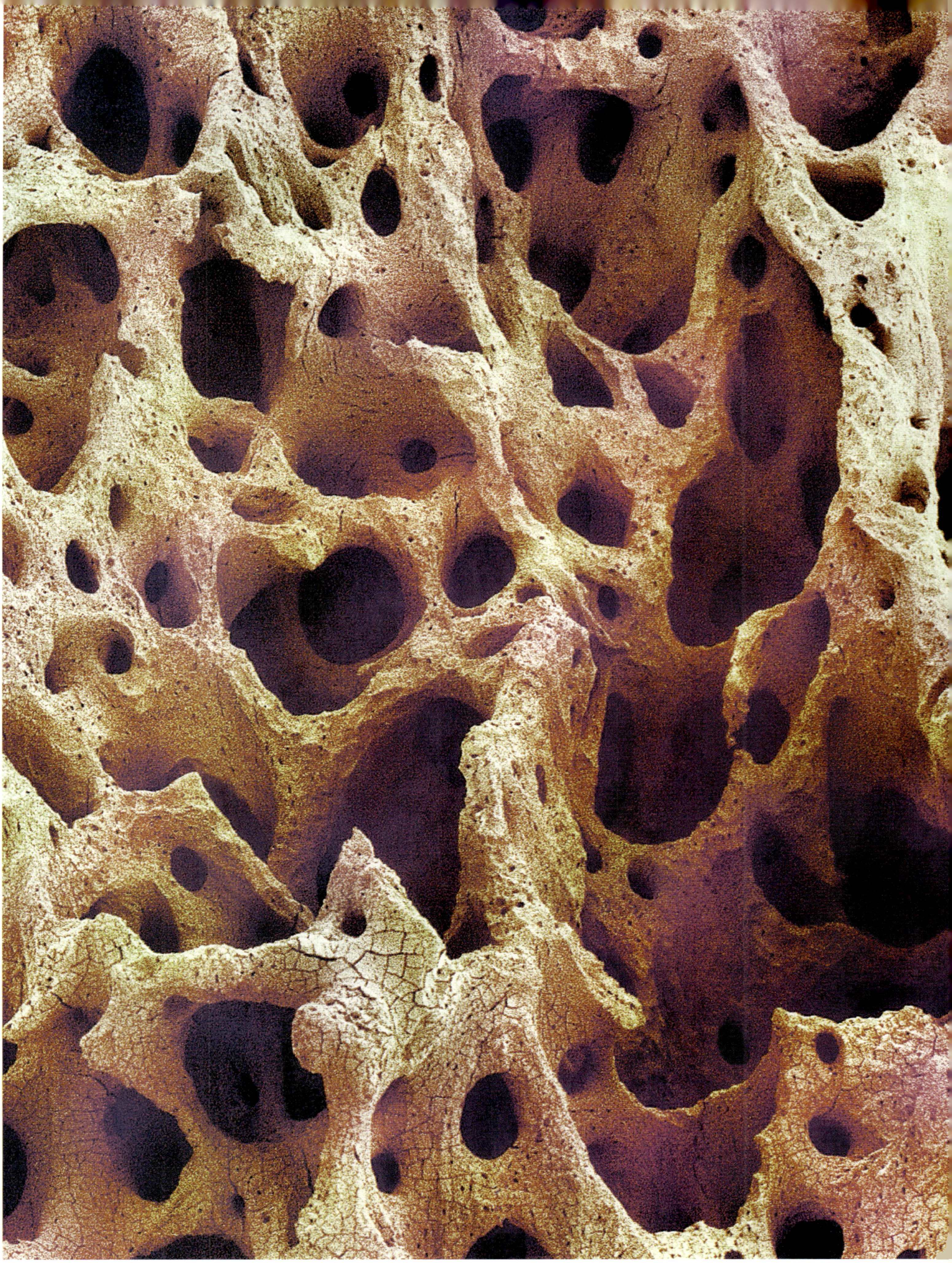

Spongiosa [REM]

DIE BELASTBARKEIT DER KNOCHEN ist hauptsächlich der Spongiosa zu verdanken, einem wabenförmigen Geflecht unterhalb der dichten Kompaktaschicht und an den Knochenenden. Die Zwischenräume sind normalerweise mit Knochenmark gefüllt, das unter anderem die roten Blutkörperchen bildet.

Lamellen in der Kompakta [REM]

EIN KNOCHEN BESTEHT aus zwei Arten von Knochengewebe: Die Kompakta sorgt für Festigkeit, die Spongiosa für Elastizität. Diese Kompakta-Probe aus einem Oberschenkelknochen (Femur) zeigt, wie der Knochen seine Festigkeit durch Lamellen aus dicht gepacktem Kollagen und Mineralien erhält, die entlang der Knochenachse verlaufen. In der Spongiosa sind die Lamellen in einem Wabenmuster angeordnet, das zwar nicht so fest ist, aber dafür sehr gute stoßdämpfende Eigenschaften hat.

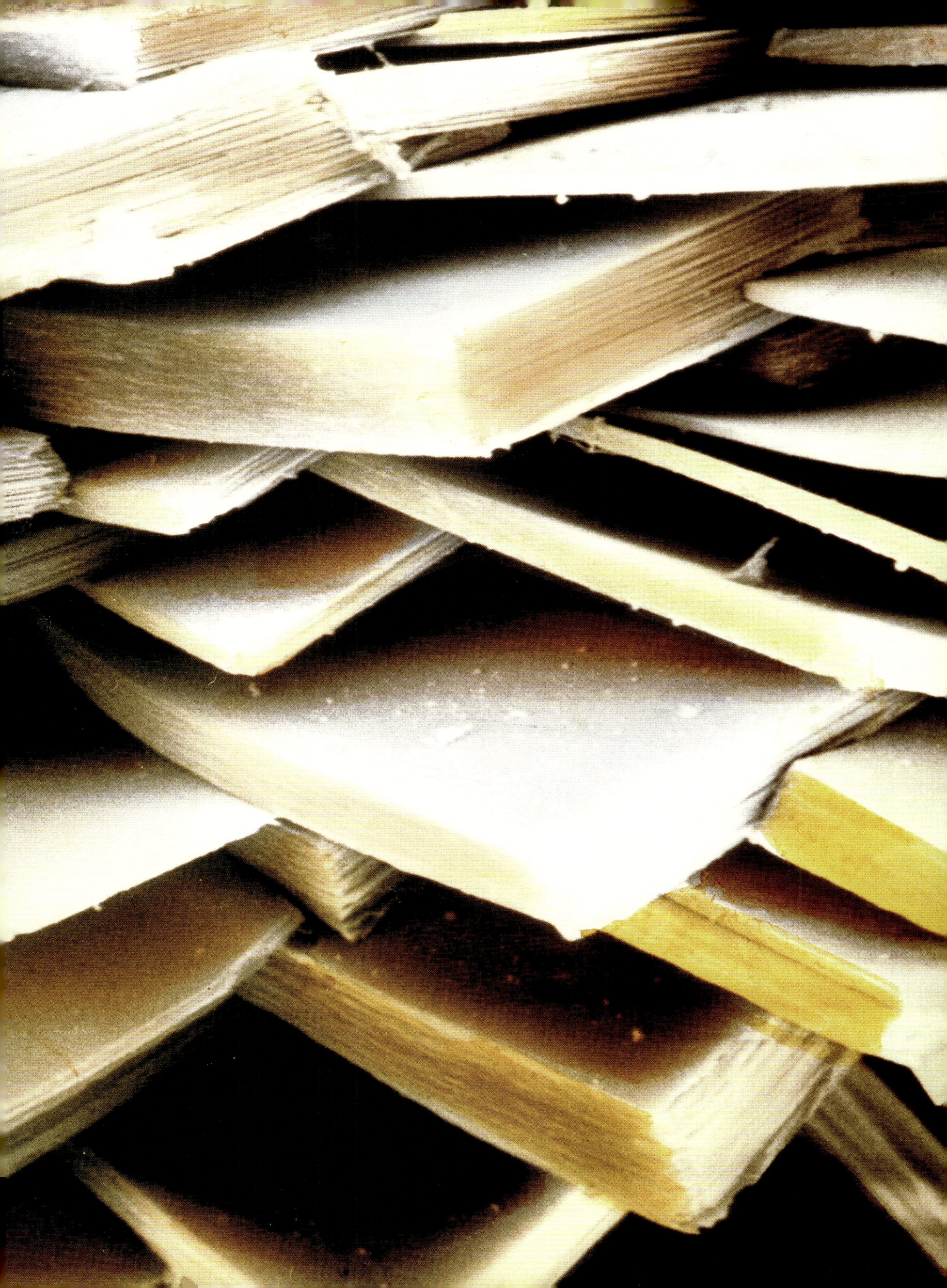

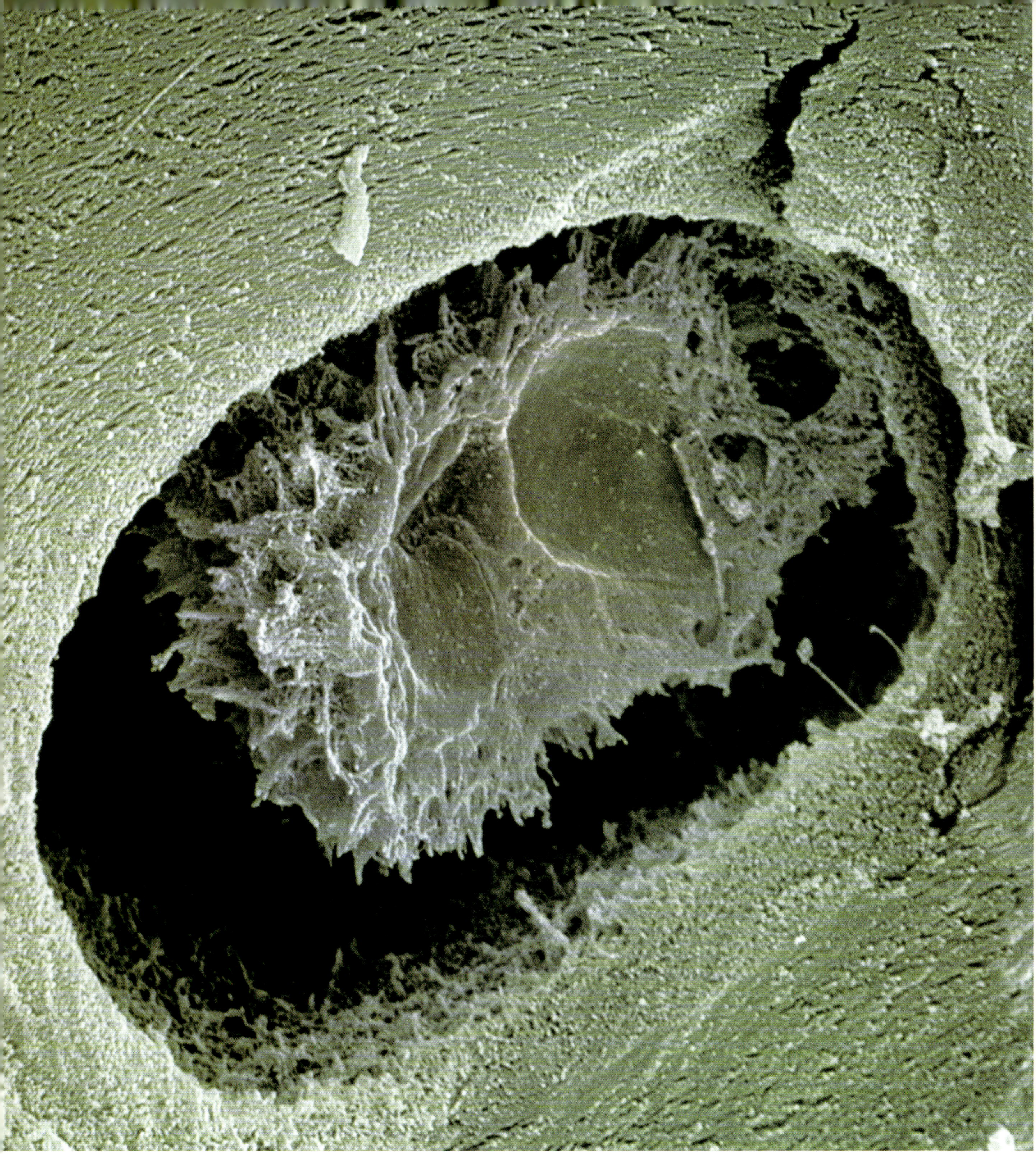

Osteozyt in einer Knochenhöhle [REM]

KNOCHEN ENTSTEHT DURCH DIE MINERALISIERUNG von Proteinen, die von Zellen namens Osteoblasten gebildet werden. Die Zellen werden nach und nach von einer Knochenmatrix eingeschlossen und werden in diesem Stadium als Osteozyten bezeichnet. Das Bild zeigt einen Osteoblasten, der in einer Knochenhöhle eingeschlossen ist. Der große, dunkle Bereich innerhalb des Osteoblasten ist der Ort, an dem sich der Zellkern befand.

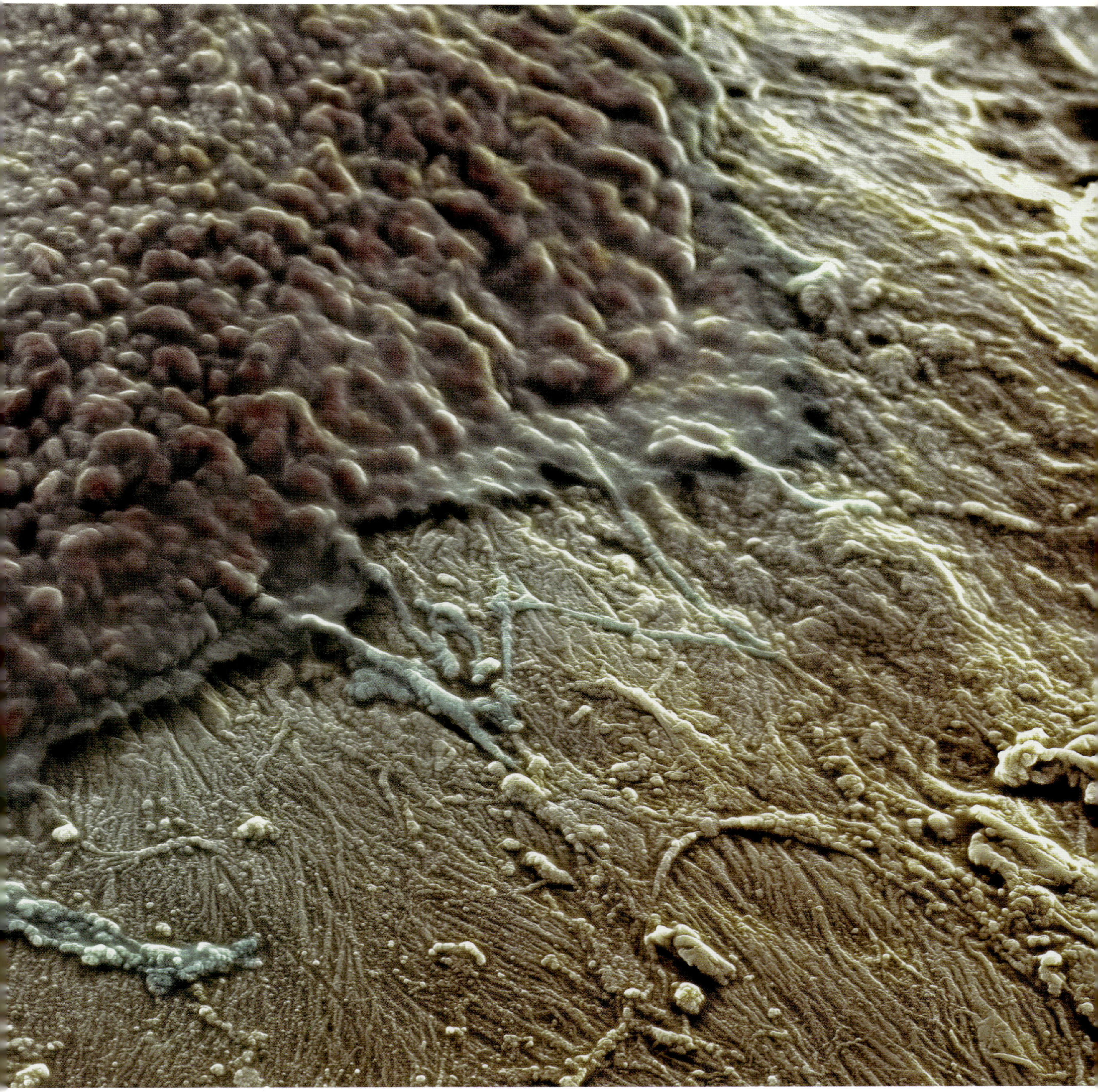

Knochenabbau durch Osteoklasten [REM]

HIER SIEHT MAN EINEN TEIL EINES OSTEOKLASTEN, einer vielkernigen Riesenzelle (oben links), die Knochensubstanz abbaut. Osteoklasten gehören zu den Knochenzellen, die am Abbau und der Formung der Knochensubstanz während der Reparatur, des Umbaus und Wachstums des Knochens beteiligt sind. Nachdem sich die Osteoklasten in den Knochen gegraben haben, dringen Osteoblasten in die Hohlräume ein und lagern neues Knochengewebe ein.

Die Aufgabe des Verdauungstraktes ist die Aufspaltung der Nahrung zur Aufnahme in den Körper. Essen ist sowohl Medizin als auch Nahrung. Im Verdauungstrakt werden lebenswichtige Proteine, Energie, Vitamine, Mineralien und Wasser aus den vielen Nahrungsmitteln freigesetzt, die man zu sich nimmt. Außerdem sorgt er dafür, dass der Körper alle in der Nahrung enthaltenen Nährstoffe verwerten kann.

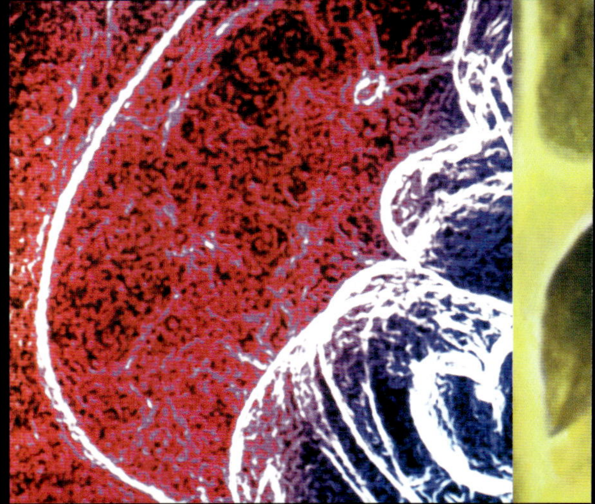

Die Verdauung erfolgt in fünf Phasen: Nahrungsaufnahme, Aufspaltung, Verdauung, Resorption und Ausscheidung. Sie beginnt im Mund und endet mehrere Stunden später und acht oder neun Meter weiter am After. Der Weg dazwischen ist mit speziellen Zellen ausgestattet, die chemische Stoffe zur Aufspaltung der Nahrung in immer kleinere Bestandteile absondern, die dann resorbiert werden können. Eine Kombination aus willkürlichen und unwillkürlichen Muskelbewegungen befördert die Nahrung von einem Bereich zum nächsten.

Wenn Nahrung in den Mund gelangt, spalten im Speichel enthaltene Enzyme zuerst die Stärke in einfacher gebaute Zucker auf. Enzyme sind Eiweiße, die chemische Reaktionen beschleunigen, ohne sich selbst zu verändern. Stärke durch Kochen in Zucker umzuwandeln, würde mehrere Stunden dauern; Enzyme erledigen diese Aufgabe in einer Minute.

Im Magen wird die Nahrung durchmischt und weiter aufgespalten. Nahrung wird im Magen nicht resorbiert, doch Alkohol kann die Magenwand durchdringen – daher seine rasche Wirkung.

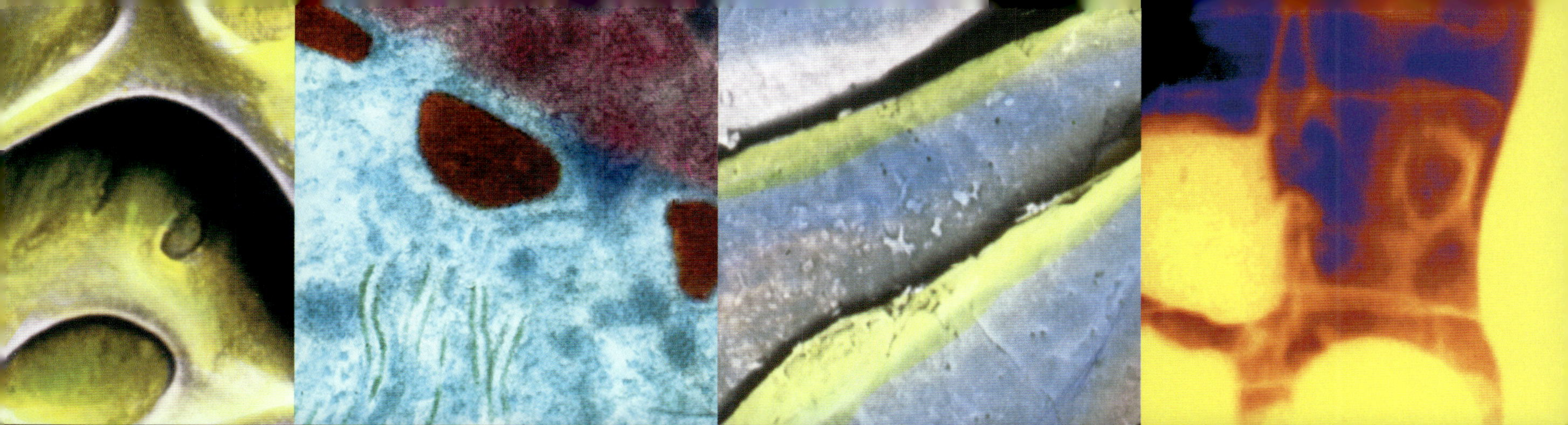

Die meisten Nährstoffe werden im Dünndarm resorbiert, der über fünf Meter lang ist und eine Fläche von 550 m^2 hat. Der Dickdarm arbeitet wie eine Recycling-Anlage. Er nimmt die Nährstoffe zusammen mit einem Teil der acht Liter Wasser auf, mit dem die Nahrung während des Verdauungsvorgangs vermischt wird. Im Grimmdarm, dem längsten Teil des Dickdarms, werden bestimmte unverdauliche Kohlenhydrate – die z. B. in Bohnen vorkommen – von zahlreichen Bakterien aufgespalten. Als Nebenprodukt entstehen Gase wie Methan und Schwefelwasserstoff.

Während die meisten Organe treue Diener sind, die still und ohne zu murren arbeiten, ist der Verdauungsvorgang – oft auf peinliche Weise – spürbar. Vom Mund über den Magen und durch die langen, gewundenen Gänge des Darms informiert uns der Verdauungstrakt permanent über seine Tätigkeit – bis die unerwünschten Bestandteile ausgeschieden werden.

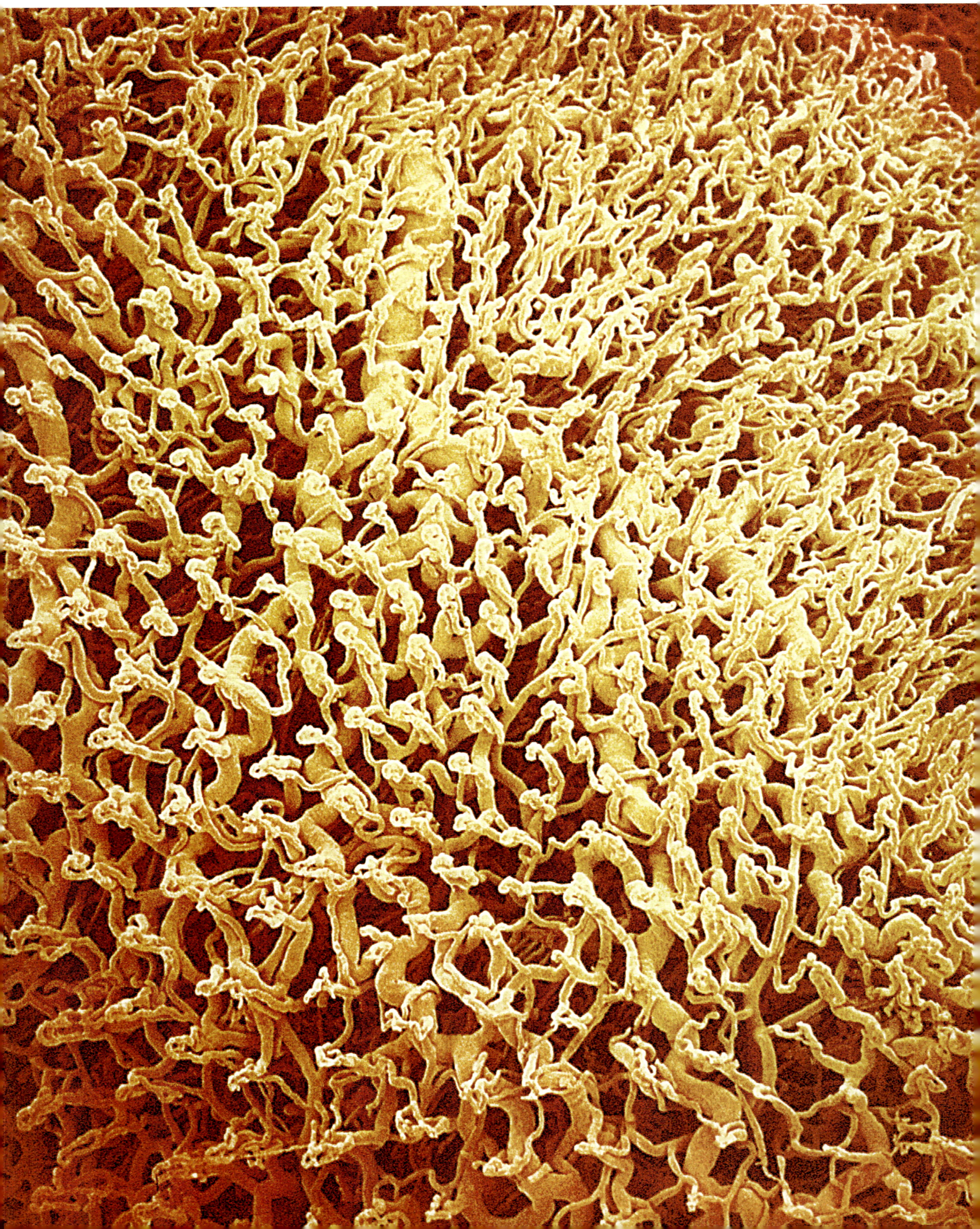

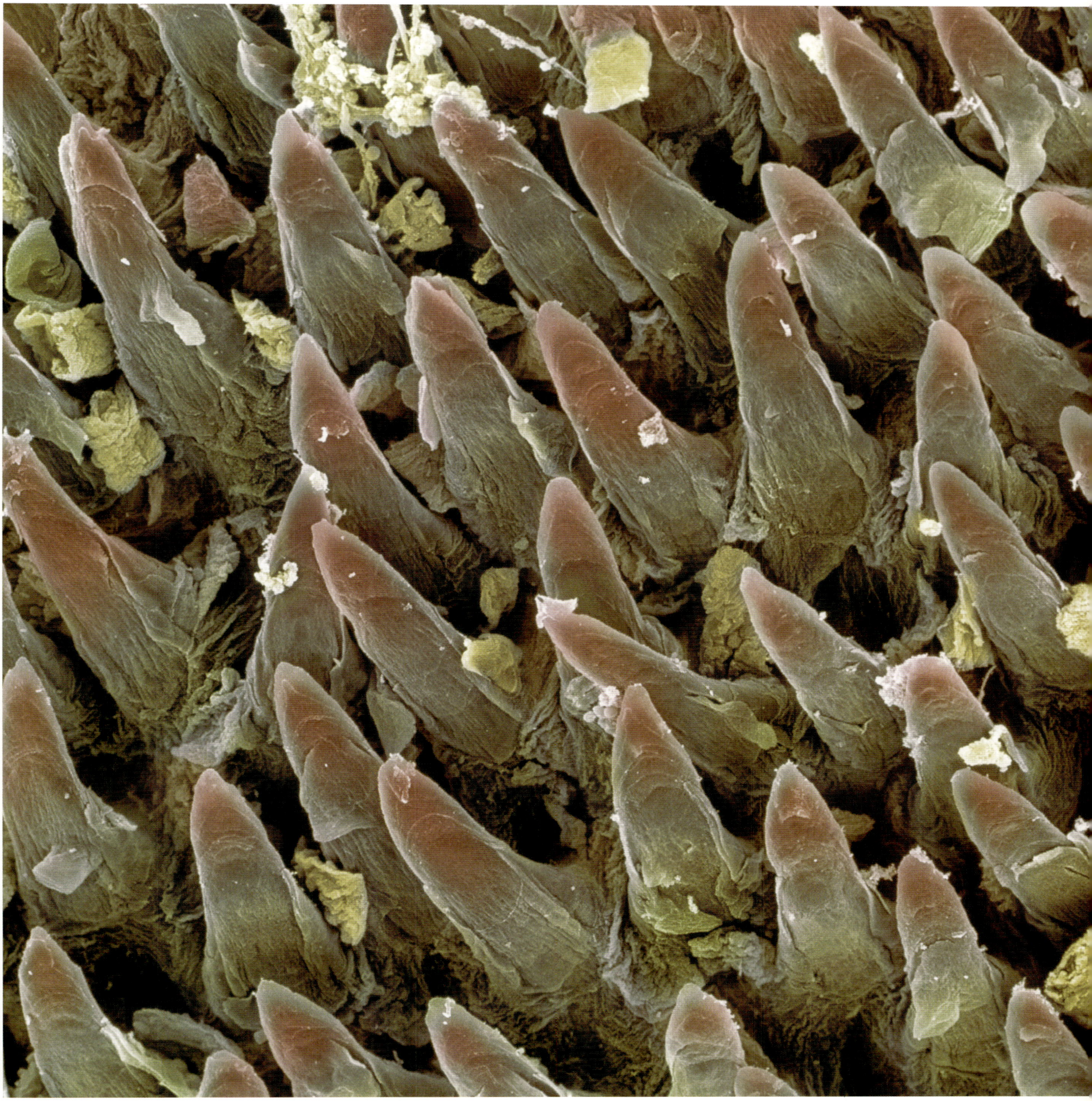

Papillen auf der Zunge [REM]

DIE RAUE BESCHAFFENHEIT DER ZUNGENOBERFLÄCHE entsteht durch diese kleinen Erhebungen, die Fadenpapillen. Sie sind an der Nahrungszerkleinerung beteiligt und senden außerdem Berührungsreize zum Gehirn.

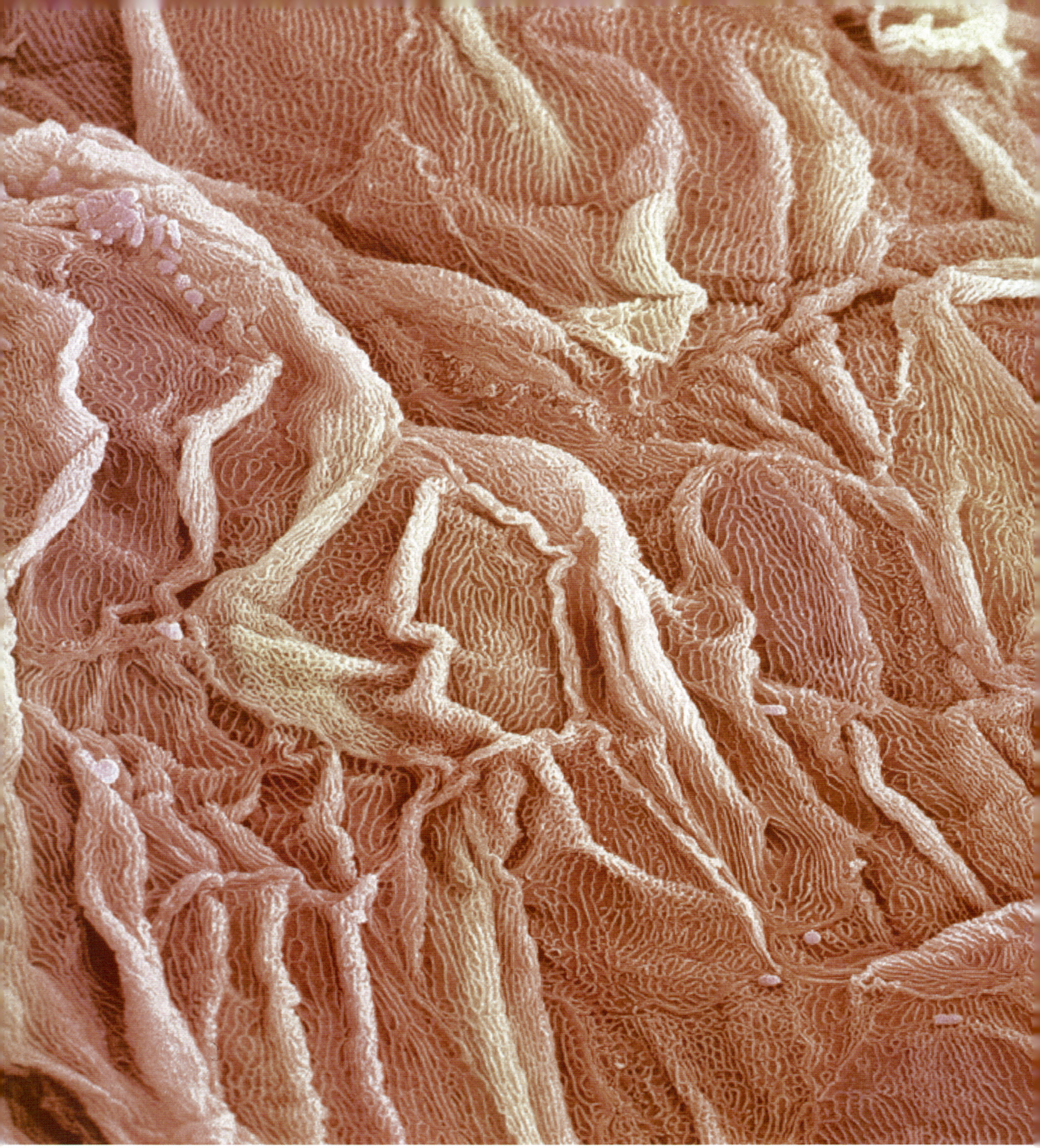

Schleimhaut der Speiseröhre [REM]

DIE SPEISERÖHRE IST EIN MUSKELSCHLAUCH, der bei Erwachsenen etwa 25 cm lang ist und die Nahrung vom Rachen in den Magen befördert. Die Nahrung wird durch reflexartige Muskelkontraktionen, genannt Peristaltik, nach unten gepresst. Flüssigkeiten brauchen etwa zwei Sekunden, bis sie den Magen erreichen, feste Nahrung zwischen vier und acht Sekunden.

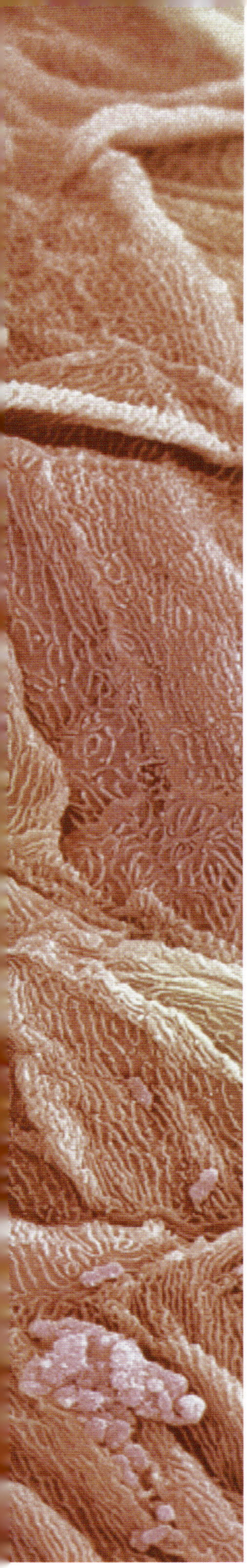

Magen [Röntgenaufnahme]

DIE GELBE MASSE AUF DEM BILD IST DER MAGEN, ein muskulöses, sackartiges Organ, das Nahrung aus der Speiseröhre (oben rechts) erhält. Im Magen wird die Nahrung durch den Magensaft, der hauptsächlich aus Salzsäure und Enzymen besteht, vorverdaut. Anschließend verlässt sie den Magen schrittweise – zuerst Flüssigkeiten, dann Kohlenhydrate und zum Schluss Fette. Je nach Art der Mahlzeit kann dieser Vorgang bis zu vier Stunden dauern.

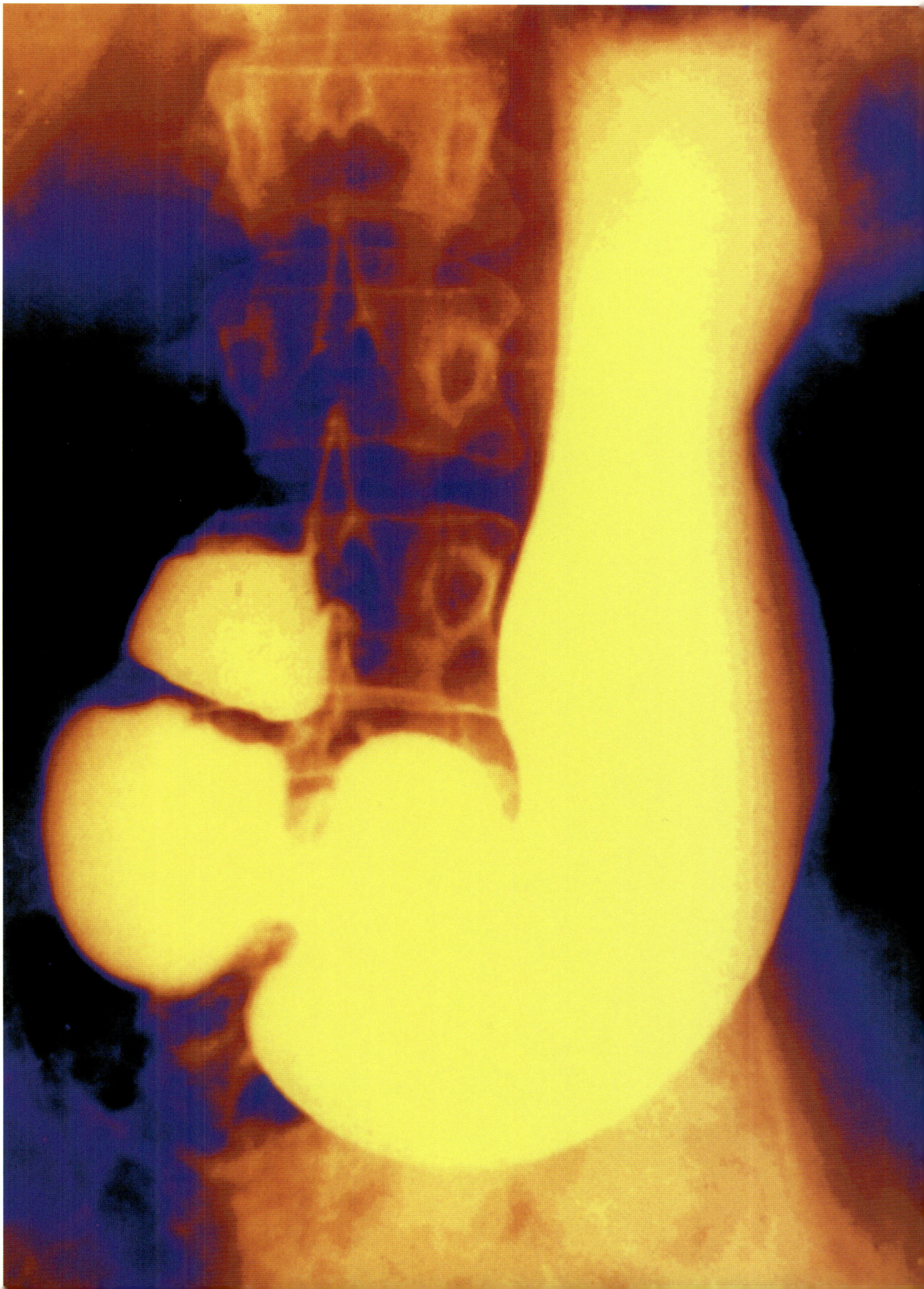

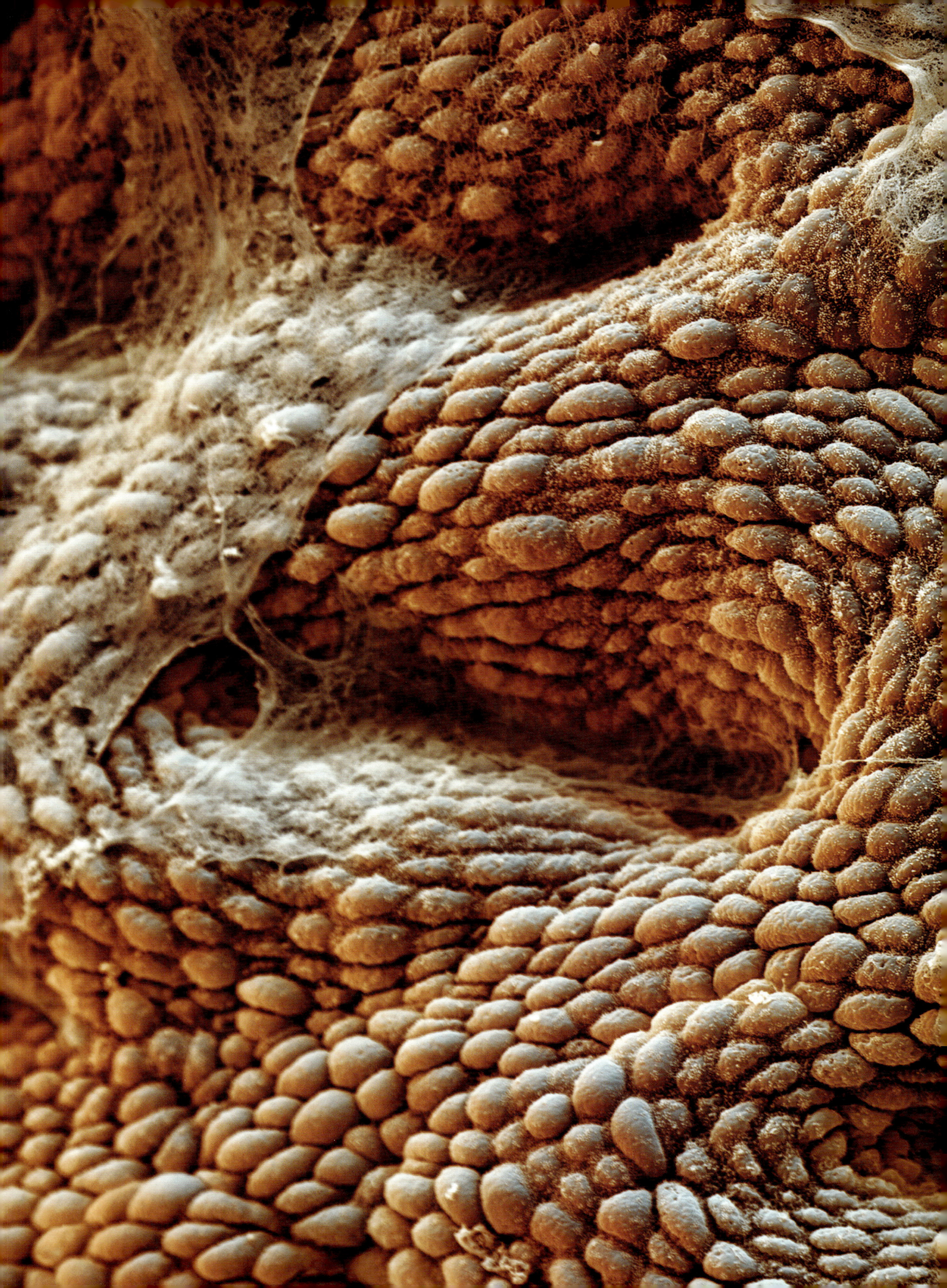

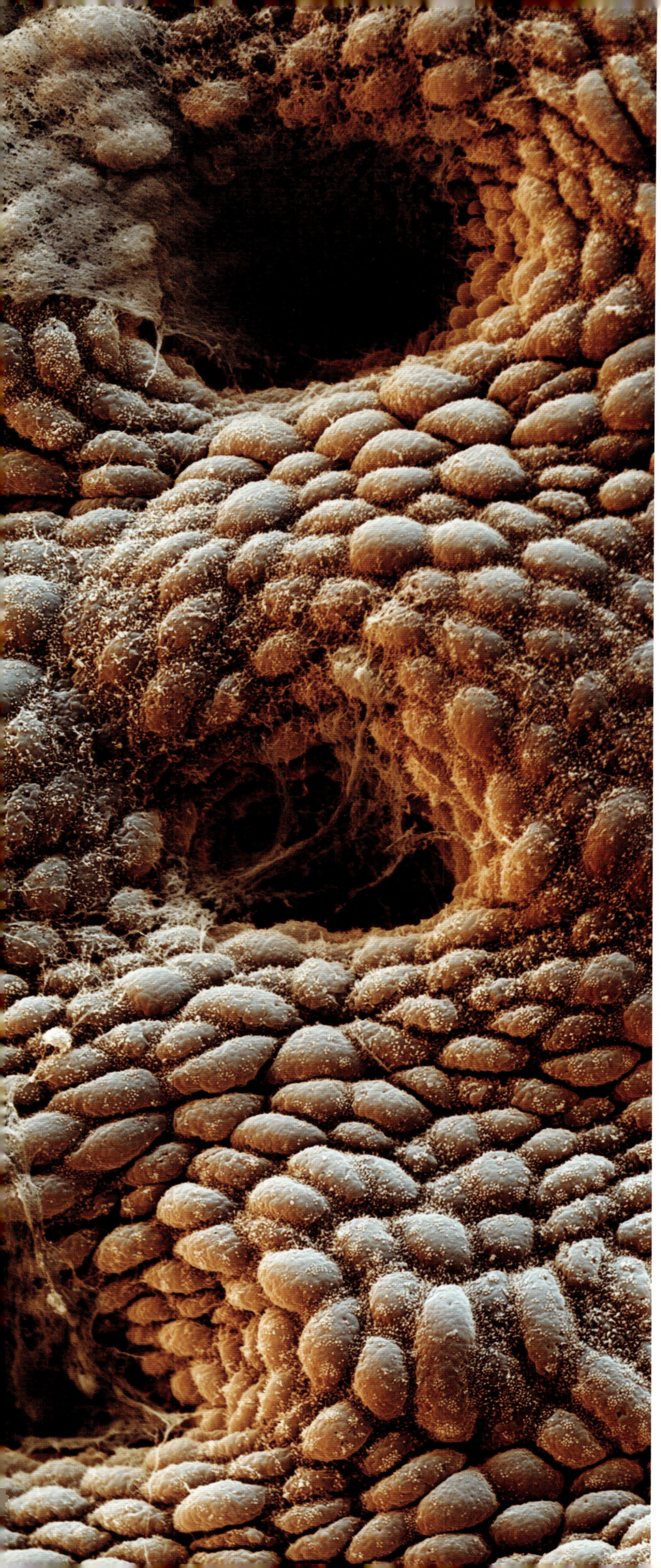

Magenschleimhaut [REM]

DER MAGEN IST MIT EINFACHEN, säulenartigen Zellen ausgekleidet, die Schleim absondern. Der Schleim schützt den Magen vor der Magensäure, die eine effiziente Arbeit der Enzyme gewährleistet, zähe Fleischbestandteile aufspaltet und außerdem einige der schädlichen Bakterien zerstört, die mit der Nahrung in den Körper gelangen.

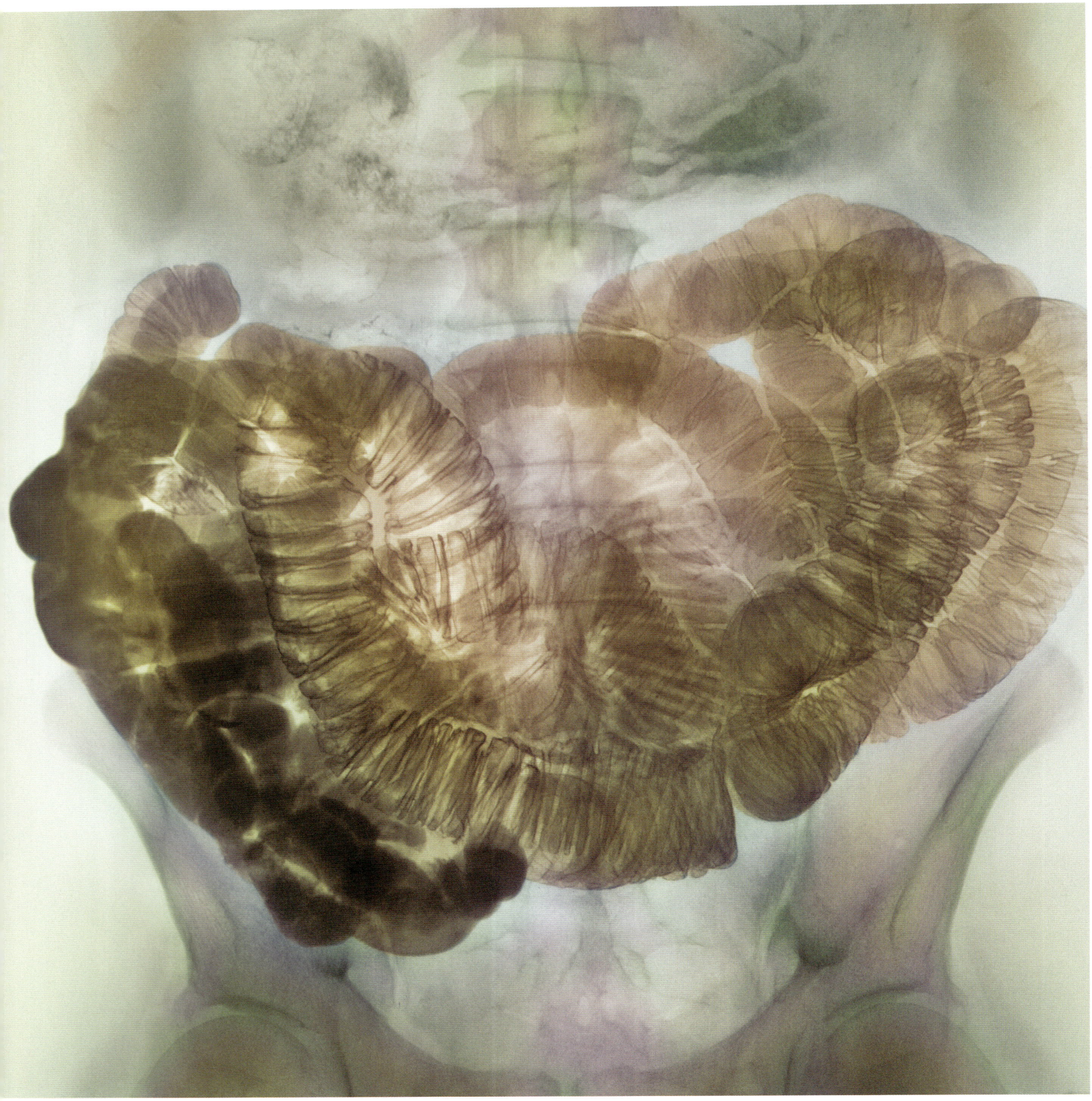

Dünndarm [Röntgenaufnahme]

DIE NAHRUNG WIRD HAUPTSÄCHLICH IM DÜNNDARM VERDAUT, einem gewundenen, bei Erwachsenen rund fünf Meter langen Schlauch. Die Windungen entstehen durch kreisförmige Falten in der Schleimhaut, die die Reaktionsoberfläche vergrößern, über die die Nährstoffe aufgenommen werden können. Die Nahrung passiert den Dünndarm mit einer Geschwindigkeit von etwa einem Zentimeter pro Minute.

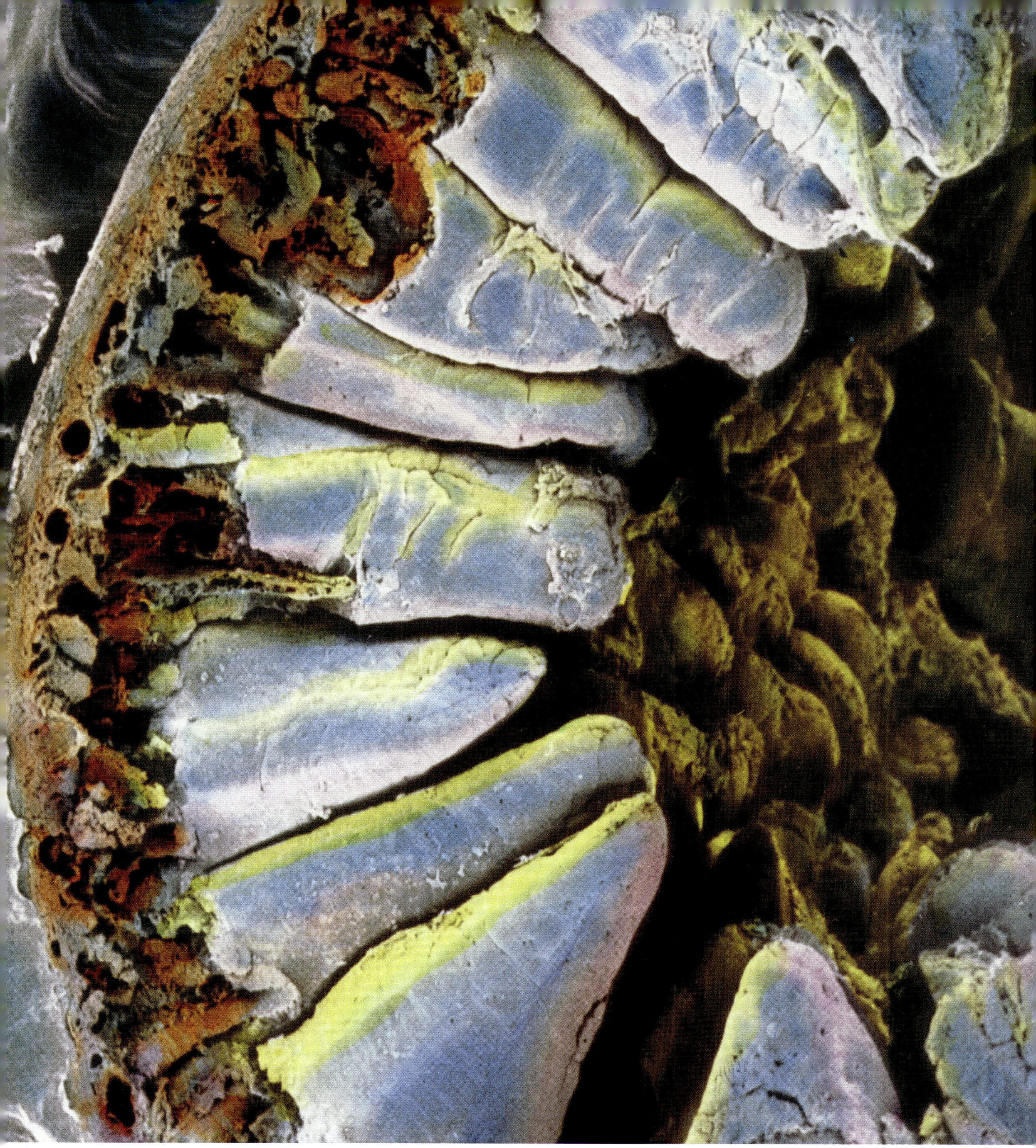

Wand des Zwölffingerdarms [REM]

EIN GROSSTEIL DER VERDAUUNG findet im Zwölffingerdarm statt, dem etwa 25 cm langen ersten Abschnitt des Dünndarms. Die Innenwand des Zwölffingerdarms besteht aus Falten, genannt Zotten (blau), die die Oberfläche zur Aufnahme und Ausscheidung von Stoffen vergrößern. Der Zwölffingerdarm enthält mehr Zotten als der übrige Darm. Die Nahrung wird durch Kapillaren in den Zotten ins Blut aufgenommen. Die braune Sichel links im Bild ist die Muskelschicht, die dem Dünndarm seine Form verleiht.

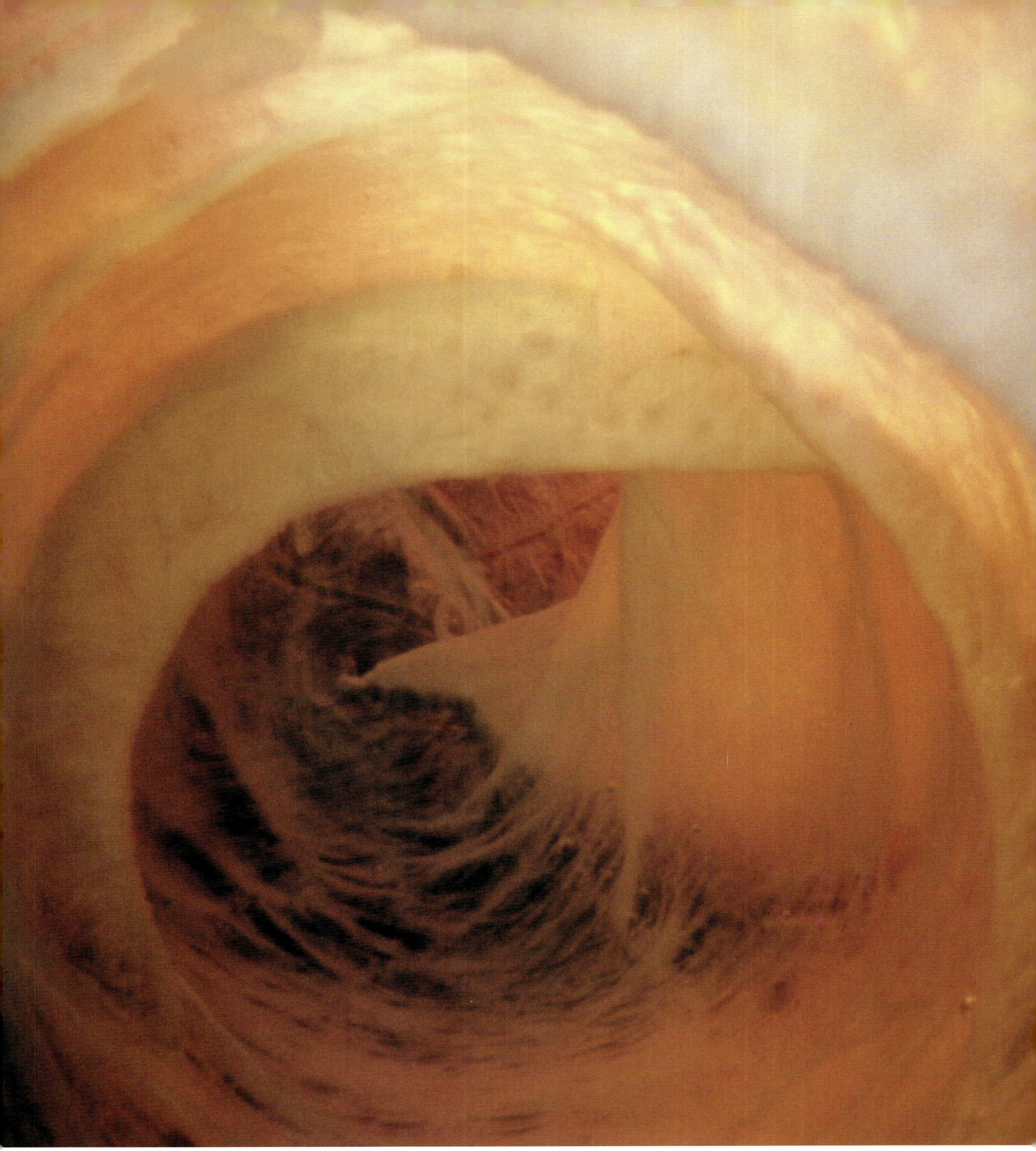

Im Dünndarm [Endoskopie]

MIT HILFE DER SEKRETE AUS DER DARMWAND, der Leber und der Bauchspeicheldrüse wird hier der größte Teil der Nahrung verdaut. Der Saft der Bauchspeicheldrüse neutralisiert die Magensäure und enthält verschiedene Verdauungsenzyme. Die von der Leber abgesonderte Galle neutralisiert die Säure ebenfalls und hilft bei der Fettverdauung. Die Darmsäfte verdünnen den Nahrungsbrei, damit dessen Bestandteile besser aufgenommen werden können.

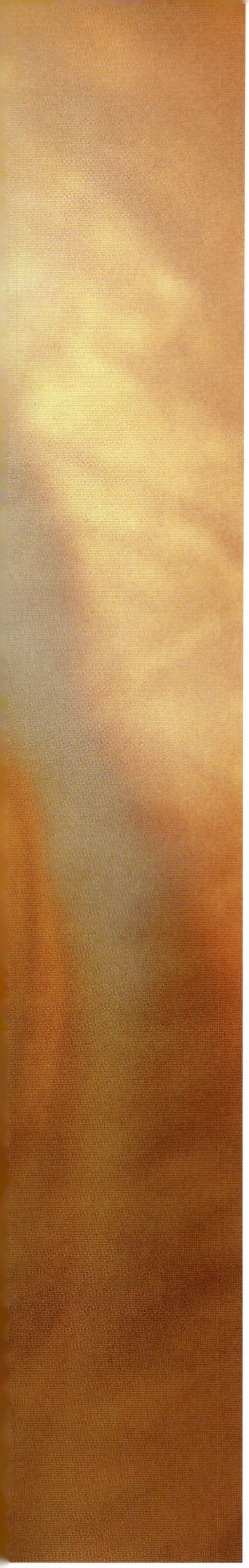

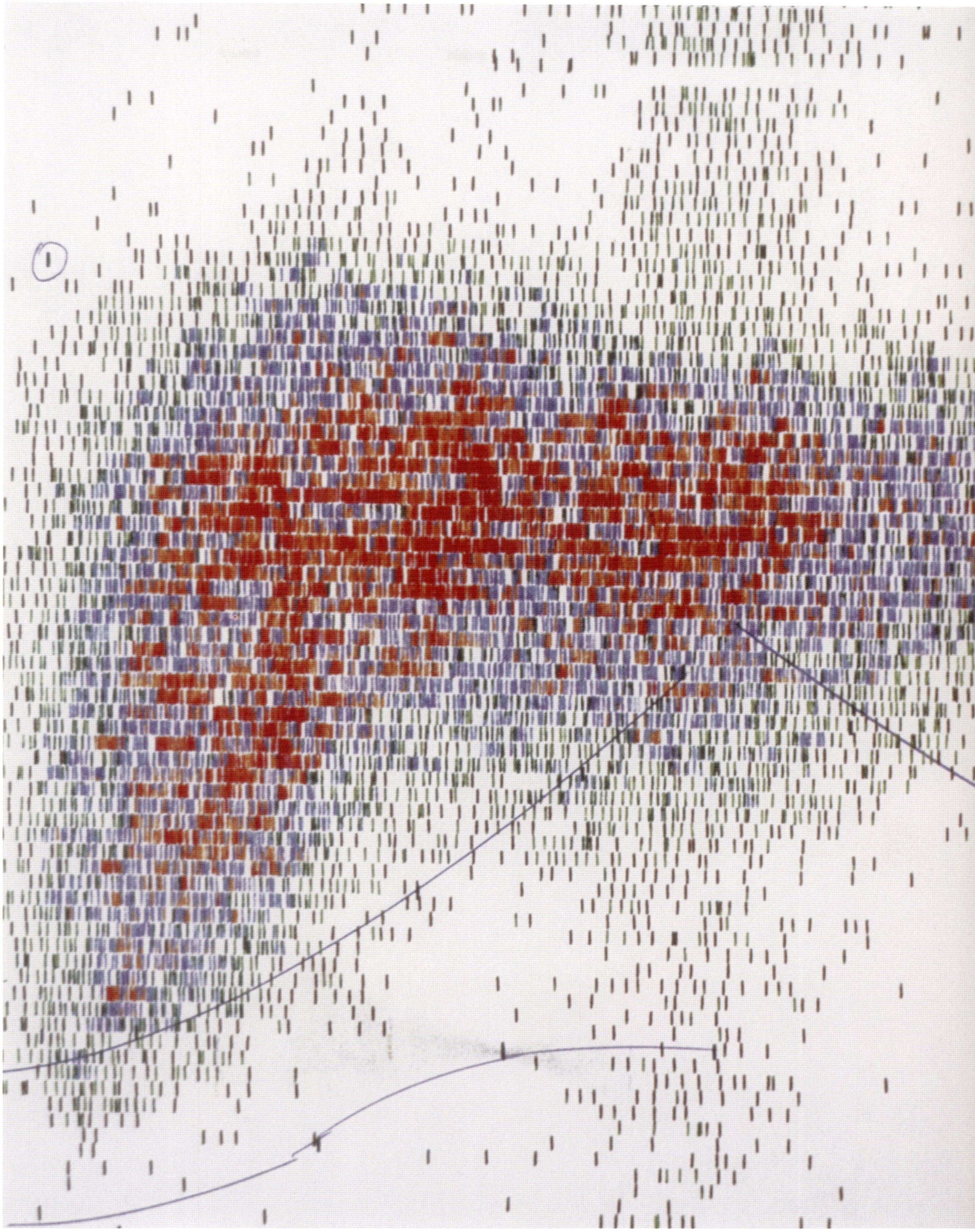

Leber [Szintigraphie]

DIE LEBER PRODUZIERT TÄGLICH etwa einen Liter Galle; diese emulgiert die im Nahrungsbrei vorhandenen Fette, damit sie von den Verdauungsenzymen leichter verarbeitet werden können. Außer Galle zu produzieren, wandelt die Leber u. a. aufgenommene Nahrungsenergie in Speicherprodukte wie Glykogen um. Dieses Bild wurde mit einer Szintillationskamera aufgenommen, die auf zuvor injizierte radioaktive Stoffe reagiert. Obwohl Szintigraphien keine exakten anatomischen Details liefern, stellen sie die Funktion eines Organs besser dar als andere Verfahren.

Kleinzotten im Dünndarm
[TEM]

DIESE DARMZELLE NIMMT NÄHRSTOFFE aus der verdauten Nahrung auf. Zur Vergrößerung der Oberfläche für die Nährstoffaufnahme ist jede Zelle mit Tausenden von Kleinzotten (rosa) bedeckt. Diese langen, fingerförmigen Ausstülpungen haben einen Kern aus Mikrofilamenten (dunkelrosa). Diese können kontrahieren und ermöglichen den Kleinzotten primitive Bewegungen.

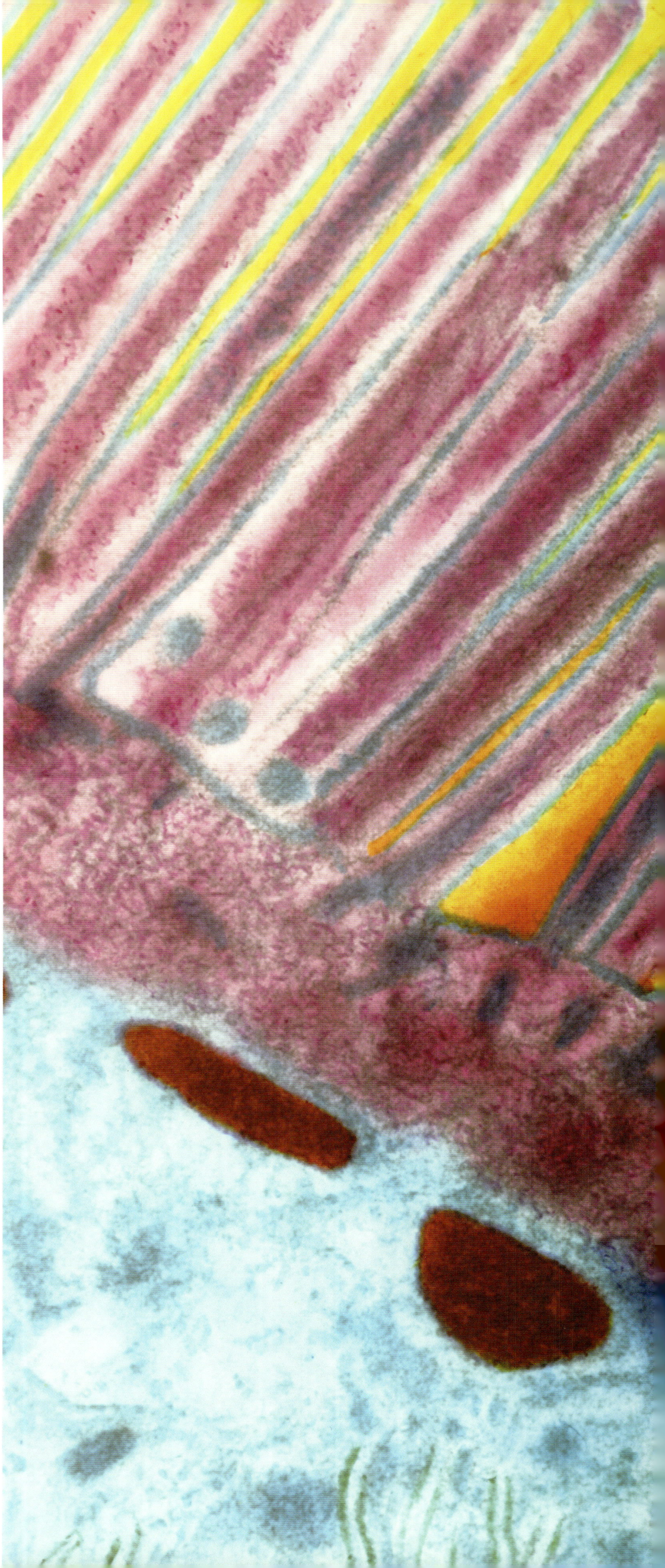

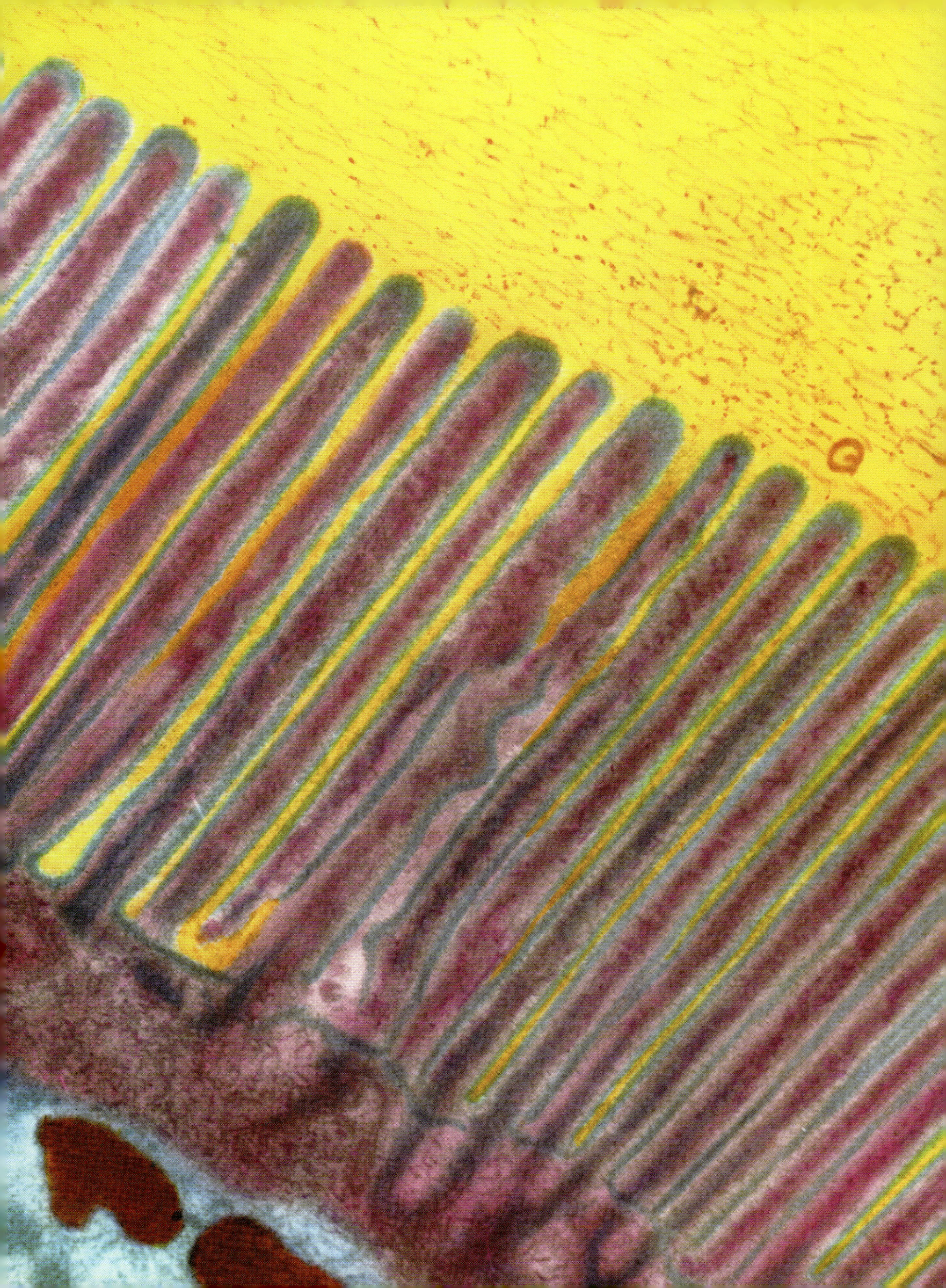

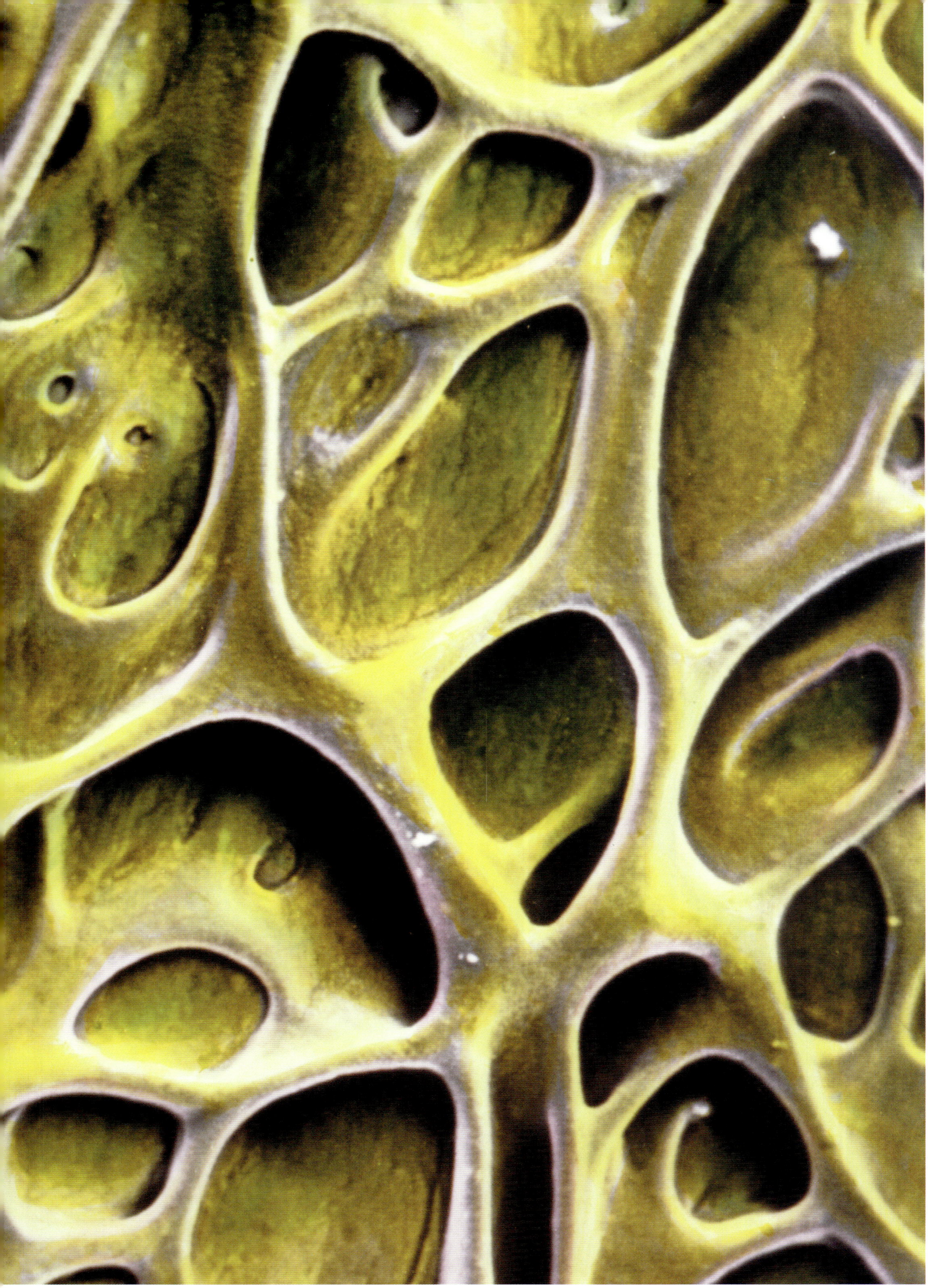

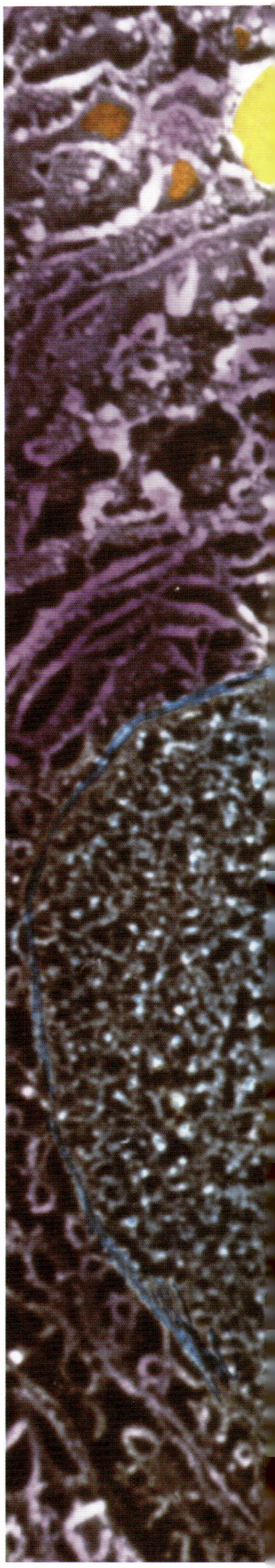

Wand der Gallenblase [REM]

DIE GALLENBLASE IST EIN KLEINES SPEICHERGEFÄSS für die Galle, ein basisches Verdauungssekret, das in der Leber produziert wird. Die Gallenblase gibt die Galle in den Zwölffingerdarm ab, den Teil des Dünndarms, der direkt auf den Magenausgang folgt. Galle wird nach Bedarf abgesondert, vor allem zur Fettverdauung. Die Streben, die die Wand der Gallenblase versteifen, werden als Rugae bezeichnet.

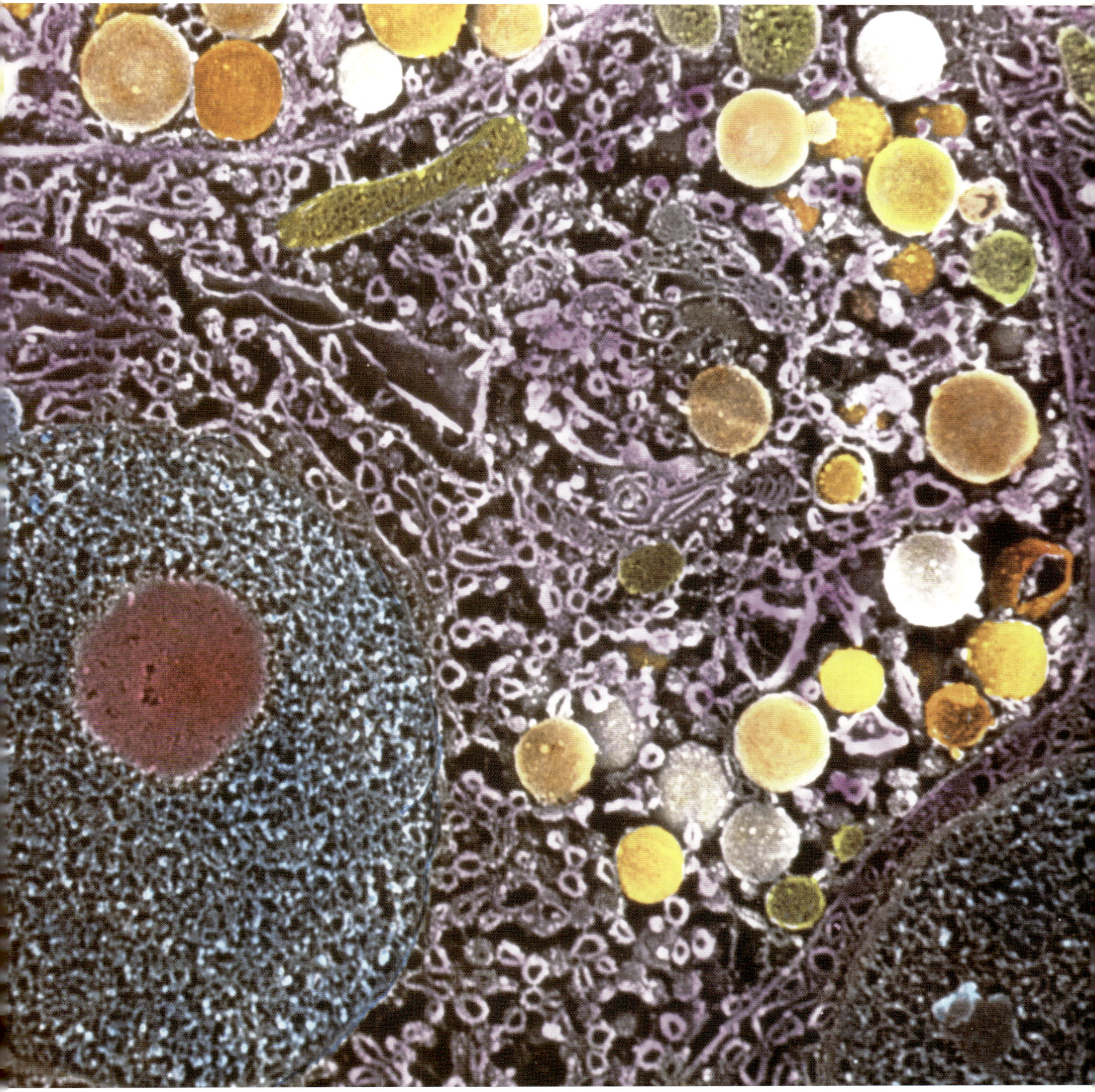

Enzymproduzierende Zelle in der Bauchspeicheldrüse [REM]

VIELE VERDAUUNGSENZYME, die im Dünndarm Nahrung aufspalten, werden von Zellen in der Bauchspeicheldrüse produziert, einer großen Drüse direkt hinter dem Magen. Diese Bauchspeicheldrüsenzelle mit einem blauen Zellkern und einem roten Kernkörperchen enthält inaktive Enzymgranula (braune, weiße und orangefarbene Kreise). Wenn Enzyme abgesondert werden, gelangen sie durch den Ausführungsgang der Bauchspeicheldrüse in den Dünndarm. Dort werden sie durch chemische Stoffe, die von Zellen in der Dünndarmschleimhaut produziert werden, aktiviert.

Dickdarm [Röntgenaufnahme]

DIESES RÖNTGENBILD ZEIGT DIE DREI TEILE DES DICKDARMS (violett). Links sind der Blinddarm und der relativ unbewegliche aufsteigende Dickdarm zu sehen. In der Mitte ist der Quergrimmdarm, ein beweglicher Bereich, der hier eine u-förmige Schleife bildet. Er führt zum absteigenden Dickdarm (rechts), der in den Mastdarm mündet. Die Hauptfunktion des Dickdarms besteht darin, den verdauten Nahrungsresten Wasser und Mineralien zu entziehen und dem Körper intern wieder zuzuführen.

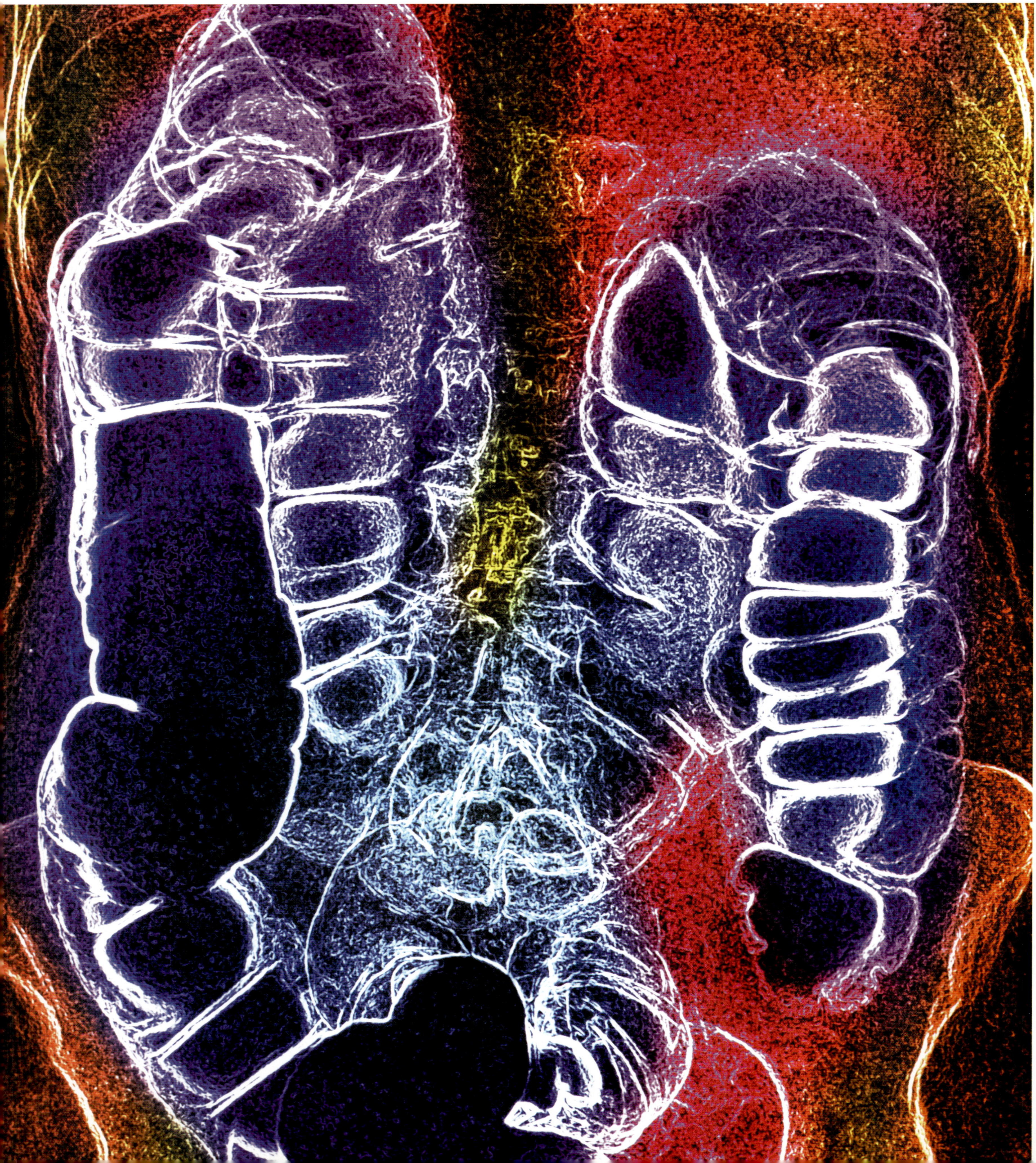

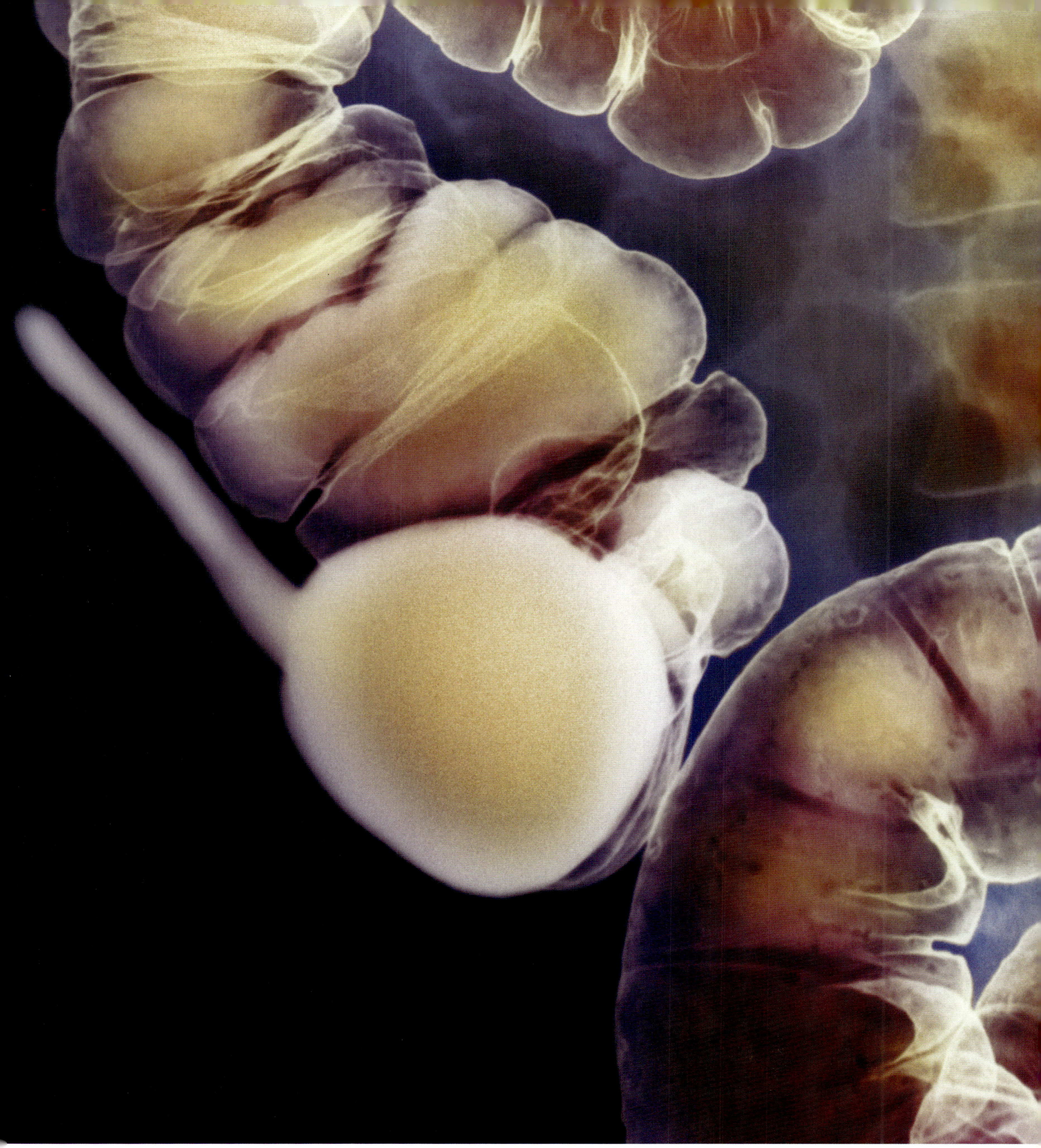

Wurmfortsatz [Röntgenaufnahme]

DER WURMFORTSATZ (links im Bild) ist ein wurmförmiger Schlauch, der bei Erwachsenen etwa neun Zentimeter lang ist und am Blinddarm, dem ersten Teil des Dickdarms, beginnt. Bei Pflanzenfressern ist er an der Verdauung von Zellulose beteiligt, beim Menschen jedoch erfüllt er keine Funktion mehr. Eine »Blinddarmentzündung« – eigentlich eine Entzündung des Wurmfortsatzes – ist eine häufige und potenziell gefährliche Krankheit.

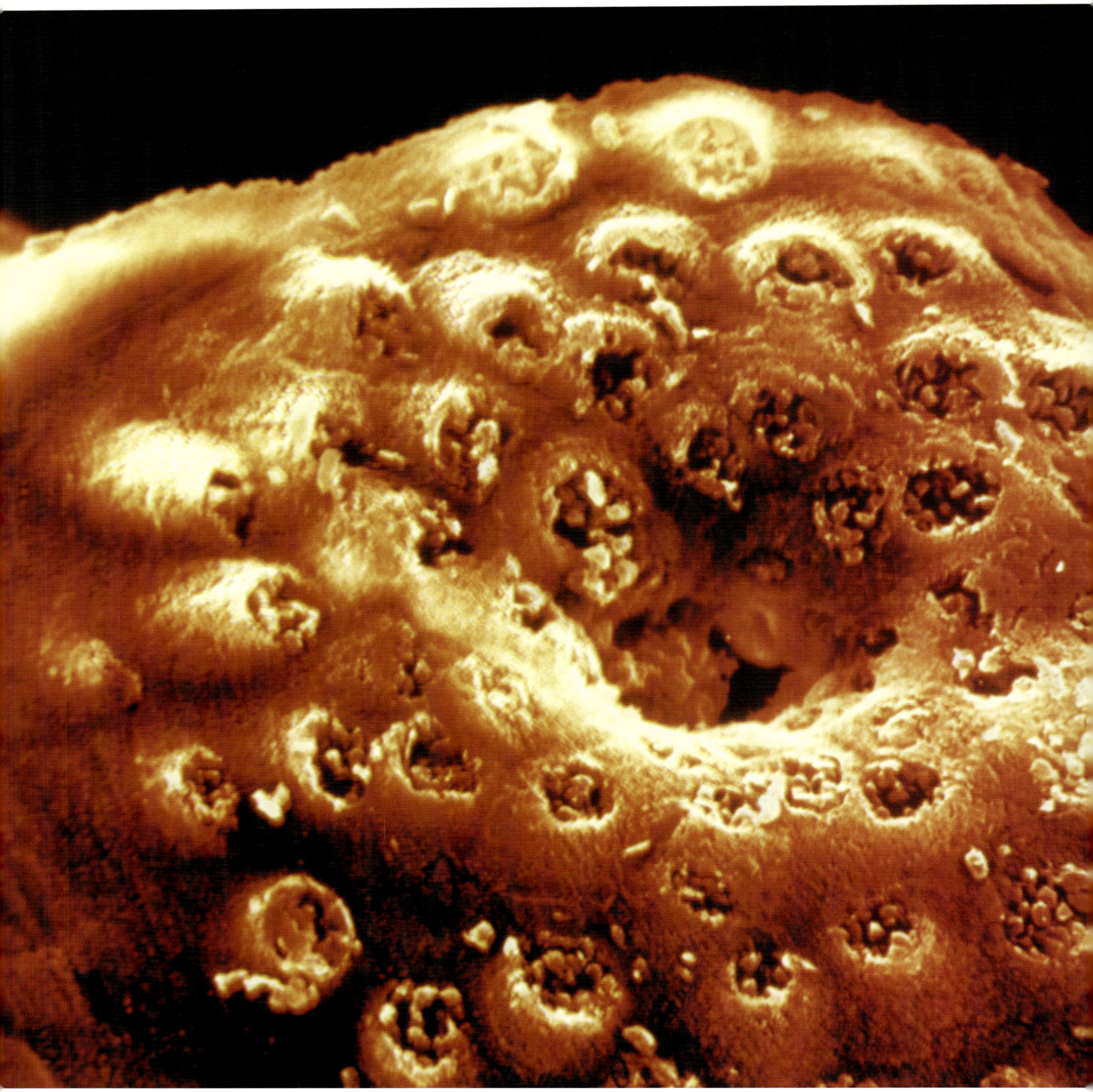

Drüse im Grimmdarm [REM]

DIES IST EINE VON VIELEN RÖHRENFÖRMIGEN SCHLEIMDRÜSEN im Grimmdarm. Unter der Schleimschicht befindet sich eine Schicht aus glatter Muskulatur, die den Darminhalt durch Kontraktionen zum Mastdarm presst. Wasser, Vitamine, Natrium und andere Mineralien werden im Darm resorbiert. Die wässrigen Rückstände werden zu halbfestem Stuhl geformt.

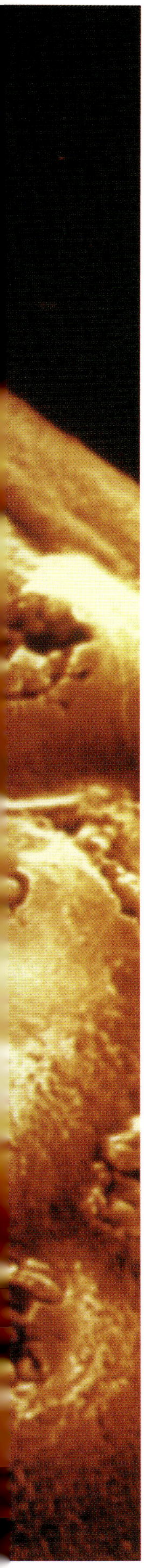

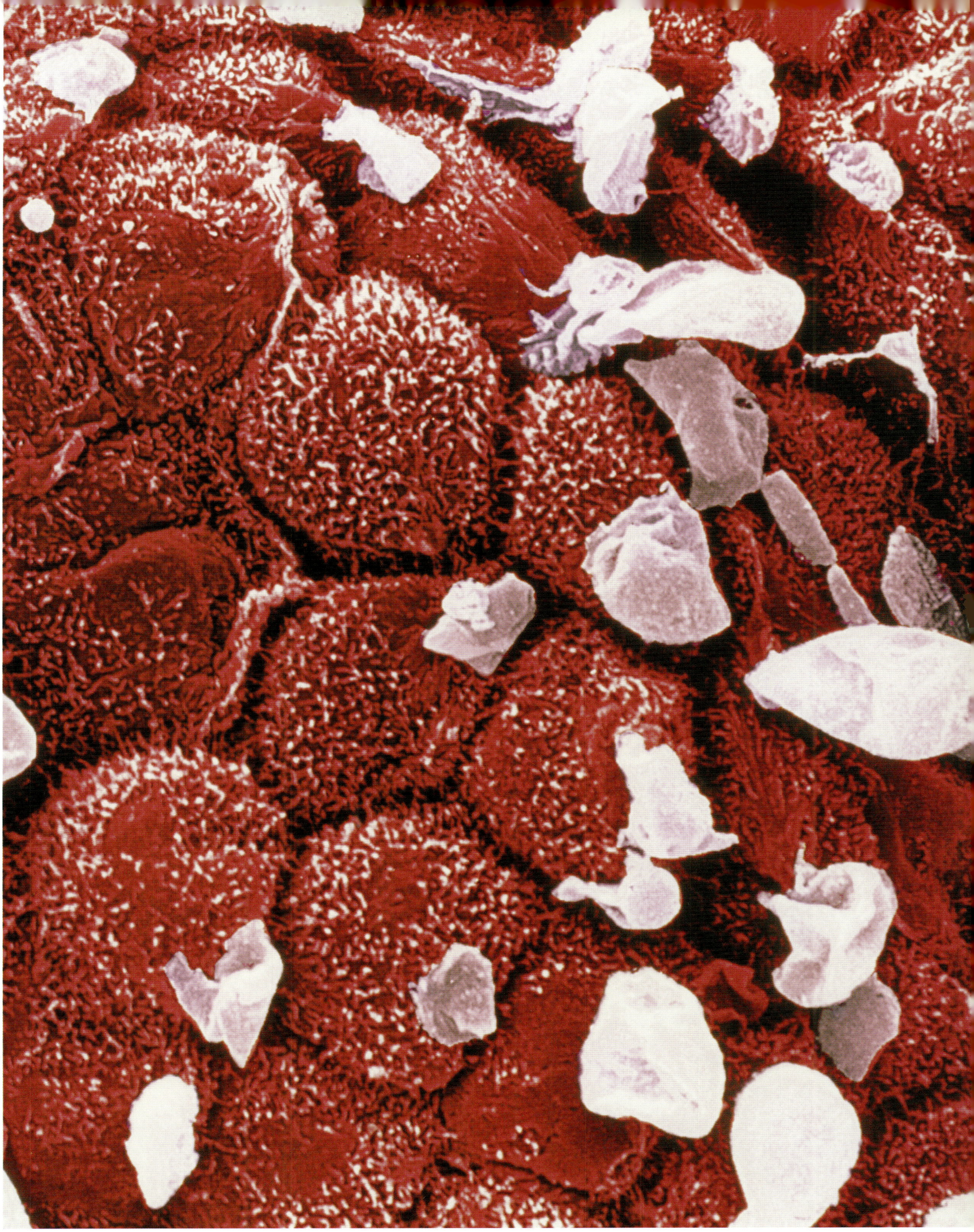

Mastdarmschleimhaut [REM]

DER MASTDARM, DER LETZTE TEIL DES DICKDARMS, hat eine Schleimhaut aus vieleckigen Zellen (rot), die von winzigen, haarförmigen Kleinzotten zur Oberflächenvergrößerung bedeckt sind. Die obere Schleimschicht wird ständig abgestoßen und erneuert. Abgestoßene Teilchen sind als rosa Fetzen zu sehen.

Wasser macht rund 65 Prozent des Körpergewichts aus. Alle lebenswichtigen chemischen Reaktionen finden in einer wässrigen Umgebung statt. Die Harnwege und ihre Organe wie Nieren und Blase sorgen durch die Steuerung der Ausscheidung dafür, dass die Menge und Zusammensetzung der Körperflüssigkeiten konstant bleibt – Teil eines Vorgangs, der als Homöostase bezeichnet wird.

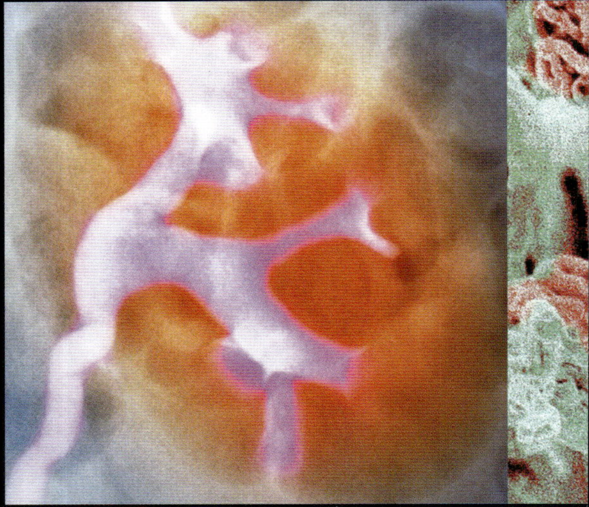

Die Nieren haben außerdem die Aufgabe, Abfallprodukte auszuscheiden, vor allem Harnstoff, eine Verbindung, die in der Leber durch die Aufspaltung von Proteinen entsteht. Die Bedeutung der Nieren wird aus der Tatsache ersichtlich, dass Menschen mit Nierenversagen täglich nur einen halben Liter Flüssigkeit und ca. 40 Gramm Eiweiß zu sich nehmen dürfen.

Es gibt zwei Nieren: eine auf jeder Seite, an der Hinterwand des Bauchraums direkt unterhalb der Taille. Die rund 160 km Blutgefäße in den Nieren setzen pro Tag bis zu 2000 Liter Blut um. In jeder Niere befindet sich eine Million winziger Filter, die Nierenkörperchen, die Abfallstoffe aus dem Blut filtern und pro Stunde ca. 7,5 Liter Filtrat produzieren. Wenn all dies als Urin ausgeschieden würde, wäre der Körper rasch völlig ausgetrocknet. Daher werden über 99 Prozent der Flüssigkeit von den Nierenkanäl-

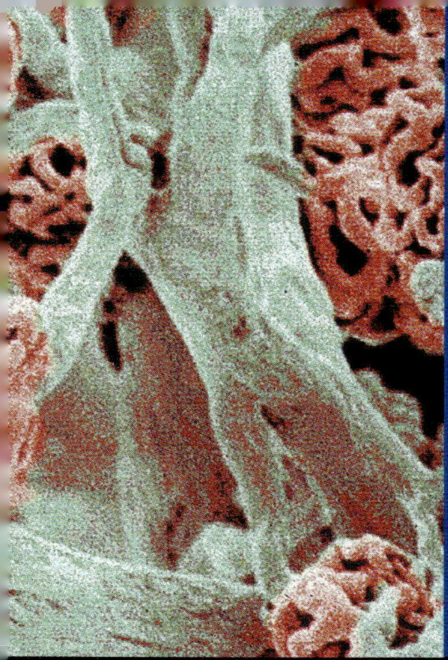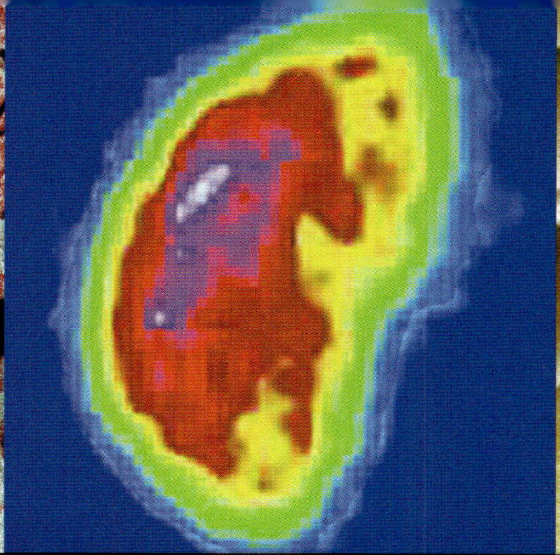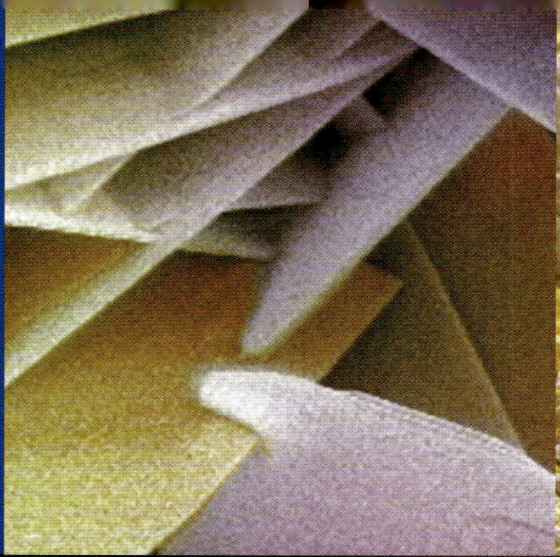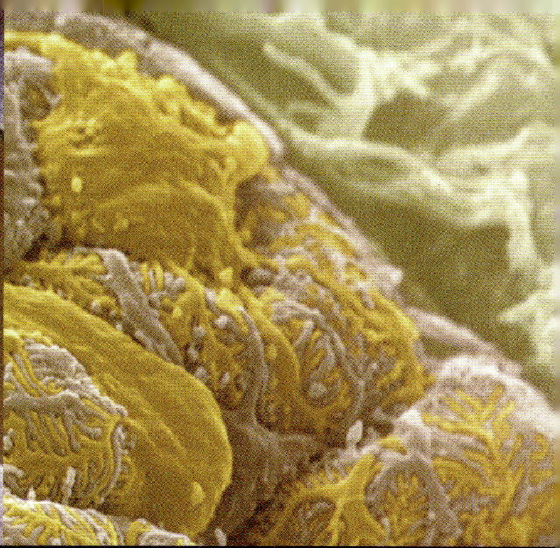

chen rückresorbiert. Die produzierte Urinmenge variiert je nach Flüssigkeitszufuhr, Bewegung und Außentemperatur, beträgt jedoch im Durchschnitt ca. 1,5 Liter pro Tag.

Aus den Nieren fließt der Urin über den Harnleiter zur Blase, wo er bis zur Ausscheidung gesammelt wird. Die Blase kann sich ausdehnen und 0,5 Liter oder mehr fassen. Der Urin wird durch die Öffnung zweier Schließmuskeln – einen willkürlichen und einen unwillkürlichen – ausgeschieden. Kleinkinder entleeren ihre Blase, sobald sie sich füllt, bis sie den willkürlichen Schließmuskel kontrollieren können. Das Bedürfnis, die Blase zu entleeren, beginnt jedoch schon, wenn sie erst halb voll ist. Wenn sie sehr voll ist, kann ihre Entleerung nur mit starker Willenskraft verhindert werden.

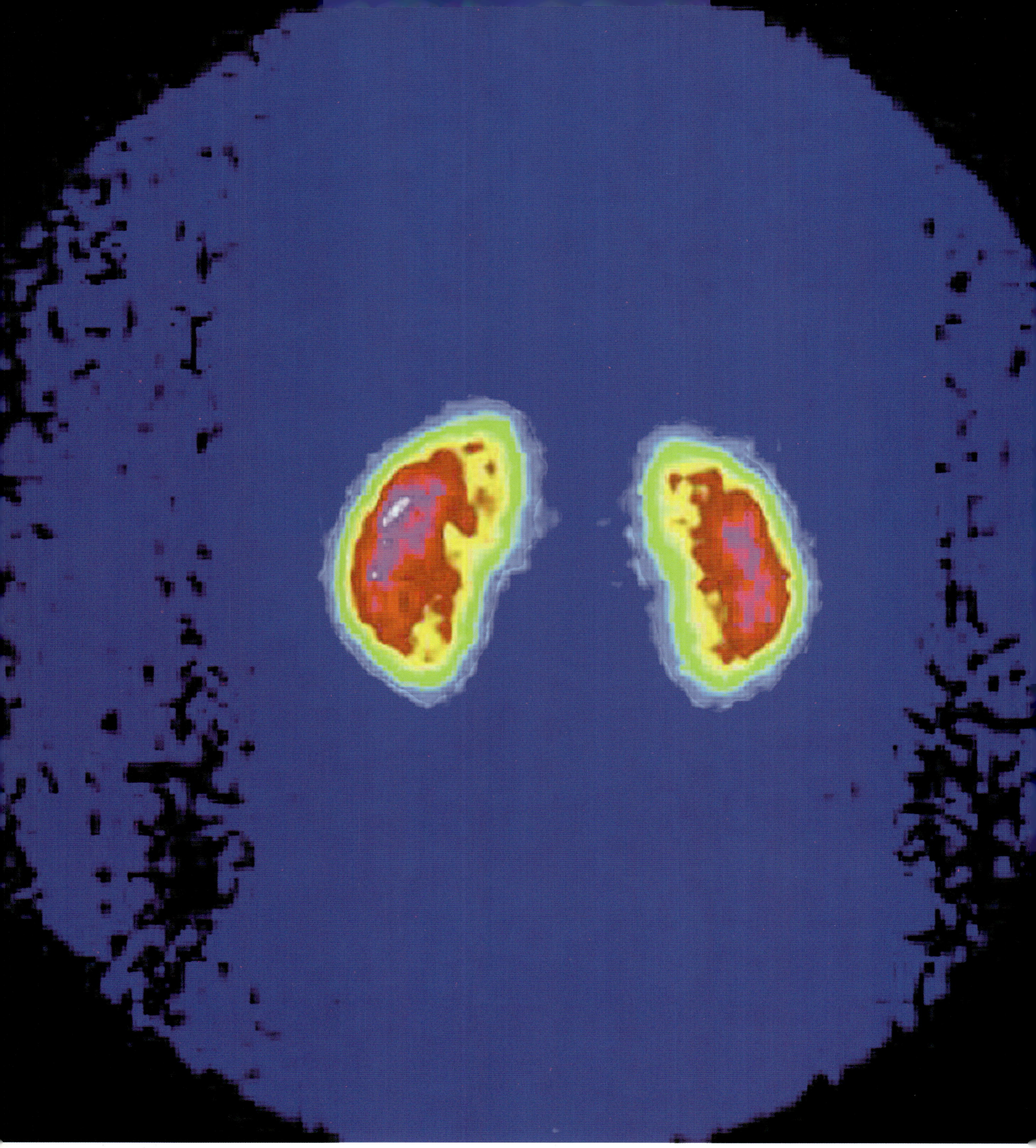

Nieren [Szintigraphie]

DIESE ANSICHT VON HINTEN ZEIGT DIE BLUTAUFNAHME durch die beiden Nieren, wobei das Rot für die stärkste Aktivität steht. Die Nieren filtern Abfallprodukte aus dem Blut und leiten sie mit dem Urin zur Blase weiter. Szintigraphien werden zur Überprüfung der Blutversorgung der Nieren sowie zur Diagnose von Nierenerkrankungen eingesetzt.

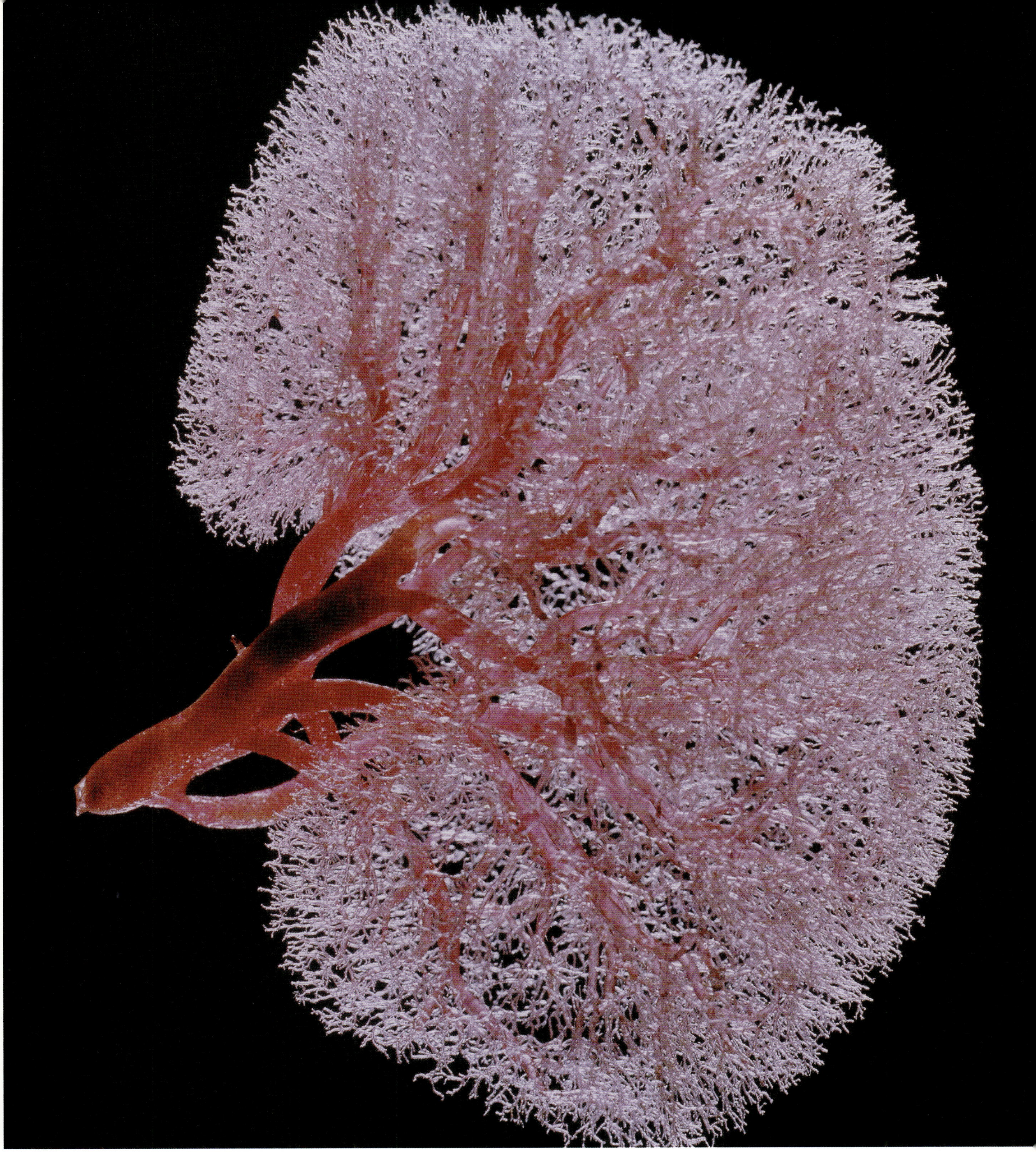

Blutversorgung der Niere [Plastination]

DIE NIEREN HABEN VON ALLEN ORGANEN die beste Blutversorgung, wie diese Plastination des dichten Kapillarnetzes zeigt, das von den Verzweigungen einer Nierenarterie ausgeht. In jeder Minute fließt etwa ein Liter Blut unter Hochdruck zu jeder Niere, wo es dann gefiltert wird. An einem einzigen Tag fließt das gesamte Blut des Körpers bis zu 400-mal durch die Niere.

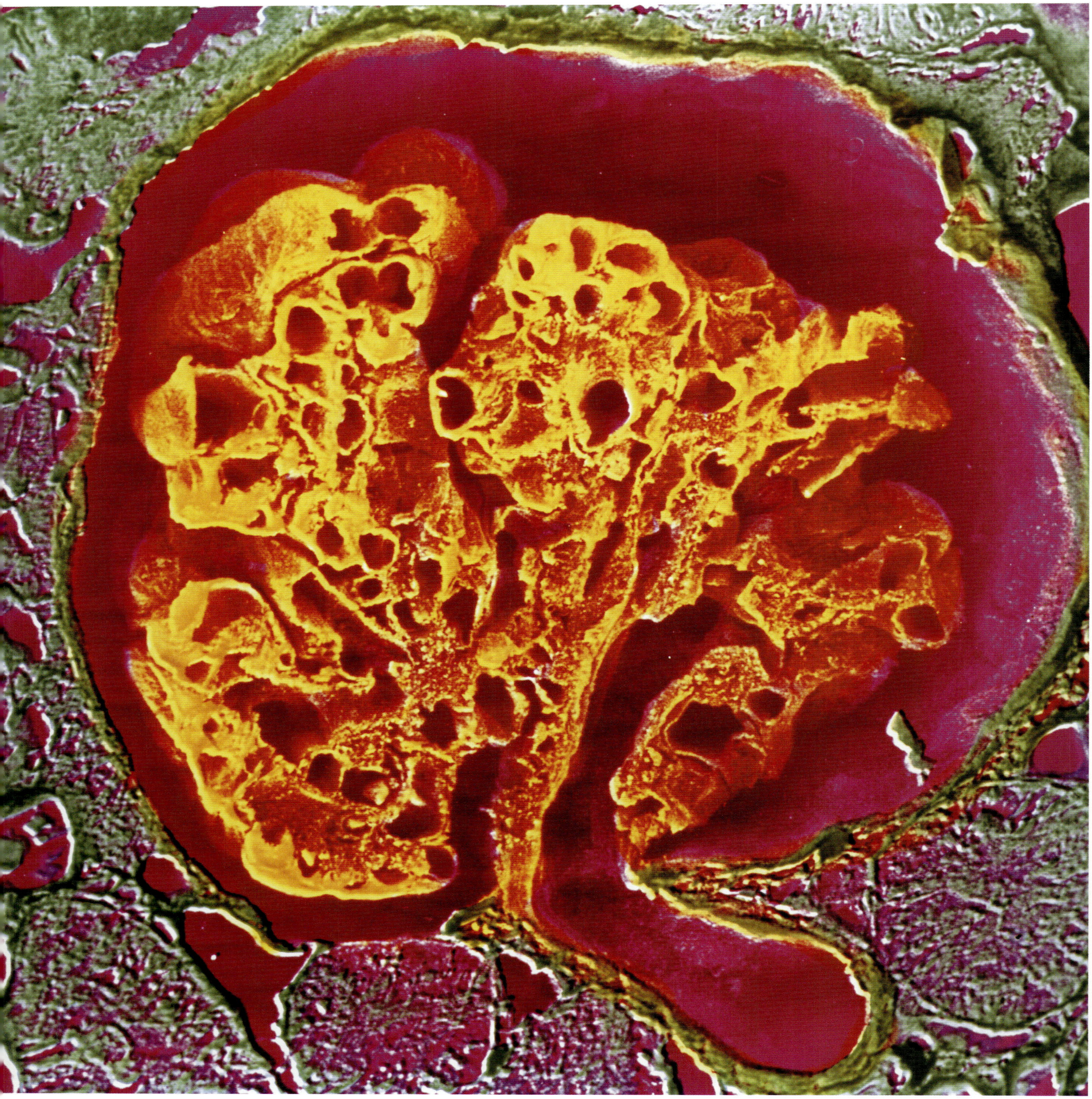

Nierenkörperchen [REM]

128 DAS BLUT, DAS DURCH DIE NIEREN FLIESST, wird in den Nierenkörperchen gefiltert. Dieser Schnitt durch ein Nierenkörperchen zeigt außen die Umhüllung, die so genannte Bowman-Kapsel, und darin ein Knäuel aus Kapillaren, den Glomerulus. Das in den Kapillaren antransportierte Blut wird durch den Blutdruck durch das Gewebe gepresst und auf verschiedene Art und Weise gefiltert.

Glomerulus [REM]

DIESES BILD EINES GLOMERULUS ohne die umgebende Bowman-Kapsel zeigt deutlich das Knäuel der Kapillaren. Die Filterleistung der Glomeruli ist so effektiv, dass ca. 7,5 Liter Filtrat pro Stunde produziert werden. Davon werden nur ca. 0,125 Liter zu Urin; Der Rest wird rückresorbiert. Die produzierte Urinmenge variiert je nach Flüssigkeitszufuhr und Außentemperatur, beträgt jedoch im Durchschnitt ca. 1,5 Liter pro Tag. Der Großteil wird im Wachzustand produziert.

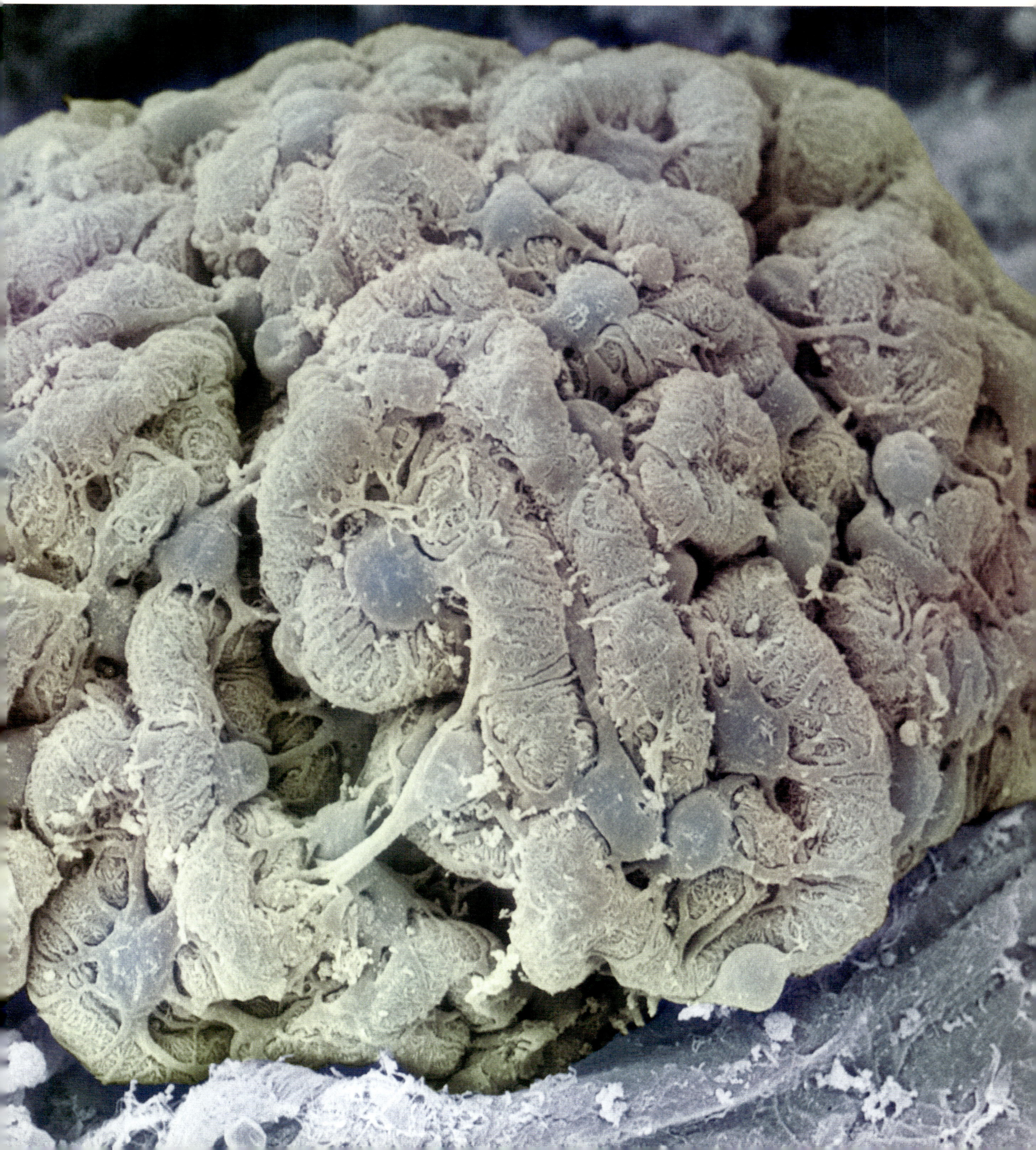

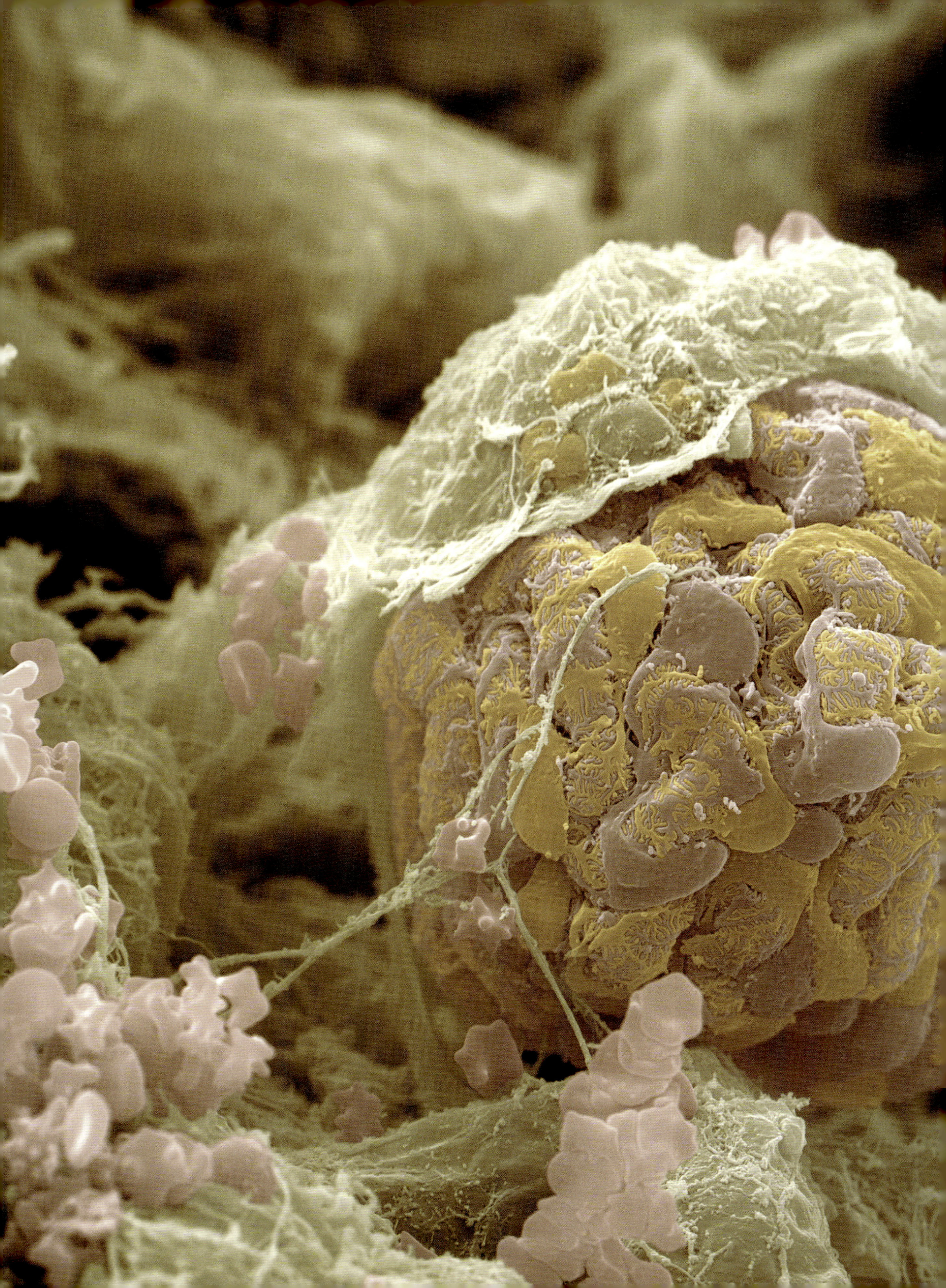

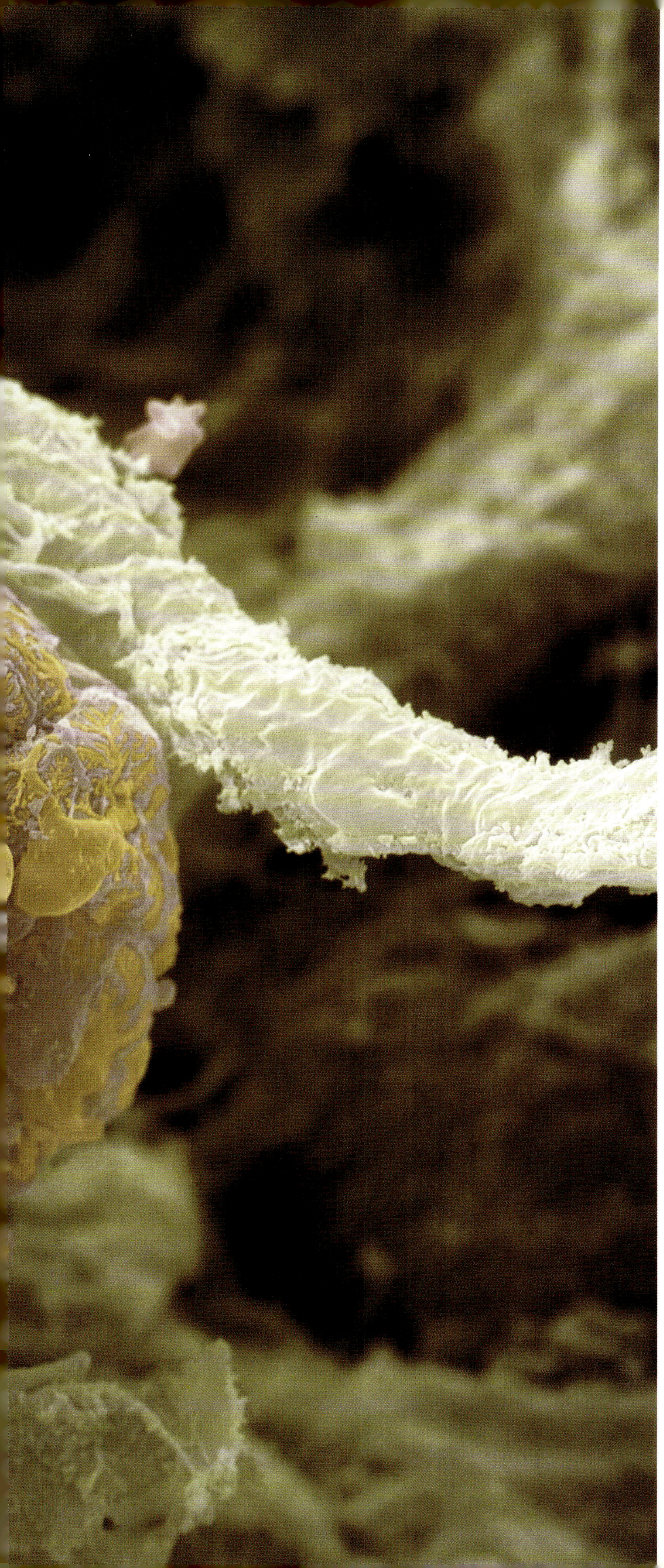

Glomerulus mit Resten der Bowman-Kapsel [REM]

HIER IST EIN TEIL DER BOWMAN-KAPSEL (weiß) auf einem Glomerulus erhalten geblieben. Die Kapsel mündet in einen Kanal, in dem lebenswichtige Stoffe und etwas Wasser aus der filtrierten Flüssigkeit rückresorbiert werden. Die nicht benötigte Flüssigkeit, die auch die Giftstoffe enthält, fließt als Urin in die Blase.

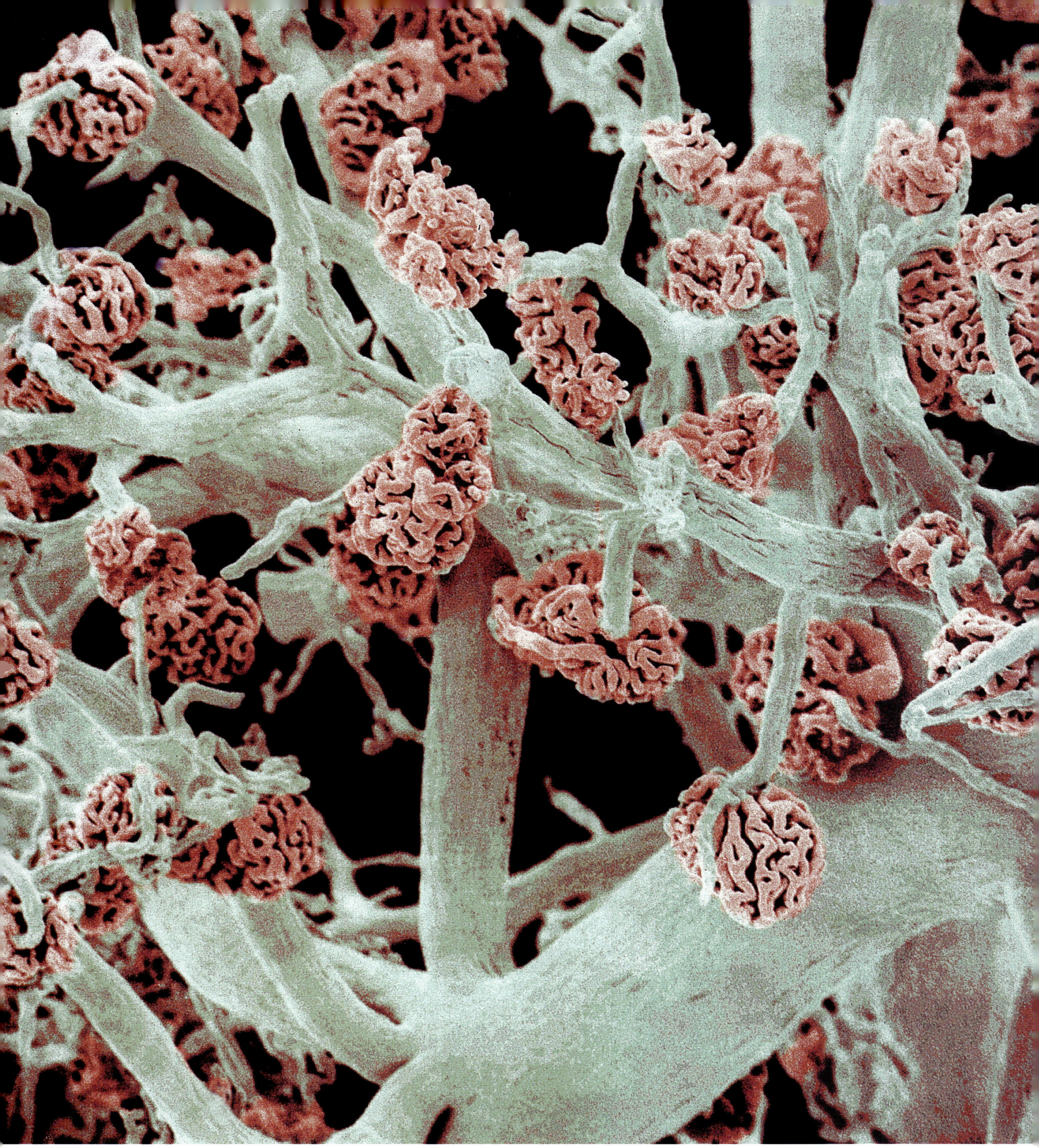

Blutgefäße der Niere [Plastination/REM]

HIER IST DAS KOMPLEXE BLUTVERSORGUNGSNETZ als Plastination zu sehen, ein Verfahren, bei dem ein Kunststoff in eine Niere injiziert und das umgebende Gewebe anschließend aufgelöst wird. Die Blutgefäße (grün) transportieren Blut zu den Glomeruli (rot), wo giftige Abfallprodukte aus dem Blut herausgefiltert werden. Jede Niere enthält etwa eine Million Glomeruli. Ihre Reserven sind so groß, dass die lebenswichtige Ausscheidungsfunktion von nur zwei Dritteln einer Niere erfüllt werden kann.

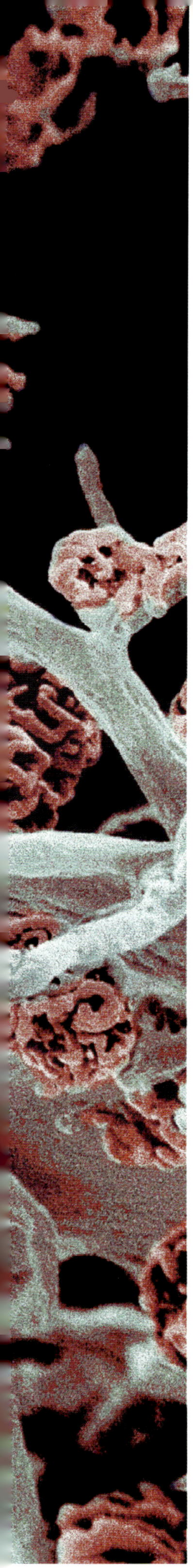

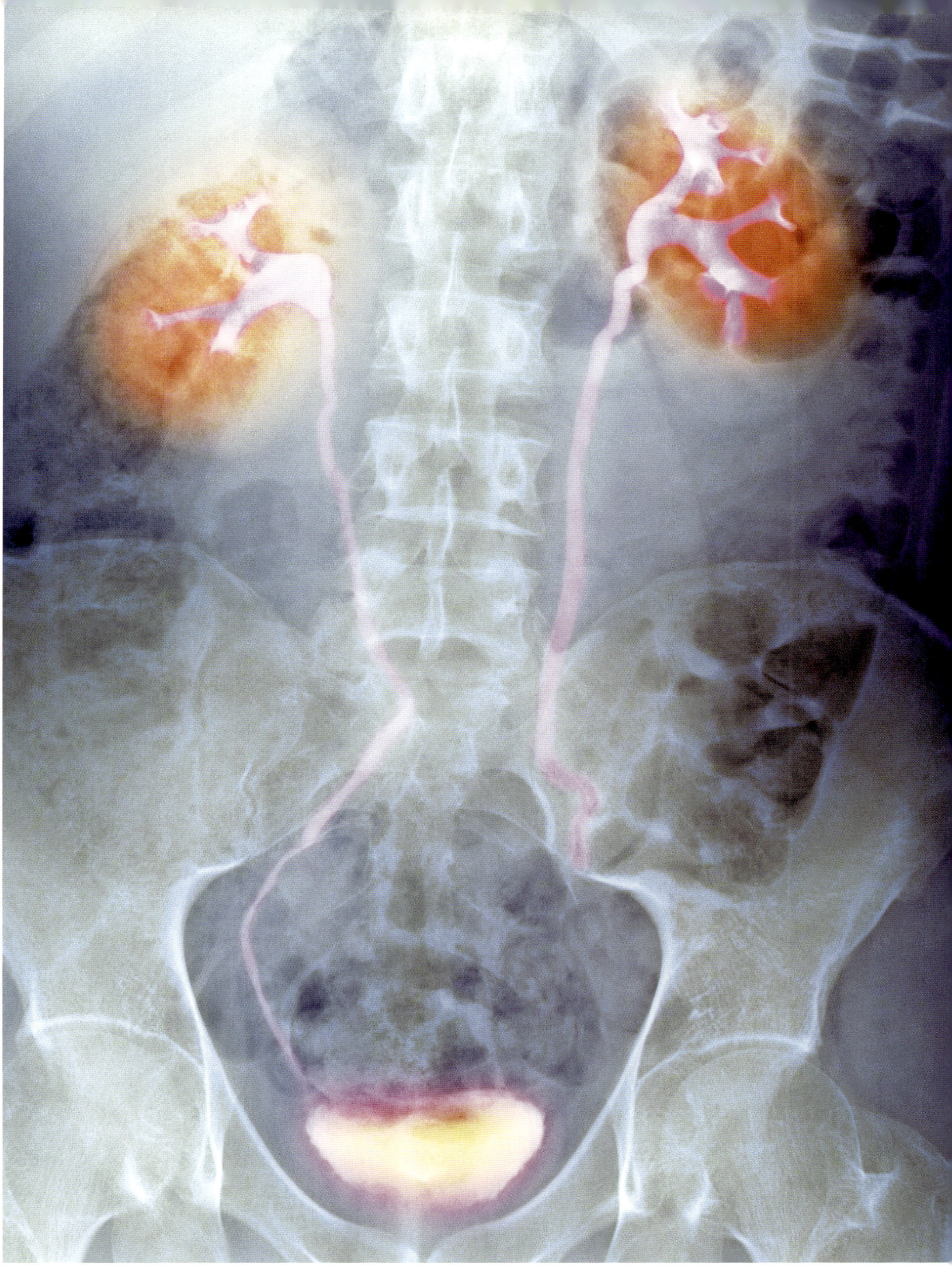

Harnwege [Röntgenaufnahme]

DER IN DEN BEIDEN NIEREN PRODUZIERTE URIN gelangt durch die Harnleiter (rosa) in die Blase (unten). Wenn sich die Blase füllt, wird das Gehirn von Dehnungsrezeptoren in der Blasenwand darüber informiert. Wenn die Schließmuskeln an der Harnröhre entspannt werden, kann der Urin über die Harnröhre aus dem Körper ausfließen.

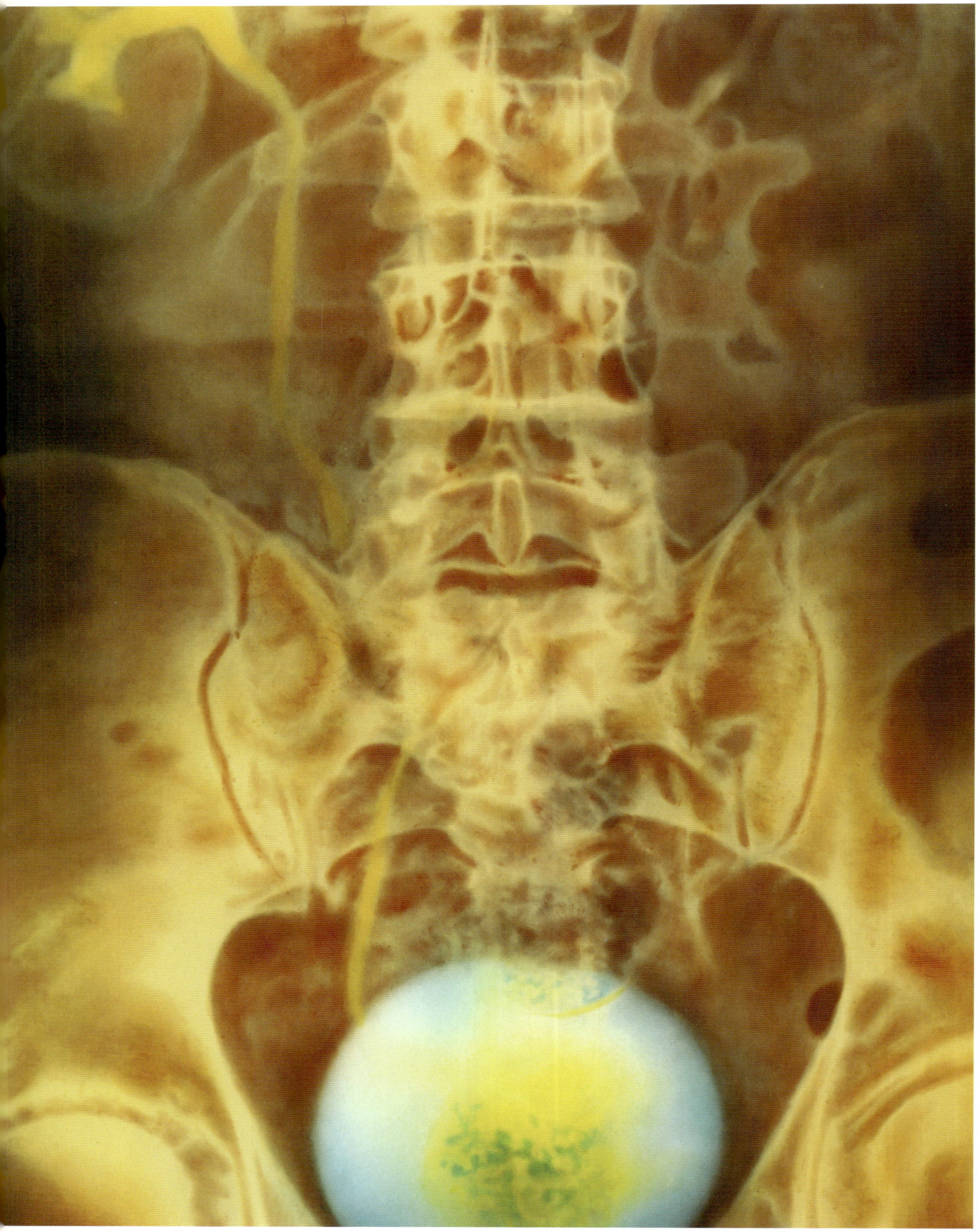

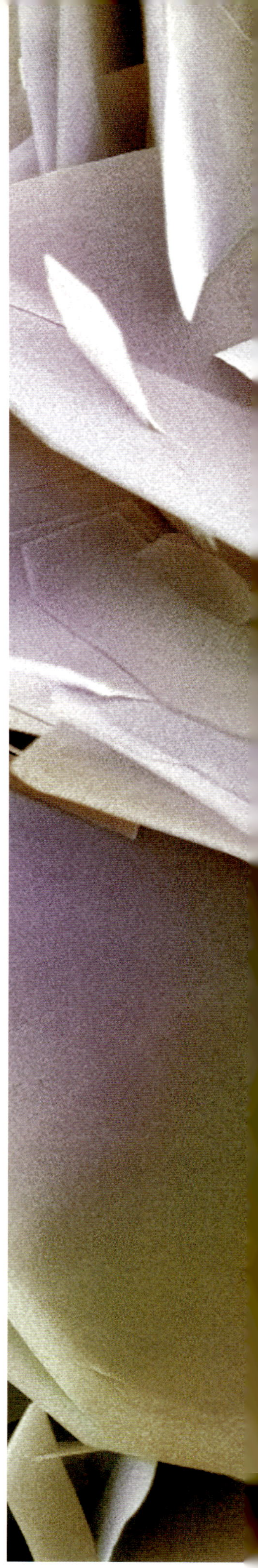

Blase [Röntgenaufnahme]

DIE BLAUE KUGEL UNTEN IM BILD, zwischen den Hüftknochen des Beckens gelegen, ist eine volle Blase. Die verzweigten Sammelkanäle einer Niere sind am linken oberen Bildrand zu sehen. Von hier fließt der Urin die schlauchförmige Harnröhre hinunter in die Blase. Deren muskuläre Wände dehnen sich, wenn sie sich füllt, und sorgen so für eine konstante Spannung.

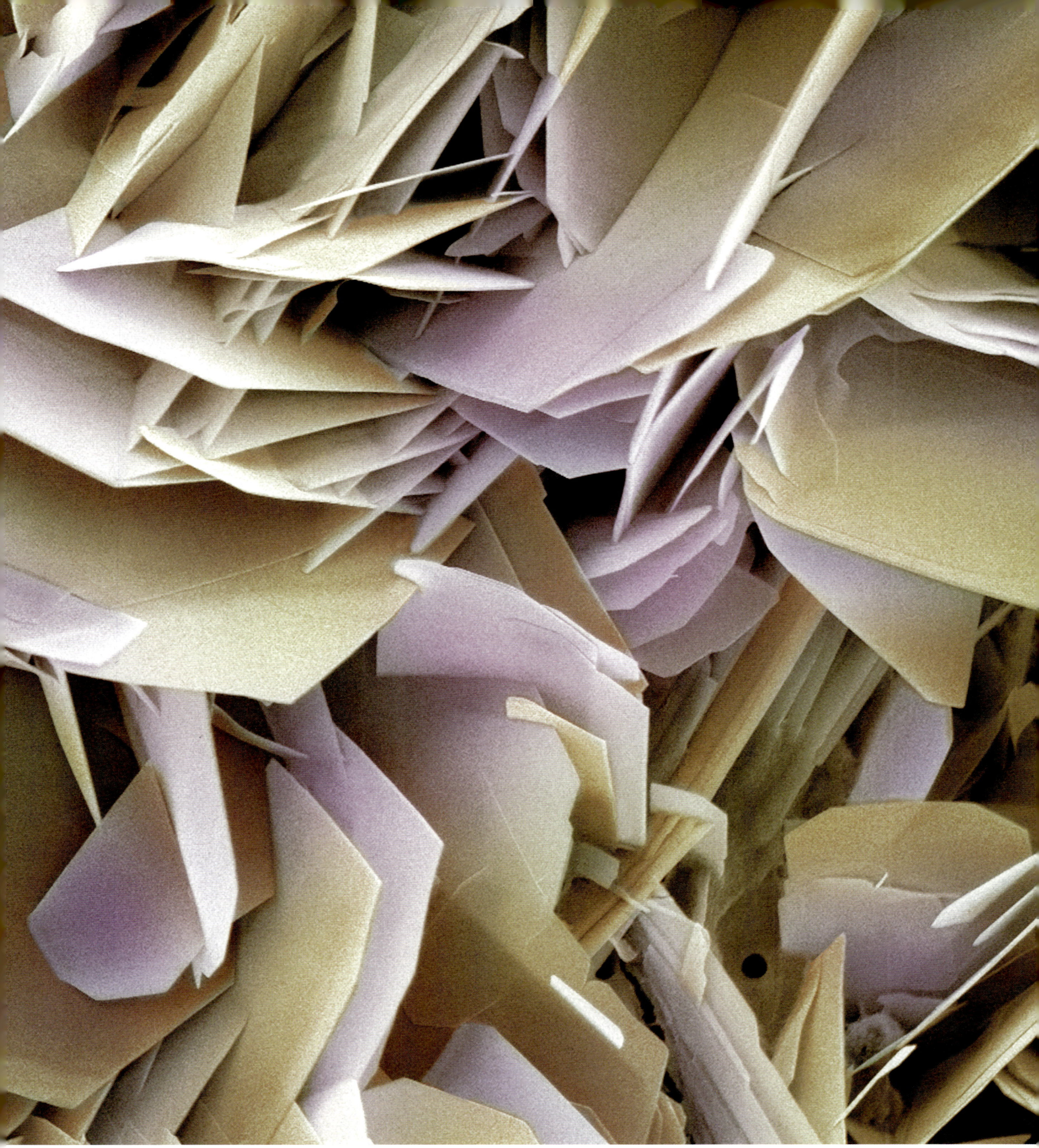

Nierensteinkristalle [REM]

NIERENSTEINE BILDEN SICH MEIST DURCH ABLAGERUNG des Mineralsalzes Calciumoxalat aus dem Urin. Die harten Steine können heftige Schmerzen verursachen, vor allem wenn sie die Harnwege hinunterwandern. Große Steine müssen meist chirurgisch entfernt oder in einer Ultraschallbehandlung zertrümmert werden.

Der Blutkreislauf erfüllt viele Aufgaben. Er versorgt die Zellen mit Sauerstoff, Nährstoffen und Hormonen. Er beseitigt die Abfallprodukte des Stoffwechsels und transportiert sie zur Ausscheidung in die Lunge und Nieren. Darüber hinaus verteilt er die hauptsächlich von den Muskeln erzeugte Wärme und sorgt auf diese Weise für eine konstante Körpertemperatur.

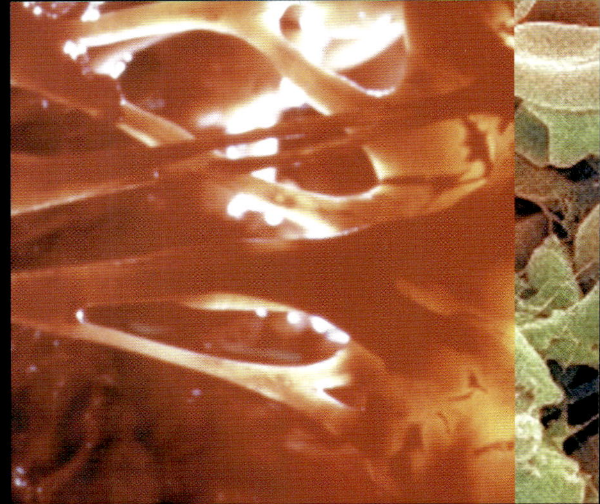

Das Kreislaufzentrum ist das Herz, die beste Pumpenkonstruktion der Welt. Bei einem gesunden Erwachsenen schlägt das Herz im Ruhezustand 60- bis 100-mal pro Minute, also 2,5 bis 3 Milliarden Mal im Laufe eines durchschnittlich langen Lebens. In dieser Zeit pumpt es die unvorstellbare Menge von 150 Millionen Liter Flüssigkeit durch die Arterien. An einem einzigen Tag erzeugt das Herz genügend Energie, um ein durchschnittlich großes Auto 15 Meter hochzuheben. Trotzdem wiegt dieses Wunderwerk nur ca. 200 Gramm, arbeitet völlig autonom und außerdem so energiesparend, dass sein Energiebedarf für 70 Jahre mit 250 kg Zucker gedeckt werden könnte.

Das Herz besteht eigentlich aus zwei nebeneinander liegenden Pumpen. Jede Hälfte verfügt über raffiniert konstruierte Klappen, die dafür sorgen, dass das Blut in die richtige Richtung fließt. Die linke Seite des Herzens erhält sauerstoffreiches Blut aus der Lunge und pumpt es unter Hochdruck durch die Arterien und Kapillaren in alle Körperteile. Sauerstoffarmes Blut kehrt mit niedrigem Druck durch die

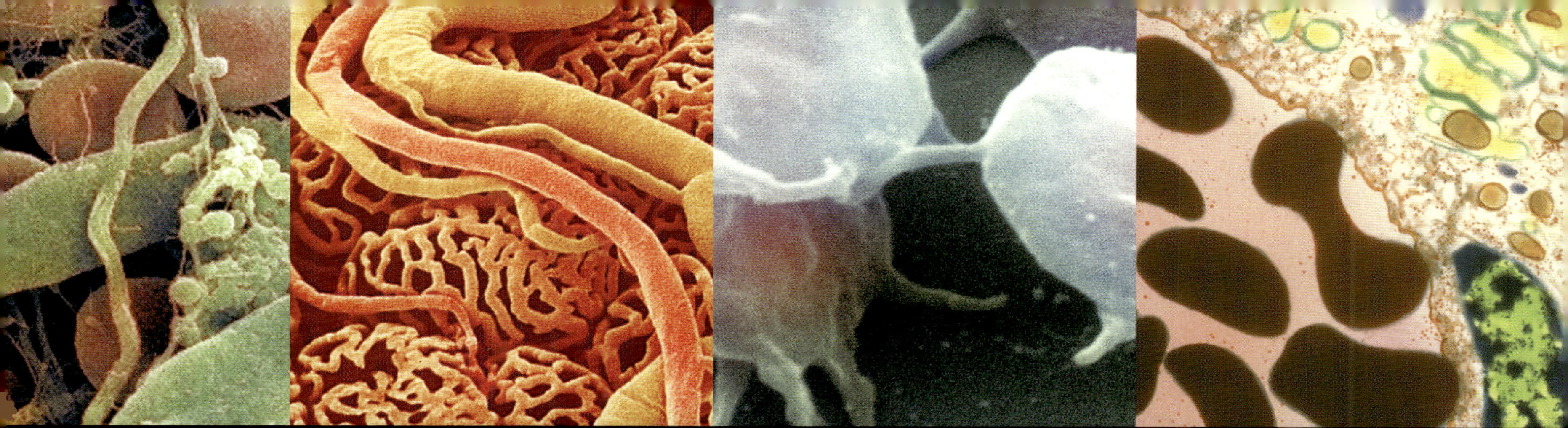

Venen zur rechten Herzseite zurück, die es dann zurück in die Lunge pumpt, um es erneut mit Sauerstoff anzureichern. Eine bestimmte Menge Blut zirkuliert in weniger als einer Minute.

Das Blut selbst ist eine komplexe Flüssigkeit. Mehr als die Hälfte seines Volumens besteht aus Plasma, einer strohfarbenen Lösung aus Proteinen, Zuckern, Salzen und anderen chemischen Stoffen. Der eigentliche Zellgehalt im Blut beträgt bei Frauen 38 Prozent und bei Männern 46 Prozent. Die roten Blutkörperchen sind die Zellen, die im Blut am häufigsten vorkommen – fünf Millionen pro Milliliter Blut. Sie haben die Aufgabe, den lebensnotwendigen Sauerstoff in die Zellen und das Abfallprodukt Kohlendioxid zurück in die Lunge zu transportieren. Weitere Zellen, die im Blut vorkommen, sind die verschiedenen weißen Blutkörperchen zur Bekämpfung von Infektionen sowie Zellfragmente, genannt Blutplättchen, die an der Reparatur beschädigter Blutgefäße und an der Blutgerinnung beteiligt sind.

Große Blutgefäße [Grafik, s. rechts]

DIE AORTA (rot, entlang der Mitte des Rumpfes) ist die Hauptschlagader des Körpers. Sie wird bei jedem Herzschlag mit ca. 0,08 Litern Blut versorgt. Die Verzweigungen der Aorta führen zu den inneren Organen (nicht sichtbar). In der unteren Mitte teilt sich die Aorta und bildet die Oberschenkelarterien, die den Unterkörper und die Beine unter hohem Druck mit Blut versorgen.

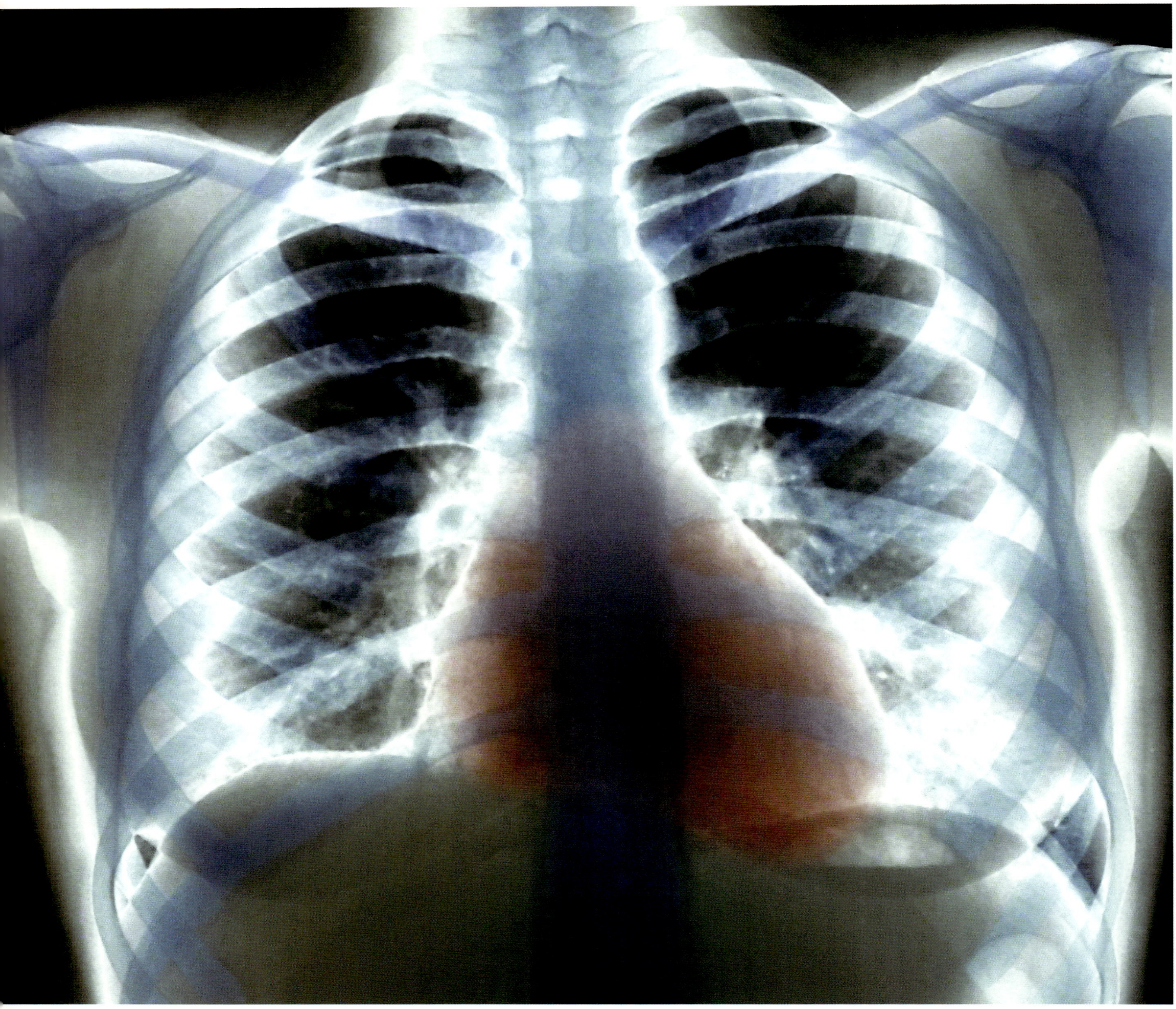

Herz und Lunge [Röntgenaufnahme]

ALS ZENTRUM DES BLUTKREISLAUFS muss das Herz (rot) gut geschützt werden. Es liegt zwischen den Lungenflügeln (schwarz), ist von den Rippen (blaue Bänder) umgeben und wird vorn vom Brustbein, einer harten Knochenplatte, geschützt.

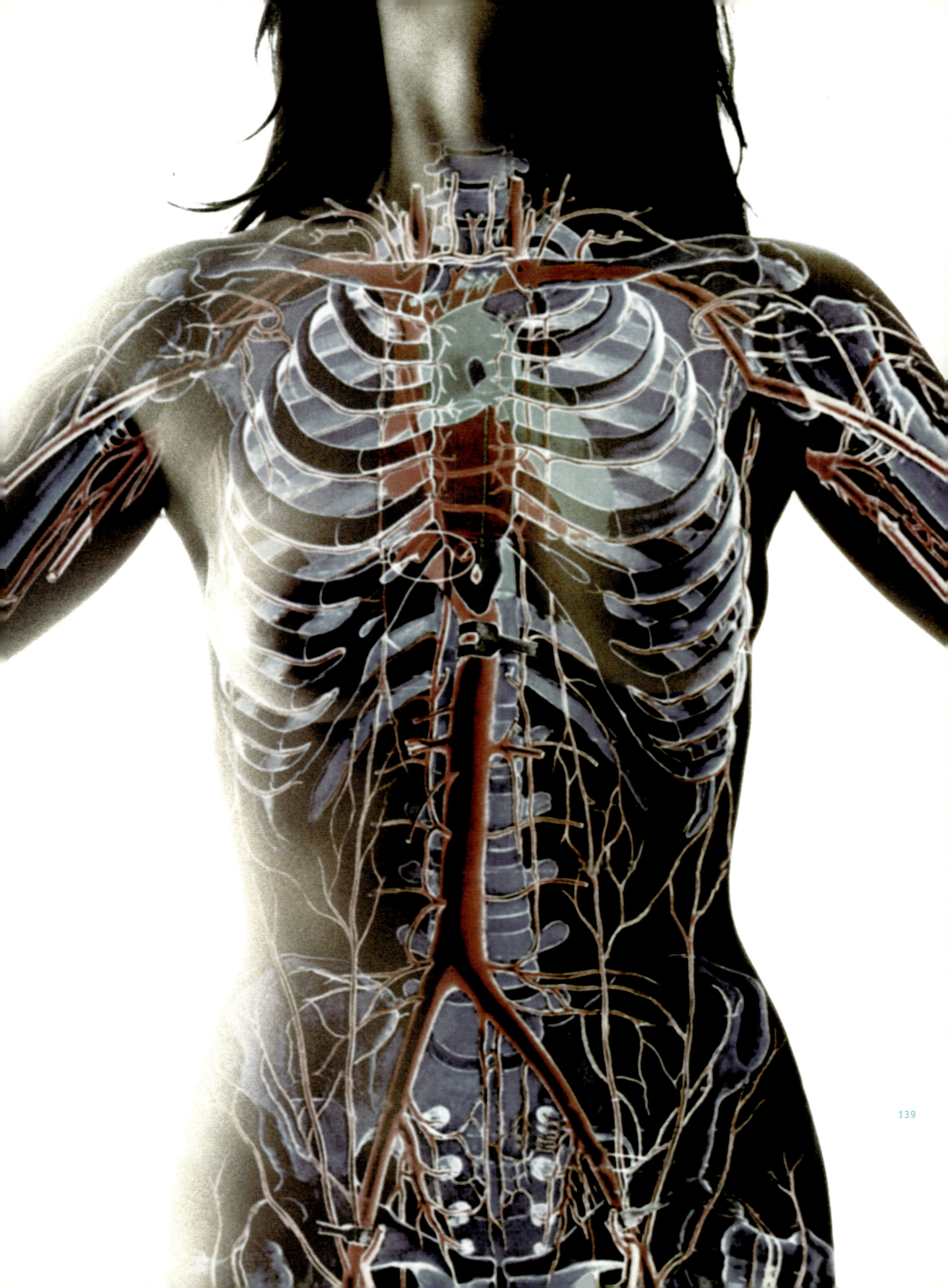

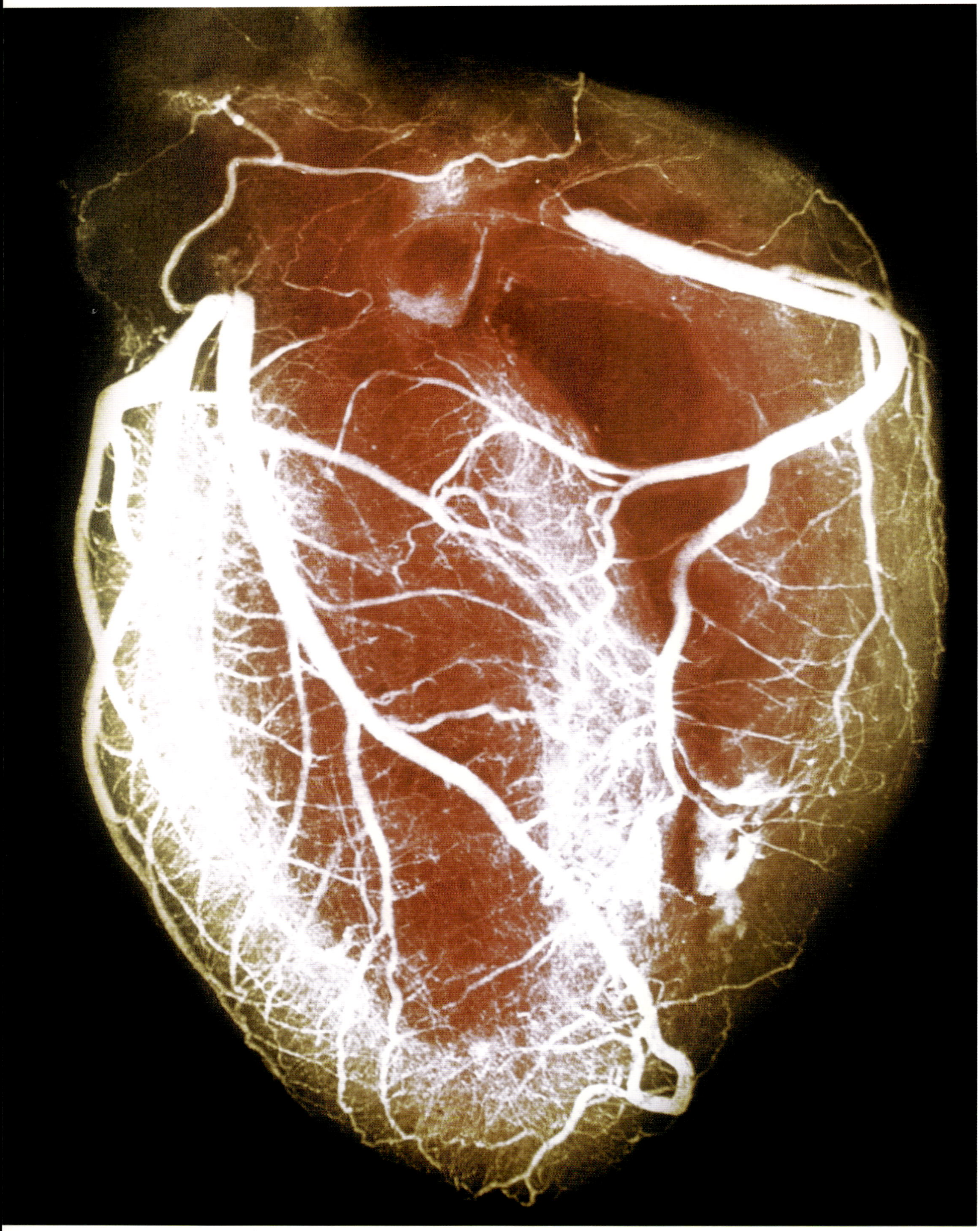

Gesundes Herz [Angiographie]

DIE LINKE UND RECHTE HERZKRANZARTERIE (weiß dargestellt) versorgen das Herz selbst mit Blut. Die Arterien reagieren auf Veränderungen des Sauerstoffgehaltes im Blut und erhöhen bei Bedarf die Blutversorgung des Herzens. Angiographien werden eingesetzt, um Herzerkrankungen oder Verstopfungen der Herzkranzgefäße festzustellen, die zu einem Herzinfarkt führen können.

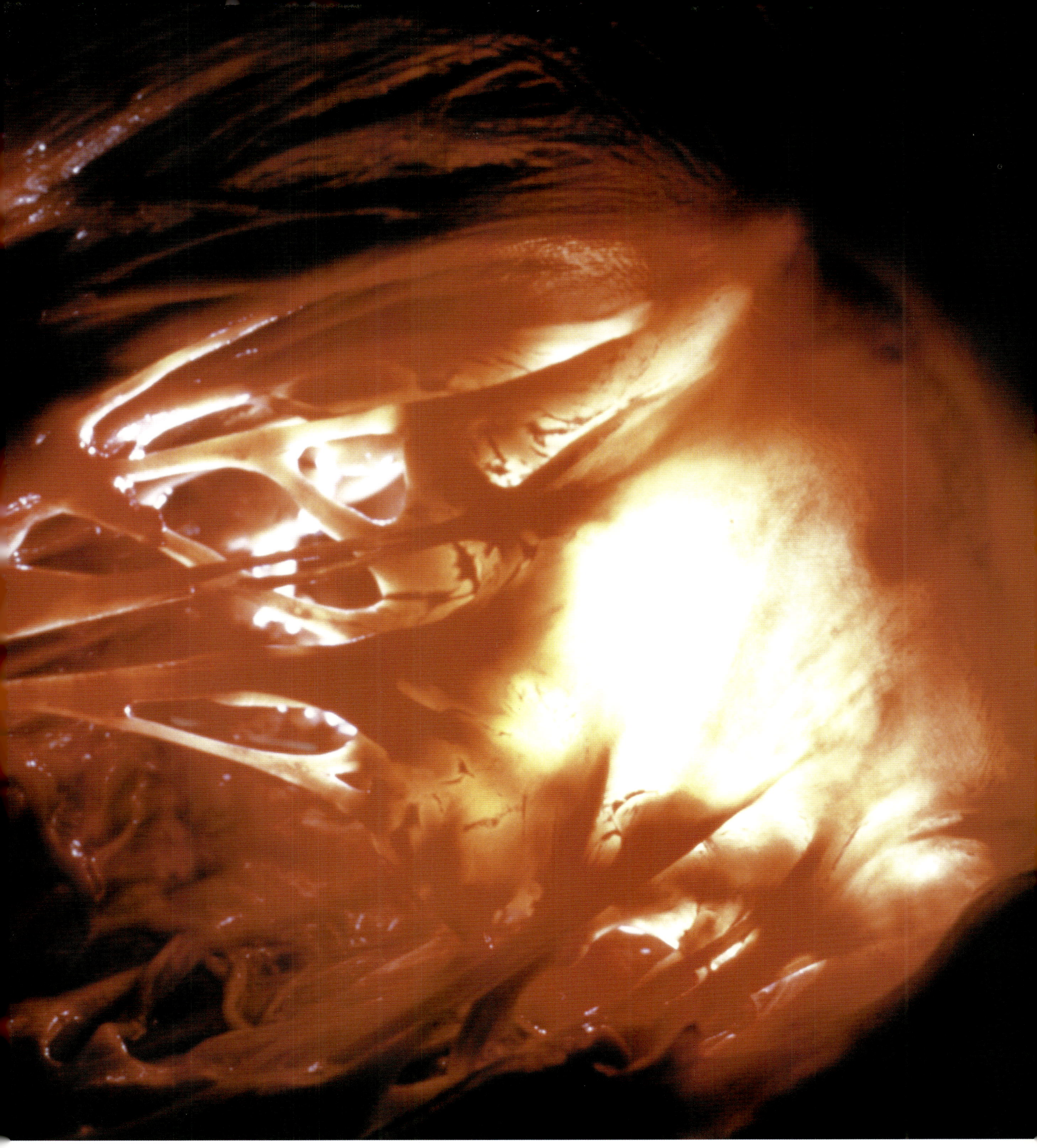

Mitralklappe [Makrofoto]

DIE ÖFFNUNGEN ZWISCHEN DEN HERZKAMMERN werden durch ein System von Klappen geschützt, die das Blut nur in eine Richtung fließen lassen. Hier ist eine Mitralklappe zu sehen, die den Blutfluss vom linken Vorhof zur linken Herzkammer steuert. Die Sehnen fungieren als Halteseile und verhindern, dass die Klappe unter dem starken Druck, dem sie ausgesetzt ist, umknickt.

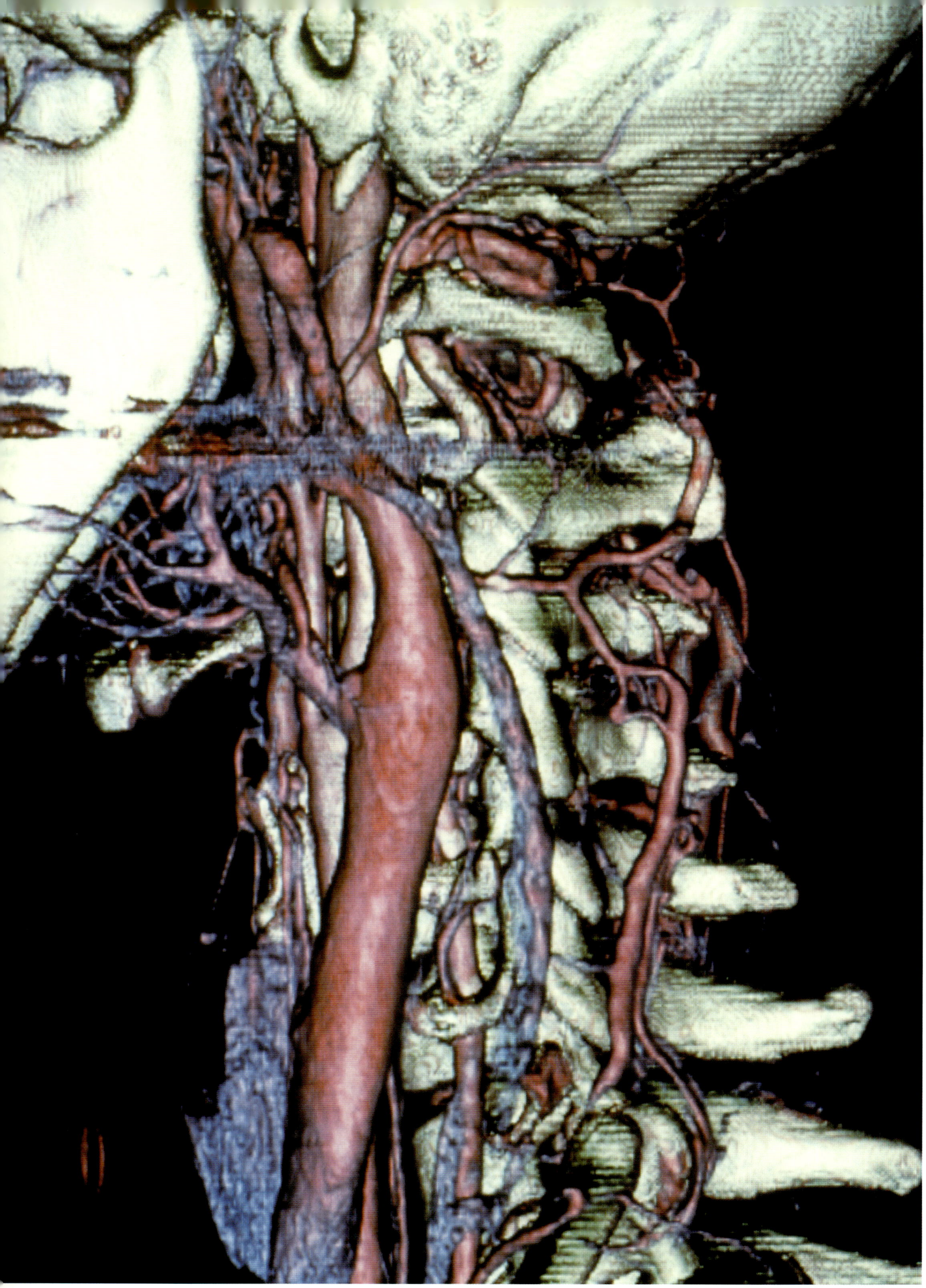

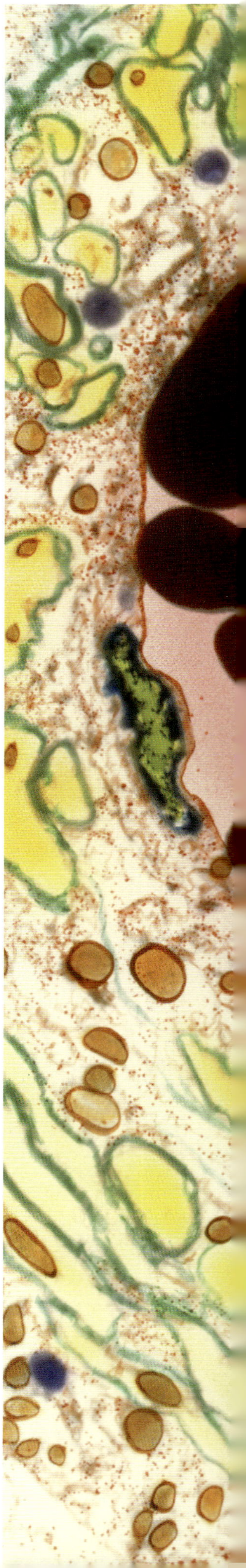

Blutgefäße im Hals [EBT]

IN DIESER TOMOGRAPHIE DES HALSES sieht man Arterien (rot) und Venen (blau). Die große Arterie ist eine der beiden Halsschlagadern, die den Kopf und den Hals mit Blut versorgen. Druckrezeptoren in den Arterienwänden tragen zur Blutdruckkontrolle bei. Wenn der Blutdruck steigt, senden die Rezeptoren Informationen ans Gehirn. Dieses reagiert mit Nervenimpulsen, die den Herzschlag verlangsamen und die Arterien im peripheren Gewebe erweitern, um den Blutdruck wieder zu normalisieren.

Blutgefäß im Rückenmark [TEM]

EIN BLUTGEFÄSS IM RÜCKENMARK ist mit roten Blutkörperchen (schwarze Silhouetten) gefüllt, die Sauerstoff, Nährstoffe und Hormone durch den Körper transportieren. Rote Blutkörperchen sind bikonkave Scheiben, die im Querschnitt wie Hanteln aussehen – eine Form, die ihre Aufnahmekapazität erhöht. Die grünen Ovale sind Kerne von Zellen, die die Innenwand des Blutgefäßes bilden. Das Blutgefäß ist von Nervengewebe umgeben, das als weiße Substanz bezeichnet wird.

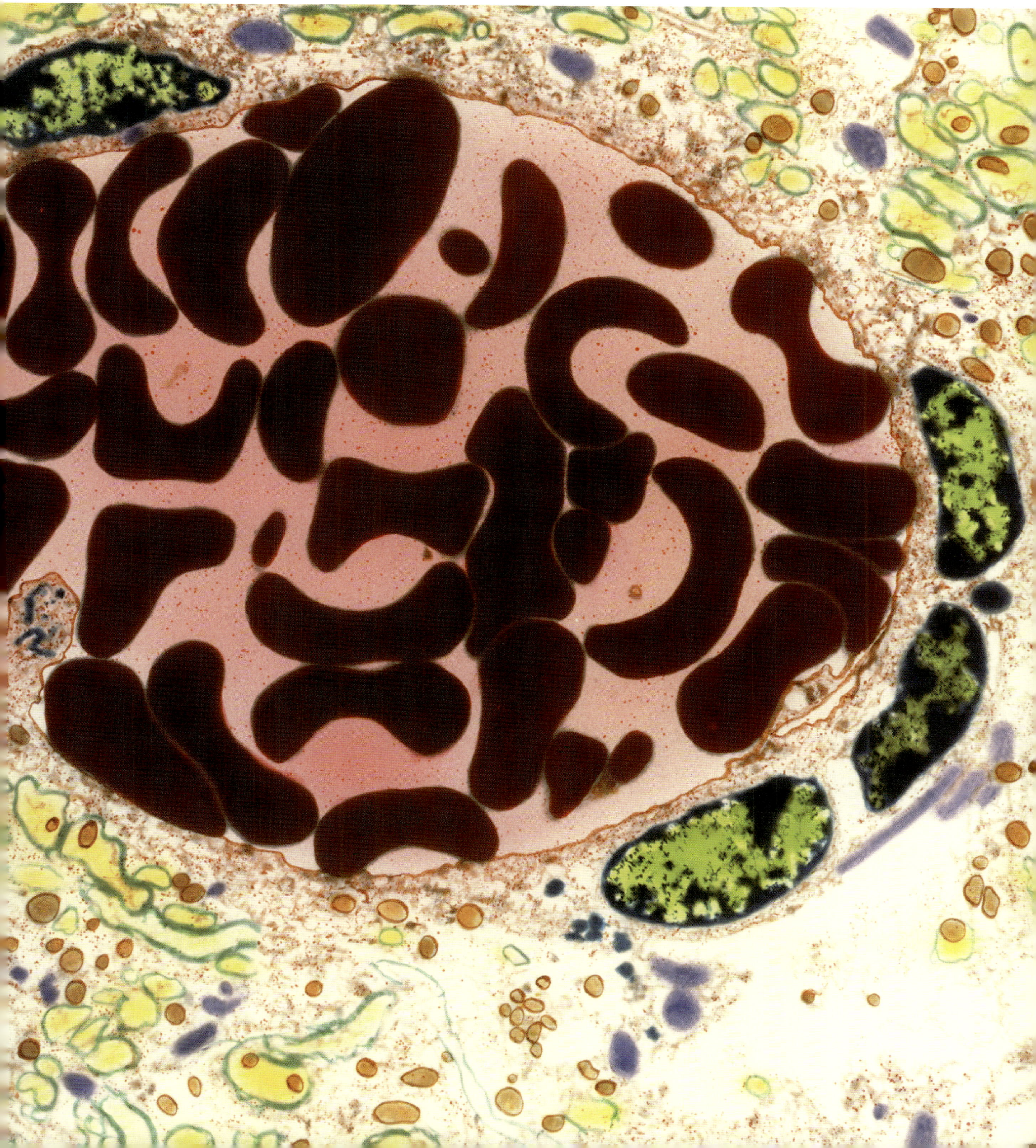

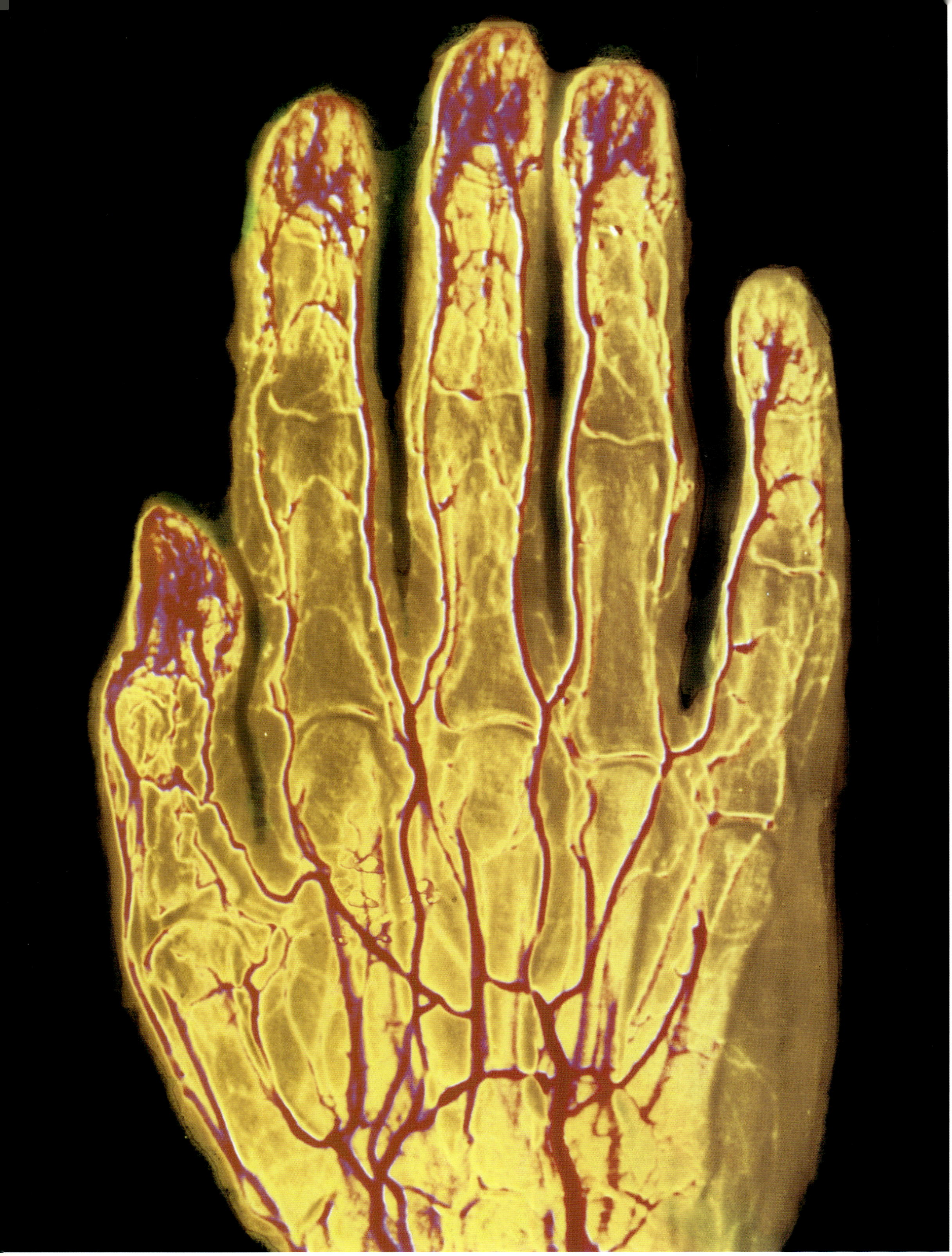

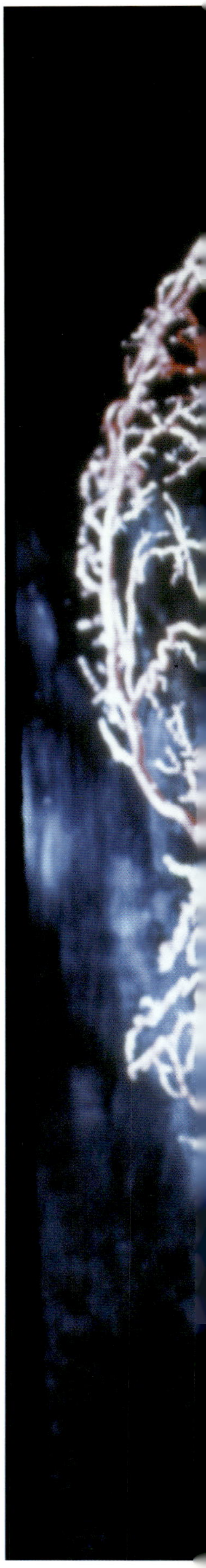

Arterien der Hand [Angiographie]

DIE KAPILLAREN DER NAGELBETTEN dominieren dieses Bild, auf dem das Arteriennetz in der menschlichen Hand zu sehen ist. Als überaus aktives Gewebe benötigen die Nagelbetten eine gute Blutversorgung. Arterien haben dicke, muskuläre Wände, und durch ihre Kontraktionsfähigkeit bleibt der Blutdruck auch in dieser Entfernung vom Herzen konstant. Eine Angiographie ist eine Röntgentechnik, die zur Diagnose zahlreicher Kreislauferkrankungen eingesetzt wird, z. B. von Verstopfungen in den Blutgefäßen und Schwellungen der Arterienwände.

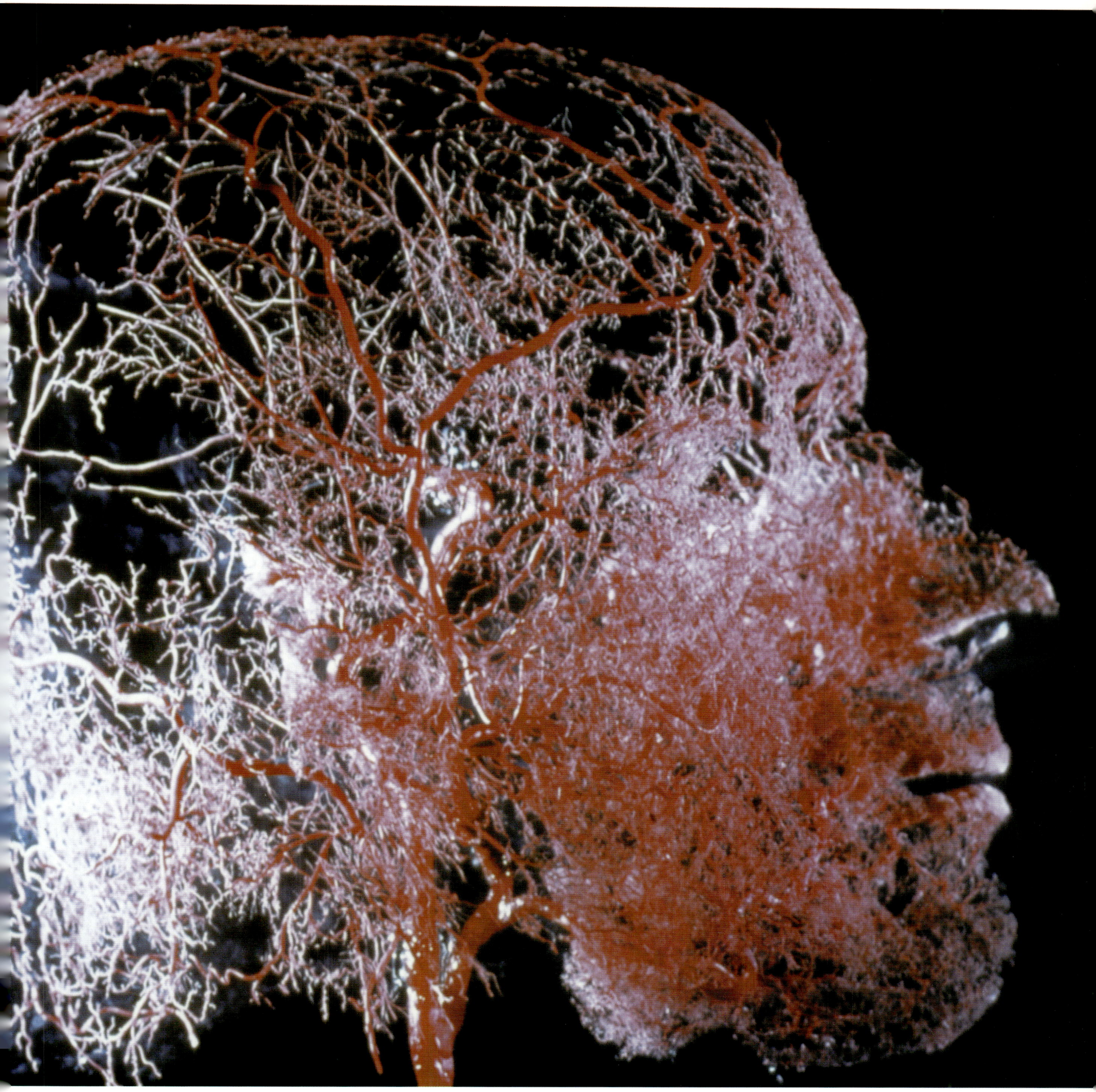

Blutgefäße im Kopf [Plastination]

DAS GEHIRN HAT EINEN HOHEN SAUERSTOFFBEDARF und braucht stetige Blutzufuhr. Wenn diese auch nur für Sekunden unterbrochen wird, können irreparable Hirnschädigungen auftreten. Die wichtigsten Blutgefäße im Kopf sind die zwei Äste der Halsschlagader, die in die Schädelbasis eintreten. Das dichte Kapillarnetz in den Wangen trägt durch die Abgabe von Wärme zur Kühlung des Körpers bei. Eine Dehnung der Kapillaren, die Ursache des Errötens, trägt außerdem dazu bei, dass Emotionen wie Ärger, Verlegenheit oder sexuelle Erregung sichtbar werden.

Blutgefäße in der Schilddrüse [REM]

BLUTGEFÄSSE SCHLÄNGELN SICH DURCH DIE SCHILDDRÜSE, eine Hormondrüse im Hals. Die Drüse hat keine Ausführungsgänge, sondern gibt ihre Hormone direkt ins Blut ab, das sie dann zu den Zielorganen und -zellen im Körper transportiert.

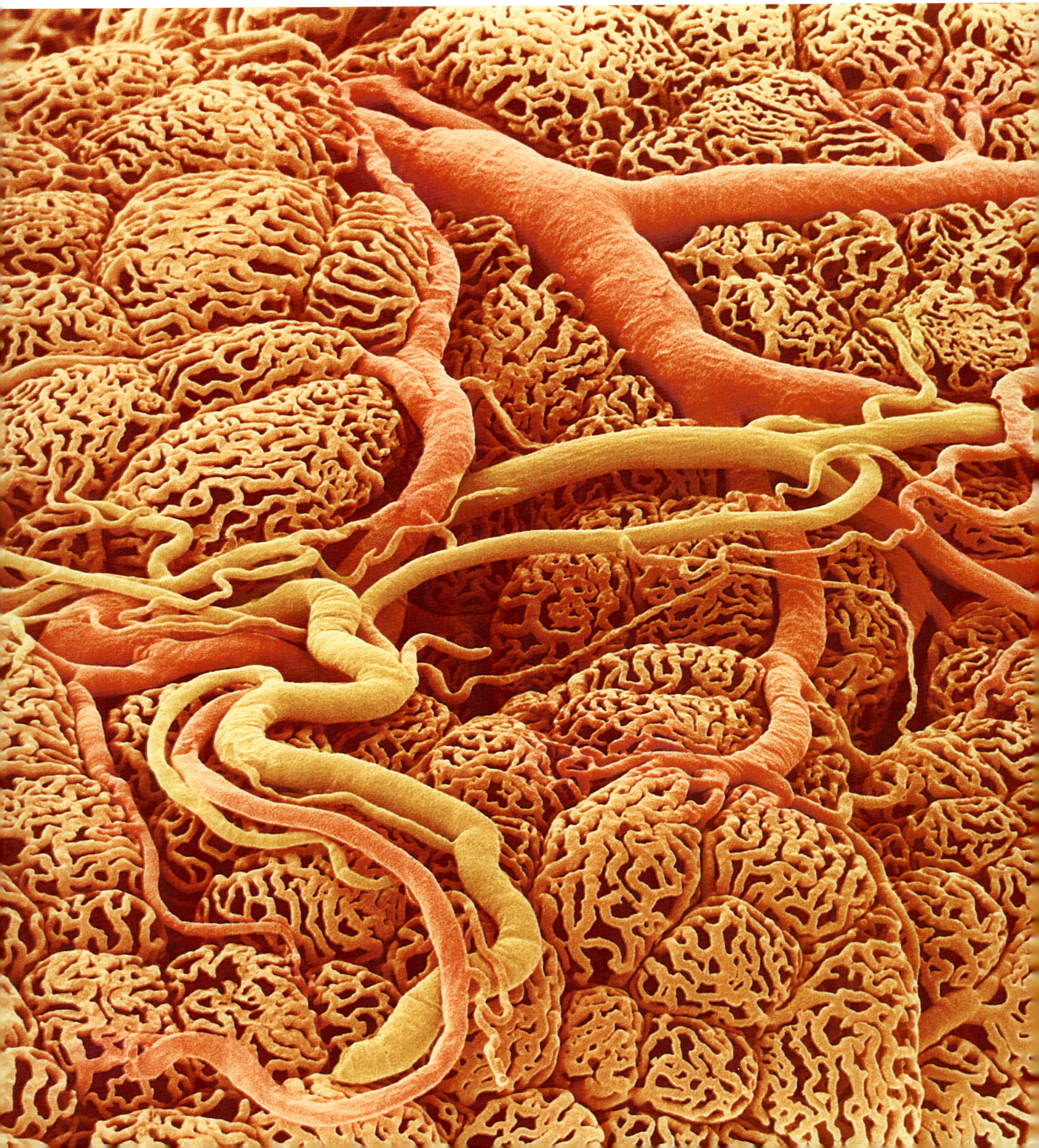

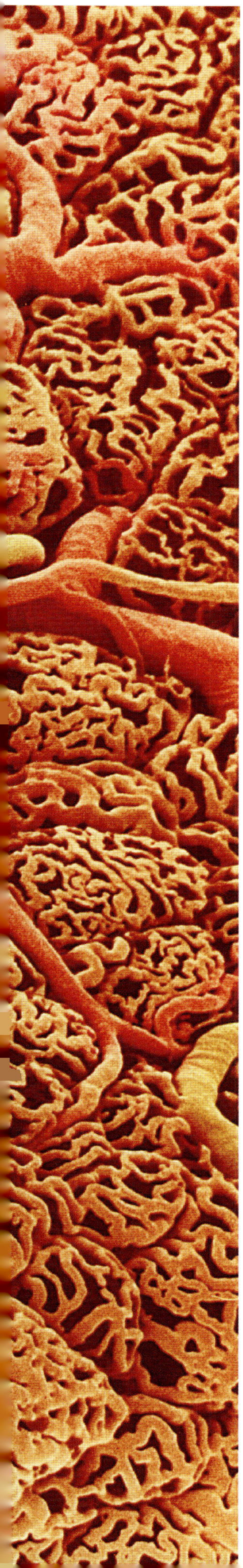

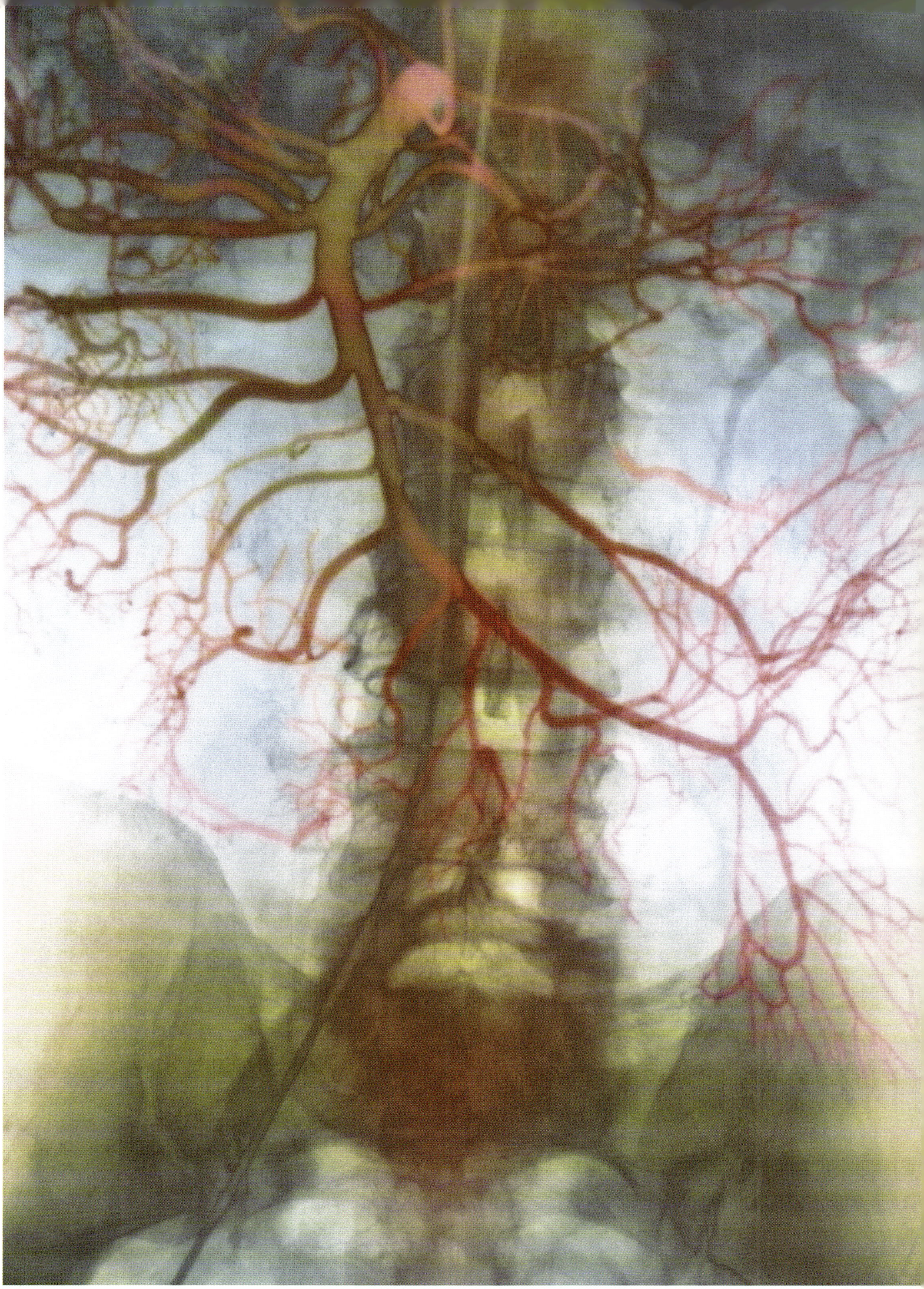

Darmarterien [Angiographie]

DIESE ARTERIEN VERSORGEN DEN DARM MIT BLUT. Die dunkle Linie, die vom linken unteren zum oberen Bildrand verläuft, ist ein Katheter, ein dünner Schlauch, durch den ein Kontrastmittel in die Arterien injiziert wurde, um sie sichtbar zu machen. Während das Blut aus den meisten anderen Körperteilen direkt zum Herzen zurückfließt, wird das Blut aus dem Magen und dem Darm vorher von der Leber gefiltert.

Kapillare auf einem Muskel [REM]

ROTE BLUTKÖRPERCHEN SIND SO WINZIG, dass bis zu sechs Millionen in einem Milliliter Blut vorkommen können. Und doch sind einige Kapillaren so dünn, dass ein einziges rotes Blutkörperchen gerade so hineinpasst. Es gibt so viele Kapillaren im Körper, dass ihre Gesamtfläche etwa 1000-mal so groß ist wie die der Aorta, der Hauptschlagader des Körpers.

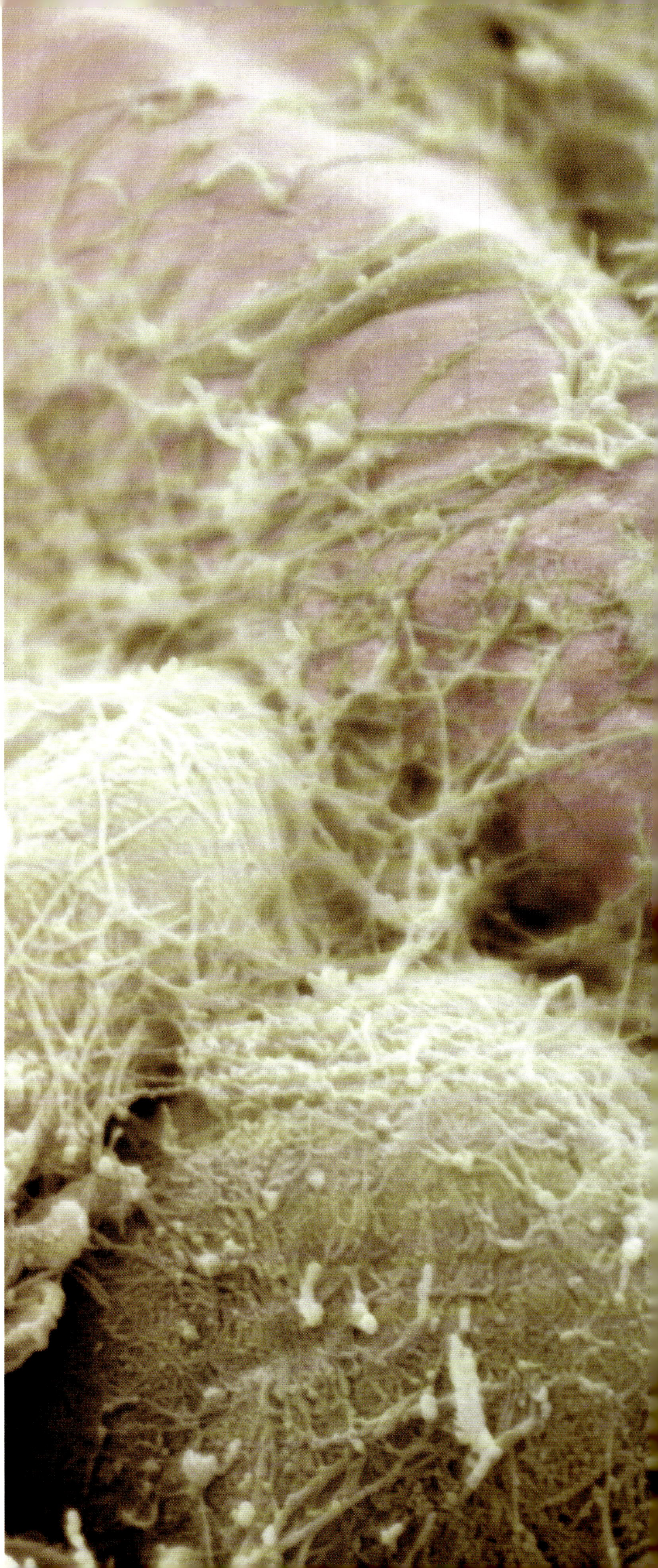

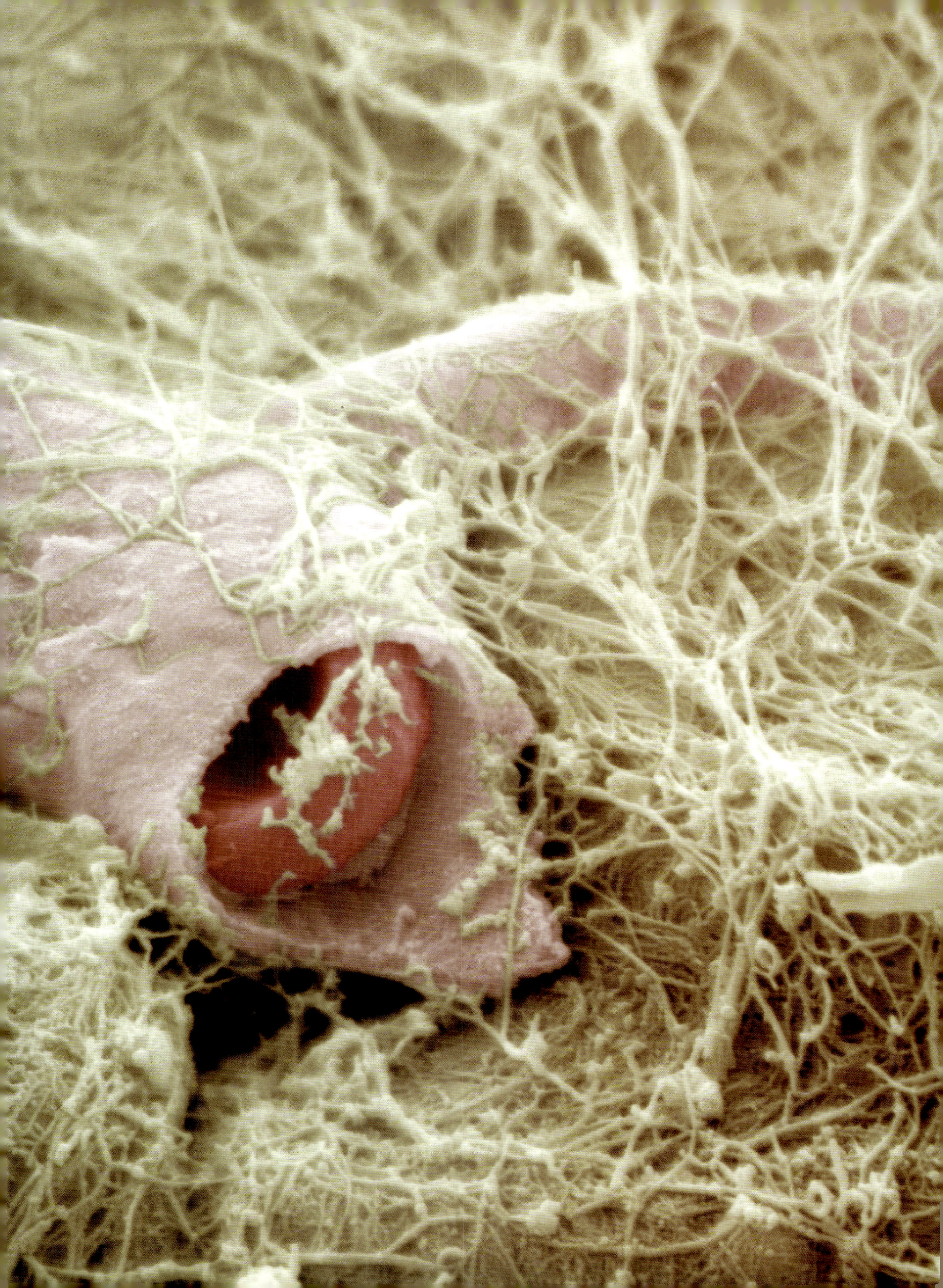

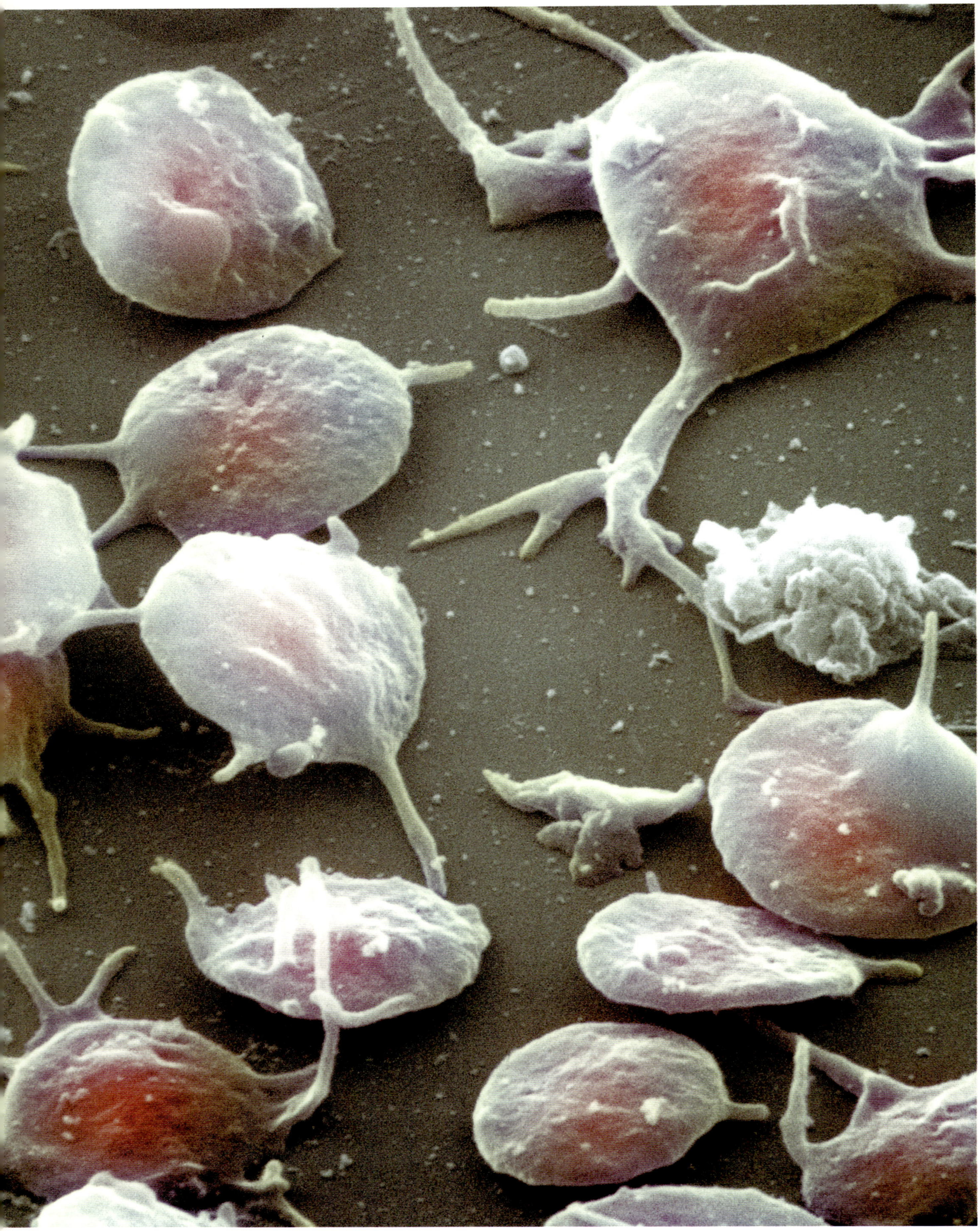

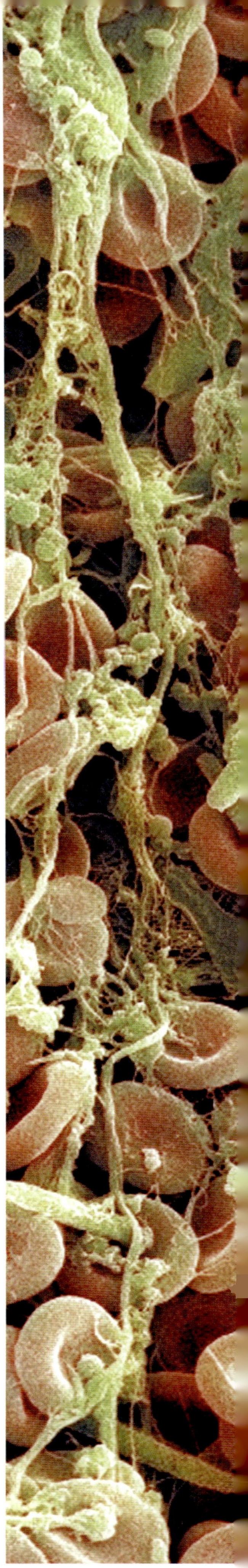

Aktive Blutplättchen [REM]

150

BLUTPLÄTTCHEN KOMMEN IM BLUTKREISLAUF in großer Zahl vor. Sie sind keine echten Zellen, sondern Fragmente von Knochenmarkzellen, die in den Blutkreislauf abgegeben werden. Wenn sie inaktiv sind, sind sie oval oder rund, wenn sie jedoch, wie hier, aktiviert werden, bilden sie Fortsätze, mit denen Risse in den Blutgefäßwänden geschlossen werden können. Außerdem geben sie Serotonin ab, das zur Verengung der Blutgefäße und somit zu einem geringeren Blutverlust führt.

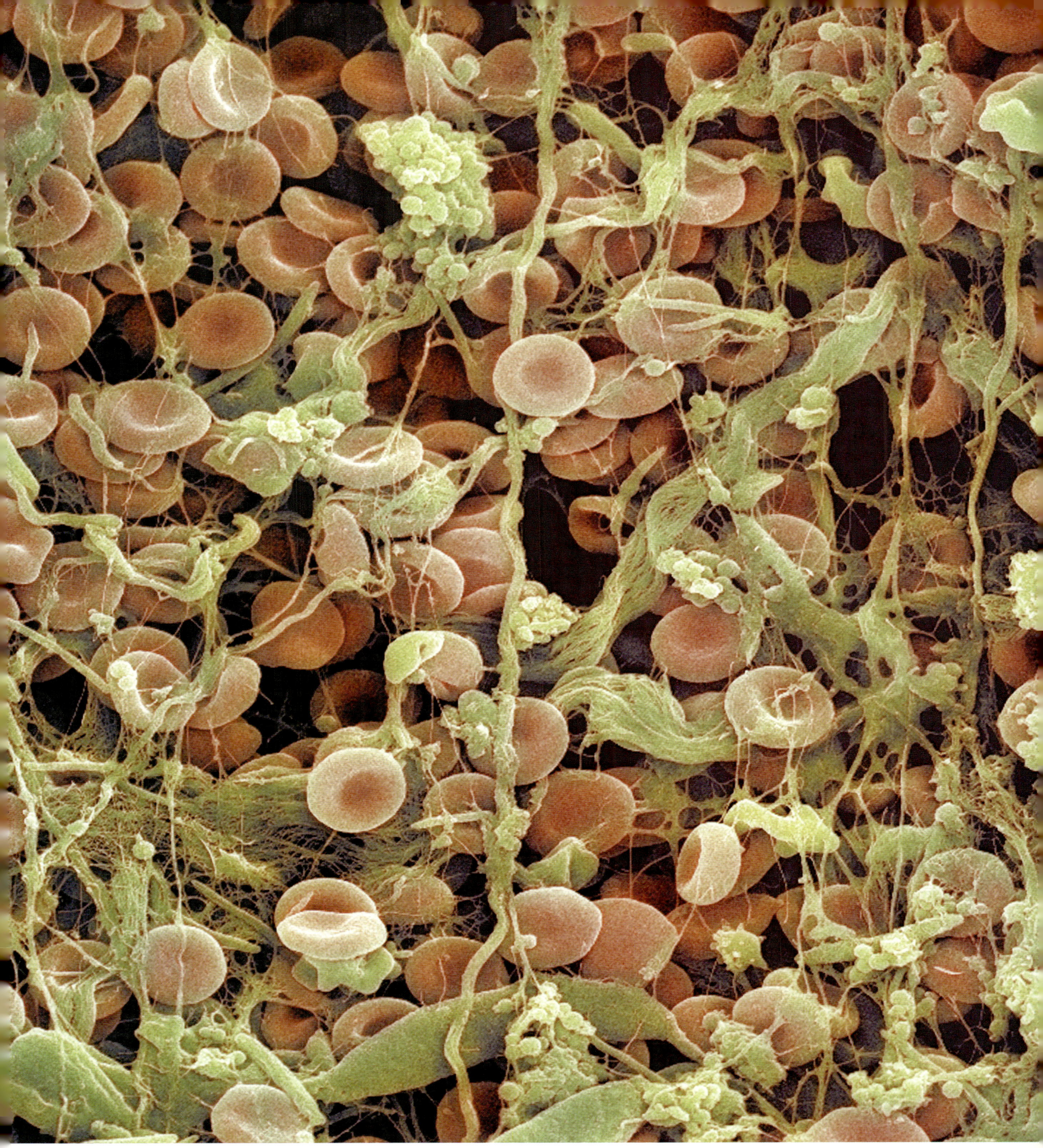

Blutgerinnsel [REM]

EINE MASSE ROTER BLUTKÖRPERCHEN ist von Proteinfilamenten (braun) in beschädigtem Bindegewebe eingeschlossen und bildet ein Blutgerinnsel. Die Blutgerinnung führt zu einem geringeren Blutverlust und verhindert Infektionen. In diesem komplizierten Vorgang bewirken Blutplättchen eine Umwandlung von löslichen Proteinen zu unlöslichen Fasern, die ein Geflecht bilden und die Blutbestandteile festhalten.

Sauerstoff ist der Brennstoff, mit dem die Zellen aus Glukose Energie gewinnen. Der Körper verbraucht pro Minute rund 400 ccm Sauerstoff zur Nahrungsverbrennung. Dieser Sauerstoff kommt aus der Luft durch die Lunge, ein paariges, schwammartiges Organ hinter den Rippen im Brustkorb.

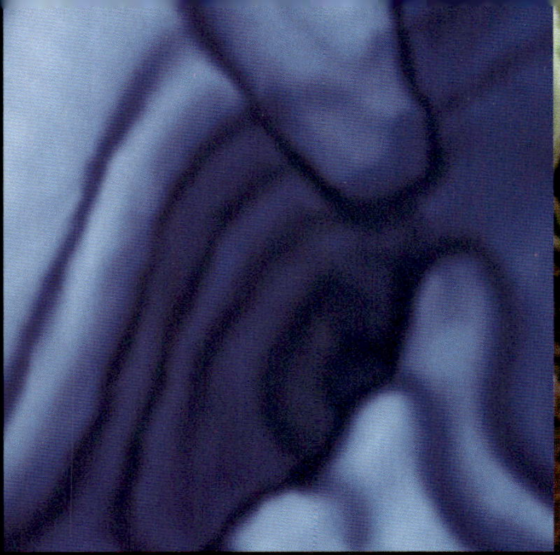

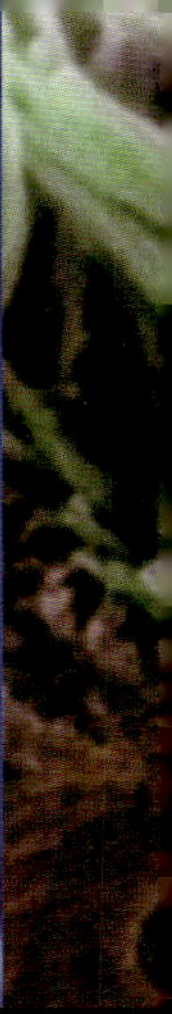

Da die Lunge keine Muskeln hat, kann sie sich nicht aus eigener Kraft bewegen. Stattdessen haben der Brustkorb und das Zwerchfell die Aufgabe, die Lunge zu dehnen und wieder zusammenzudrücken. Täglich atmet der Mensch etwa 23 000-mal und bewegt rund 12 000 Liter Luft.

Beim Einatmen gelangt Luft durch die Nase in die Luftröhre und anschließend in die beiden Bronchien der Lungenflügel. In der Lunge verzweigen sich die Bronchien immer weiter, bis sie dünner als ein Haar sind. Am Ende dieser Bronchiolen gelangt die Luft in Lungenbläschen, genannt Alveolen. Die Gesamtfläche der Alveolen beträgt ca. 100 m^2.

Der Sauerstoff aus der eingeatmeten Luft dringt rasch durch die dünnen Wände der Alveolen ins Blut, wo er sich an das Protein Hämoglobin in den roten Blutkörperchen bindet. Menschen, die in großen Höhen leben oder arbeiten, wo die Luft sehr dünn ist, haben bis zu 30 Prozent mehr rote Blutkörperchen als Menschen, die auf Meeresspiegelhöhe leben. Das sauerstoffhaltige Blut wird zum Herzen

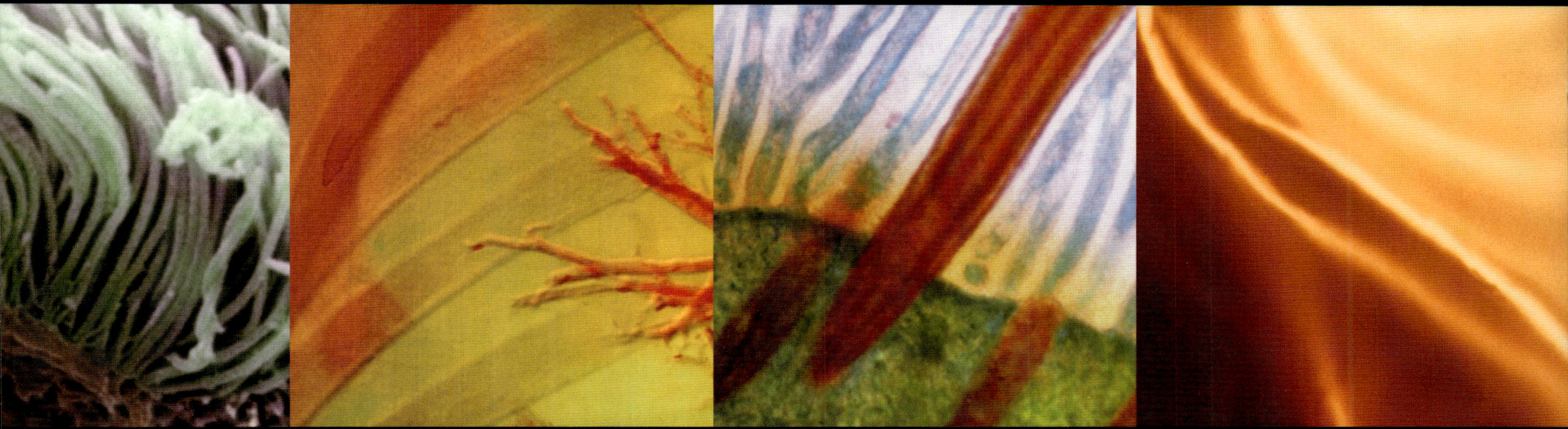

und anschließend durch den Blutkreislauf in jede Körperzelle gebracht. Auf dem Rückweg transportiert das Blut das Abfallprodukt Kohlendioxid zum Ausatmen zurück in die Lunge. Obwohl die Atemfrequenz willkürlich verändert werden kann, ist zum Atmen normalerweise keine bewusste Anstrengung nötig, da sich der Rhythmus jederzeit automatisch den Anforderungen anpasst. Er wird von einem Teil des Gehirns gesteuert, der auf die Kohlendioxidmenge – nicht auf die Sauerstoffmenge – im Blut reagiert. Chemische Rezeptoren im Gehirn und in der Herzregion nehmen erhöhte Kohlendioxidwerte wahr und senden Nervenimpulse an das Atemzentrum im Gehirn. Dieses reagiert mit einer Botschaft an die Muskeln des Brustkorbs und des Zwerchfells und befiehlt ihnen, verstärkt zu arbeiten. Das Ergebnis ist eine schnellere und tiefere Atmung, die die Sauerstoffzufuhr erhöht und Kohlendioxid entfernt.

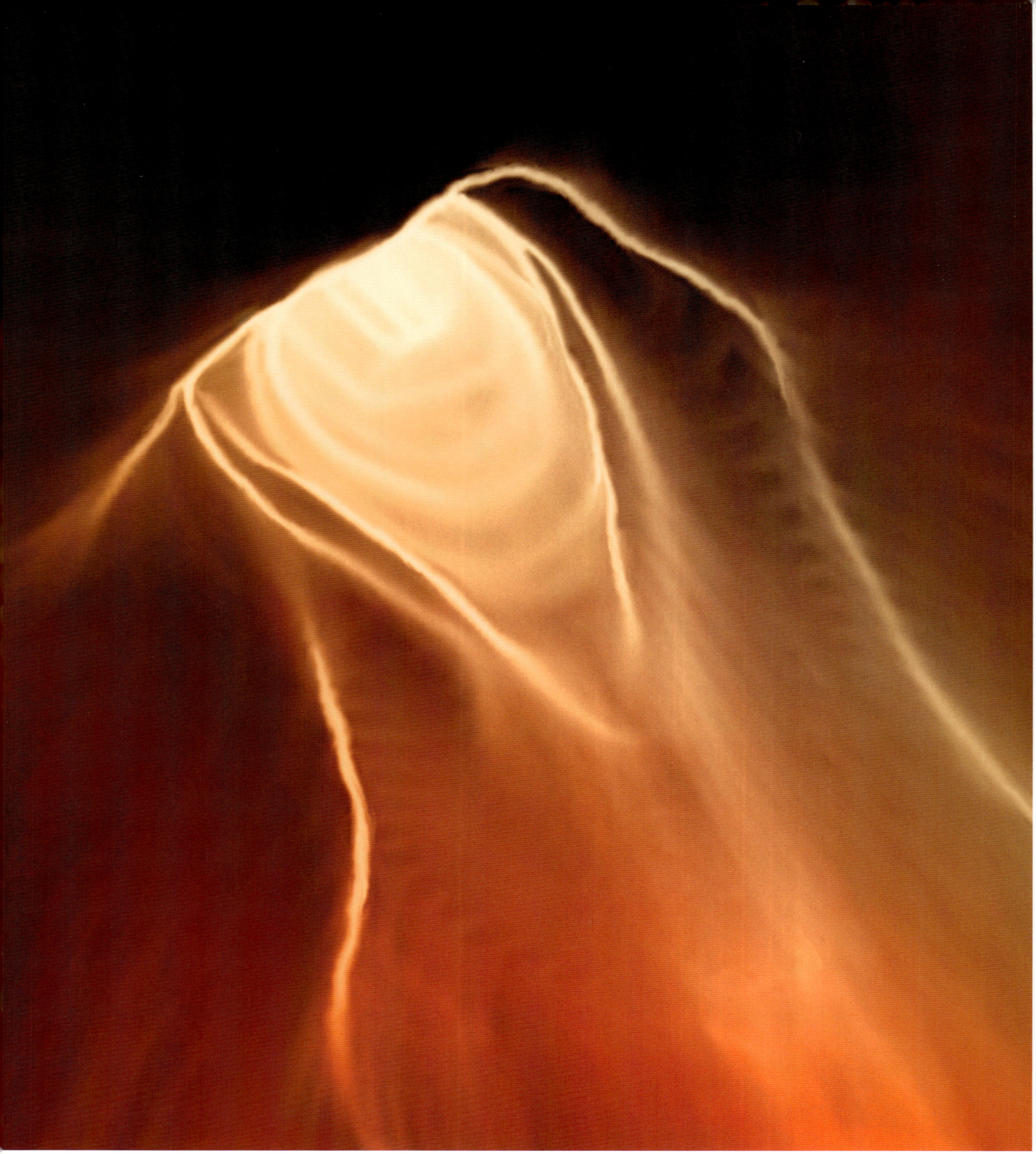

Stimmbänder im Kehlkopf [CT]

154

DER KEHLKOPF IST TEIL DER ATEMWEGE und zudem das Organ der Stimme. Die Stimmbänder sind hier in entspanntem Zustand als V-förmige Spalte zu beiden Seiten des Kehlkopfes zu sehen. Die Luft strömt geräuschlos zwischen ihnen hindurch. Wenn sie jedoch mit Hilfe von Muskeln gespannt werden, wird die Luft zwischen ihnen hindurchgezwängt und versetzt sie in Schwingung, was wiederum einen Klang erzeugt. Die Bezeichnung »Stimmbänder« ist trotzdem etwas irreführend, da die Lauterzeugung hauptsächlich durch Zunge und Lippen erfolgt.

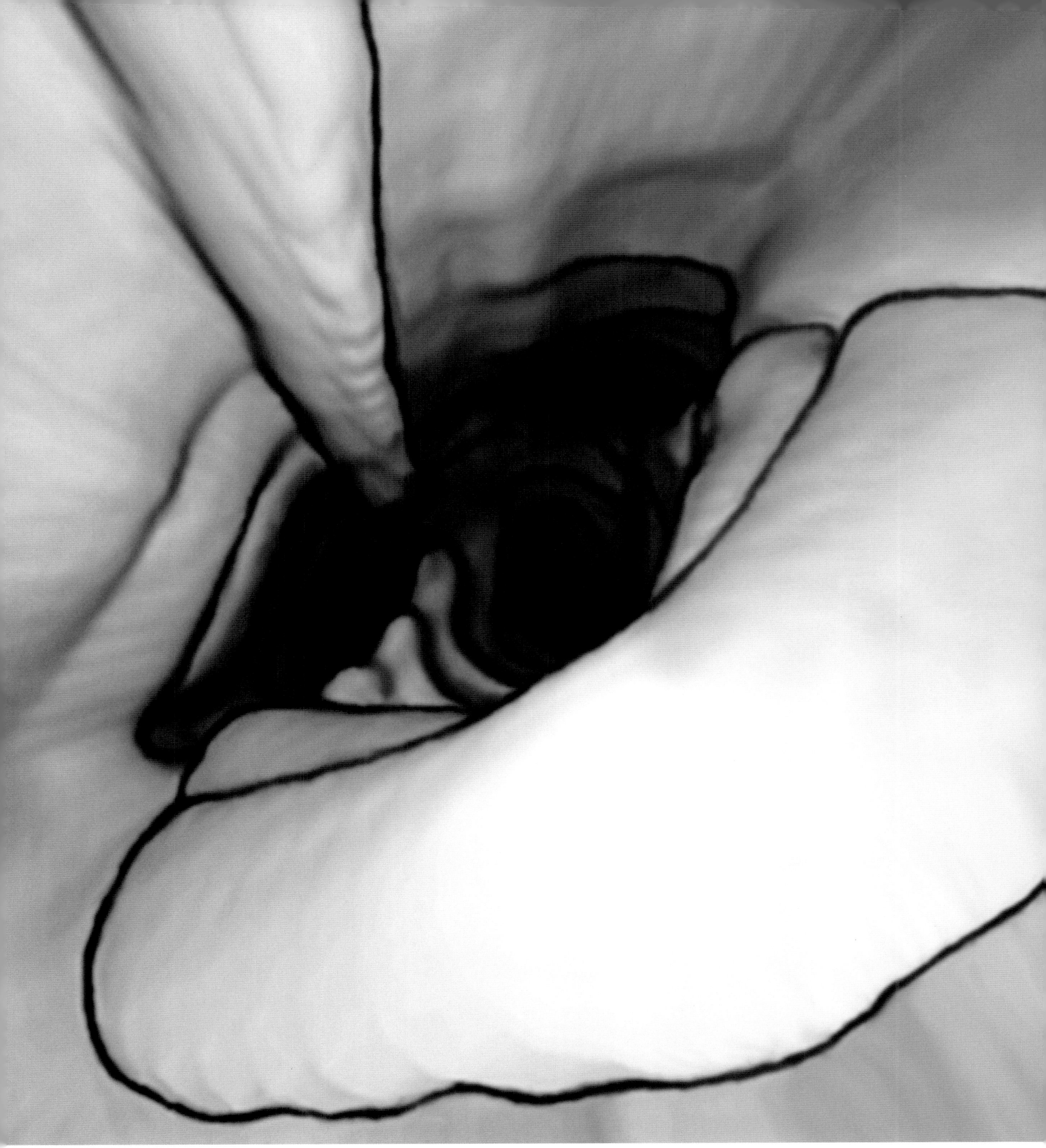

Kehldeckel im Kehlkopf [CT]

AUF DEM NACH UNTEN FÜHRENDEN KEHLKOPF (Mitte) liegt der Kehldeckel (unten rechts), eine elastische Knorpelplatte, die die Luftröhre von der Speiseröhre trennt. Er bewegt sich zwischen zwei Positionen hin und her, um zu verhindern, dass Nahrung in die Lunge oder Luft in den Magen gelangen kann.

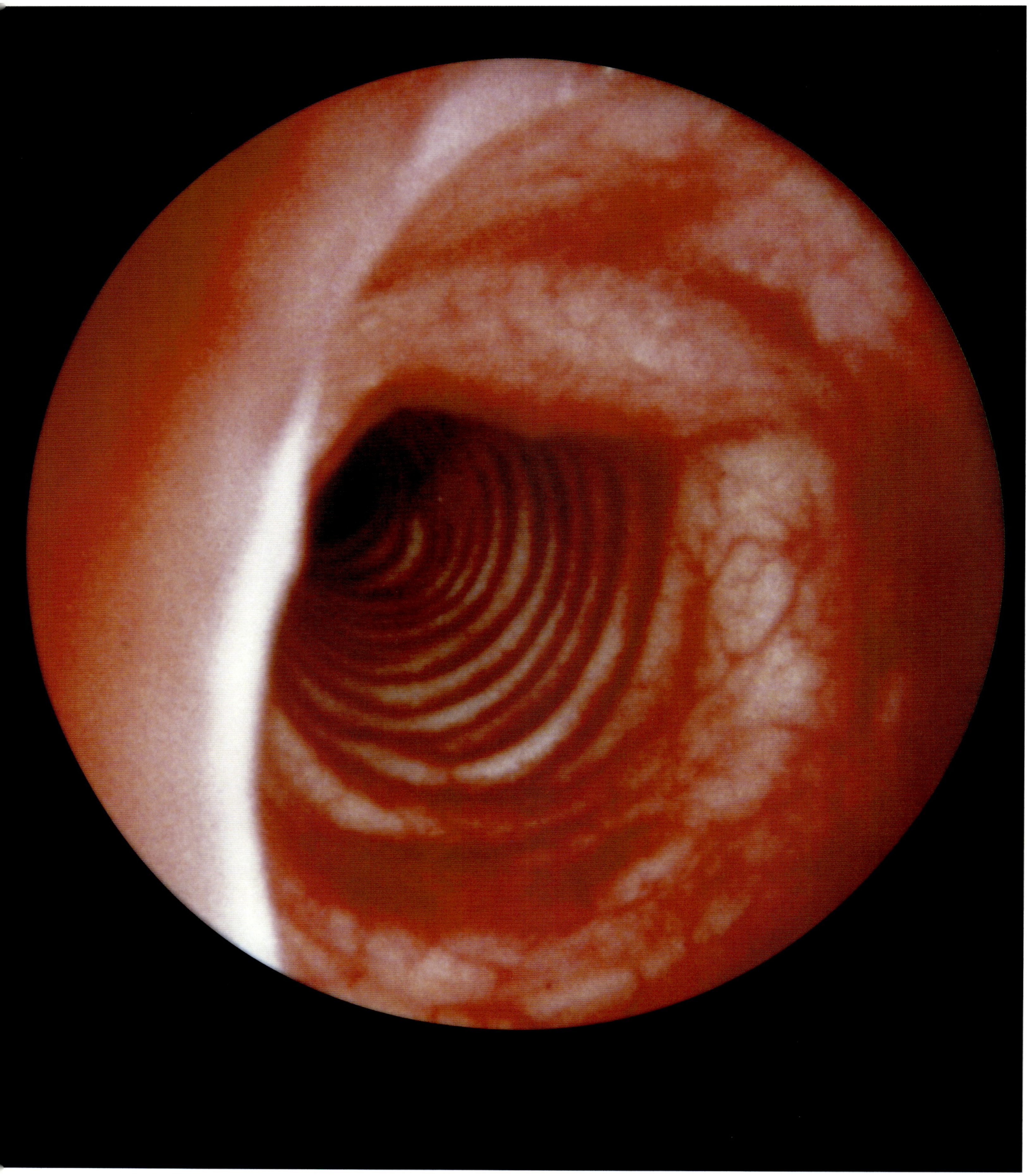

Luftröhre [Bronchoskopie]

156 **UNTER DEM KEHLKOPF LIEGT DIE LUFTRÖHRE,** die Verbindung zwischen Rachen und Lunge. Sie ist ein etwa zehn Zentimeter langer Schlauch, der durch die gut erkennbaren Knorpelringe festen Halt bekommt.

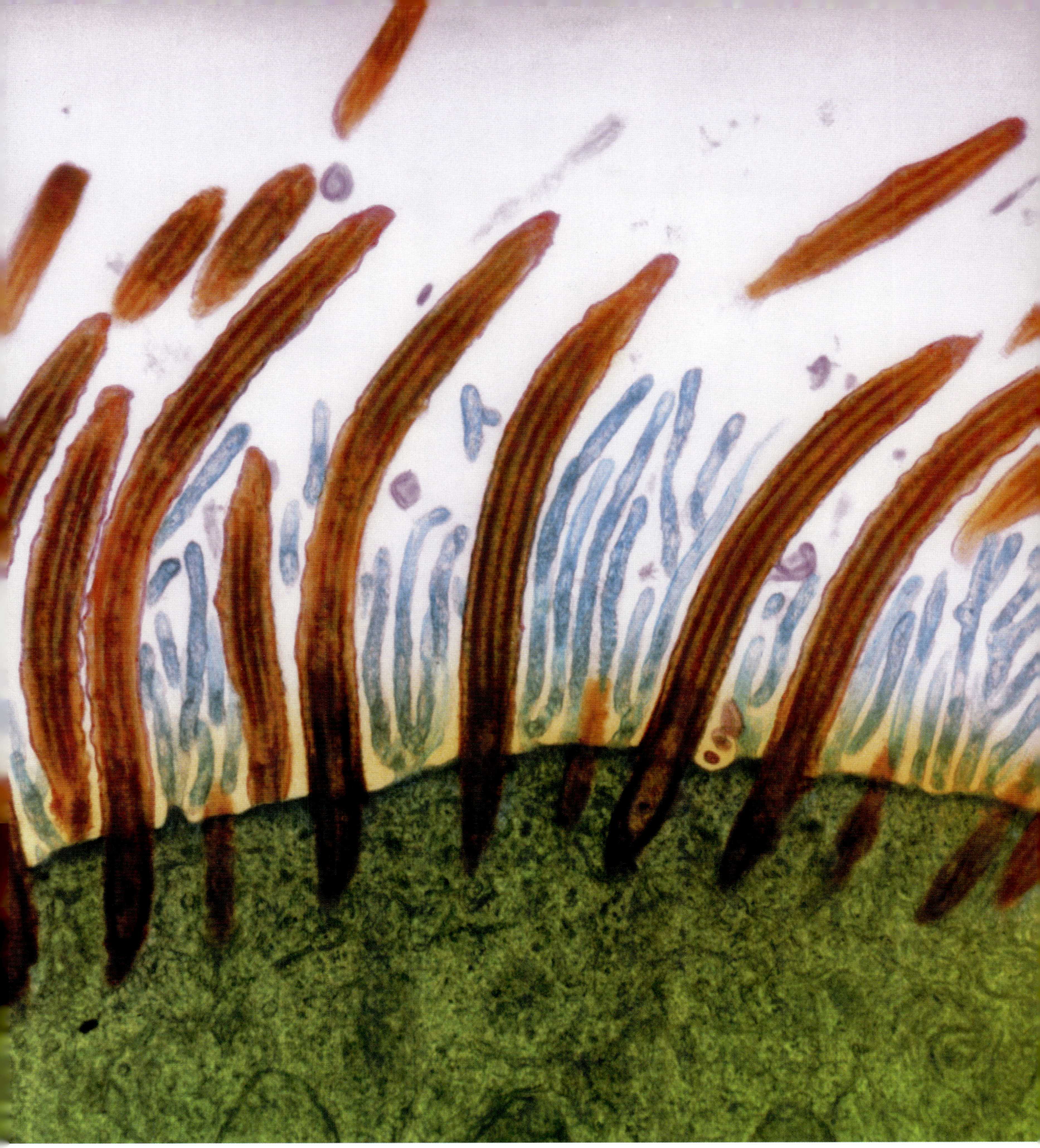

Flimmerzelle auf der Luftröhre [TEM]

EINE EPITHELZELLE (grün) der Luftröhre zeigt zahlreiche Flimmerhärchen (rot) – bewegliche Fortsätze, die rhythmisch schlagen und Staub und andere Reizstoffe wieder nach oben in den Rachen befördern, wo sie geschluckt oder ausgehustet werden können. Die kleineren blauen Ausstülpungen zwischen den Flimmerhärchen sind Kleinzotten, die der Vergrößerung der Zelloberfläche dienen und am Stoffaustausch beteiligt sind.

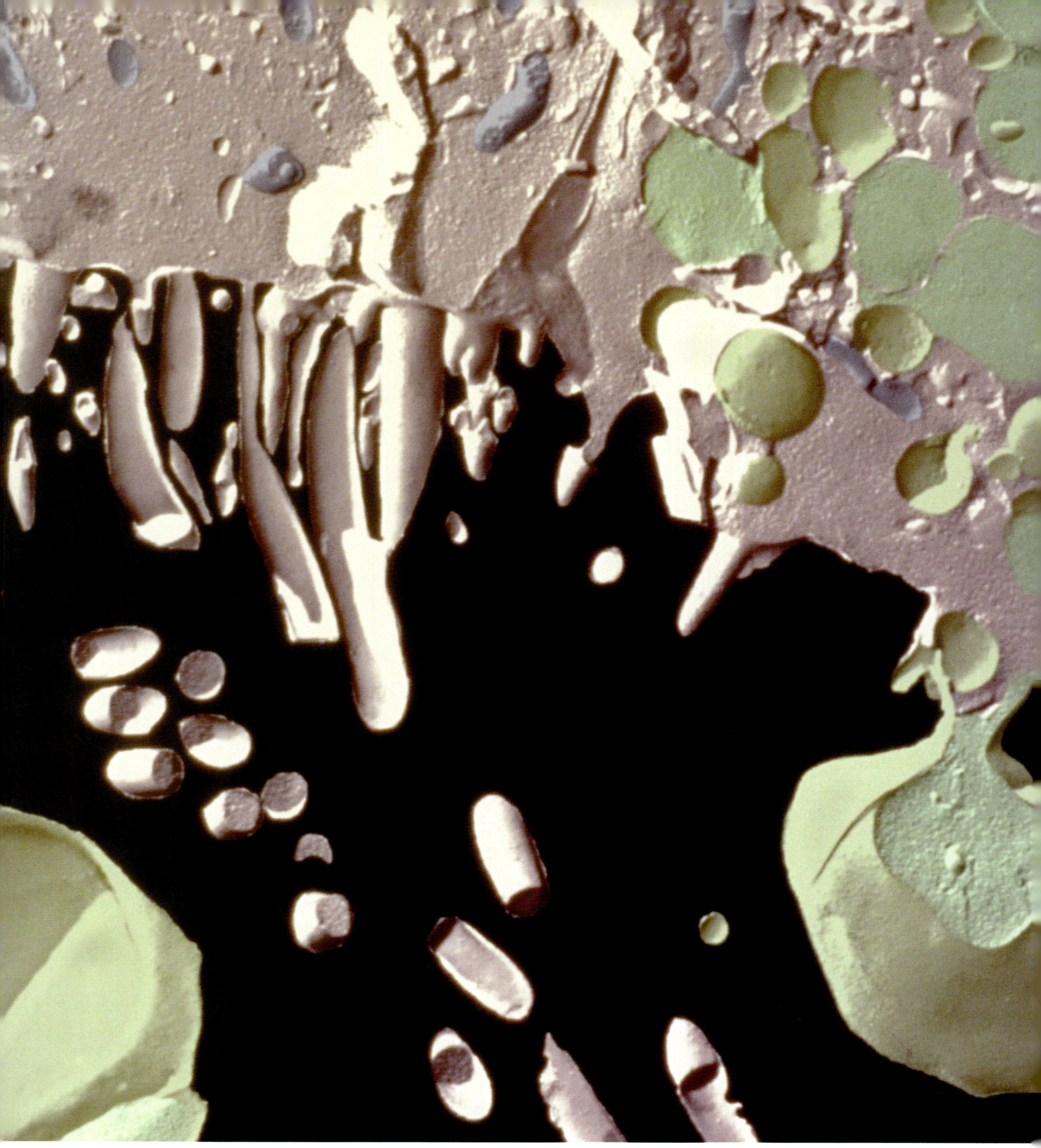

Schleimhautzelle in der Luftröhre mit Flimmerhärchen [TEM]

DAS OBERE BILDDRITTEL WIRD VON EINER BECHERZELLE EINGENOMMEN; sie produziert den Schleim (grün), mit dem die Luftröhrenwände ausgekleidet sind. Mikroorganismen und andere Reizstoffe in der Luft, die beim Einatmen in die Luftröhre gelangen, verfangen sich im Schleim und werden durch die rhythmischen Schläge der Flimmerhärchen am Rand der Becherzelle wieder nach oben in den Rachen befördert.

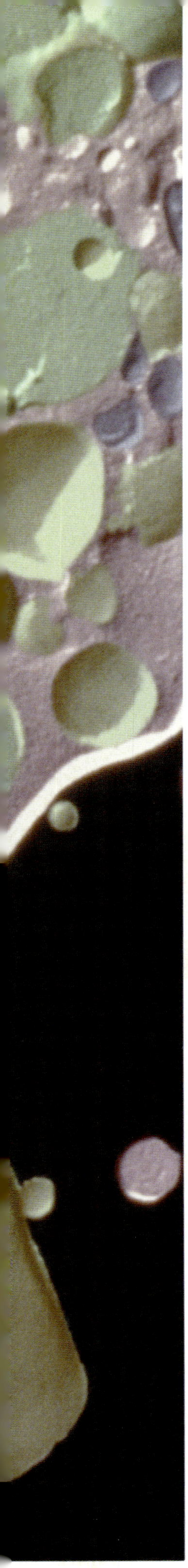

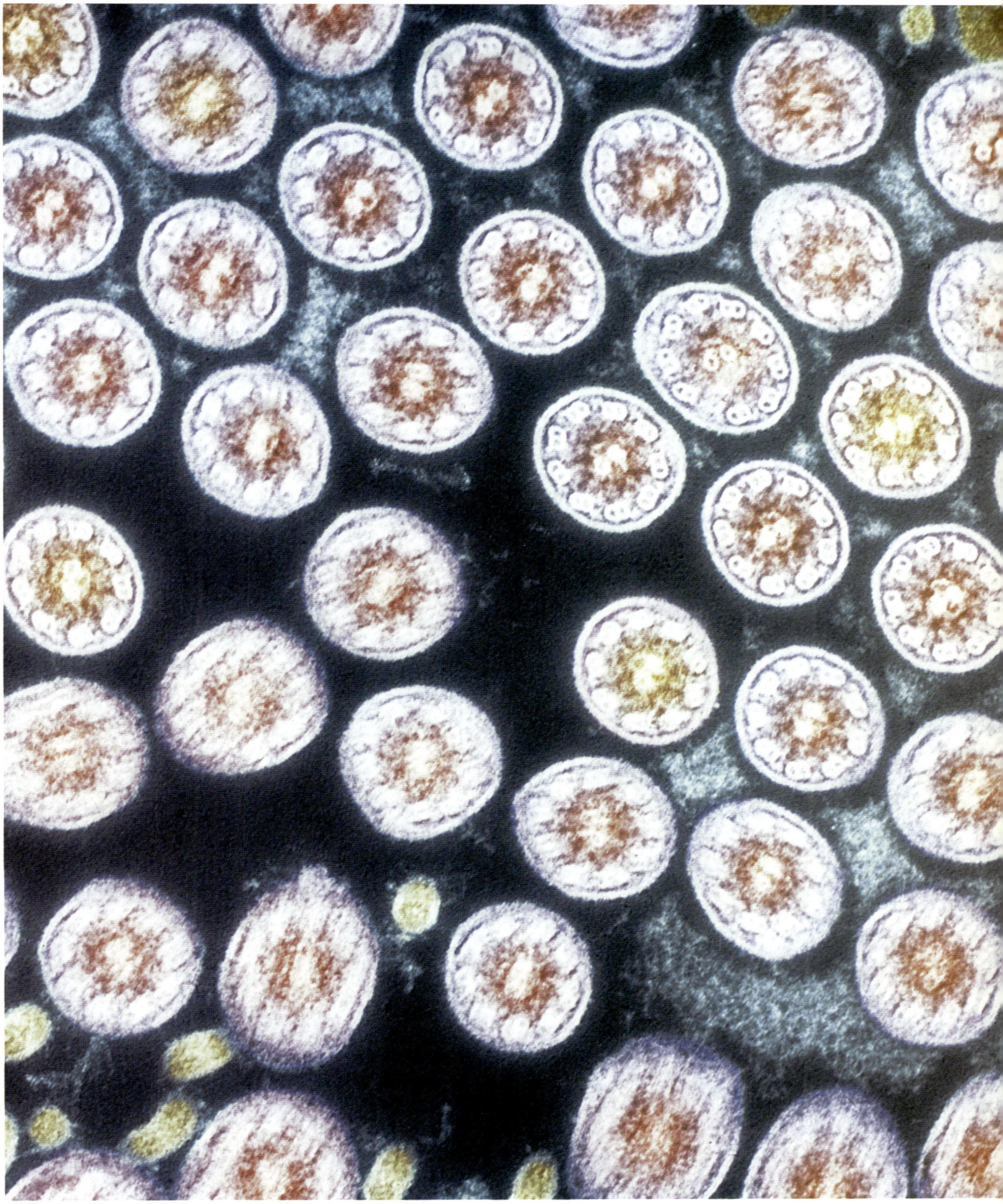

Flimmerhärchen im Querschnitt [TEM]

DIE ZELLEN, DIE DIE LUFTRÖHRE AUSKLEIDEN, werden bei jedem Atemzug mit Fremdkörpern bombardiert. Jede Zelle besitzt etwa 300 Flimmerhärchen, haarförmige Ausstülpungen, die die Atemwege reinigen, indem sie Fremdkörper wieder nach oben und aus der Lunge befördern. Auf diesem Bild sind die Flimmerhärchen im Querschnitt zu sehen. Ihre Anatomie ist vergleichbar mit dem Bewegungsapparat aller Zellen, von Einzellern bis zu menschlichen Spermien.

Verzweigung der Bronchiolen in der Lunge [CT]

AN IHREM UNTEREN ENDE GABELT SICH DIE LUFTRÖHRE in zwei Äste, genannt Bronchien, die jeweils in einen Lungenflügel münden. Diese verzweigen sich wiederum, wie die Äste eines Baumes, in immer engere Luftwege, die Bronchiolen. Dieses Bild zeigt einen Schnitt durch sich verzweigende Bronchiolen im rechten Lungenflügel. In den Wänden der kleinsten Bronchiolen befinden sich Muskeln, mit denen sie gedehnt oder verengt werden können – dadurch ändert sich die Luftmenge, die in und aus der Lunge strömt.

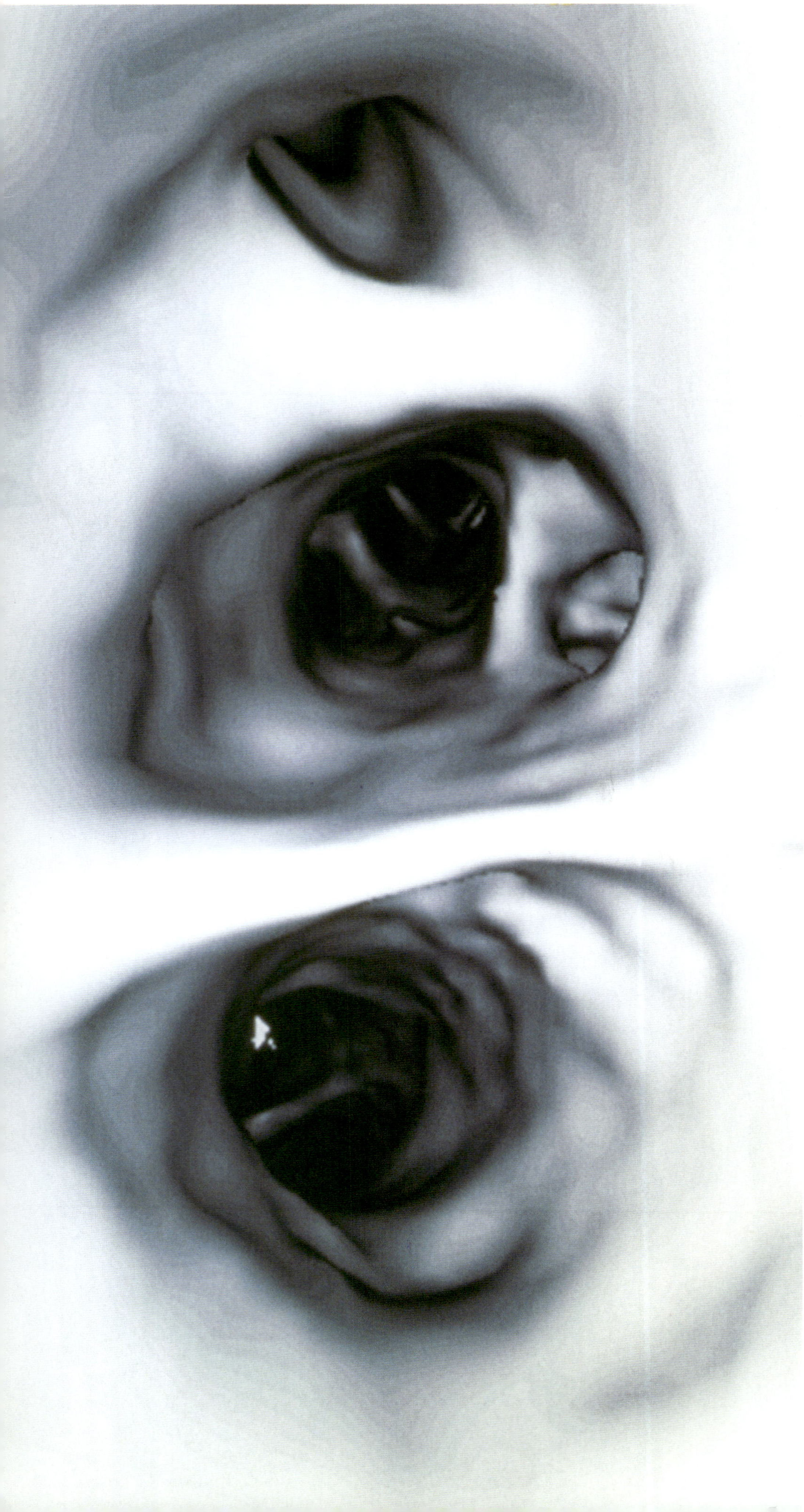

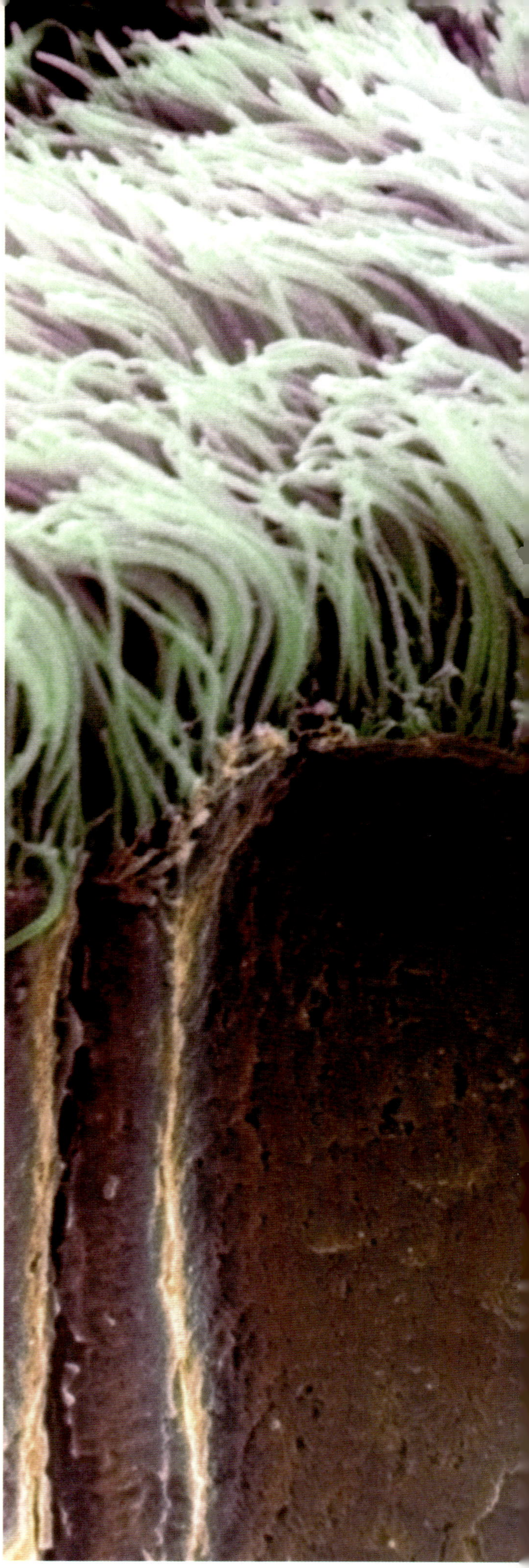

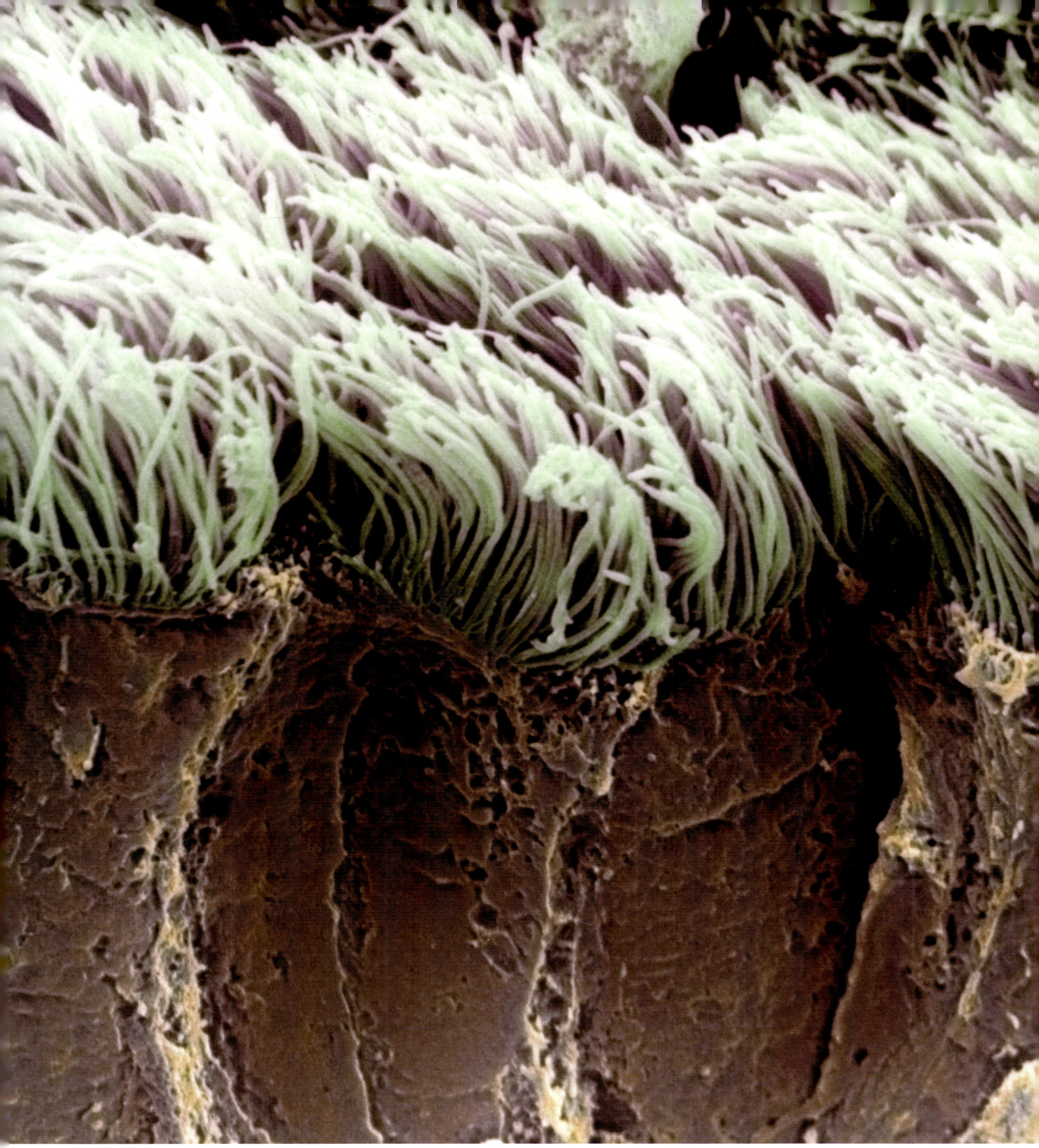

Flimmerepithel der Bronchien [REM]

WIE DIE LUFTRÖHRE SIND AUCH DIE BRONCHIOLEN mit einer Schleimhaut ausgekleidet, die aus Epithelzellen mit zahllosen Flimmerhärchen auf ihrer Oberfläche besteht. Durch ihre rhythmische, schwingende Bewegung sammeln die Flimmerhärchen Bakterien und andere Partikel, die sich im Schleim verfangen, und befördern sie in Richtung Rachen, wo sie ausgestoßen werden.

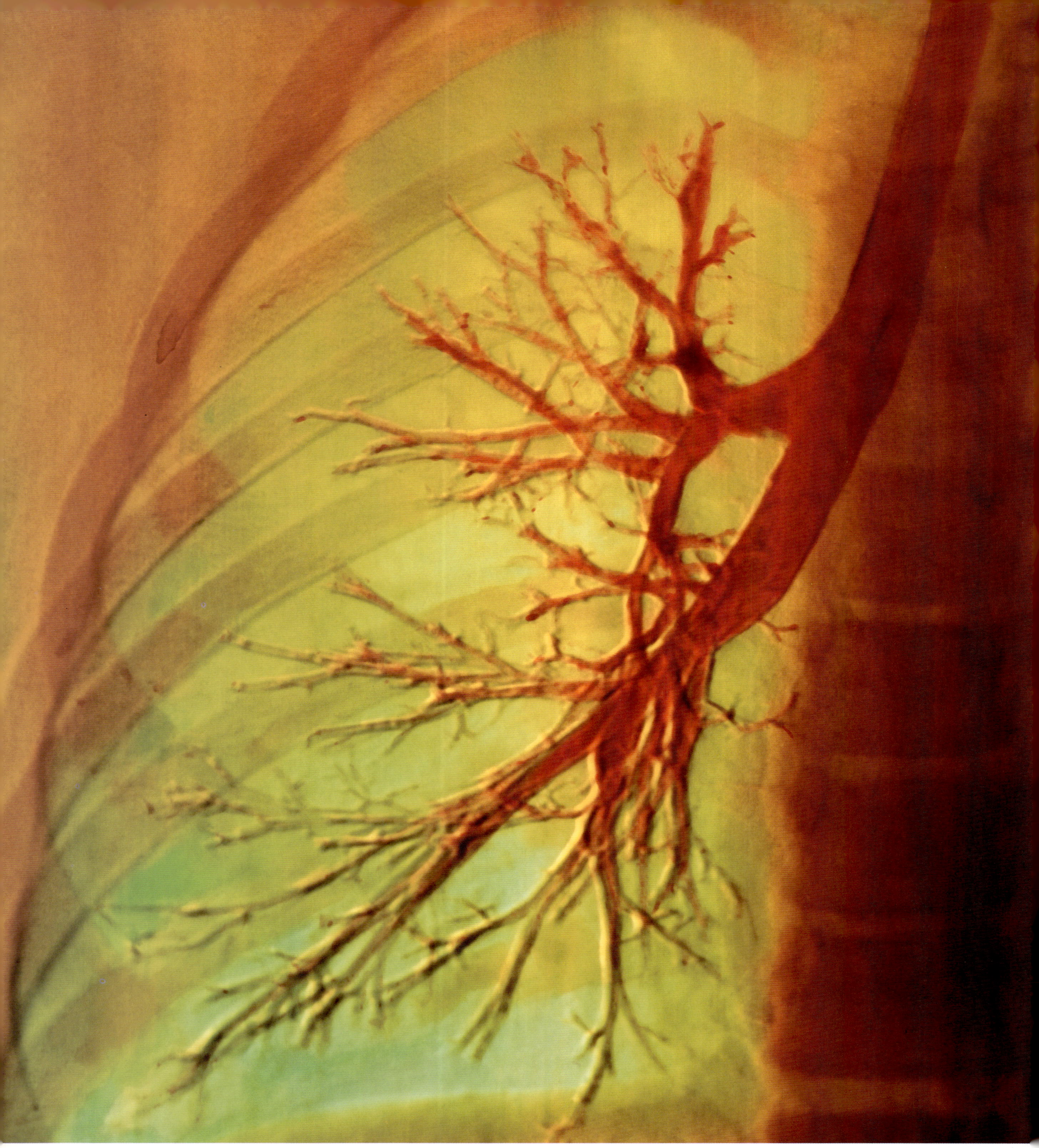

Gesunder rechter Lungenflügel [Bronchographie]

DAS BILD ZEIGT DIE SICH VERZWEIGENDEN BRONCHIOLEN, die aus einem Ast der Bronchien hervorgehen. Die Bronchiolen haben muskuläre Wände, die sich automatisch zusammenziehen oder entspannen, um die Luftmenge zu verändern, die in die Lunge strömt oder die Lunge verlässt. Bei einem Asthmaanfall verkrampfen sich die Muskeln und erschweren dadurch das Ausatmen.

Bronchiole und Alveole in der Lunge [REM]

EINE BRONCHIOLE (unten links), einer der winzigen Atemwege in der Lunge, endet in einer Anhäufung von Lungenbläschen, den Alveolen. Hier findet der Austausch zwischen den mit der Luft eingeatmeten und den im Blut gelösten Gasen statt.

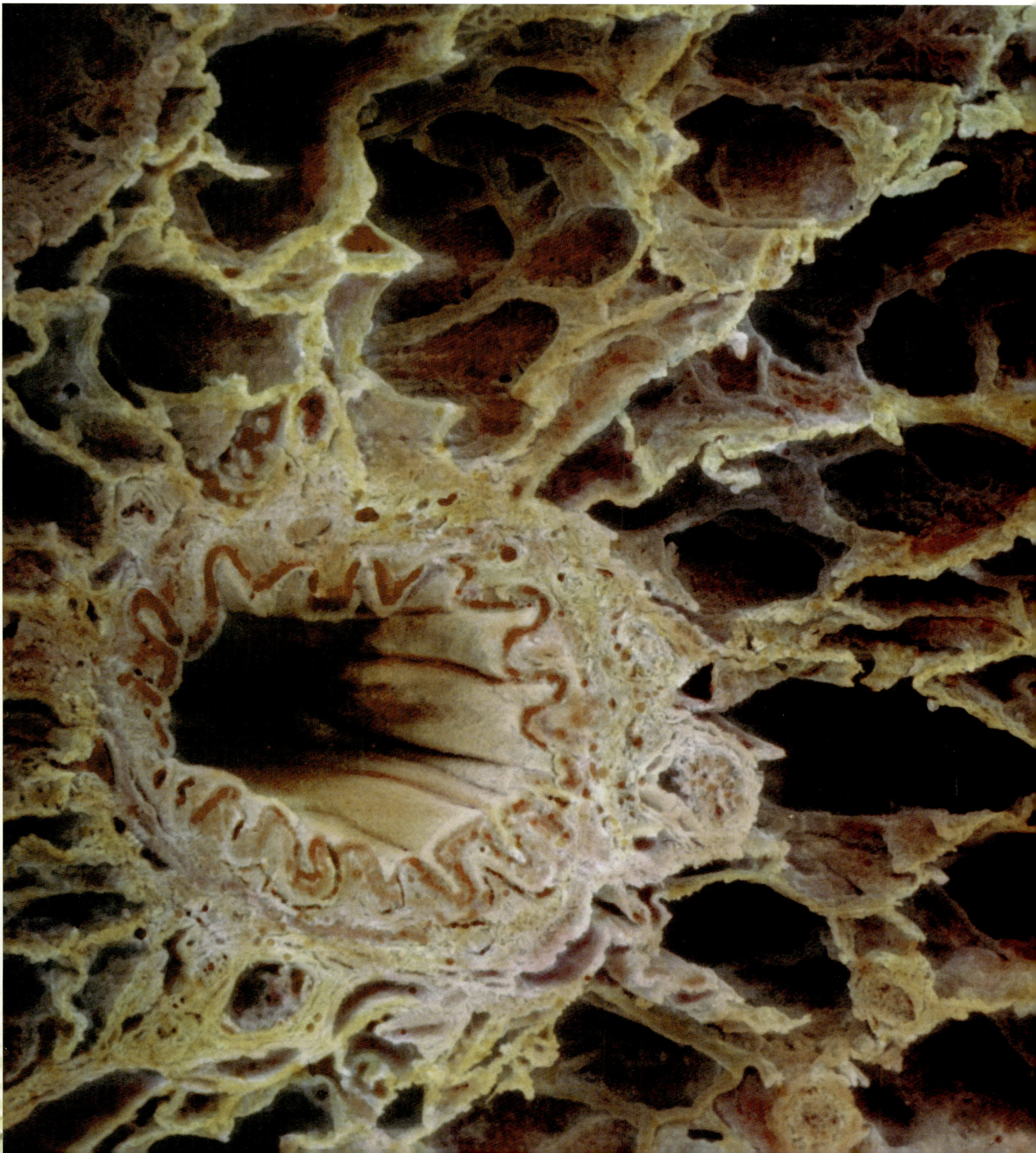

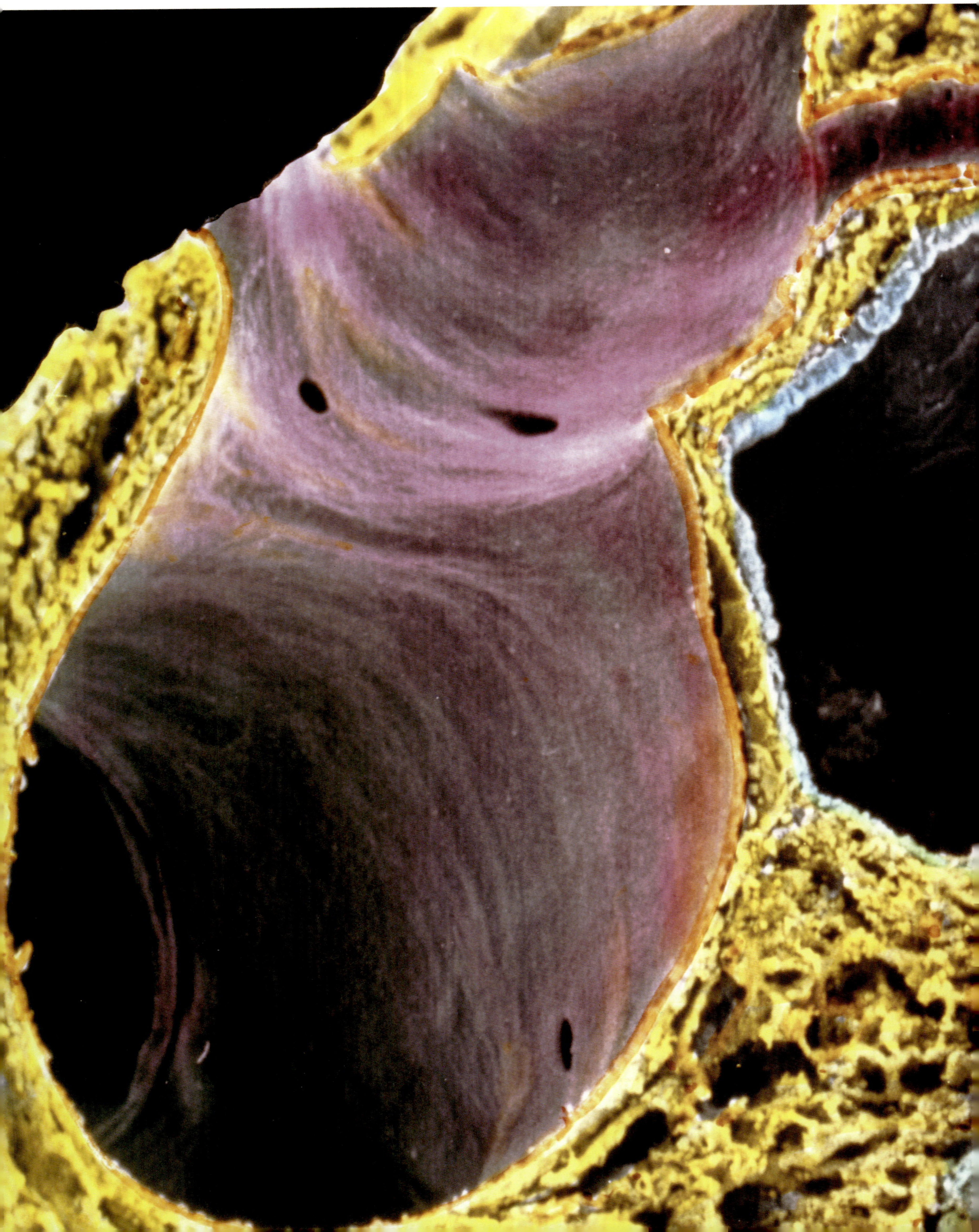

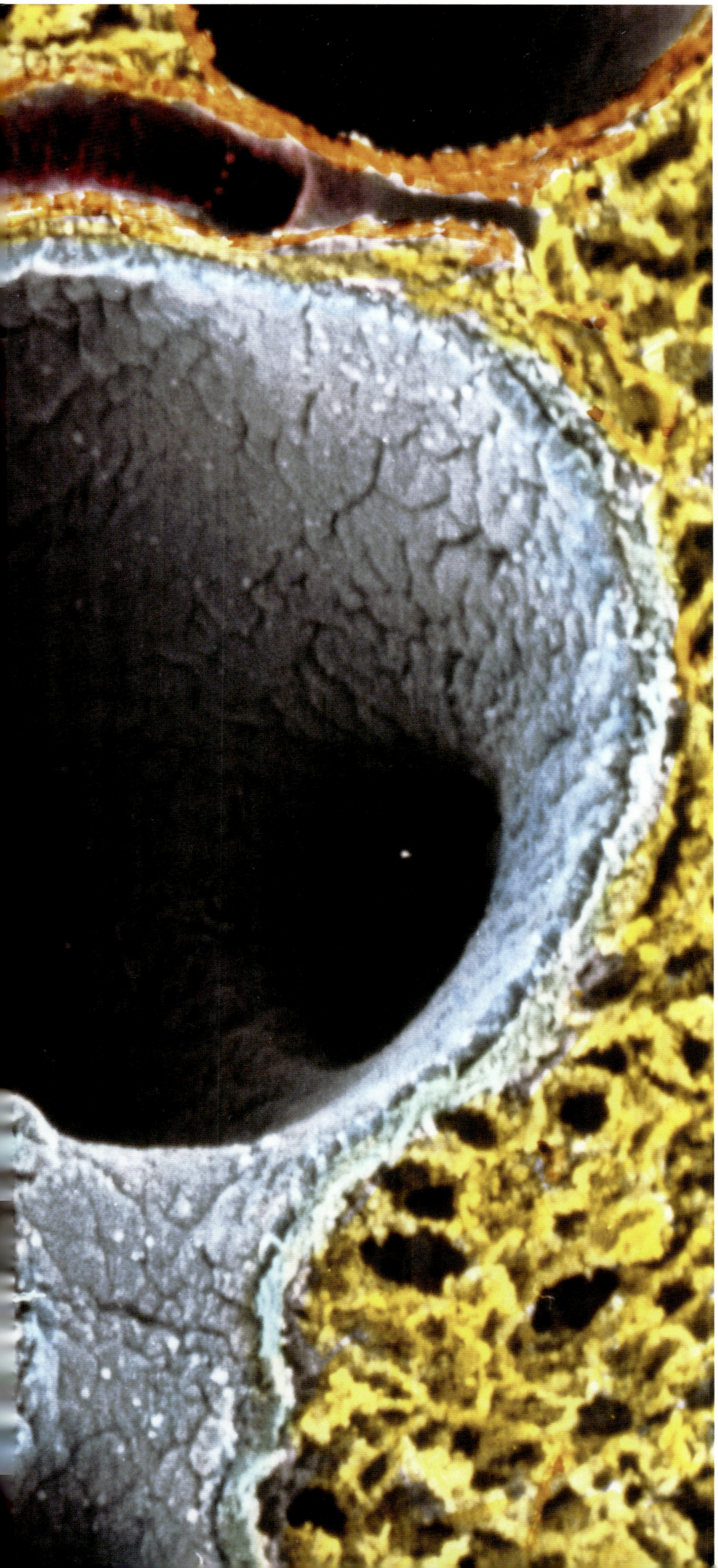

Blutgefäß und Bronchie [REM]

EINE BRONCHIE (blau), einer der Hauptatemwege in der Lunge, ist hier neben einem Blutgefäß (rosa) zu sehen, das Blut in die Lunge pumpt. Das sie umgebende schwammartige Gewebe (gelb) besteht aus Luftbläschen, deren Wände mit Kapillargefäßen überzogen sind. Hier findet der Austausch zwischen der eingeatmeten Luft und den im Blut gelösten Gasen statt. Die Gesamtfläche der Millionen von Alveolen, an denen der Gasaustausch stattfindet, ist so groß wie ein Tennisplatz.

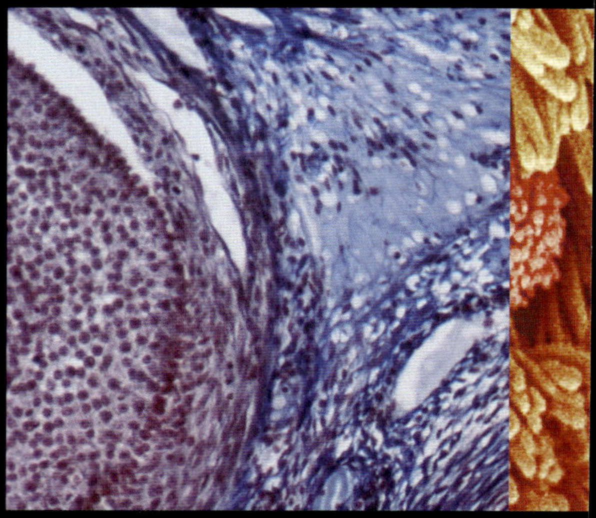

Sex ist für den Menschen ein unendlich faszinierendes Thema, doch sind die Grundprinzipien der Fortpflanzung ganz einfach. Ein Spermium (die männliche Keimzelle) vereinigt sich mit einer Eizelle (der weiblichen Keimzelle). Wenn es zur Befruchtung kommt, wird etwa neun Monate später ein Baby geboren. Was diesen Vorgang so kompliziert macht, ist, dass zwei Individuen und zwei Fortpflanzungsorgane beteiligt sind. Um das Ergebnis noch zufälliger zu machen, kann eine Befruchtung nur an wenigen Tagen des Menstruationszyklus der Frau stattfinden.

Menschen werden in der Pubertät geschlechtsreif, die bei Mädchen ein oder zwei Jahre früher einsetzt als bei Jungen. Die beiden Geschlechtsorgane sind anatomisch ähnlich. Die Klitoris der Frau ist ein wesentlich kleineres Pendant zum Penis des Mannes, und die Eierstöcke, in denen sich die Eizellen befinden, entsprechen den Hoden, die die Spermien produzieren.

Jeden Monat reift etwa in der Mitte des Menstruationszyklus ein Eifollikel im Eierstock heran und wird in den Eileiter ausgestoßen, wo er durch Muskelkontraktionen in die Gebärmutter transportiert wird. Die Befruchtung erfolgt im Eierstock und ist nur möglich, wenn innerhalb der letzten drei oder vier Tage Geschlechtsverkehr stattfand. Während des Geschlechtsverkehrs führt der Mann seinen erigierten Penis in die Vagina der Frau ein und ejakuliert Sperma. Millionen von Spermien schwimmen zum Ei, doch nur ein sehr geringer Anteil überlebt den Weg durch die Scheide, die Gebärmutter und den Eileiter. Diese Leistung wurde mit der eines Mannes verglichen, der einen Atlantik durchschwimmt, der aus Sirup besteht. Vom biologischen Standpunkt aus ist der Samen der einzige Beitrag des Mannes zur Fort-

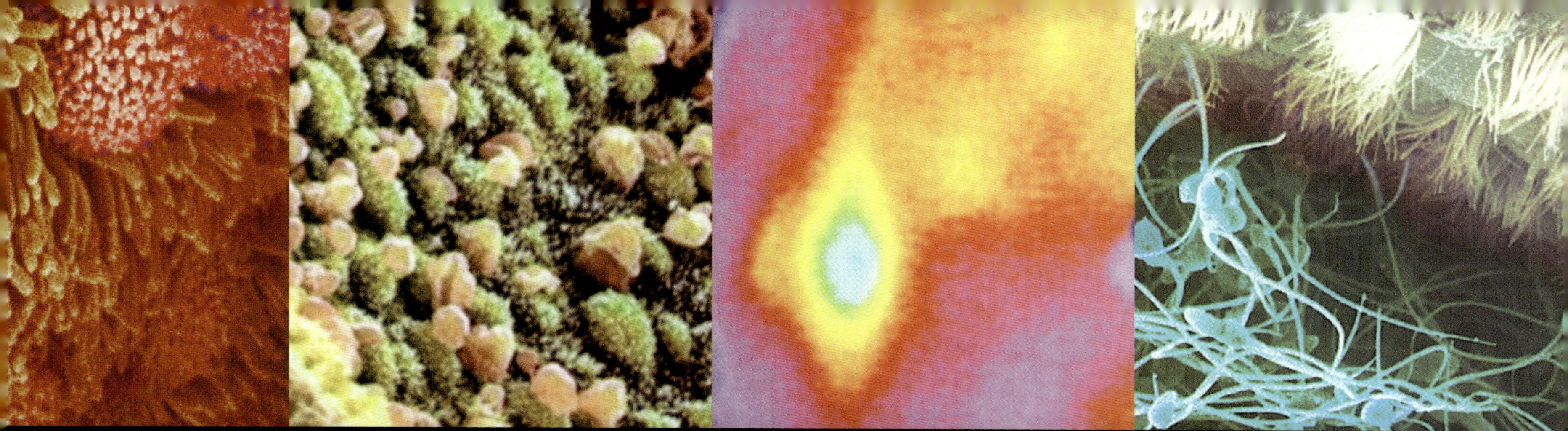

pflanzung. Wenn eine Samenzelle in ein Ei eindringt und es zu einer Verschmelzung der Zellkerne kommt, beginnt das Ei, sich zu teilen. Manchmal wird der Embryo in einem frühen Furchungsstadium in gleiche Teile geteilt, die sich dann zu eineiigen Zwillingen entwickeln. Die Schwangerschaft beginnt, wenn der Embryo – jetzt ein Zellkomplex – die Gebärmutter erreicht und sich in ihrer Wand einnistet. Der Embryo ernährt sich zunächst von eigenen Nahrungsreserven und Drüsensekreten aus der Gebärmutter. Im Laufe seiner Entwicklung erhält das zukünftige Baby über ein Organ, das Plazenta genannt wird, Nahrung und Sauerstoff aus dem Blut der Mutter. Nährstoffe und Abfallprodukte werden dabei durch die Nabelschnur geleitet.

Ab 12 Wochen nach der Befruchtung wird der Embryo als Fetus bezeichnet; das ist auch der Zeitpunkt, wo er als Mensch erkennbar wird. Nach rund 40 Wochen wird, wenn alles gut geht, das vollständig entwickelte Baby geboren. Es hat zwar von beiden Elternteilen Merkmale geerbt, doch die Mischung des Erbmaterials bei der Bildung der Keimzellen hat dafür gesorgt, dass es ein ganz und gar eigenständiges, individuelles Wesen ist.

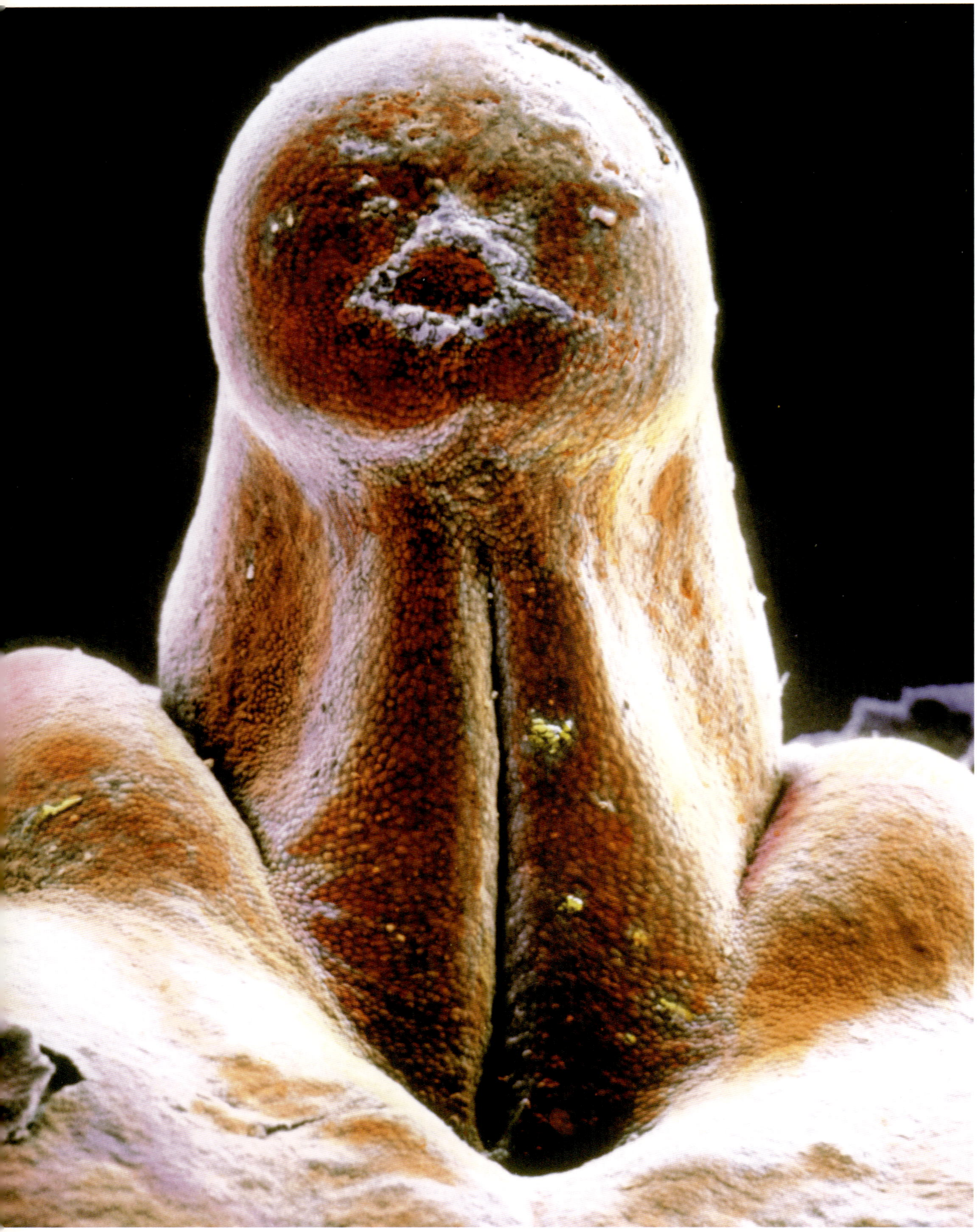

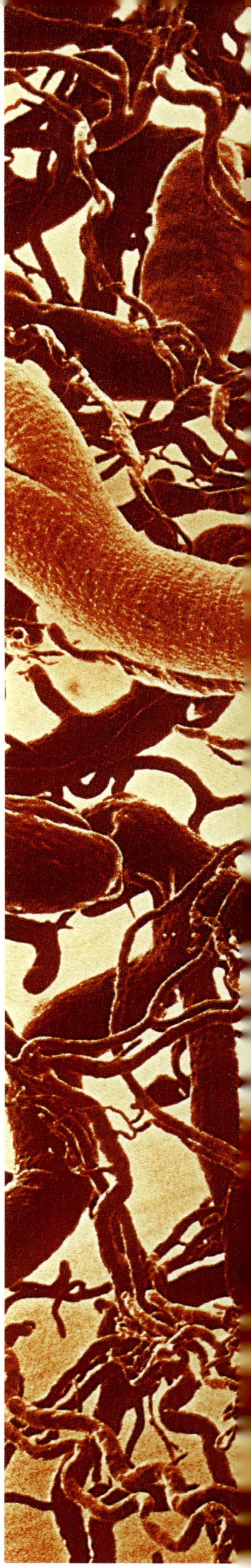

Äußere Geschlechtsorgane beim Embryo [REM]

IM FRÜHEN EMBRYONALSTADIUM besteht noch kein Unterschied zwischen den männlichen und weiblichen Geschlechtsorganen. Bei diesem etwa zehn Wochen alten Embryo bilden sich weibliche Geschlechtsorgane aus. Die runde Kuppe wird noch etwas länger und entwickelt sich zur Klitoris, dem weiblichen Pendant zum Penis. Aus dem langen Hohlraum in der Mitte wird die Scheidenöffnung, und die Falten an den Seiten und unten entwickeln sich zu den kleinen bzw. großen Schamlippen.

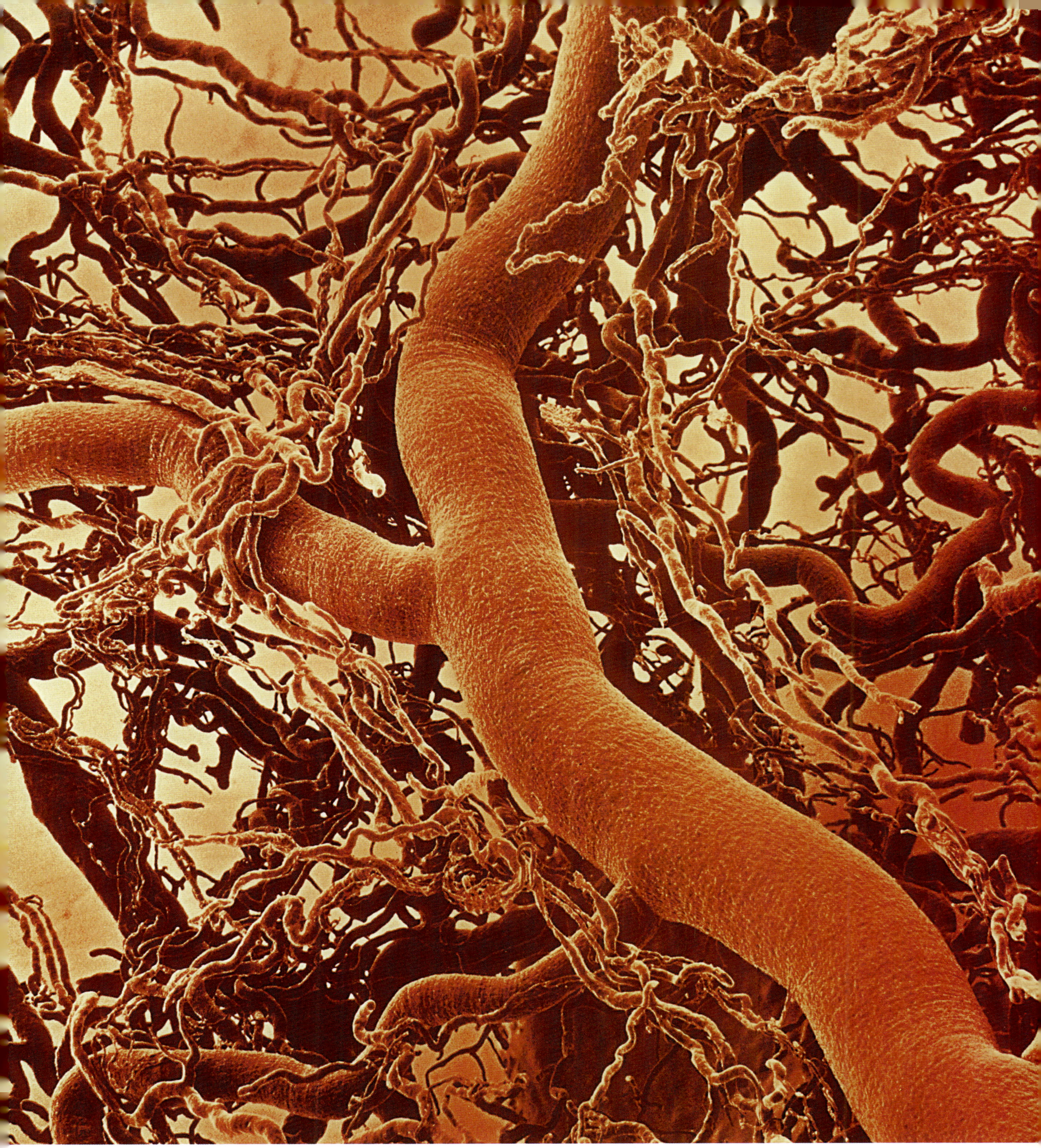

Blutgefäße des Penis [REM]

EIN DICHTES NETZ AUS BLUTGEFÄSSEN durchzieht den Schwellkörper des Penis. Bei sexueller Erregung, durch psychische oder durch körperliche Stimulation, dehnen sich die Blutgefäße, die zum Penis führen. Dadurch erhält er mehr Blut, als von ihm abfließen kann, und wird steif.

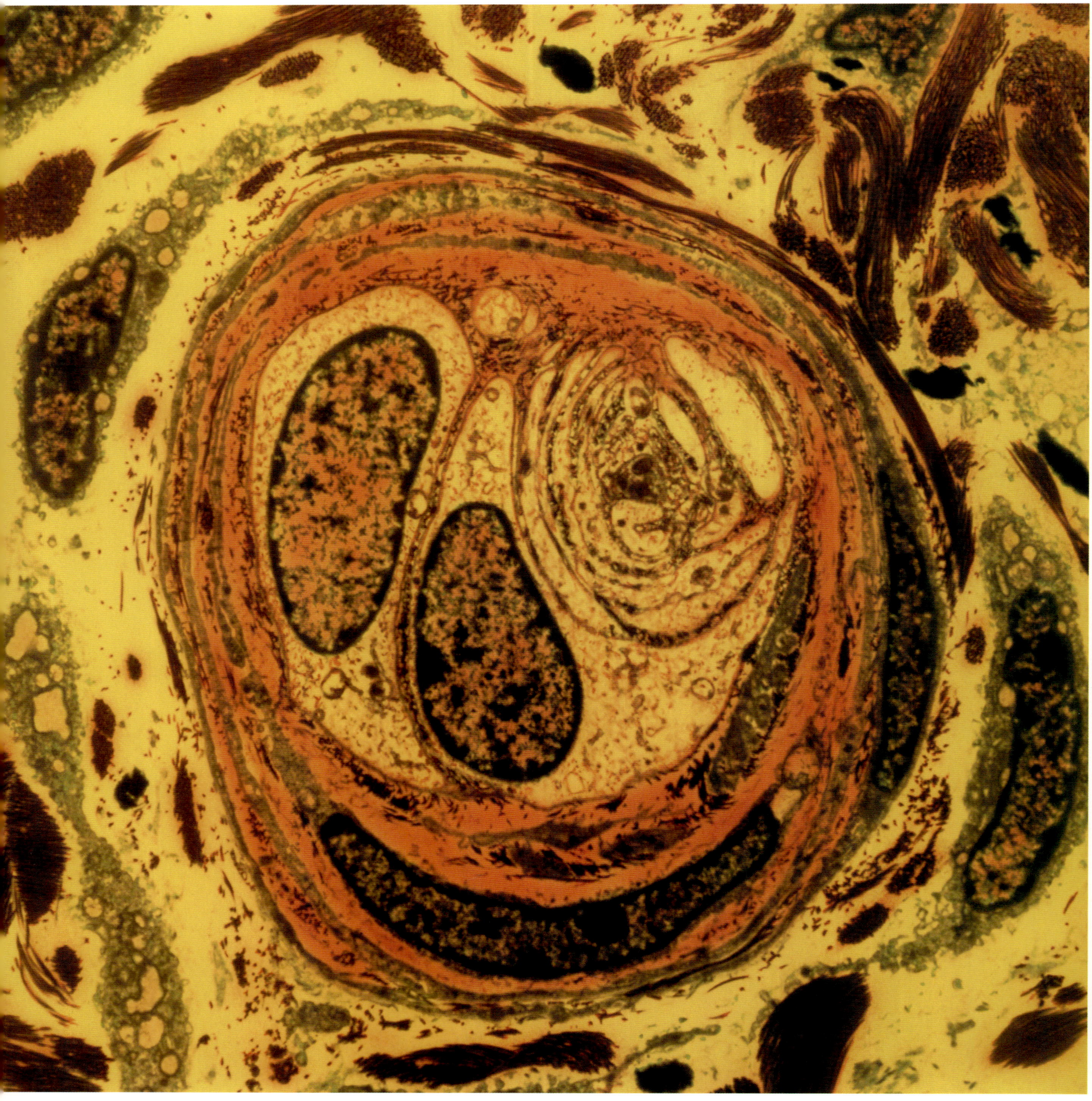

Sensorische Nervenenden im Penis [TEM]

DIE PENISSPITZE, die Eichel, enthält zahlreiche sensorische Nerven, hier in der Mitte zu sehen. Eine Reizung dieser Nerven durch rhythmische Bewegung erzeugt eine Reihe von Reflexen – den Orgasmus – und führt zur Ejakulation von Spermien.

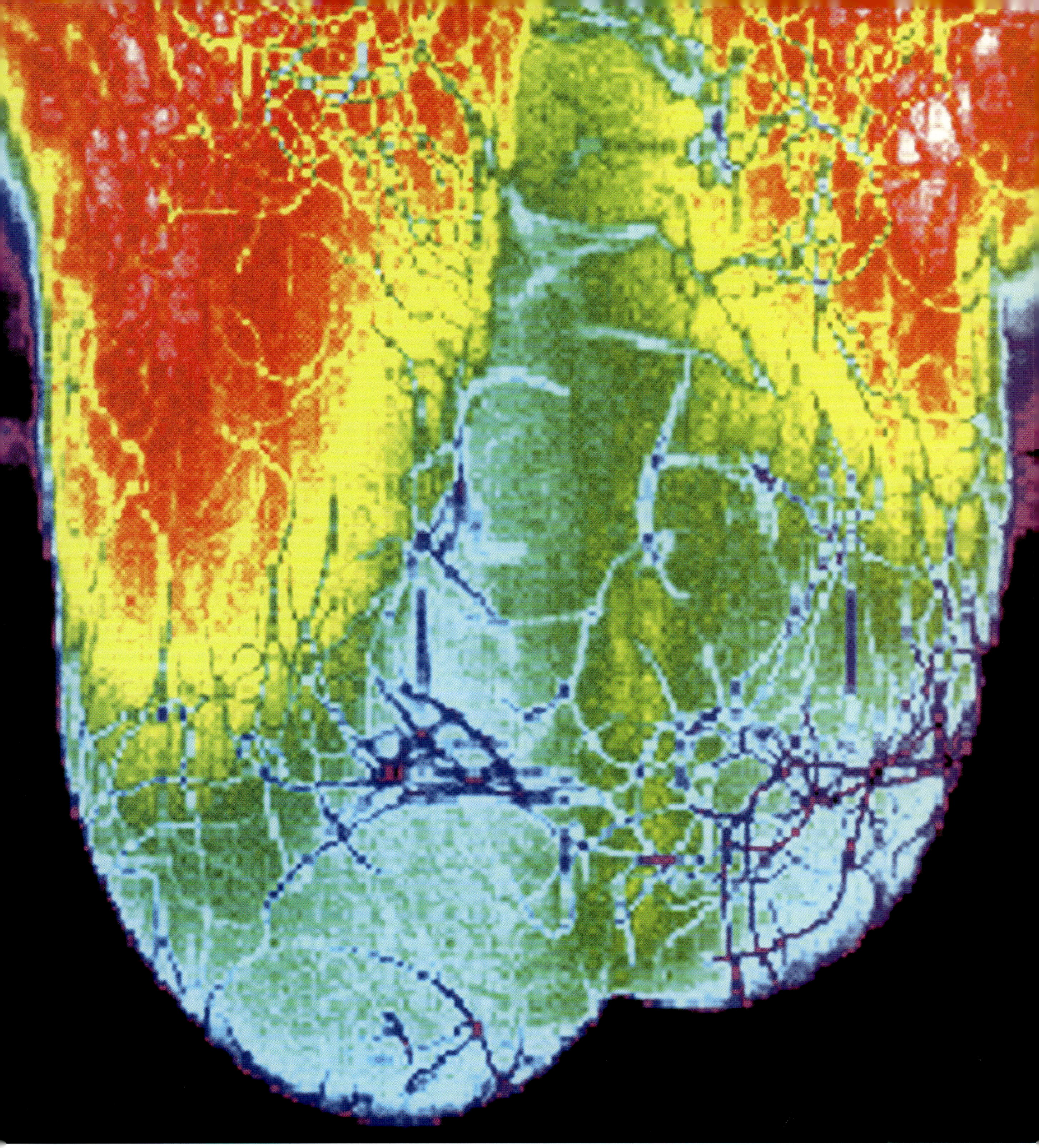

Hodensack [Thermographie]

DIE UNTERSCHIEDLICHEN FARBEN geben die Temperaturunterschiede im Hodensack wieder. Die Farben reichen von rot (am wärmsten) über gelb und grün bis zu blau (am kältesten). Wie zu sehen ist, befinden sich die Hoden im kühlsten Teil des Hodensacks. Die Temperatur liegt hier ca. 2 °C unterhalb der Kerntemperatur und ist am günstigsten für die Produktion von Spermien.

Spermienproduktion [REM]

IN DIESER AUFNAHME aus einem Hoden sind die Schwänze der reifenden Spermien (blau, rosa) in einem Samenkanälchen zu sehen, dem Ort der Spermienproduktion. Die Produktionsrate der Spermien ist sehr hoch – über 1 000 pro Sekunde. Sie entwickeln sich aus Zellen in der Wand des Samenkanälchens, das außerdem Nährstoffzellen für die reifenden Spermien enthält.

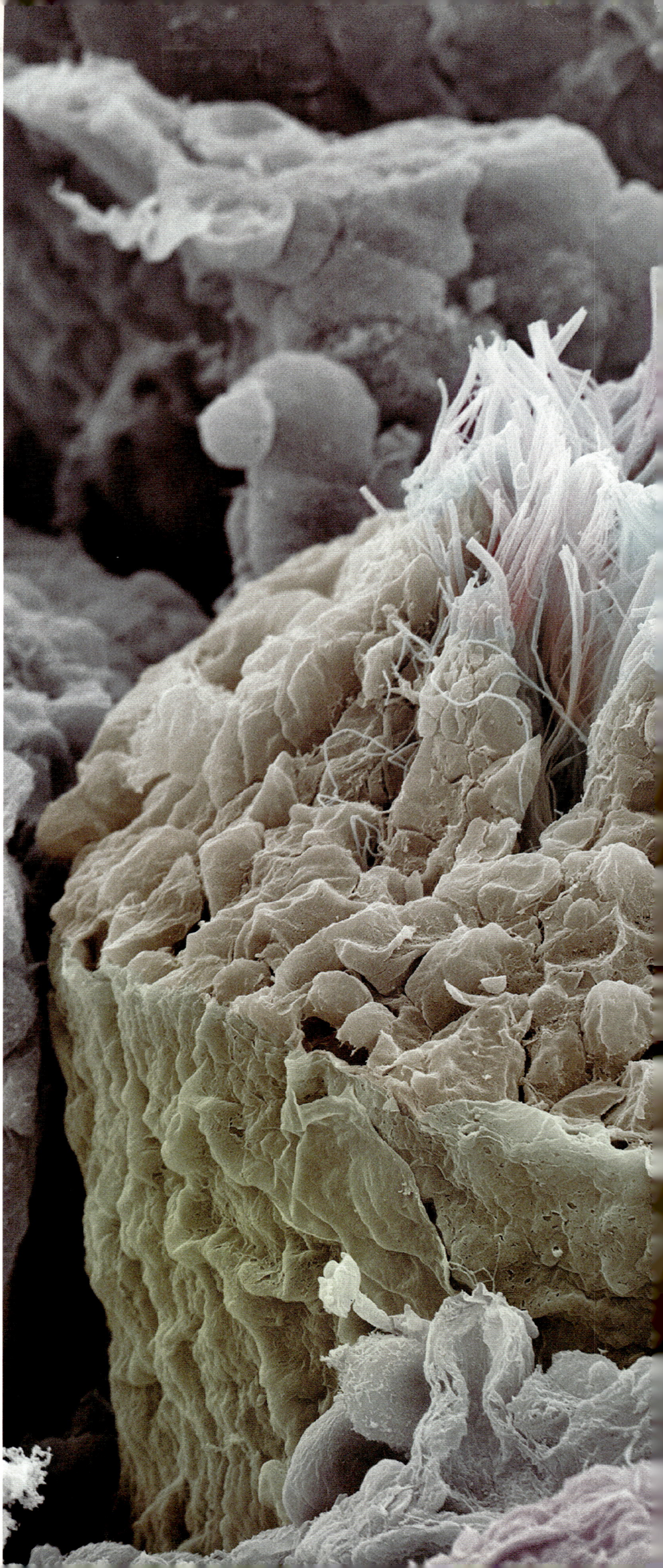

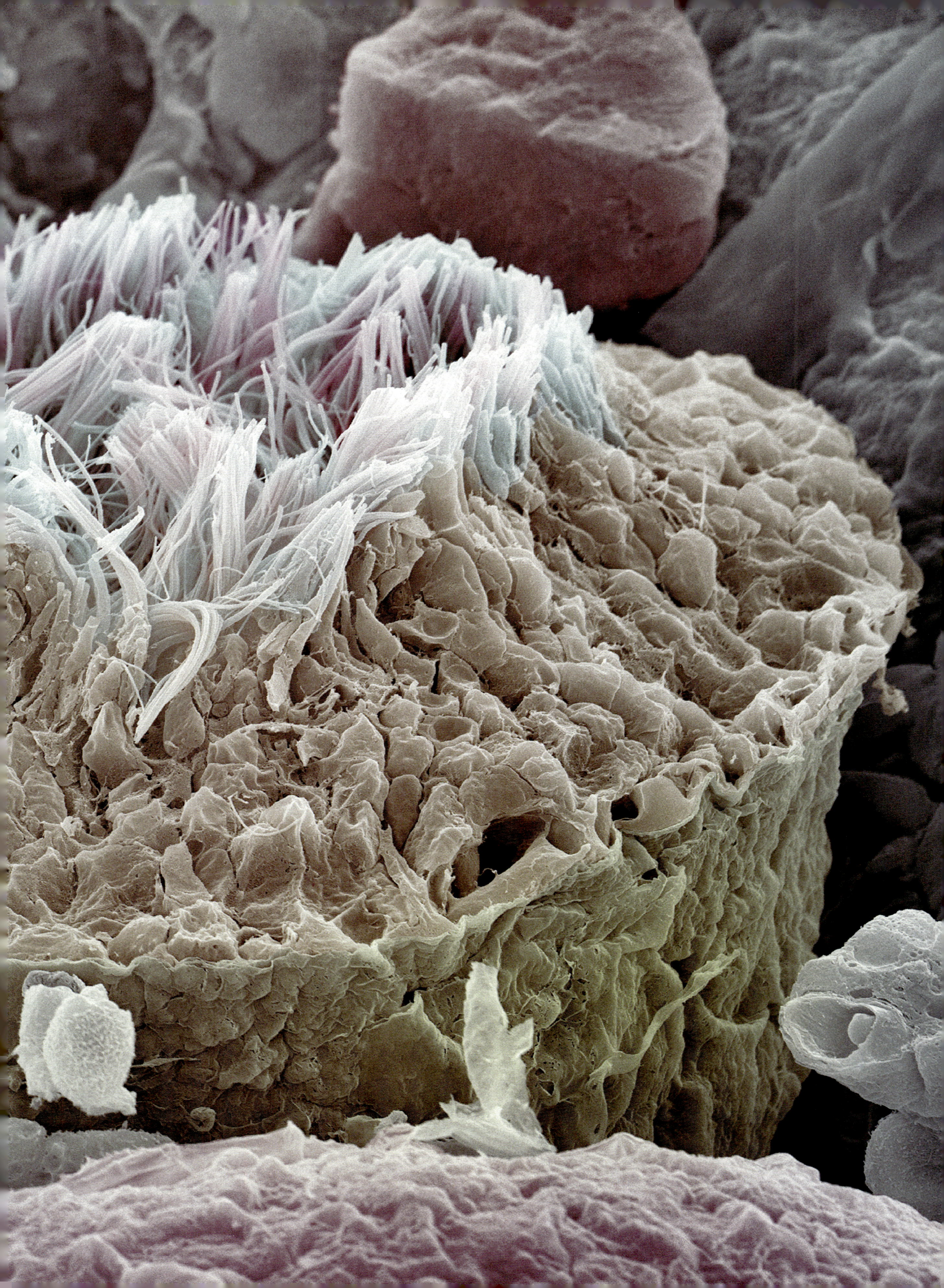

Spermien im Hoden [REM]

REIFE SPERMIEN (blau) belegen einen Speicherraum im Hoden. Im Gegensatz zu reifen Eizellen, die von der Pubertät bis zu den Wechseljahren nur einmal pro Monat produziert werden, bilden sich Spermien permanent von der Pubertät bis ins hohe Alter.

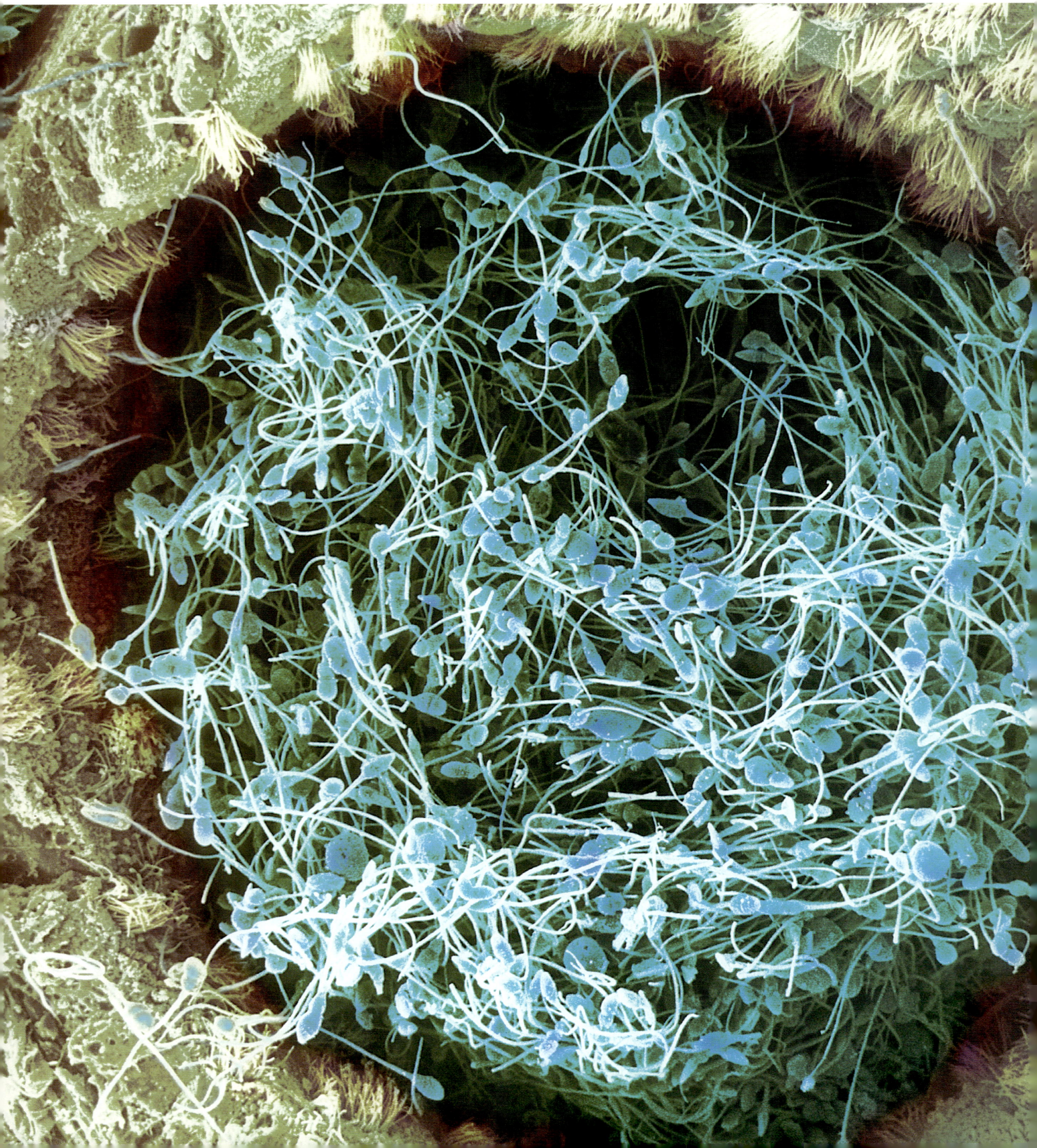

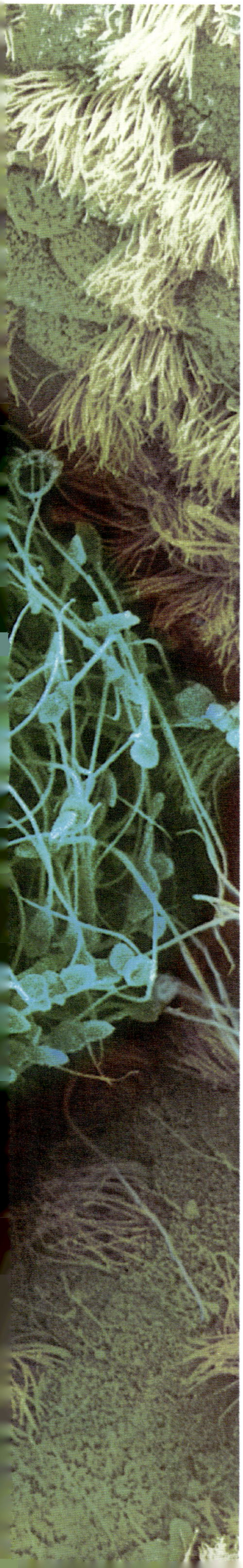

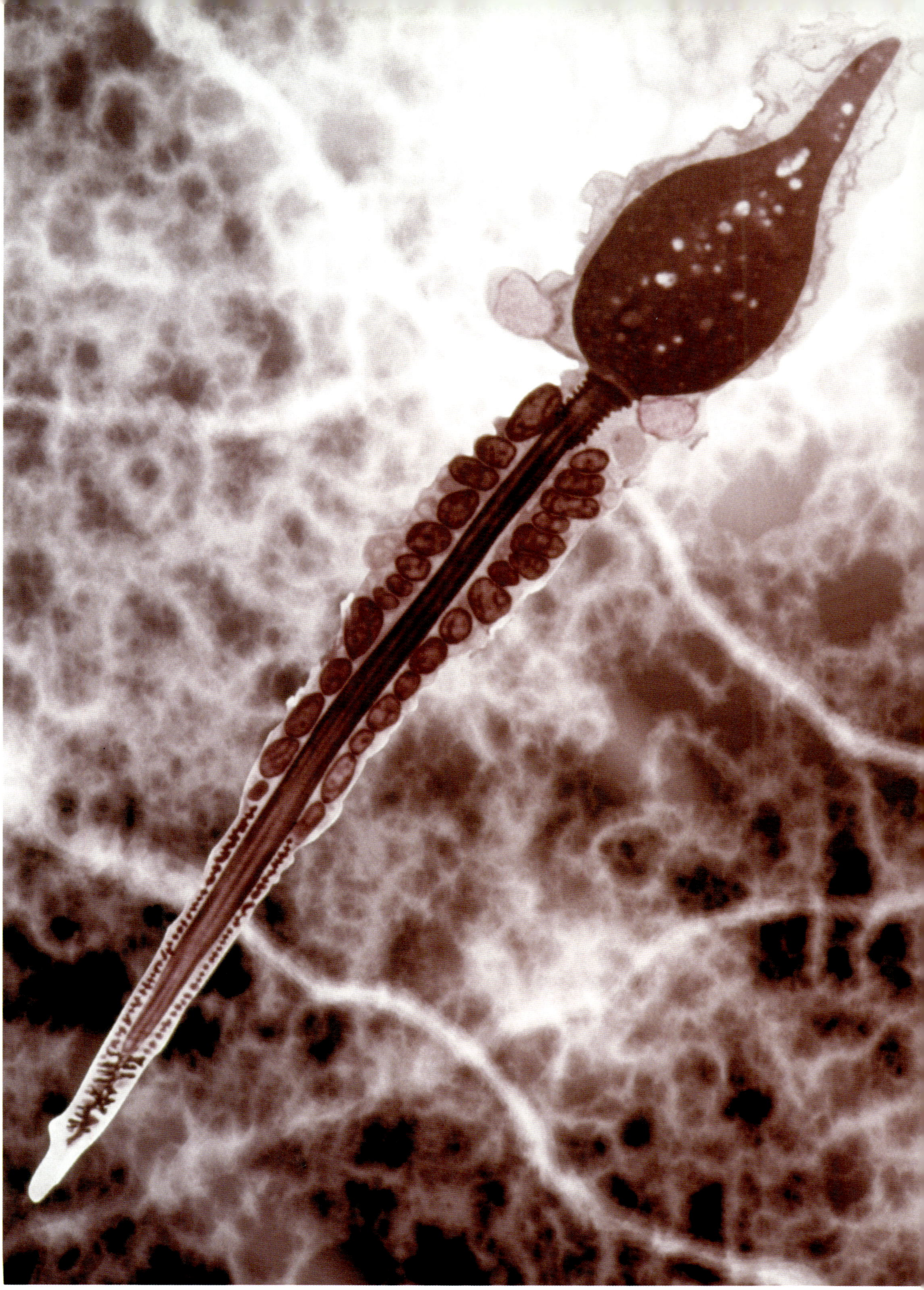

Spermium [TEM]

EIN MENSCHLICHES SPERMIUM enthält in seinem Kopf die 23 väterlichen Chromosomen. Der Kopf ist von dem so genannten Akrosom überzogen. Das Akrosom sondert Enzyme ab, die das Eindringen des Spermiums in die Eizelle erleichtern. Der mittlere Teil unterhalb des Kopfes enthält zahlreiche Mitochondrien (ovale Gebilde), die das Spermium mit der notwendigen Energie zum Durchschwimmen der weiblichen Geschlechtsorgane versorgen. Die Fortbewegung erfolgt durch rasche Bewegungen des Schwanzes.

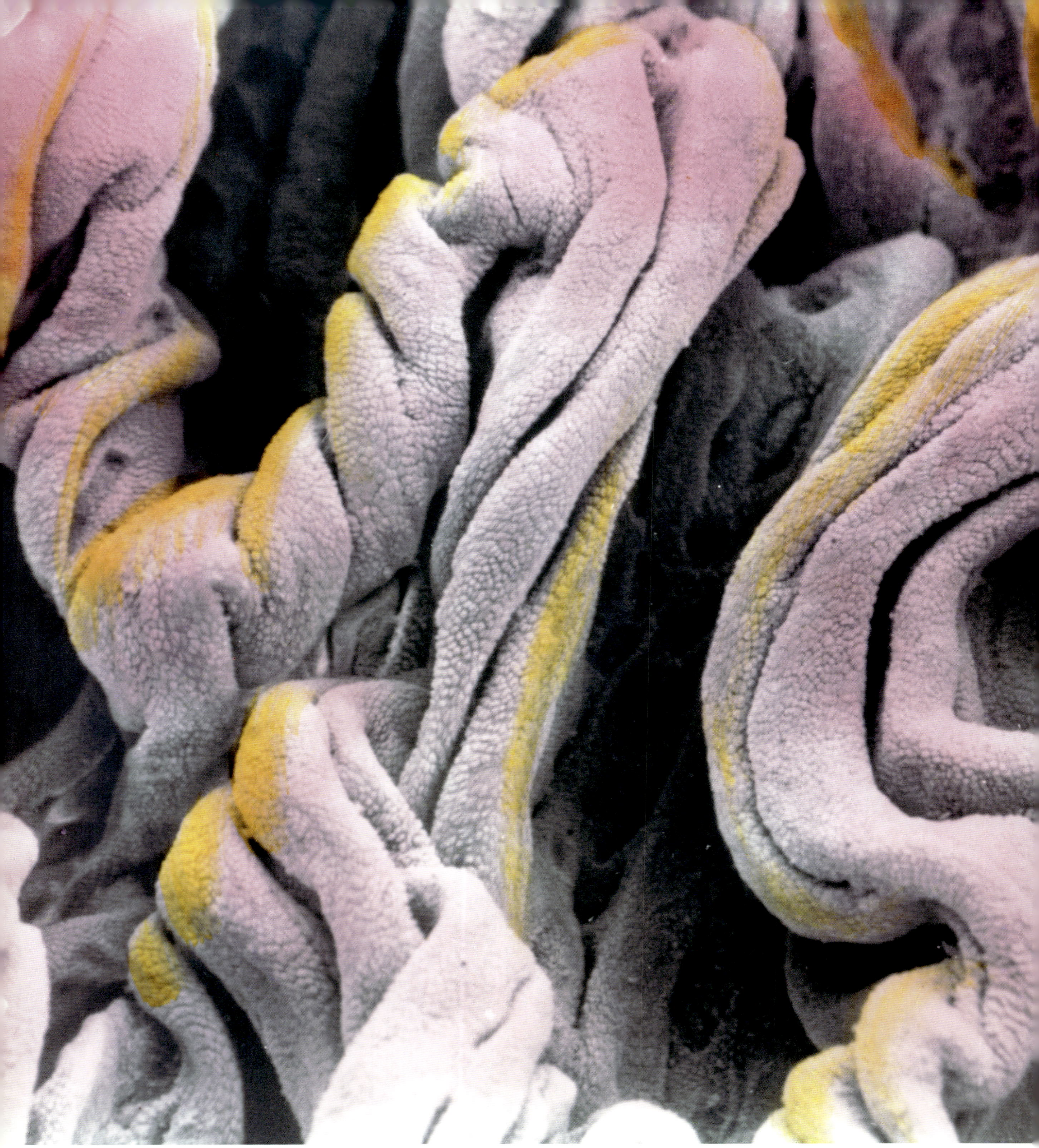

Vaginalschleimhaut [REM]

HIER IST DIE OBERFLÄCHE DER VAGINA als faltenreiche Schleimhaut zu sehen. Die Falten ermöglichen die Dehnung der Scheidenwände beim Geschlechtsverkehr und bei der Geburt. Bei sexueller Erregung sondert die Schleimhaut ein Sekret ab, das die Scheide anfeuchtet und das Eindringen des Penis erleichtert.

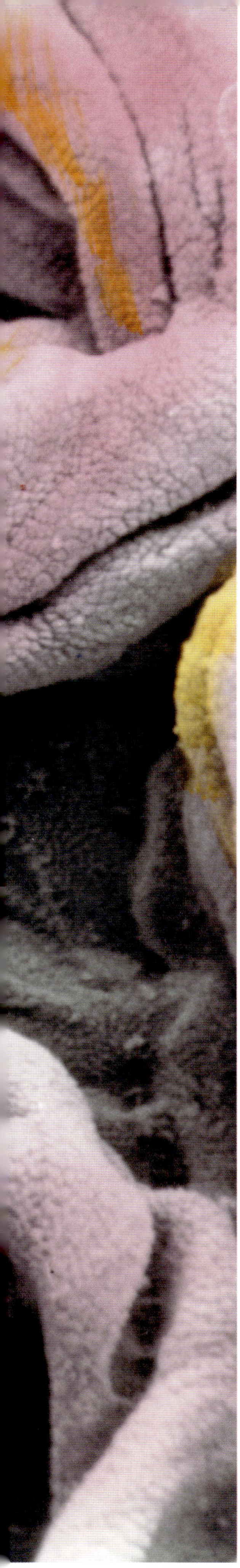

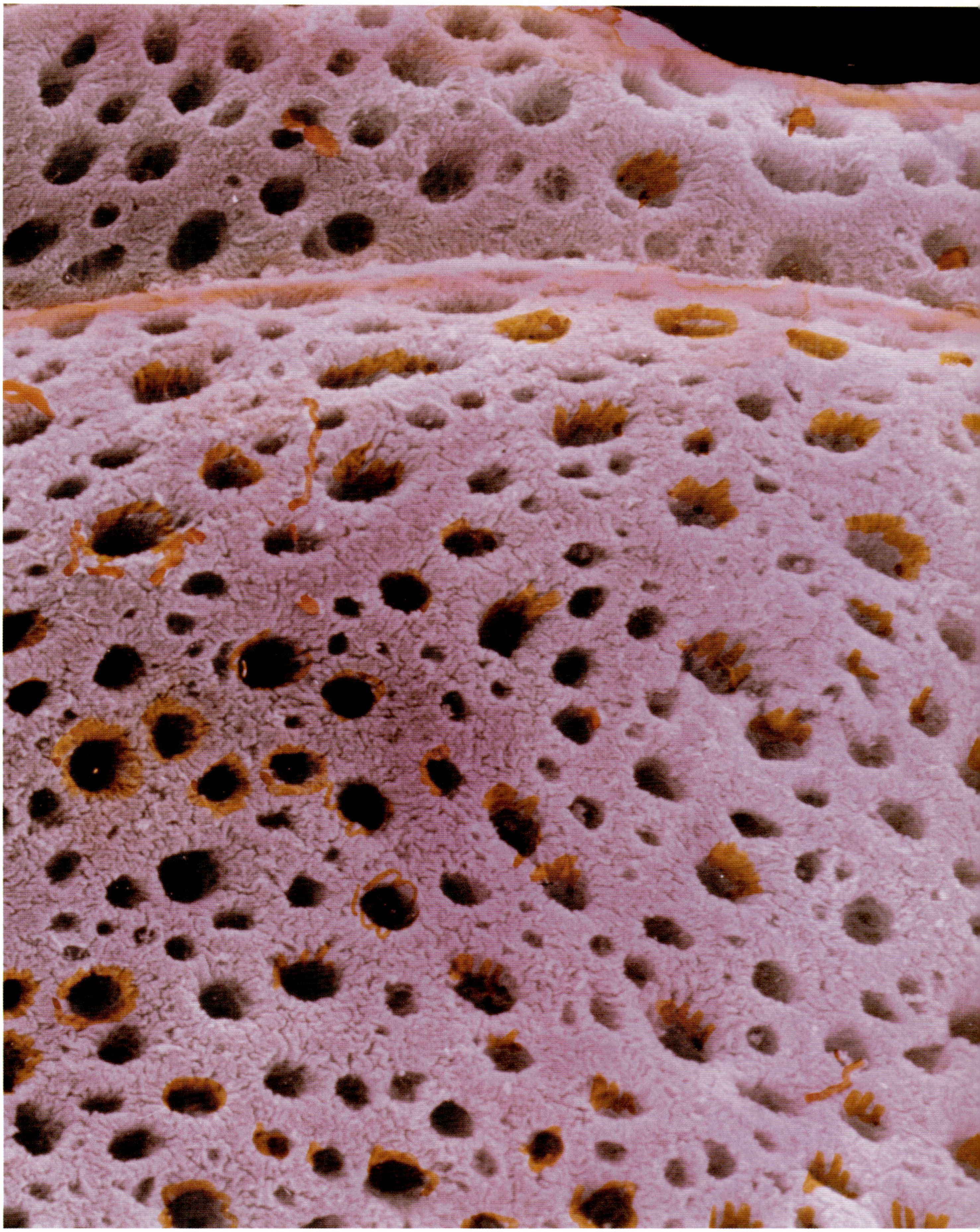

Gebärmutter beim Eisprung [REM]

ZUR ZEIT DES EISPRUNGS, der Ausstoßung einer Eizelle aus dem Eierstock, nimmt die innere Gebärmutterschleimhaut diese wabenförmige Struktur mit zahlreichen dunklen Drüsenöffnungen an. Nach dem Eisprung sondern die Drüsen Stoffe wie Glykogen, Fette und Öle ab, die Nahrung für das befruchtete Ei liefern.

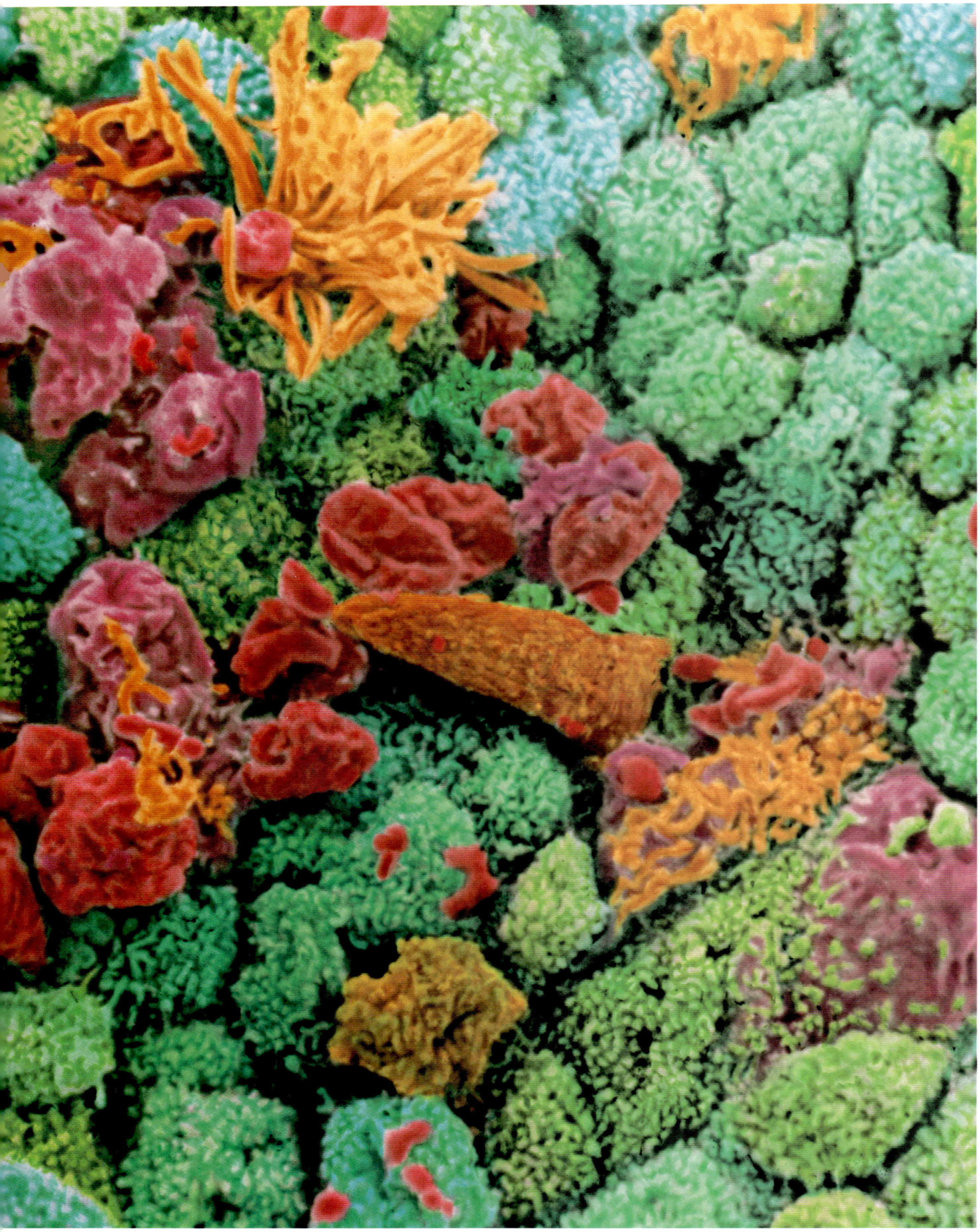

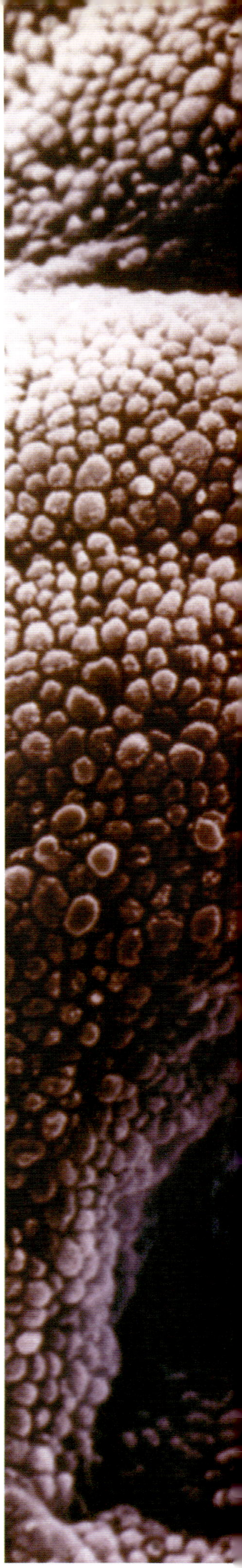

Gebärmutter während der Proliferationsphase [REM]

IN DEN ERSTEN 14 TAGEN DES MENSTRUATIONSZYKLUS befindet sich die Gebärmutterschleimhaut in der Wachstumsphase (Proliferationsphase), um die bei der Menstruation abgestoßene Schleimhautschicht zu ersetzen. Auf diesem Bild, in der späten Proliferationsphase aufgenommen, ist die vollständige Regeneration der Zellen zu sehen, aus denen die Gebärmutterschleimhaut besteht. Drüsenzellen (grün) und Flimmerzellen (gelb) liegen dicht beieinander. Tritt keine Schwangerschaft ein, löst sich die Gebärmutterschleimhaut ab und wird nach ca. 28 Tagen (die Zykluslänge variiert von Frau zu Frau) bei der Menstruation ausgestoßen.

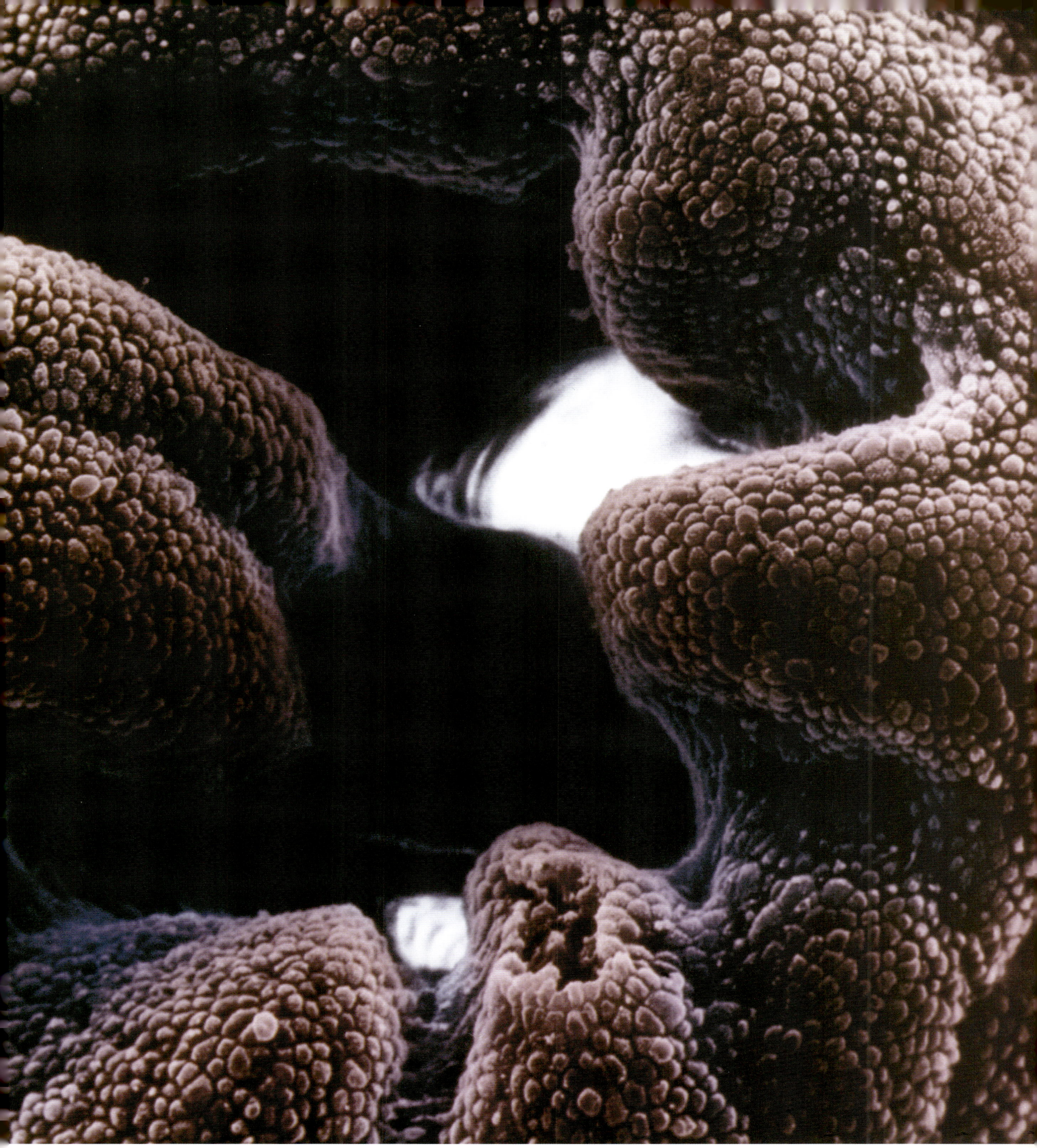

Gebärmutter und Ausgang aus dem Eileiter [REM]

HIER IST EIN TEIL DER GEBÄRMUTTER ZU SEHEN, der den gekräuselten Ausgang aus einem der Eileiter umgibt. Die Eileiter sind die Gänge, über die das befruchtete Ei in die Gebärmutter gelangt. Dies dauert etwa sieben Tage, und in dieser Zeit bereitet sich die Gebärmutterschleimhaut auf die Einnistung eines Embryos vor. Unter den richtigen Bedingungen nistet sich der Embryo nach Verlassen des Eileiters in der Gebärmutterwand ein.

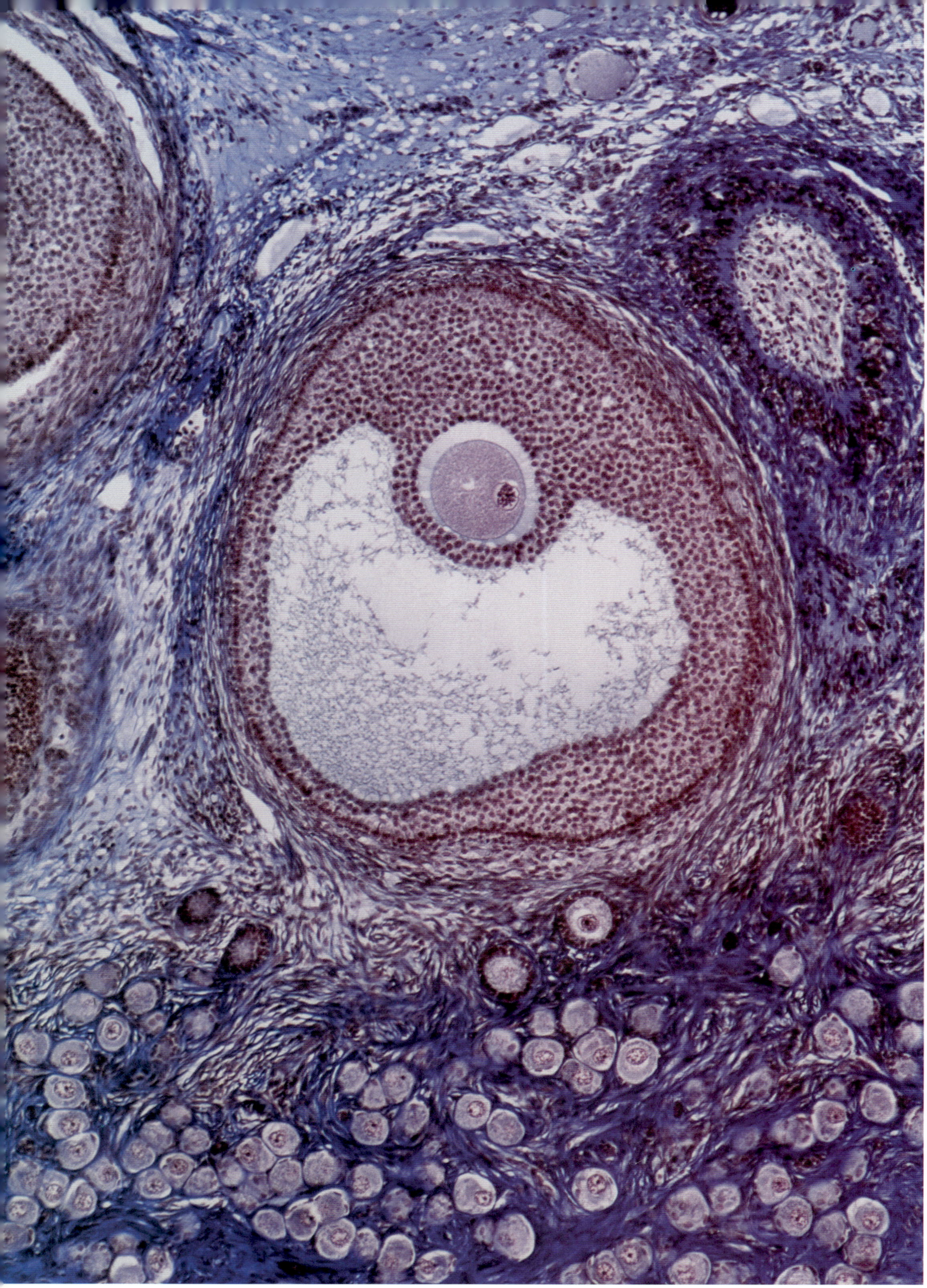

Reifender Sekundärfollikel im Eierstock [LM]

DIE EIERSTÖCKE enthalten eine enorm hohe Anzahl von Eizellen in Eibläschen, die als Primärfollikel bezeichnet werden (kleine violette Kreise, untere Bildhälfte). Etwa zehn von ihnen beginnen in jedem Menstruationszyklus heranzureifen, doch nur einer (oben Mitte) beendet seine Entwicklung und wird zum Sekundärfollikel. In seinem Inneren beginnt die Eizelle (kleine violette Kugel) zu wachsen; sie ist von einer Hülle umgeben, die mit Follikelflüssigkeit (weiß mit blau durchsetzt) gefüllt ist. Der reife Follikel, genannt Graaf-Follikel, stößt das Ei beim Eisprung aus.

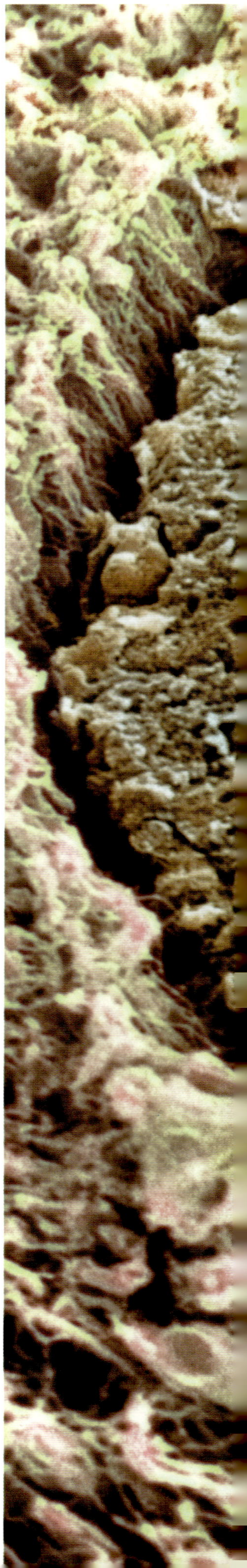

Gebärmutterdrüse [REM]

WENN EIN EI DIE GEBÄRMUTTER ERREICHT und sich in der Gebärmutterwand einnistet, wird es mit Sekreten aus Drüsen wie der hier gezeigten ernährt. Die Anregung der Drüsen erfolgt durch Progesteron, ein in den Eierstöcken produziertes Hormon. Wird das Ei nicht befruchtet, wird die Progesteronausschüttung nach etwa zehn Tagen gestoppt, und die Gebärmutterschleimhaut löst sich ab. Wenn sich ein befruchtetes Ei erfolgreich einnistet, bildet die Gebärmutterschleimhaut die Plazenta, das Organ, das den Fetus mit Nahrung aus dem mütterlichen Blut versorgt.

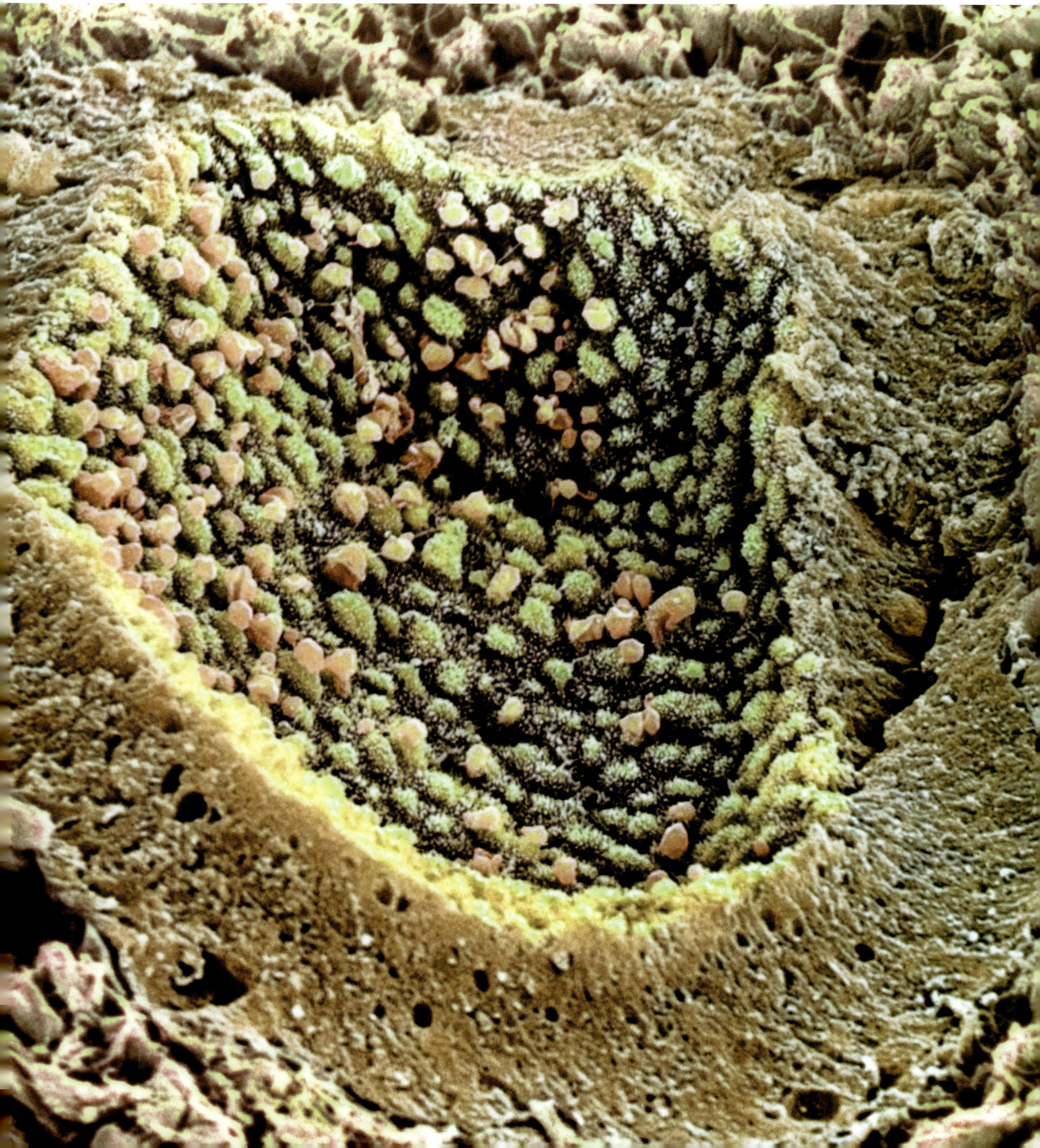

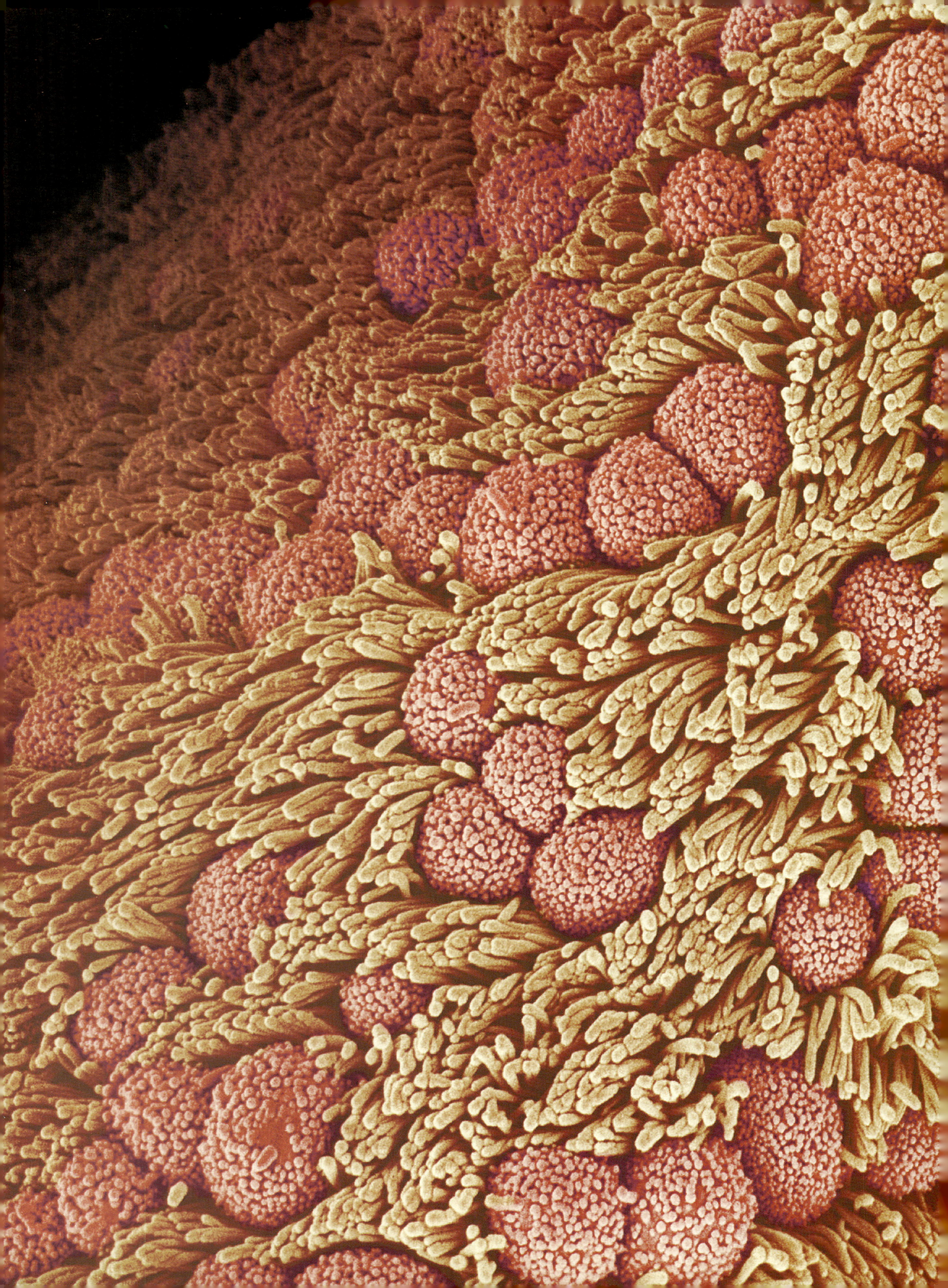

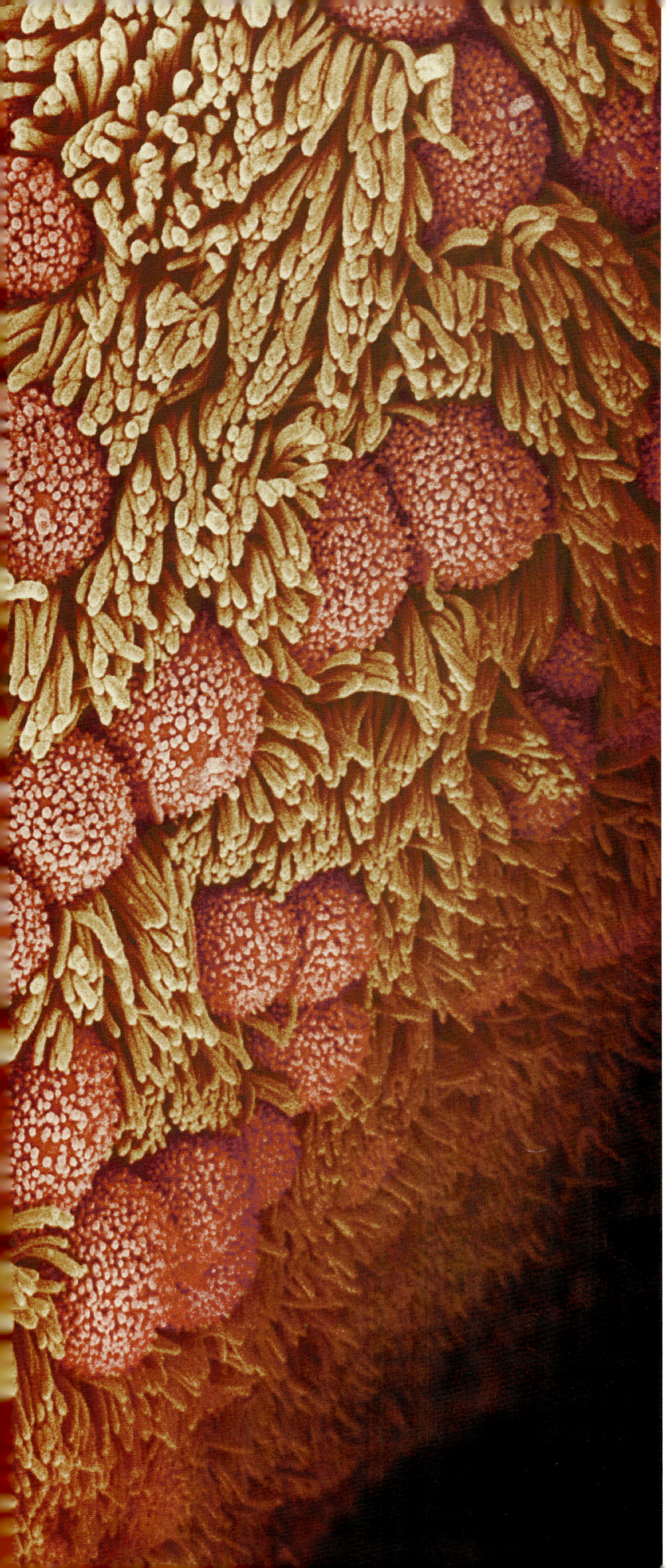

Eileiterschleimhaut [REM]

DIE EILEITER TRANSPORTIEREN die Eizellen von den Eierstöcken zur Gebärmutter. Sie sind mit Zellen ausgekleidet (rot), die Schleim absondern, und mit Flimmerhärchen bedeckt (braun), die das Ei vorwärts wedeln. Dieser Vorgang dauert etwa sieben Tage. In dieser Zeit teilt sich das befruchtete Ei mehrmals und wird zu einem Embryo.

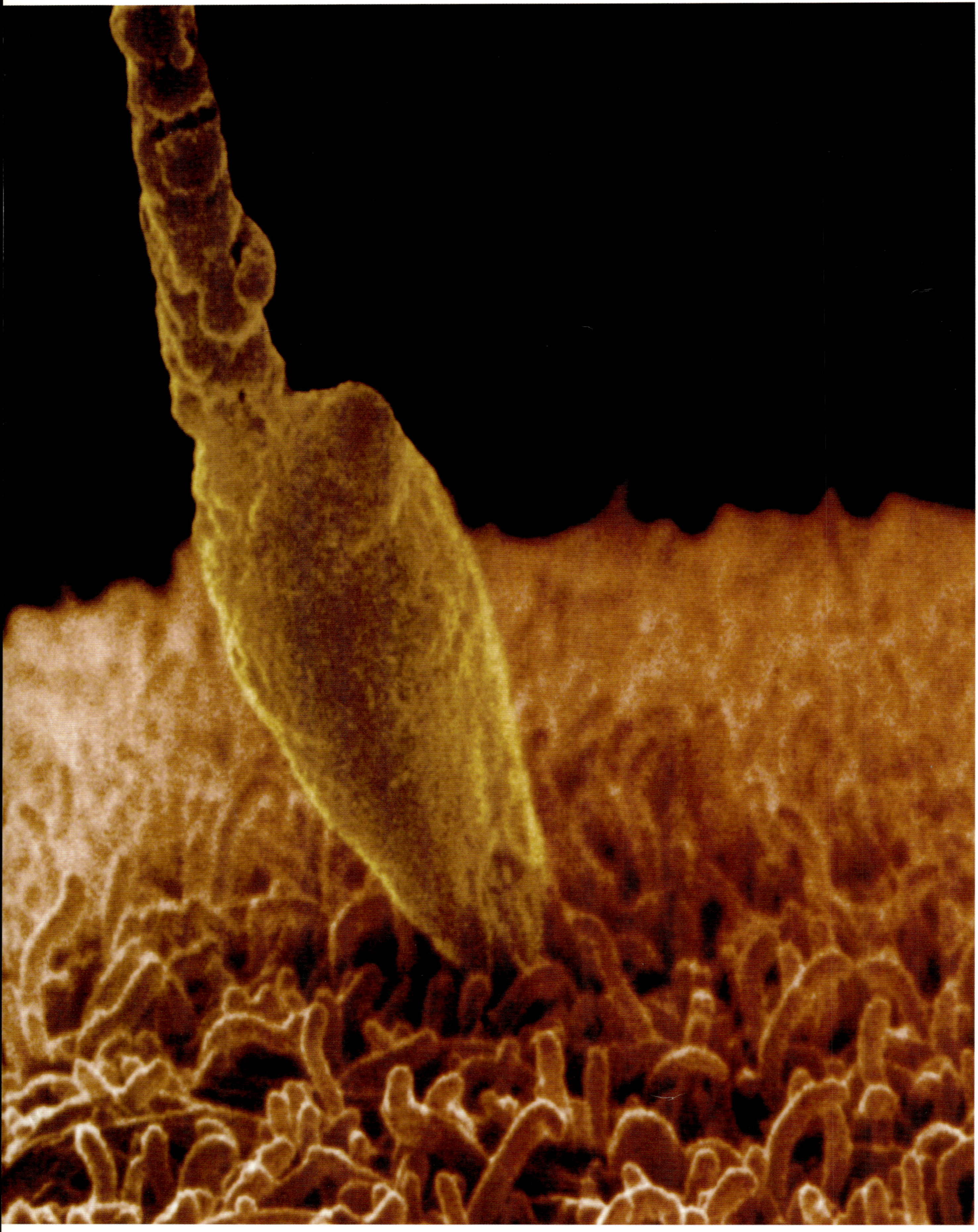

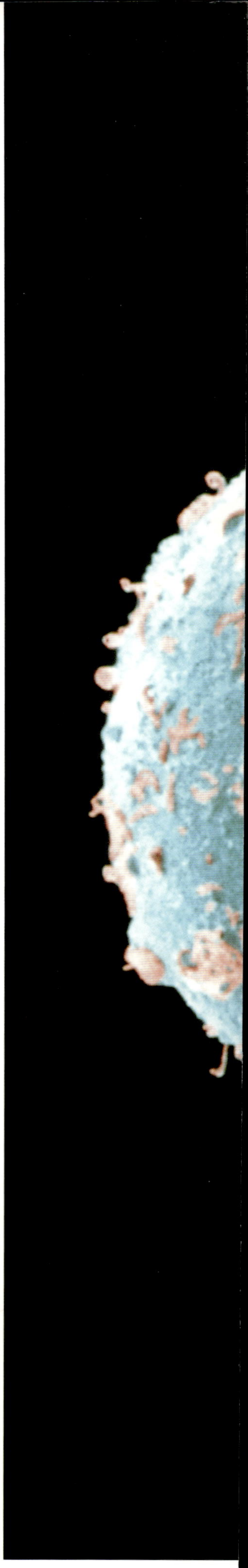

Spermium beim Befruchten einer Eizelle [REM]

VON DEN RUND 200 MILLIONEN SPERMIEN, die beim Geschlechtsverkehr ausgestoßen werden, überleben nur einige hundert die Reise und erreichen das Ei im Eierstock. Und nur ein einziges von ihnen kann das Ei befruchten. Wenn ein Spermium in die Eizelle eindringt und mit deren Kern verschmilzt, bildet sich eine Membran um das Ei herum, die alle anderen Spermien abwehrt.

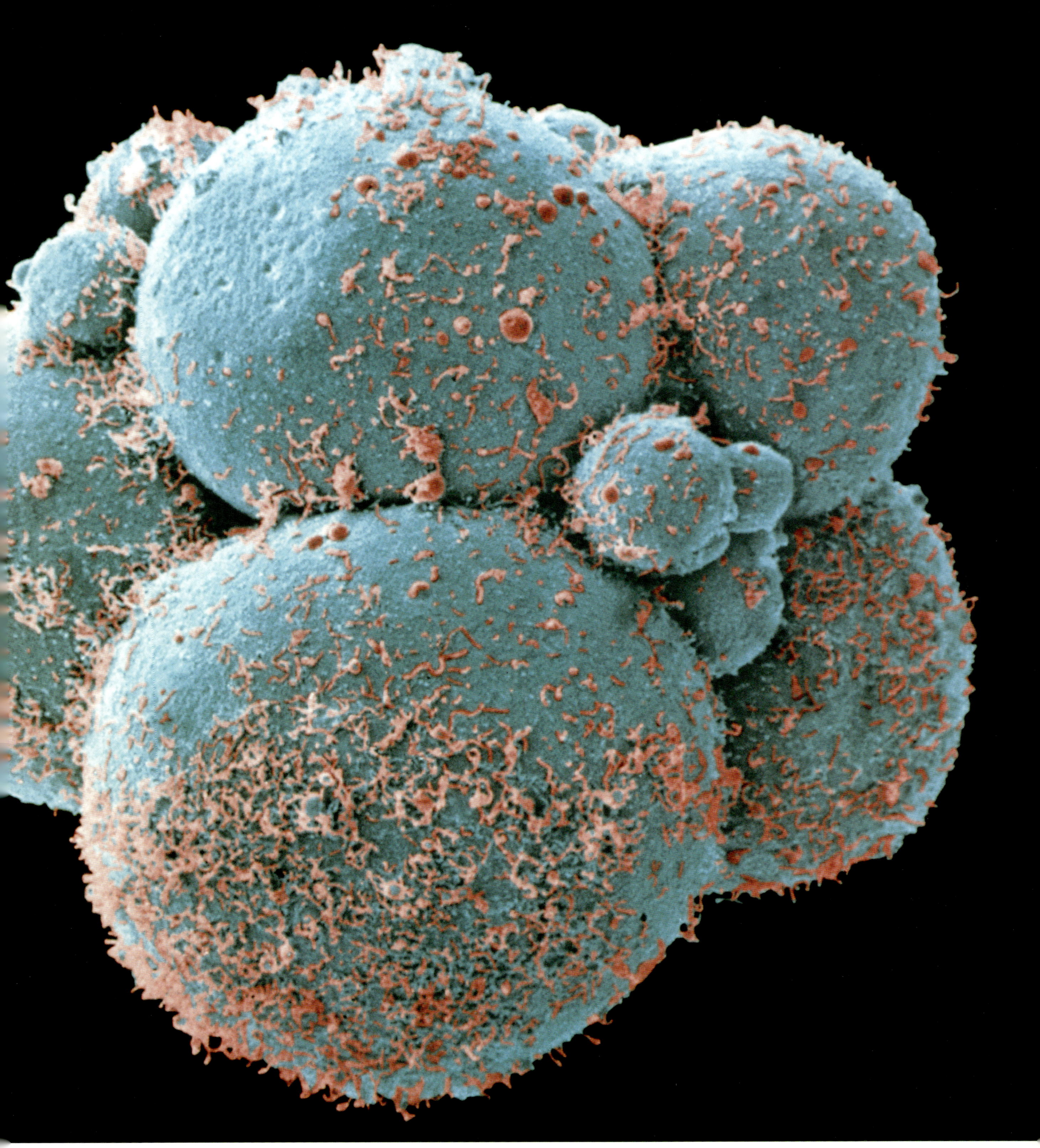

Achtzelliger menschlicher Embryo [REM]

DREI TAGE NACH DER BEFRUCHTUNG hat sich das Ei geteilt und zu einem Zellkomplex aus acht großen, runden Zellen entwickelt, genannt Morula (lateinisch »kleine Maulbeere«). Die kleineren Kugeln (Mitte rechts und links oben) degenerieren später wieder. In diesem achtzelligen Stadium befindet sich die Morula noch im Eileiter auf dem Weg zur Gebärmutter. Dort nistet sie sich dann unter günstigen Bedingungen in der Gebärmutterschleimhaut ein und entwickelt sich zu einem Individuum, das aus Milliarden von Zellen besteht.

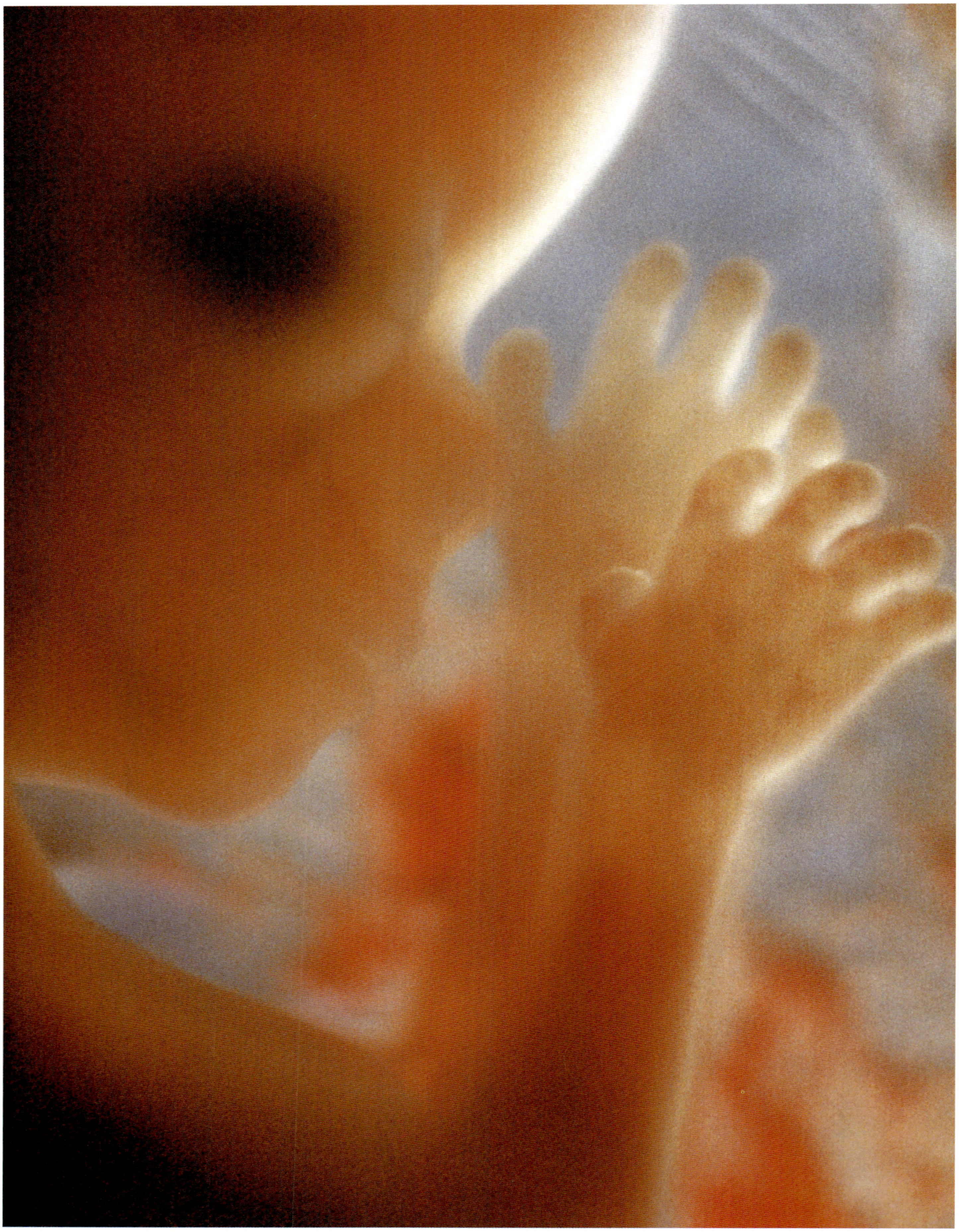

Fetus [Foto]

EIN FETUS IST NACH RUND ZWÖLF WOCHEN als Mensch erkennbar. Dieser Fetus ist 14 Wochen alt, etwa zehn Zentimeter lang und wiegt ca. 150 Gramm. Ein Auge ist als dunkler Fleck sichtbar, und die Finger und Daumen sind gut entwickelt. Im Alter von sechs Monaten kann der Fetus bereits aktiv am Daumen lutschen.

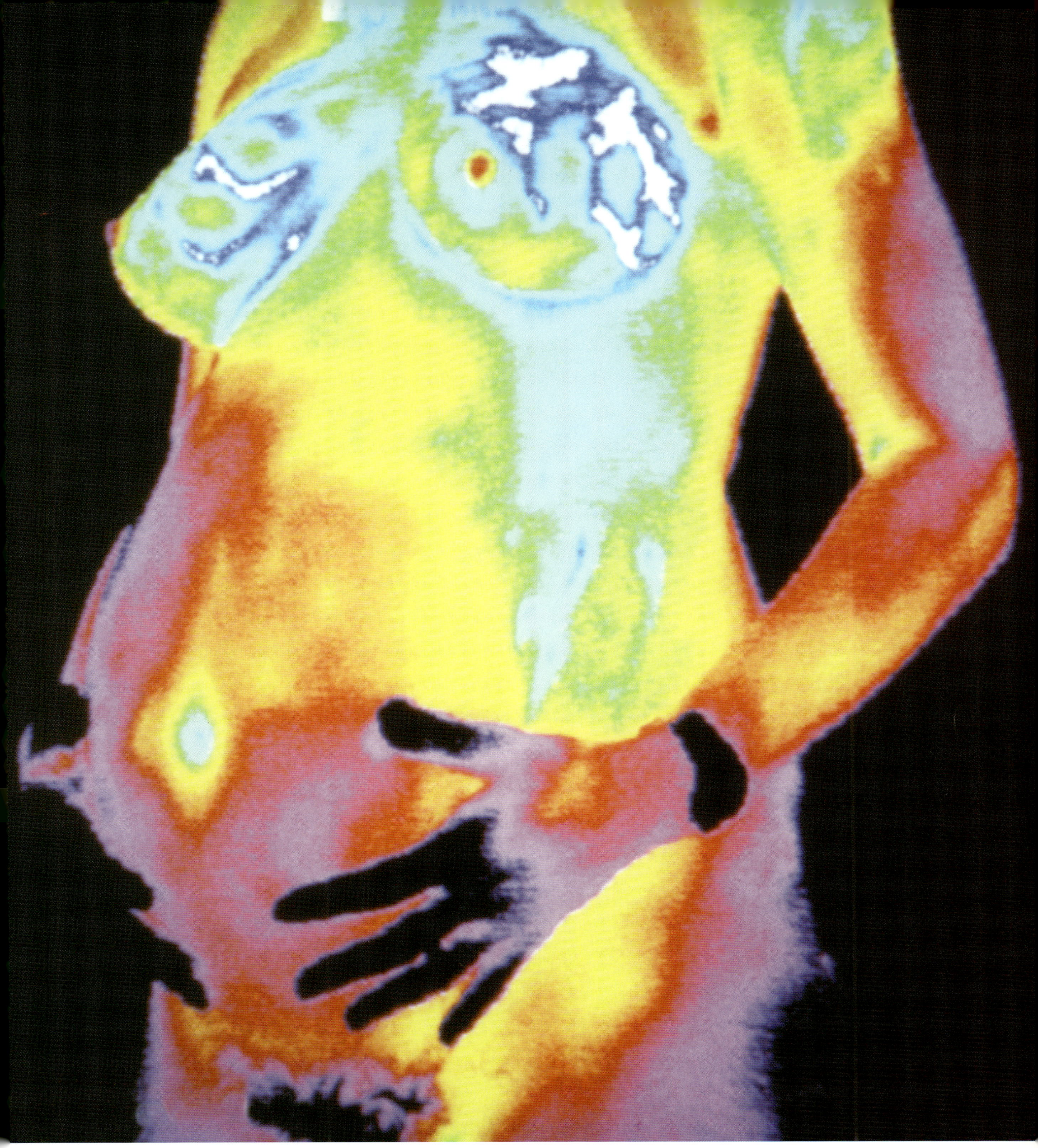

Schwangere Frau [Thermogramm]

DIE VERSCHIEDENEN FARBEN AUF DIESEM BILD geben die unterschiedliche Hauttemperatur wieder, von schwarz (am kühlsten) bis weiß (am wärmsten). Das Bild wurde mit einer Infrarotkamera aufgenommen. Diese zeichnet die langwellige Infrarotstrahlung auf, die von der Körperoberfläche ausgeht. Die Hauttemperatur kann Aufschluss über die Blutversorgung des Körpers geben, und die Thermographie kann eine Vielzahl von Kreislaufstörungen aufzeigen.

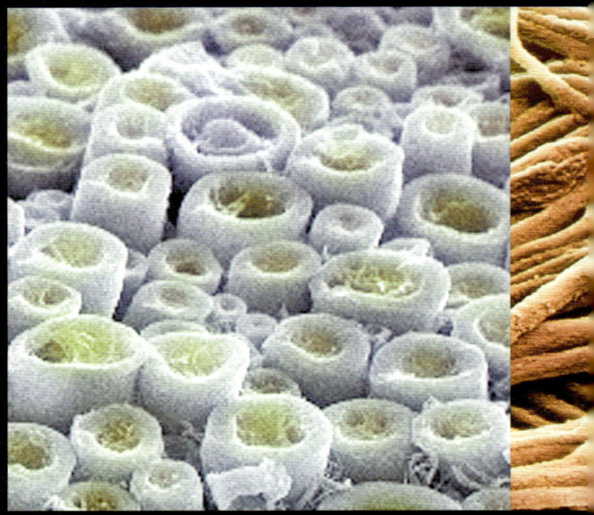

Jeden Tag stellt das Nervensystem des Körpers mehr Verbindungen her als alle Telefonnetze der Welt zusammen. Es koordiniert alle anderen funktionellen Systeme und schafft Ordnung, wo ansonsten Chaos herrschen würde.

Das Nervensystem ist unterteilt in das zentrale Nervensystem (ZNS), das aus Gehirn und Rückenmark besteht, sowie das periphere Nervensystem, das die Informationen von den Sinnesorganen an das ZNS weiterleitet.

Die Zellen des Nervensystems werden als Neuronen bezeichnet. Es gibt zwei Arten von Neuronen: sensible Neuronen und Motoneuronen. Sensible Neuronen werden von Sinneszellen aktiviert, die auf Reize – innere oder äußere Veränderungen – reagieren. Einige Sinneszellen sind auf bestimmte Reize wie Druck, Wärme oder Licht spezialisiert. Die sensiblen Neuronen leiten Informationen über die Reize an das ZNS, das die Informationen dann verarbeitet. Wenn eine Reaktion erforderlich ist, leitet ein Motoneuron Anweisungen vom ZNS an einen so genannten Effektor weiter, z. B. einen Muskel oder eine Drüse. Dieser Vorgang läuft sehr schnell ab: Die Geschwindigkeit der Nervenimpulse zum und vom ZNS beträgt bis zu 290 km/h.

Reflexe sind schnelle Reaktionen ohne Beteiligung des Gehirns. Der Kniereflex ist ein klassisches Beispiel. Wenn das rechte Knie über dem linken gekreuzt ist und direkt unter der Kniescheibe kurz angeschlagen wird, schnellt der Unterschenkel durch den Reflex nach oben. Der Weg, den der Nervenimpuls dabei zurücklegt, wird als Reflexbogen bezeichnet. Rezeptorneuronen leiten die Information direkt ans Rückenmark weiter, und Motoneuronen leiten die Anweisungen zurück zu dem Muskel, der das Bein hochschnellen lässt. Wenn das Gehirn die Reaktion registriert, ist sie bereits erfolgt.

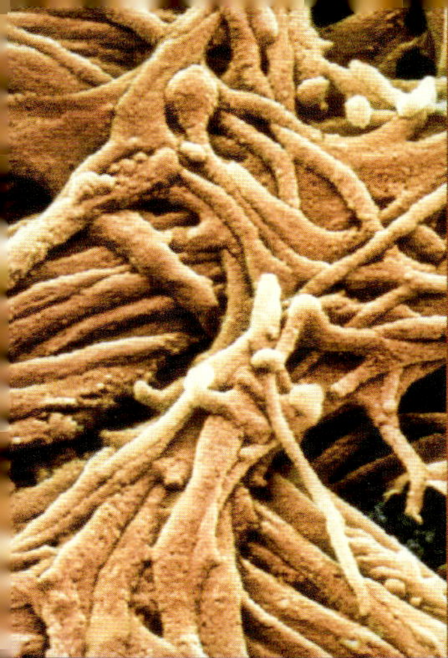
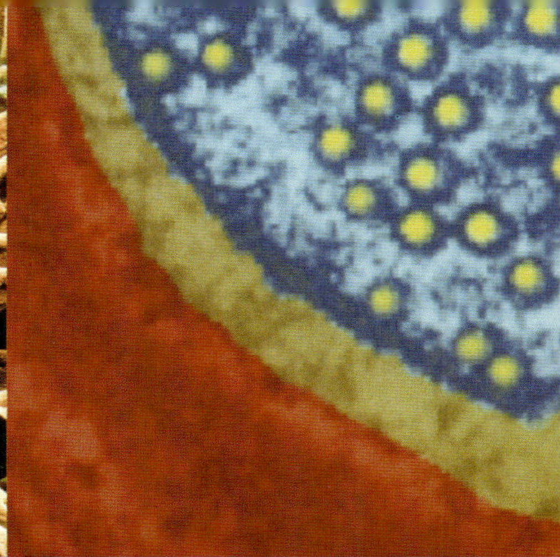
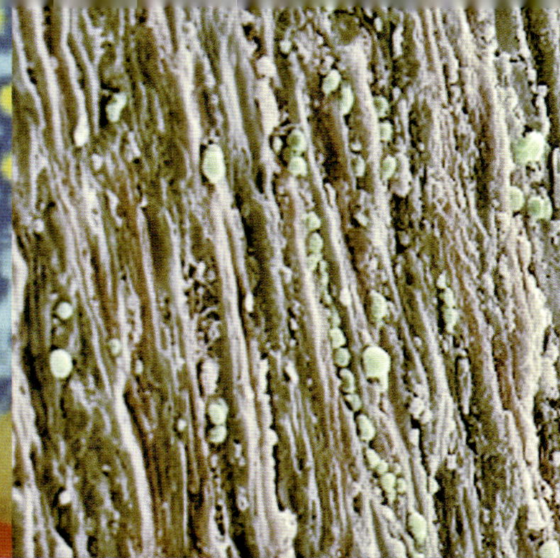
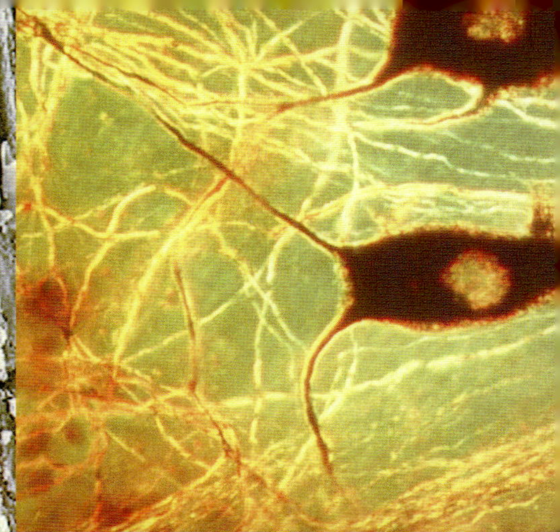

Ein solcher Reflexbogen verkürzt die Reaktionszeit und mindert in vielen Fällen, beispielsweise beim Blinzeln, das Verletzungsrisiko.

Neuronen kommen in vielen verschiedenen Formen und Größen vor. Ihre Bauplan ist jedoch recht einfach: Zellkörper mit Zellkern und langen, dünnen Fortsätzen. Sich verzweigende Fortsätze werden als Dendriten bezeichnet. Sie erhalten Informationen von anderen Neuronen oder Sinneszellen. Ein einzelner Fortsatz wird als Axon bezeichnet. Er leitet Informationen von der Zelle weg. Einige Axone verlaufen vom Rückenmark bis zu den Zehen.

Informationen werden in Form von elektrischen Impulsen entlang eines Axons übertragen. Zwischen dem Axon eines Neurons und den Dendriten eines anderen befindet sich ein mikroskopisch kleiner Spalt, die Synapse, die von einem chemischen Transmitter überbrückt wird. Nervengifte können diese Transmitter blockieren. Dies verhindert, dass Nervenimpulse die Muskeln erreichen, und führt zu einer Lähmung. Ein solches Nervengift, Curare, wird von Jägern am Amazonas als Pfeilgift verwendet. Synthetisches Curare ist ein wirksames Mittel zur Muskelentspannung; es ist auch für die Behandlung von Tetanus und Tollwut, die durch Muskelkrämpfe gekennzeichnet sind, von Bedeutung.

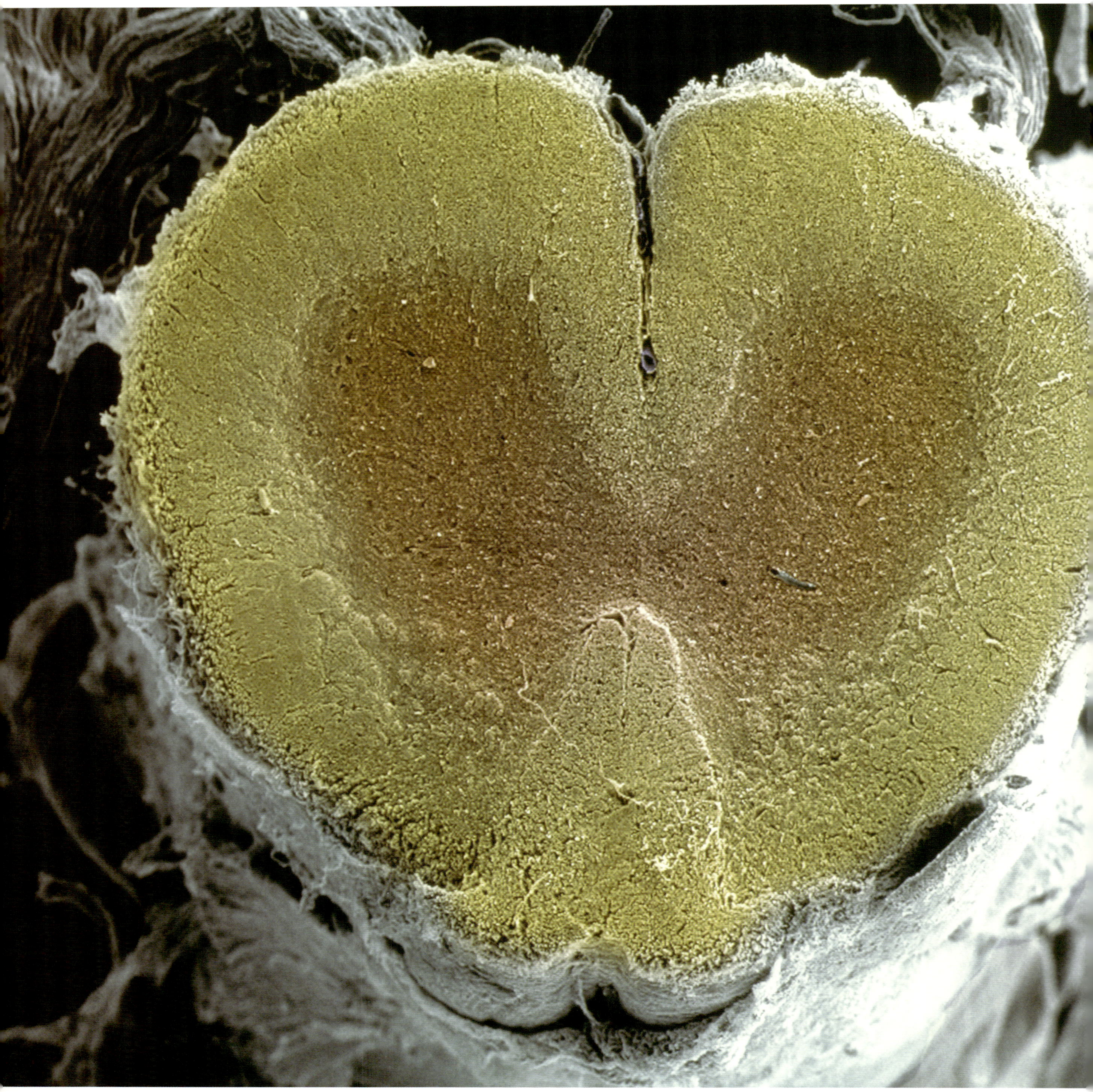

Rückenmark [REM]

EIN QUERSCHNITT DURCH DAS RÜCKENMARK zeigt den Zentralbereich der grauen Substanz (braun), die aus Nervenzellen besteht. Der Randbereich mit weißer Substanz (gelbbraun) besteht aus den Leitungsbahnen der Nervenfasern. Die weiße Außenhülle besteht aus den harten Rückenmarkshäuten, genannt Meningen. Eine Entzündung dieses Gewebes, das auch das Gehirn umgibt, verursacht Hirnhautentzündung (Meningitis), eine Krankheit, die tödlich verlaufen kann.

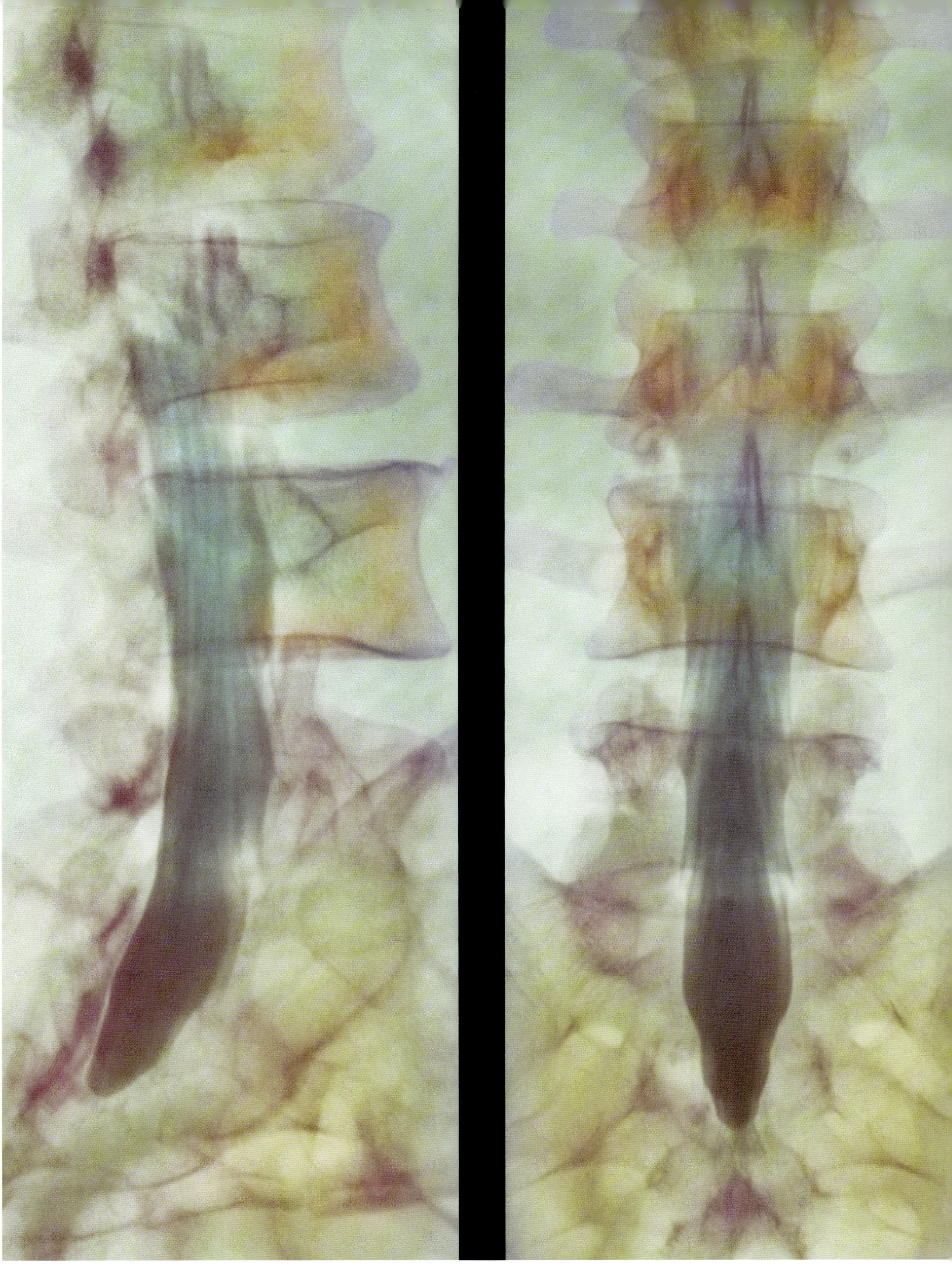

Rückenmark in der Lendenwirbelsäule
[Röntgenaufnahme]

IN DER SEITEN- UND VORDERANSICHT (links und rechts) ist der untere Bereich des Rückenmarks (blau) innerhalb der schützenden Wirbelsäule (gelbbraun) zu sehen. Nerven (nicht sichtbar) zweigen vom Rückenmark ab und leiten Informationen zwischen Gehirn und Körper hin und her. Darüber hinaus kann das Rückenmark ohne bewusste Anweisungen vom Gehirn einfache Bewegungen steuern. Dies sind Reflexe wie z. B. Blinzeln, wenn Staub ins Auge gelangt, Niesen, oder das Wegziehen der Hand von einem scharfen Gegenstand oder einer Flamme.

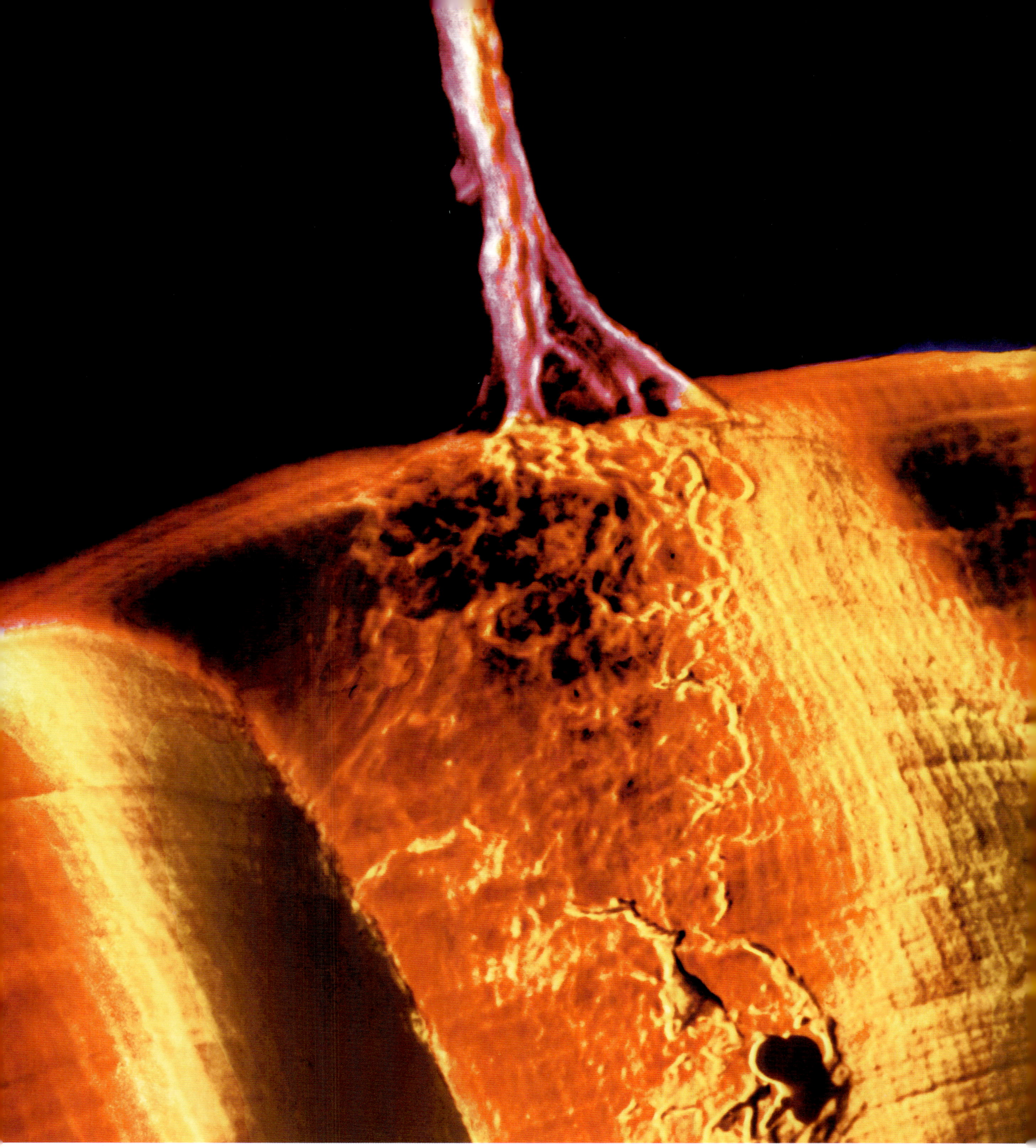

Nervenendung an einem Muskel [REM]

192

IMPULSE VOM ZENTRALEN NERVENSYSTEM werden von Motoneuronen an einen Muskel oder eine Drüse weitergeleitet. Motoneuronen sind Nervenzellen, die aus einem Körper und fadenförmigen Fasern, den Axonen (rosa), bestehen. Die Verzweigungen des Axons enden an der Synapse. Wenn das Neuron aktiviert wird, setzt es chemische Transmitter frei, die den synaptischen Spalt überqueren, um sich mit den Rezeptoren in der Muskelzelle zu verbinden.

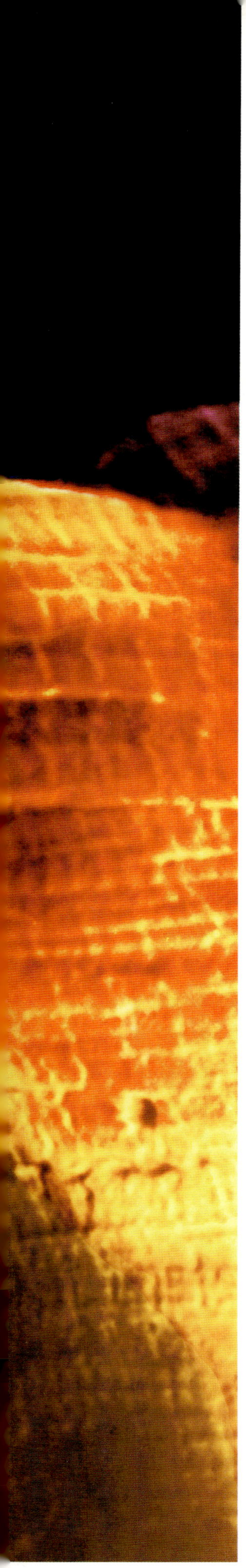

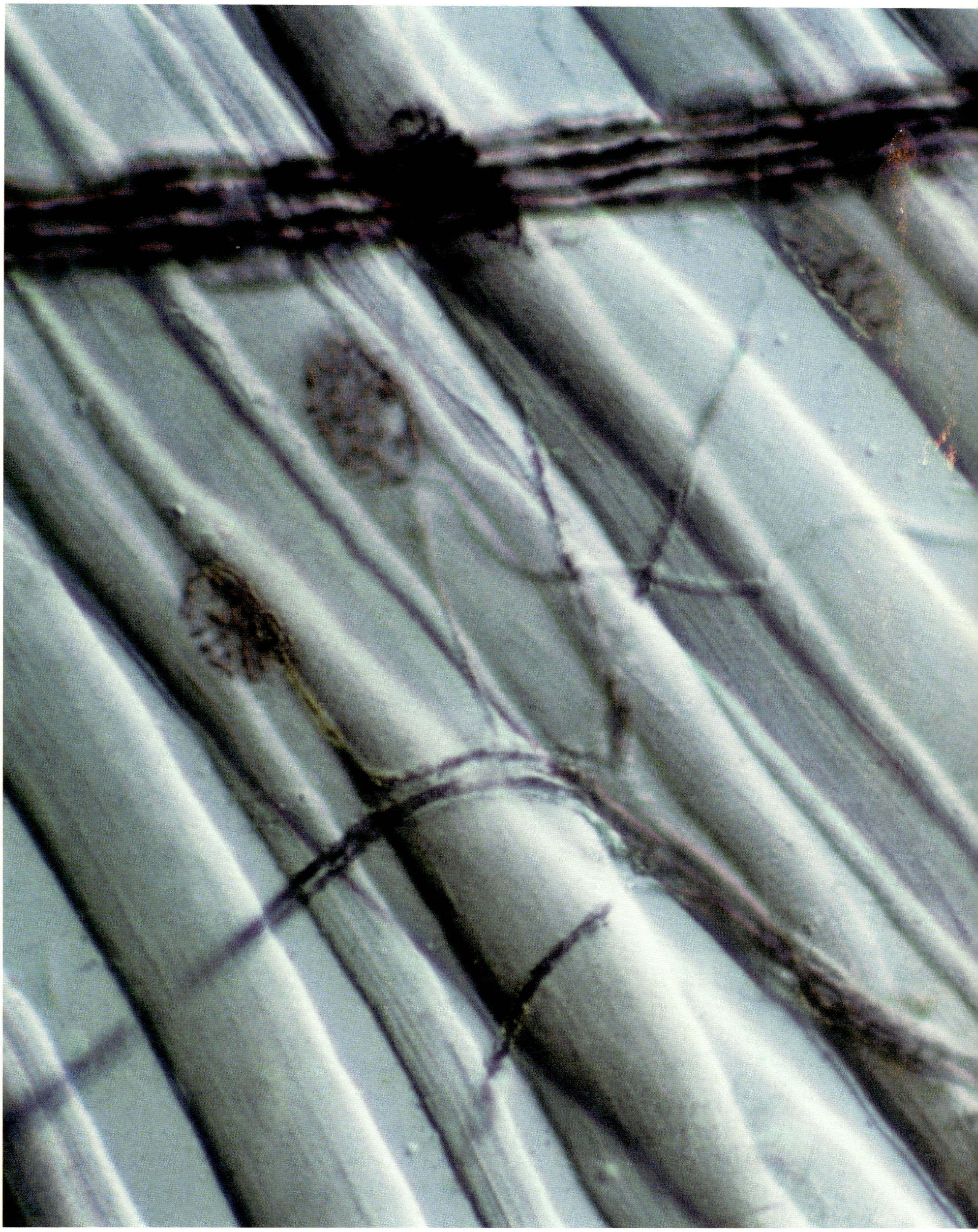

Motorische Endplatten [LM]

EINE NERVENZELLE (rechts unten beginnendes Linienbündel) bildet Verzweigungen, die zu einzelnen Muskelzellen (diagonal verlaufende Stränge) führen. An der Kontaktstelle zu den Muskelzellen teilt sich die Nervenzelle weiter und bildet kleine Verdickungen, die so genannten Endknöpfe, auf der Muskeloberfläche. Eine Synapse entsteht dort, wo der Endknopf auf die Muskelzelle trifft. Hier werden die Botschaften zur Muskelkontraktion von chemischen Neurotransmittern weitergeleitet.

Synapse [TEM]

EIN SCHNITT DURCH EINE SYNAPSE, die Kontaktstelle zwischen Nervenzelle und Muskel, zeigt das Nervenende (blau), das durch einen schmalen Spalt von der roten Muskelfaser getrennt ist. Die kleinen gelben Kugeln, die sich an der Kontaktstelle drängen, enthalten die Neurotransmitter, die den synaptischen Spalt überqueren, um die Rezeptoren im Muskel zu stimulieren. Das grüne Gebilde, das einen Teil der Nervenendigung umgibt, ist eine Schwann'sche Zelle, die den Nerv schützt und isoliert.

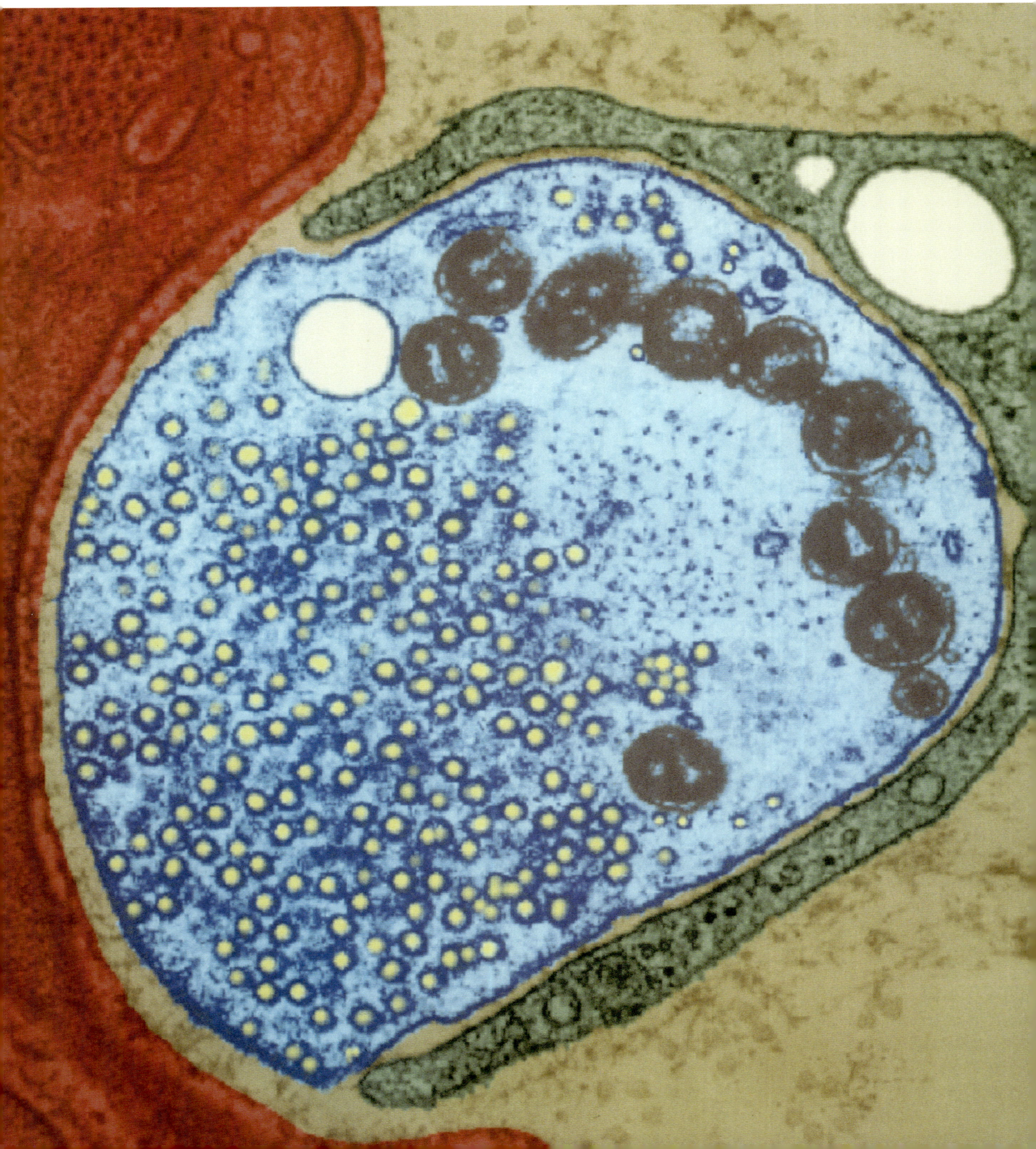

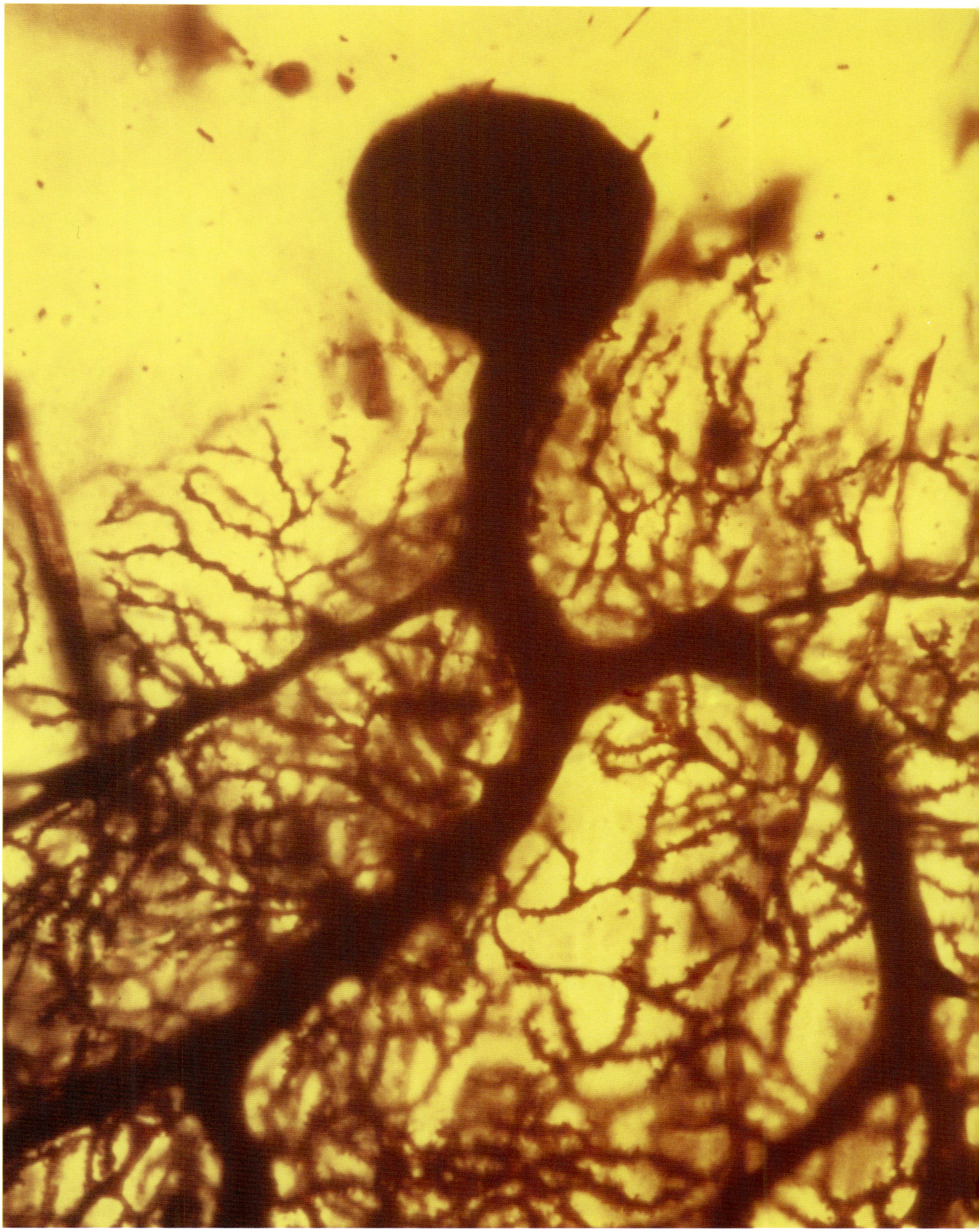

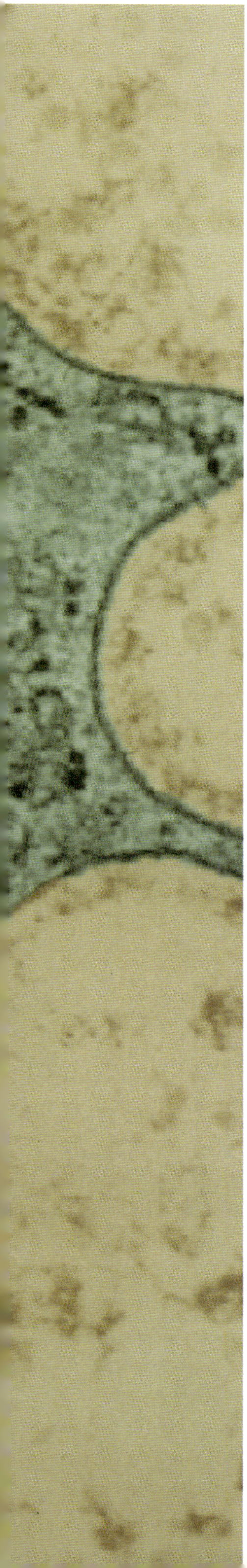

Purkinje-Zelle [LM]

DIESE HERANREIFENDE NERVENZELLE EINES EINJÄHRIGEN KINDES stammt aus dem Kleinhirn, das für die Aufrechterhaltung des Muskeltonus und des Gleichgewichts sorgt. Die zahlreichen Verzweigungen, die von dem kugelförmigen Zellkörper ausgehen, sind Dendriten, die Informationen von benachbarten Nervenzellen weiterleiten. Die Zelle wird nach ihrem Entdecker, einem tschechischen Physiologen aus dem 19. Jahrhundert, als Purkinje-Zelle bezeichnet.

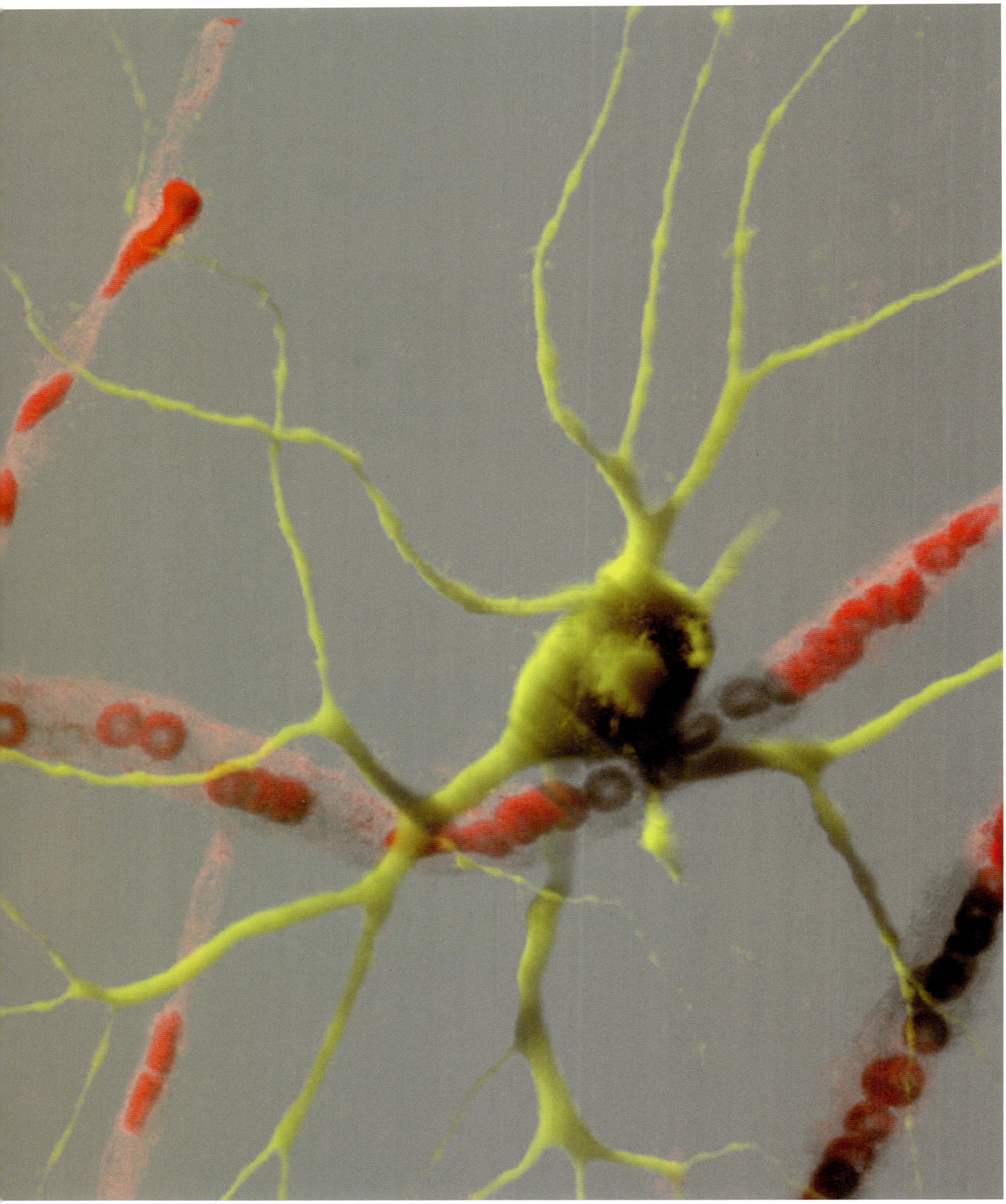

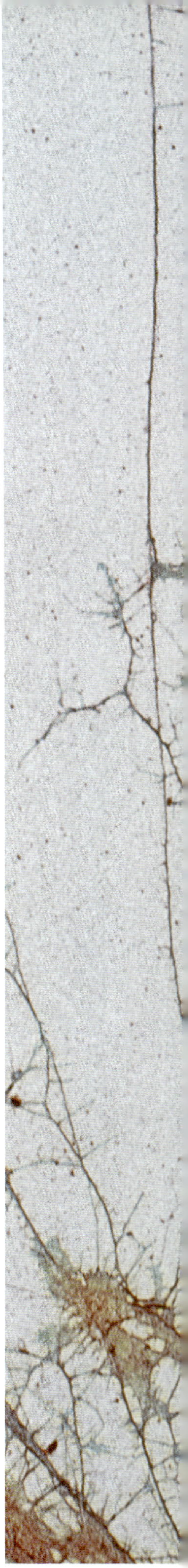

Nervenzelle und rote Blutkörperchen [REM]

EINE NERVENZELLE AUS DEM AUGE zeigt lange Dendriten, die Impulse von anderen Nervenzellen an den Zellkörper leiten. Die rosafarbenen Röhrchen sind Kapillaren, die kleinsten Blutgefäße. Sie sind nur etwas breiter als die roten Blutkörperchen, die Sauerstoff ins Körpergewebe transportieren.

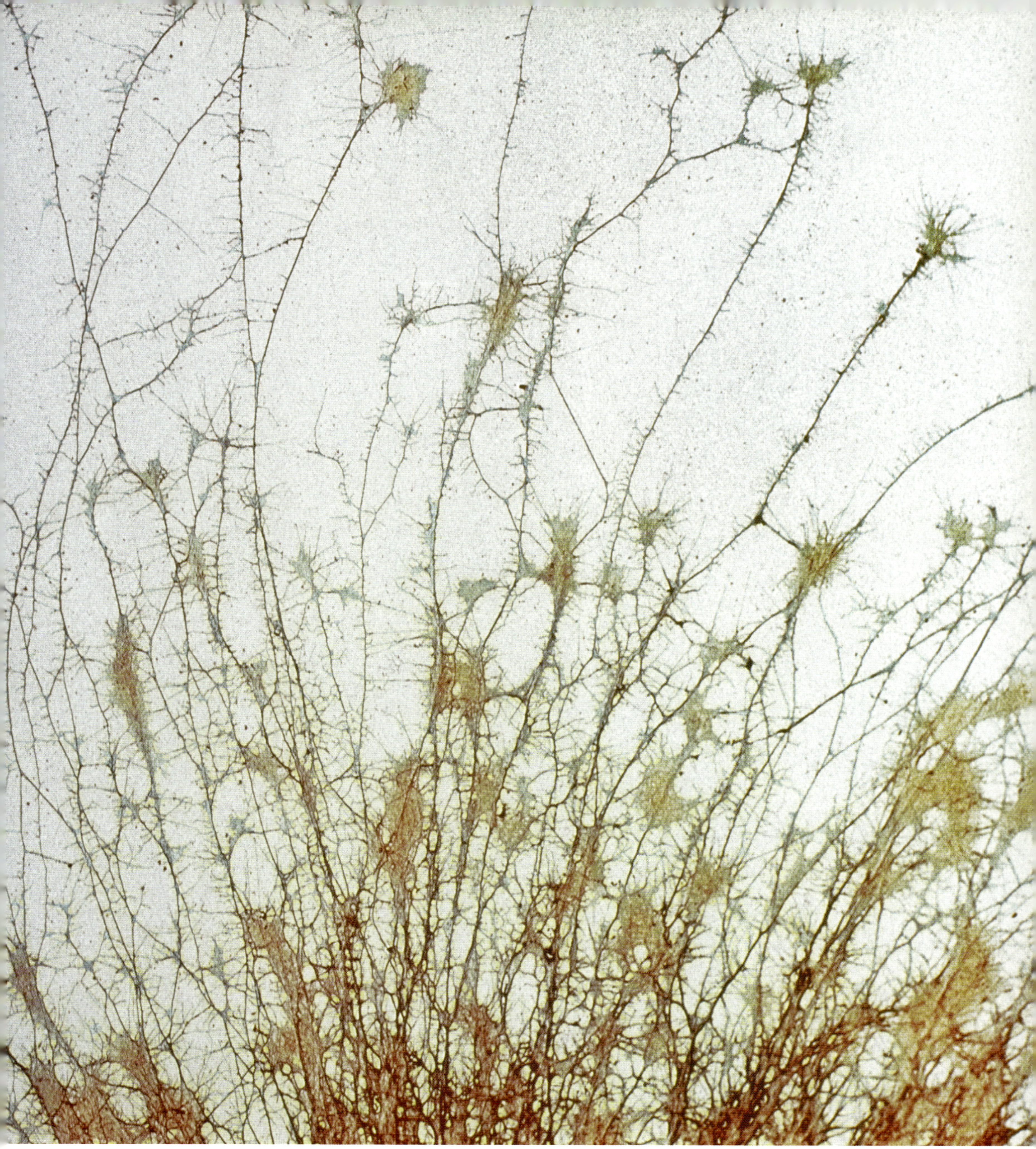

Nervenzellkultur [REM]

IN DER FORSCHUNG WERDEN KULTUREN AUS NERVENZELLEN ANGELEGT, um die mögliche Erneuerung von Nervengewebe zur Behandlung von Rückenmarkslähmungen zu untersuchen. Diese Kultur aus dem Rückenmark weist zahlreiche sich verzweigende Fasern, so genannte Neuriten, auf, die aus dem Körper einer Nervenzelle wachsen (nicht sichtbar). Diese verbinden sich mit anderen Nervenzellen und bilden ein Netz aus Nervengewebe.

Nervenzellen aus dem Dünndarm [LM]

DIE BEWEGUNGEN DER DÜNNDARMWÄNDE werden durch ein Netz aus Nervenzellen (dunkelbraun) gesteuert, die durch lange Fortsätze (dünne braune Linien) miteinander verbunden sind. Wenn die Dünndarmwand durch ihren Inhalt gedehnt wird, bewirken die Nervenzellen oberhalb der Dehnung eine Kontraktion und unterhalb der Dehnung eine Entspannung der Muskeln. Dadurch entsteht eine wellenförmige Bewegung, die Peristaltik, die den Darminhalt weiterbewegt.

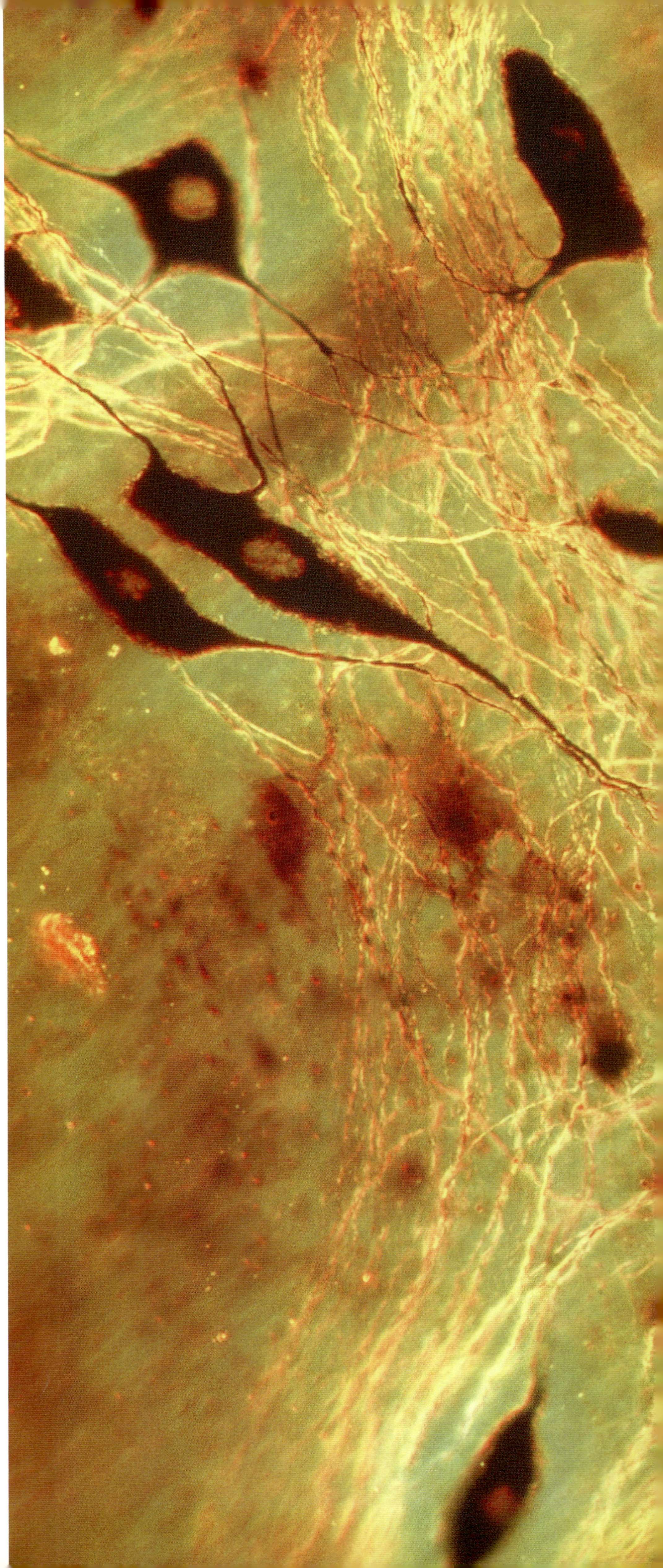

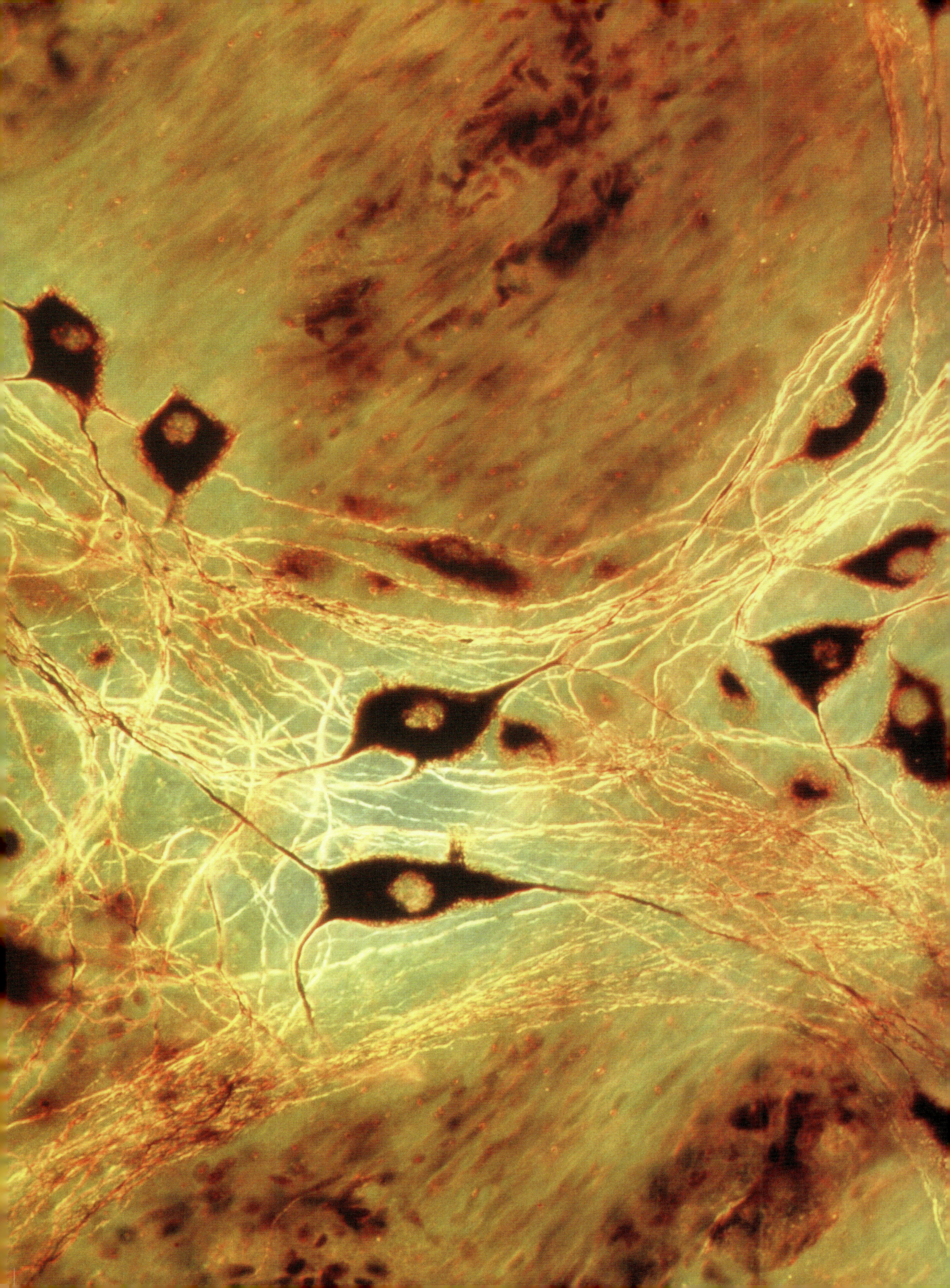

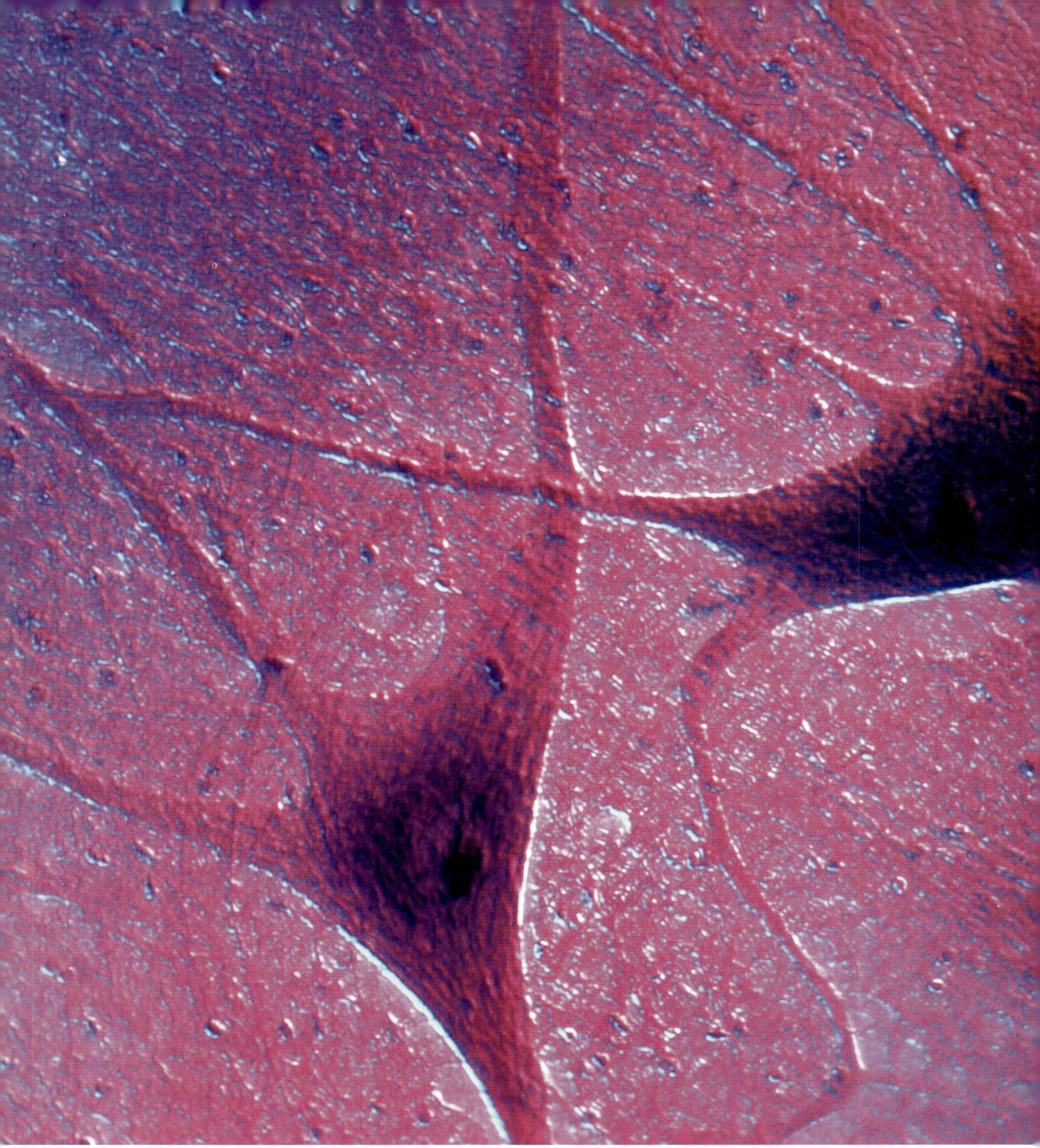

Nervenzellen aus dem Rückenmark [LM]

DIE LANGEN STRÄNGE, die aus dem Körper dieser beiden Nervenzellen hervorgehen, sind Dendriten, die Informationen von anderen Nervenzellen erhalten. Jede Nervenzelle ist mit ihren Nachbarn durch bis zu 50 000 Dendriten verbunden. Die von ihnen übermittelten Informationen werden im Körper der Nervenzelle verarbeitet und durch wegführende Nervenfasern, die Axone, weitergeleitet.

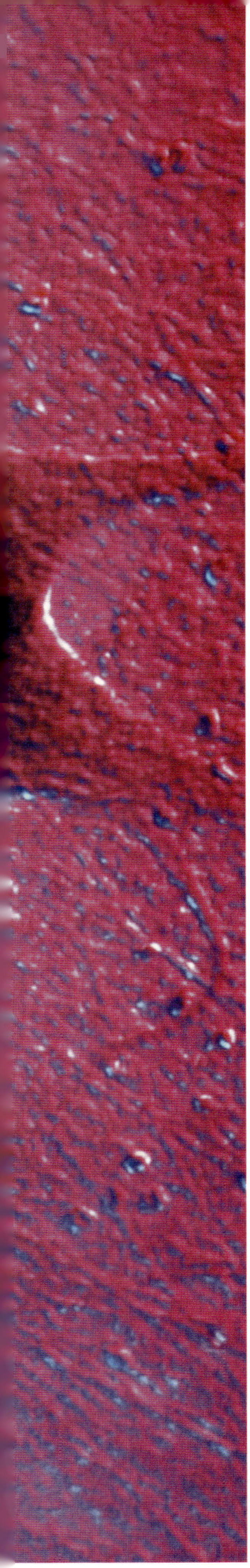

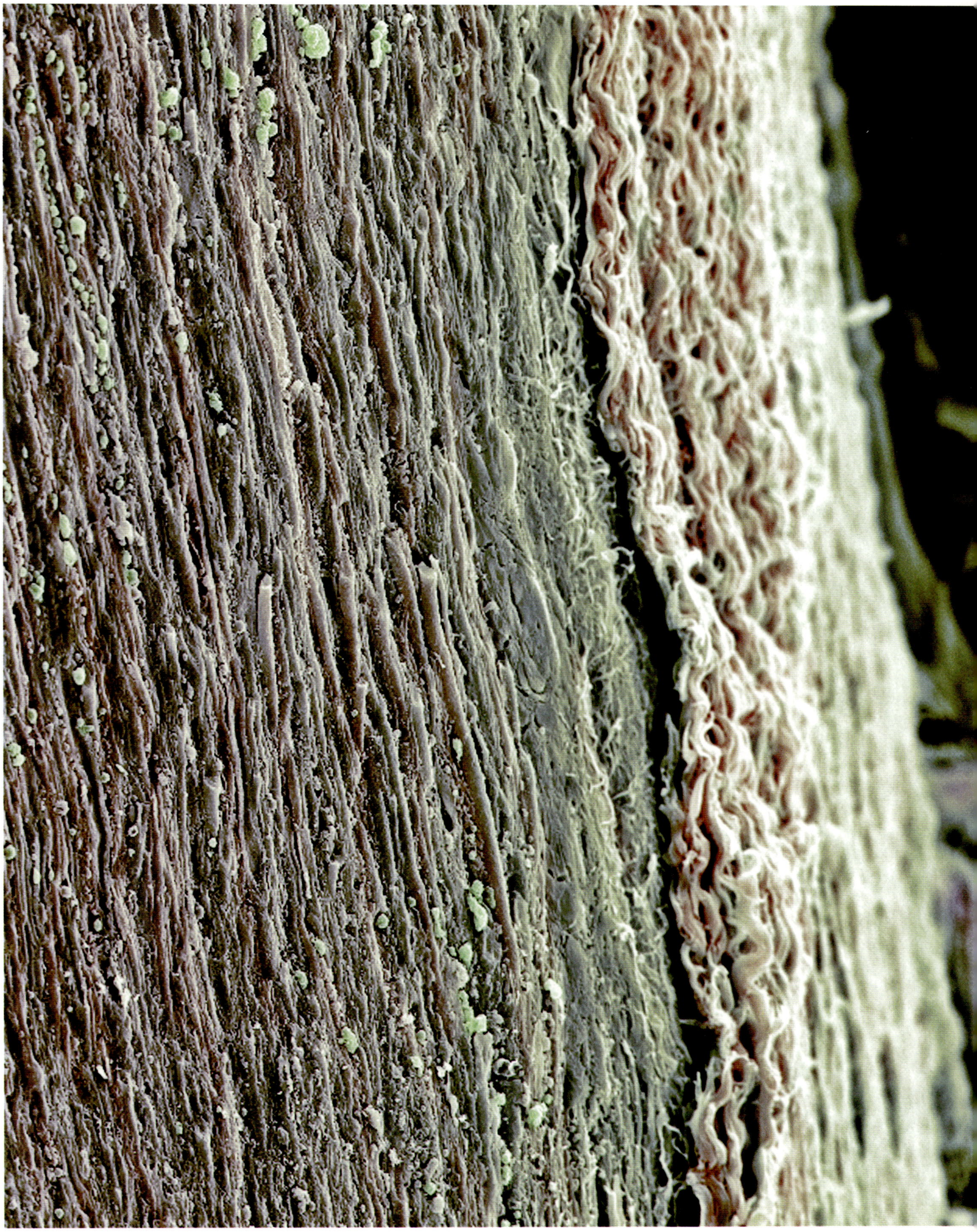

Weiße Substanz des Rückenmarks [REM]

DIE WEISSE SUBSTANZ bildet die äußere Schicht des Rückenmarks und besteht aus parallel verlaufenden Nervenfasern, die in einer Markscheide liegen. Diese bildet eine Isolierschicht, ähnlich wie der Kunststoffmantel eines Stromkabels. Nervenfasern in einer Markscheide leiten Impulse bis zu 40-mal schneller als Nervenfasern ohne Markscheide.

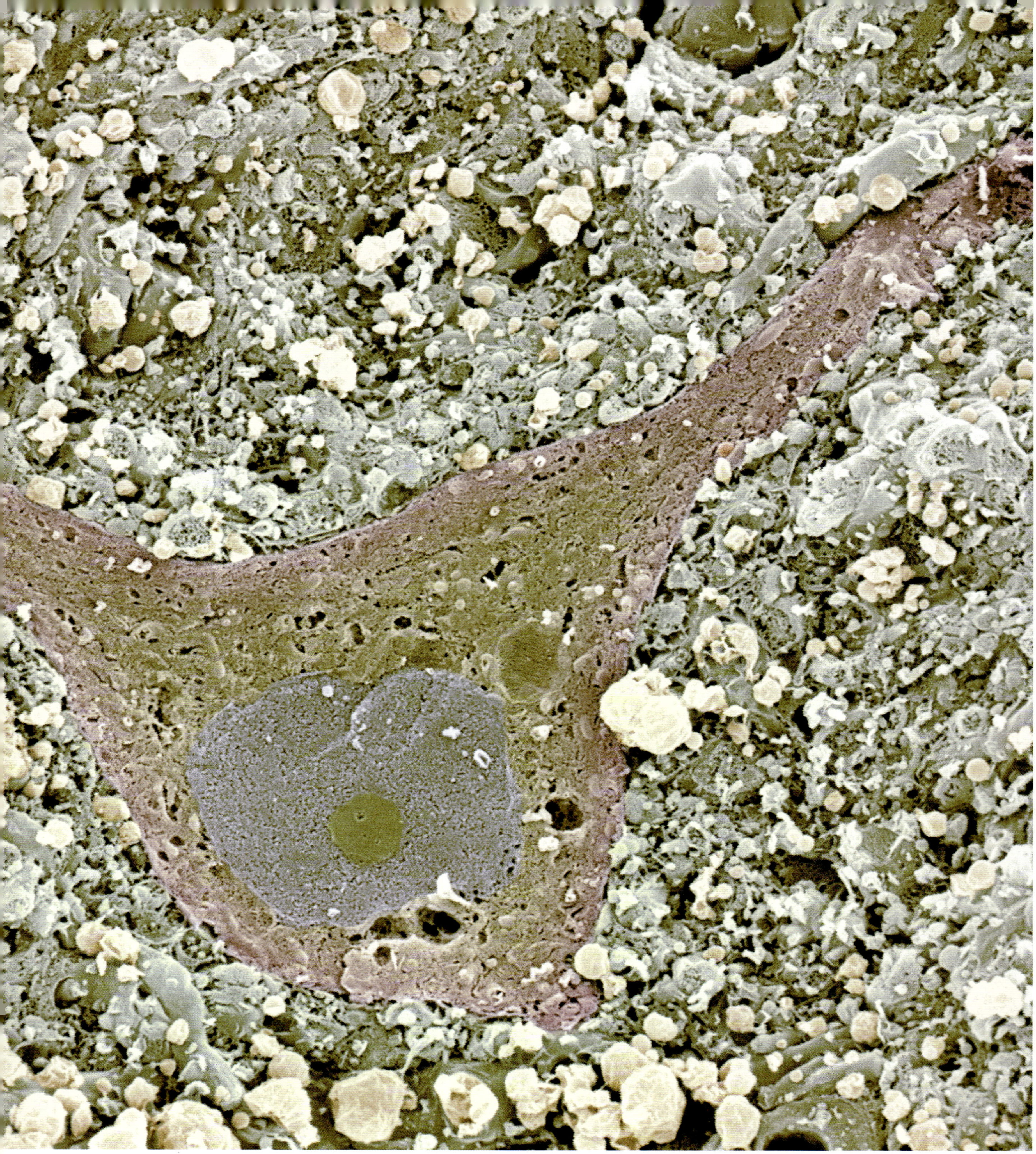

Nervenzelle aus dem Rückenmark [REM]

AUF DIESEM BILD EINER NERVENZELLE AUS DEM RÜCKENMARK ist der Zellkern (dunkelgrau) zu sehen, das »Kontrollzentrum« mit dem Erbmaterial der Zelle. Im Gegensatz zu den meisten anderen Zellen mit Zellkern teilen sich Nervenzellen bei Erwachsenen meist nicht mehr. Trotz ihrer stetig abnehmenden Zahl haben Menschen so viele Nervenzellen – 100 Milliarden allein im Gehirn –, dass der Verlust von einigen Millionen keine spürbaren Auswirkungen hat.

Nervenfasern [REM]

EIN BÜNDEL VON NERVENFASERN IM QUERSCHNITT: Bei den rosafarbenen Röhren handelt es sich um Markscheiden, die die Axone, die wegführenden Fortsätze der Nervenzellen, umhüllen und isolieren. Die Markscheide erhöht die Übertragungsgeschwindigkeit der Nervenimpulse. Die Krankheit Multiple Sklerose entsteht durch einen herdförmigen Zerfall der Markscheiden und die daraus folgende Unterbrechung in der Übertragung der Nervenimpulse.

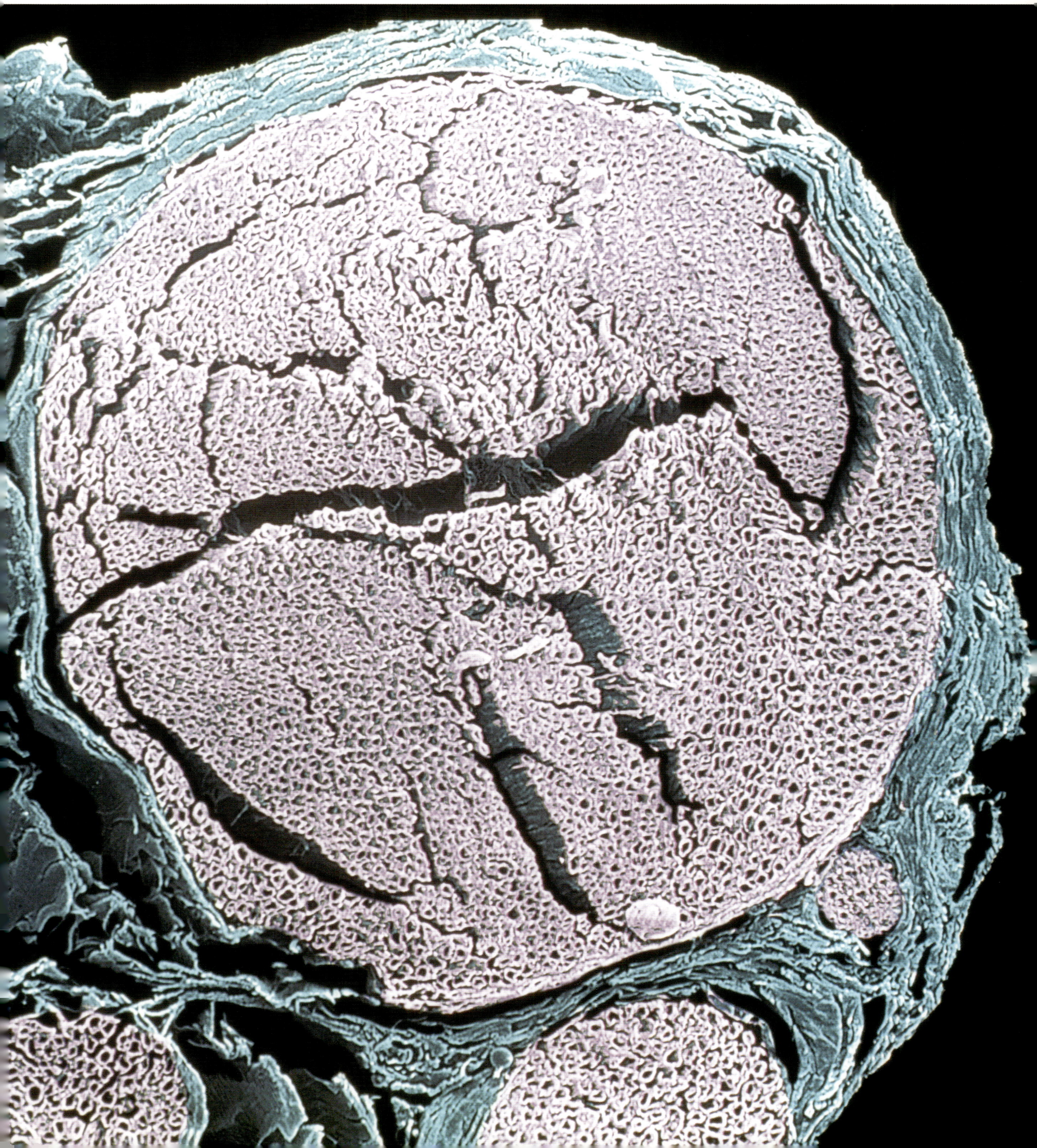

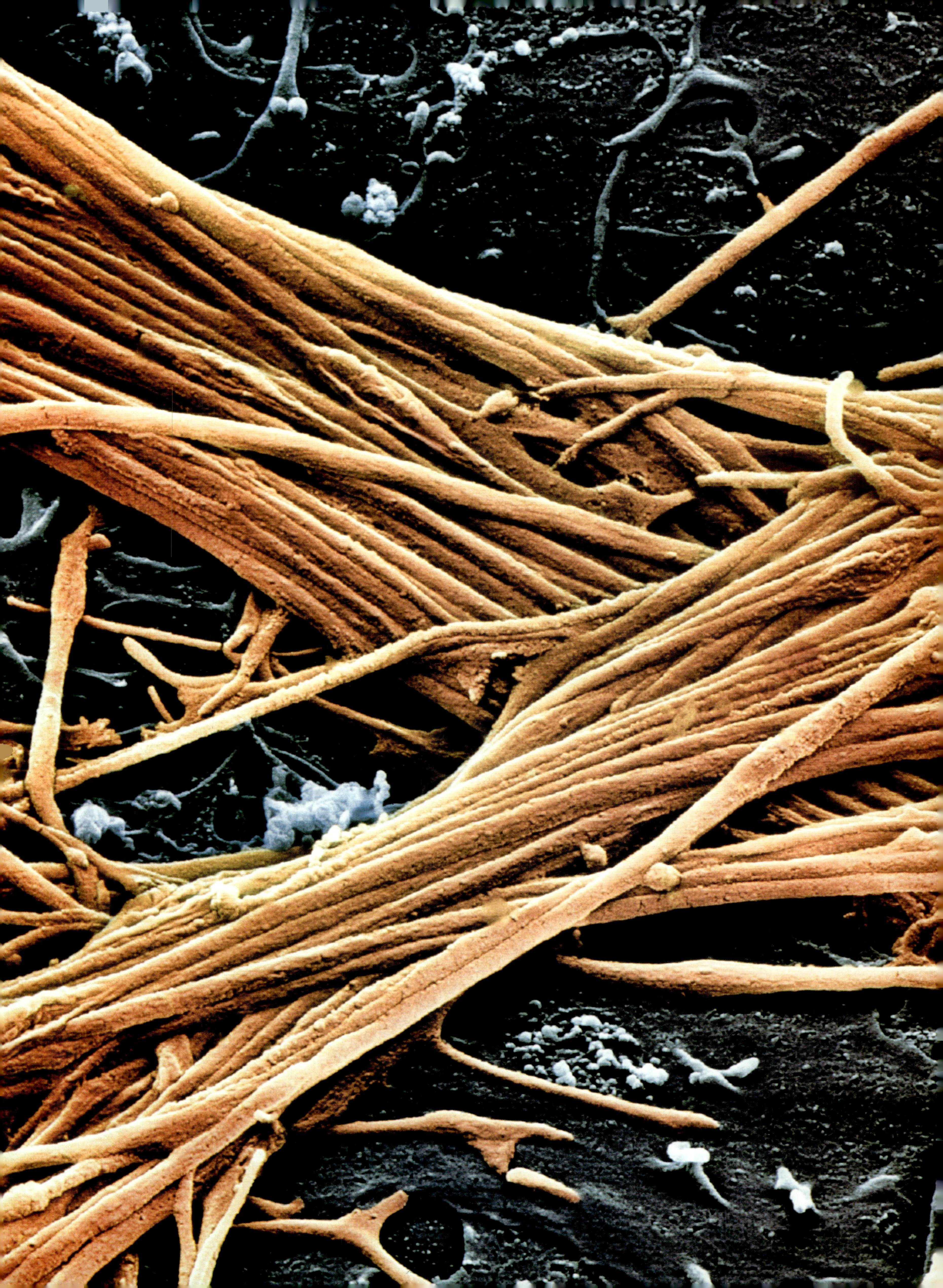

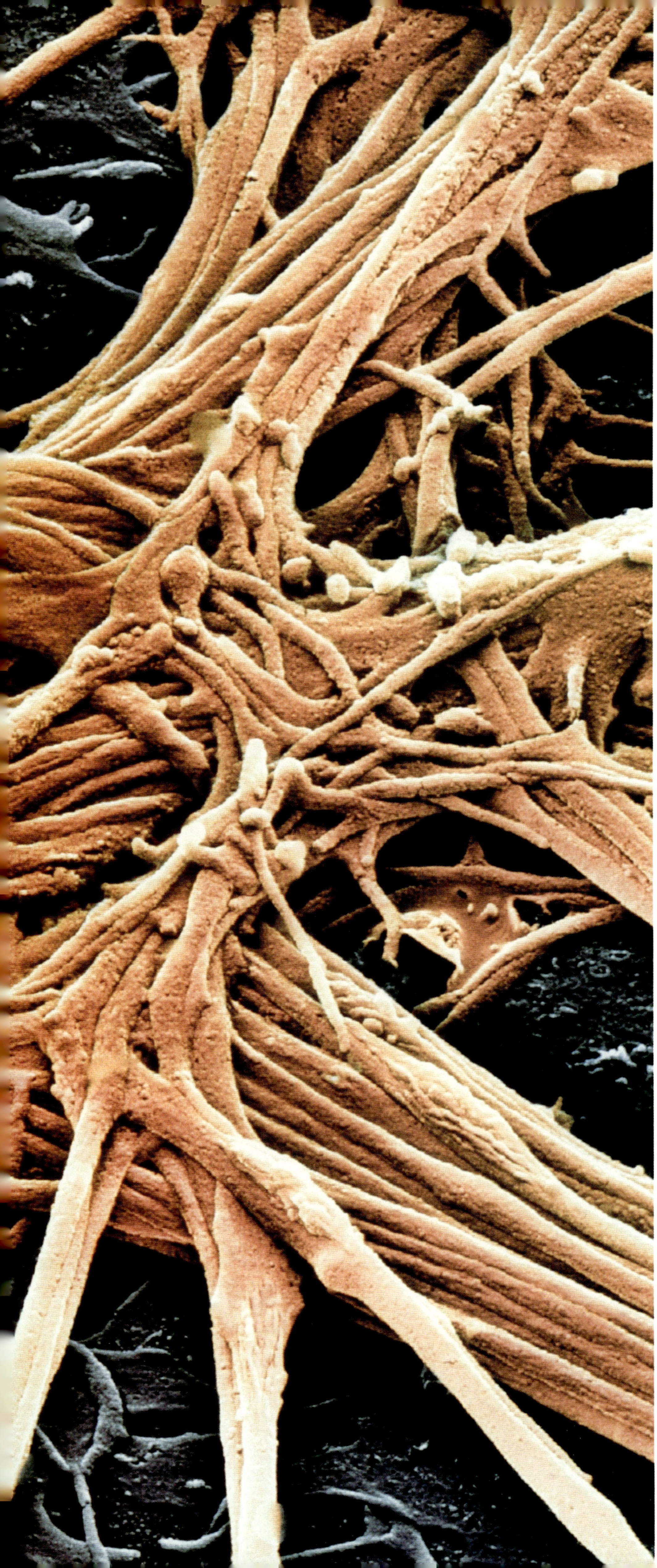

Nervenfasern [REM]

JEDE DIESER SICH KREUZENDEN Nervenfasern besteht aus mehreren Axonen – langen Fortsätzen, die Impulse zu einer Nervenzelle oder einem Effektor, z. B. einem Muskel oder einer Drüse, übertragen. Einige Axone verlaufen über die gesamte Länge des Rückenmarks und sind damit die längsten Zellen im Körper.

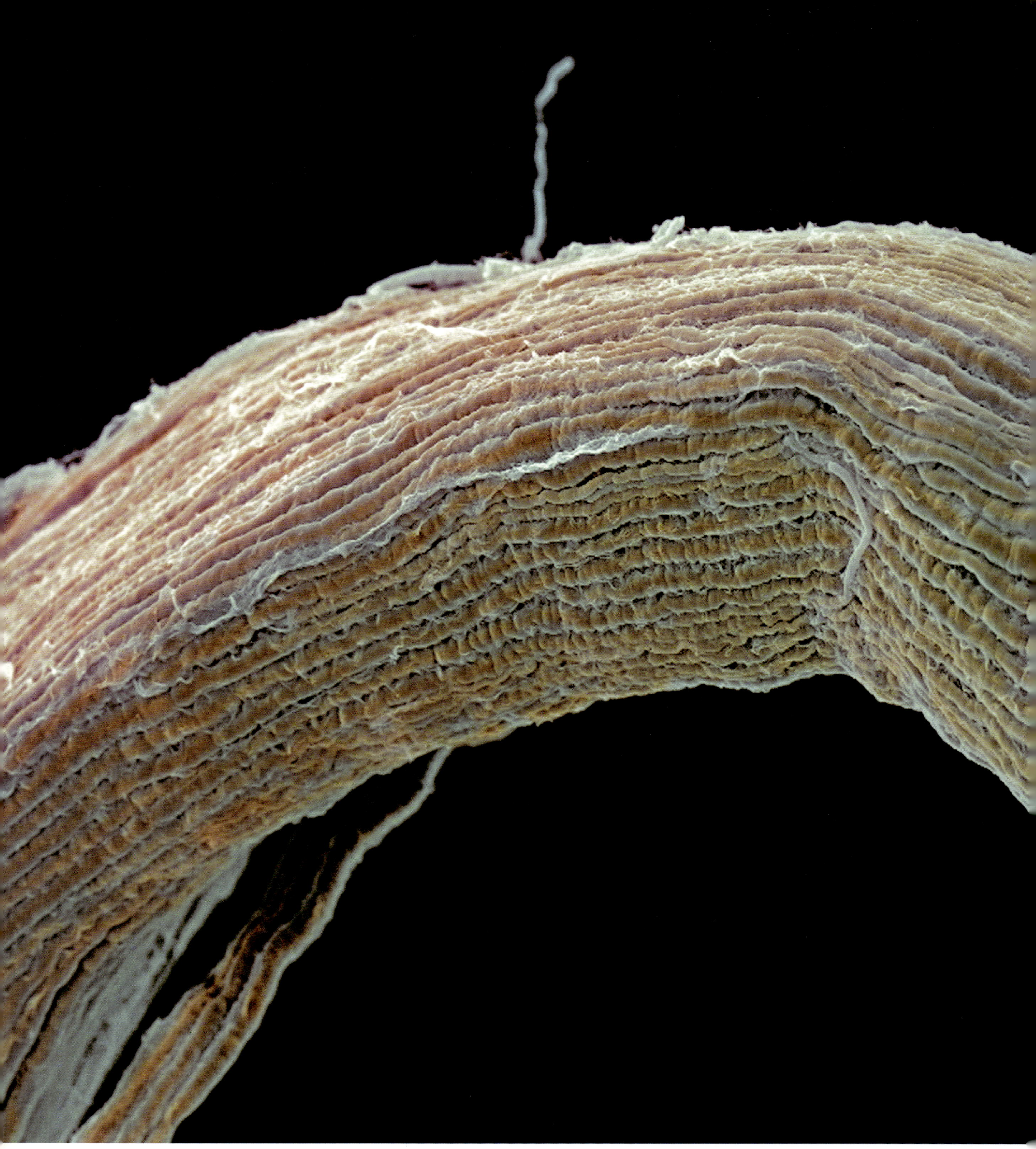

Bündel aus Nervenfasern [REM]

EINE GRUPPE VON NERVENFASERN ist zu einem Faserstrang (Fasciculus) gebündelt. Das Bündel wird durch Kollagen zusammengehalten, ein Eiweiß, das auch dem Bindegewebe Festigkeit verleiht. Jede Nervenfaser hat einen Hauptstrang (rechtes Bild), das Axon, das Nervenimpulse weiterleitet und Nervenzellen miteinander verbindet, um die Impulse in alle Bereiche des Körpers zu leiten. Diese Fasern sind von einer fetthaltigen Isolierschicht aus Myelin, der Markscheide, umgeben, die die Übertragungsgeschwindigkeit erhöht.

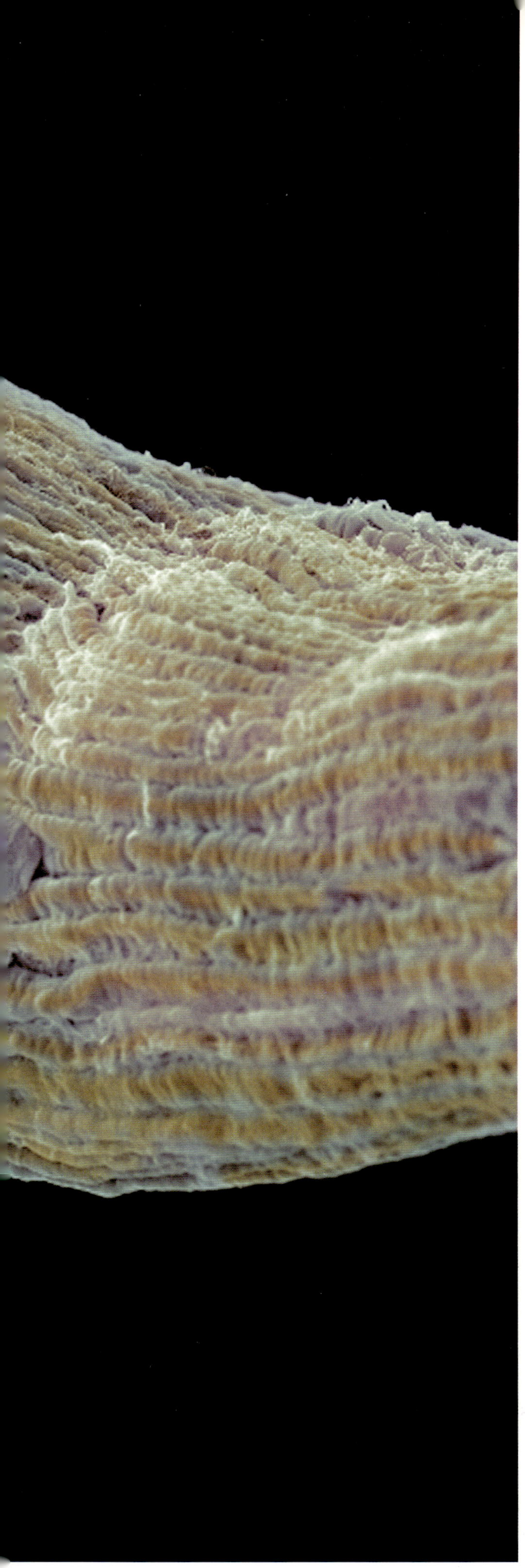
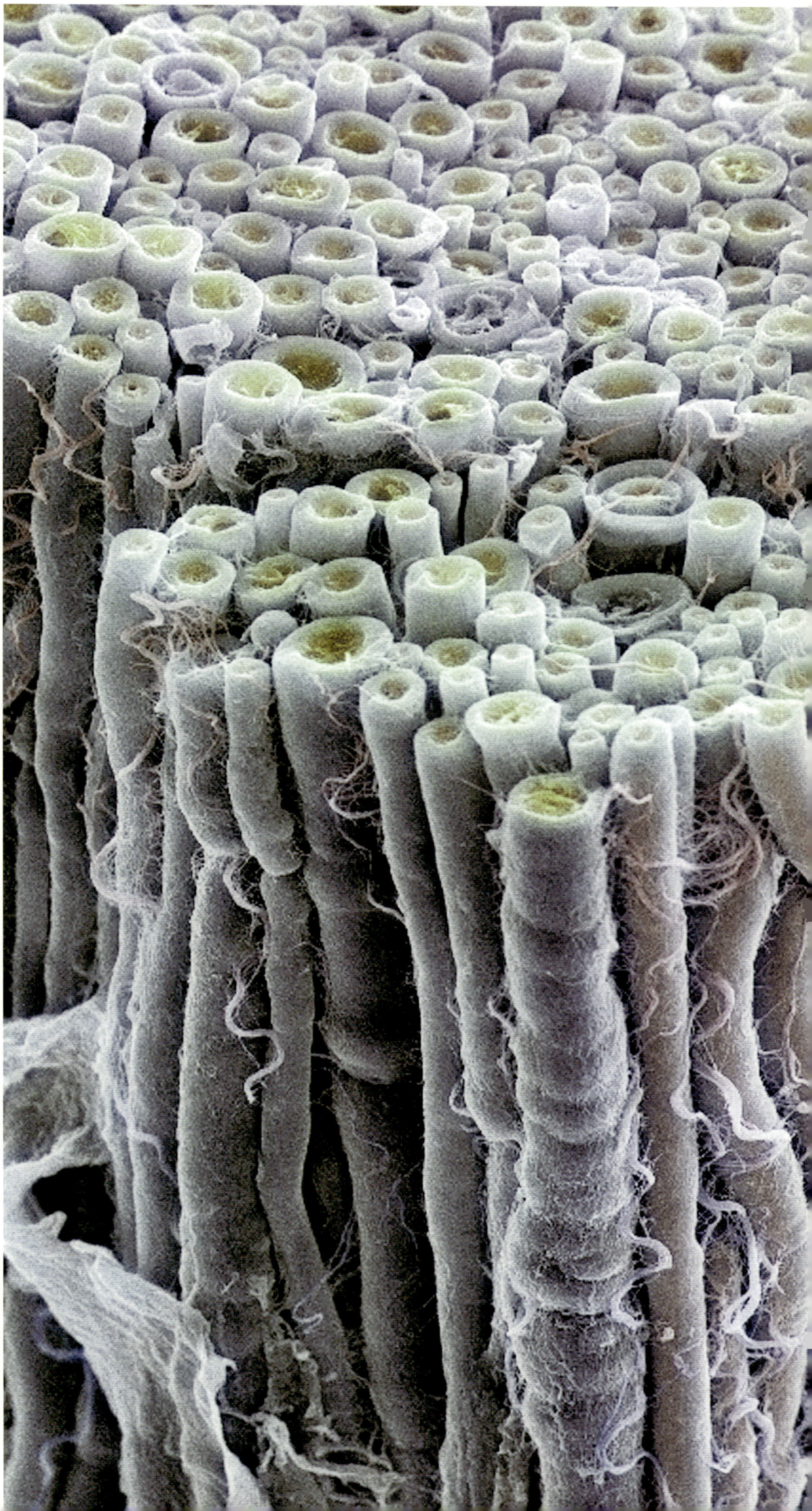

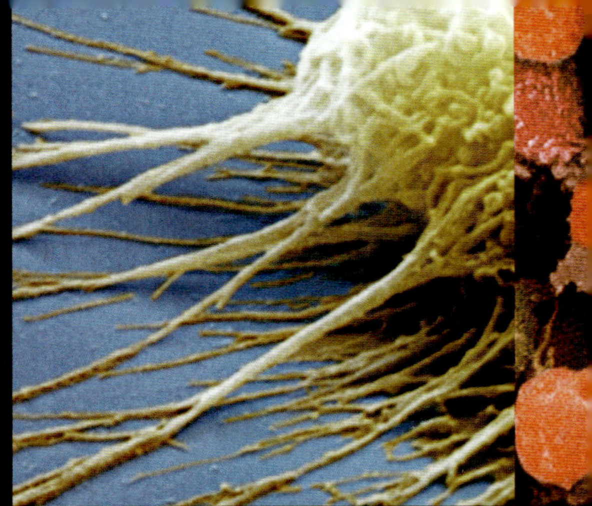

Der Körper wird ständig von fremden und potenziell schädlichen Organismen wie Bakterien, Viren und Pilzen belagert. Die meisten Krankheitserreger werden bereits von der Haut abgewehrt; und wenn es ihnen gelingt, diese Barriere zu durchbrechen, stehen sie verschiedenen Verteidigungskräften gegenüber, die das Immunsystem des Körpers bilden. Im Wesentlichen funktioniert das Immunsystem nach einem simplen Feindbild: Jedes Protein, das der Körper nicht als körpereigenes erkennt, wird bekämpft.

Die wichtigsten Abwehrkräfte gegen eindringende Krankheitserreger sind die weißen Blutkörperchen, die im Knochenmark gebildet werden. Einige Arten weißer Blutkörperchen, die Phagozyten oder Fresszellen, verschlingen und zerstören Krankheitserreger. Einige von ihnen wandern durch den Körper und können durch die Blutgefäßwände in befallenes Gewebe eindringen. Andere befinden sich in den Lymphknoten, die als Filter für Krankheitserreger fungieren.

Mastzellen, eine andere Art weißer Blutkörperchen, setzen Histamin frei, das Phagozyten anzieht und eine Dehnung der Kapillaren bewirkt, damit mehr Blut zum infizierten Gewebe fließen kann. Dadurch entstehen die typischen Entzündungssymptome: Rötung, Schwellung, Juckreiz oder Schmerzen. Eine Entzündung in Verbindung mit Allergien wird durch Mastzellen verursacht, die als Reaktion auf normalerweise harmlose Stoffe wie Staub oder Pollen Histamin produzieren. Menschen, die an Heuschnupfen und anderen leichten Allergien leiden, können ihre Beschwerden meist durch die Einnahme

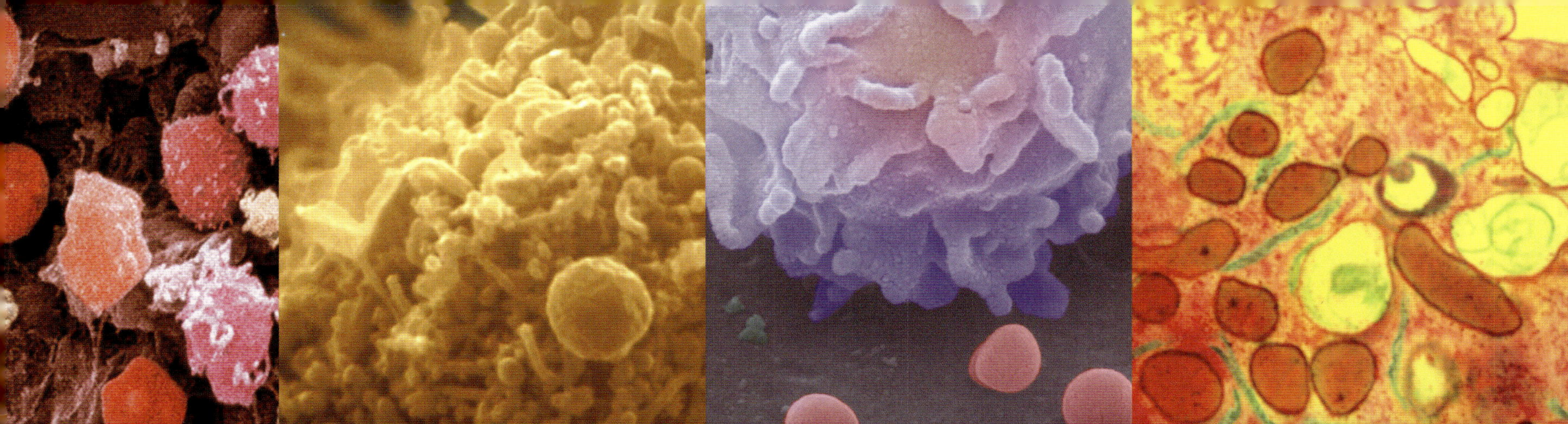

Wenn die Krankheitserreger nicht von den Phagozyten zerstört wurden, werden sie von einer anderen Art weißer Blutkörperchen, den Lymphozyten, angegriffen. Diese kommen hauptsächlich in den Lymphknoten vor und werden durch fremde Moleküle (Antigene) auf dem Krankheitserreger aktiviert. Eine Lymphozytenart greift die Antigene direkt an, die andere gibt Antikörper ins Blut ab und tötet die Erreger aus der Ferne. War das Immunsystem einmal einem bestimmten Antigen ausgesetzt, kann es sich daran »erinnern«. Wenn es das nächste Mal auf dieses Antigen trifft, läuft die Immunreaktion schneller und effektiver ab. Eine auf diese Weise erworbene Immunität kann jahrelang halten. Einige Infektionskrankheiten wie Kinderlähmung, Tetanus und Diphtherie sind jedoch so aggressiv, dass sie das natürliche Immunsystem bereits beim ersten Mal überwältigen und zum Tod führen können. Eine Impfung kann Schutz vor solchen Krankheiten bieten. Hierbei wird eine weniger aggressive Form des Erregers in Form eines Impfstoffes in den Körper eingebracht, um die spezifische Antikörperreaktion auszulösen und den Körper gegen die jeweilige Krankheit zu immunisieren.

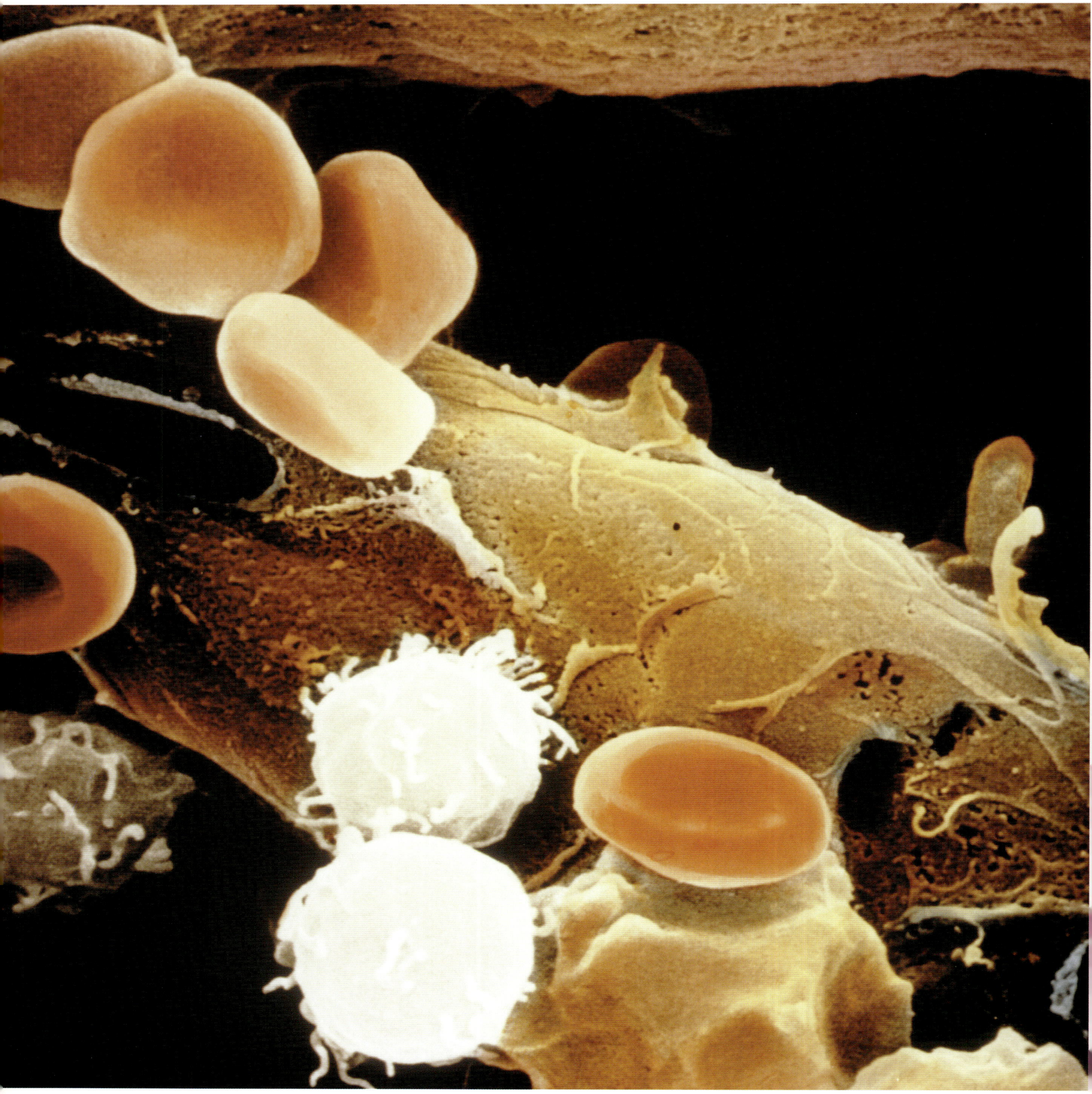

Knochenmark [REM]

KNOCHENMARK KOMMT HAUPTSÄCHLICH in den Lamellenknochen des Skeletts und im Rückenmark vor. Hier werden alle Blutzellen gebildet, einschließlich der weißen Blutkörperchen, die ein wesentlicher Bestandteil des Immunsystems sind. Es gibt mehrere Arten weißer Blutkörperchen, die jeweils eine bestimmte Funktion haben. Einige verschlingen und zerstören Bakterien, andere bilden Antikörper, die fremde Proteine (Antigene) unschädlich machen.

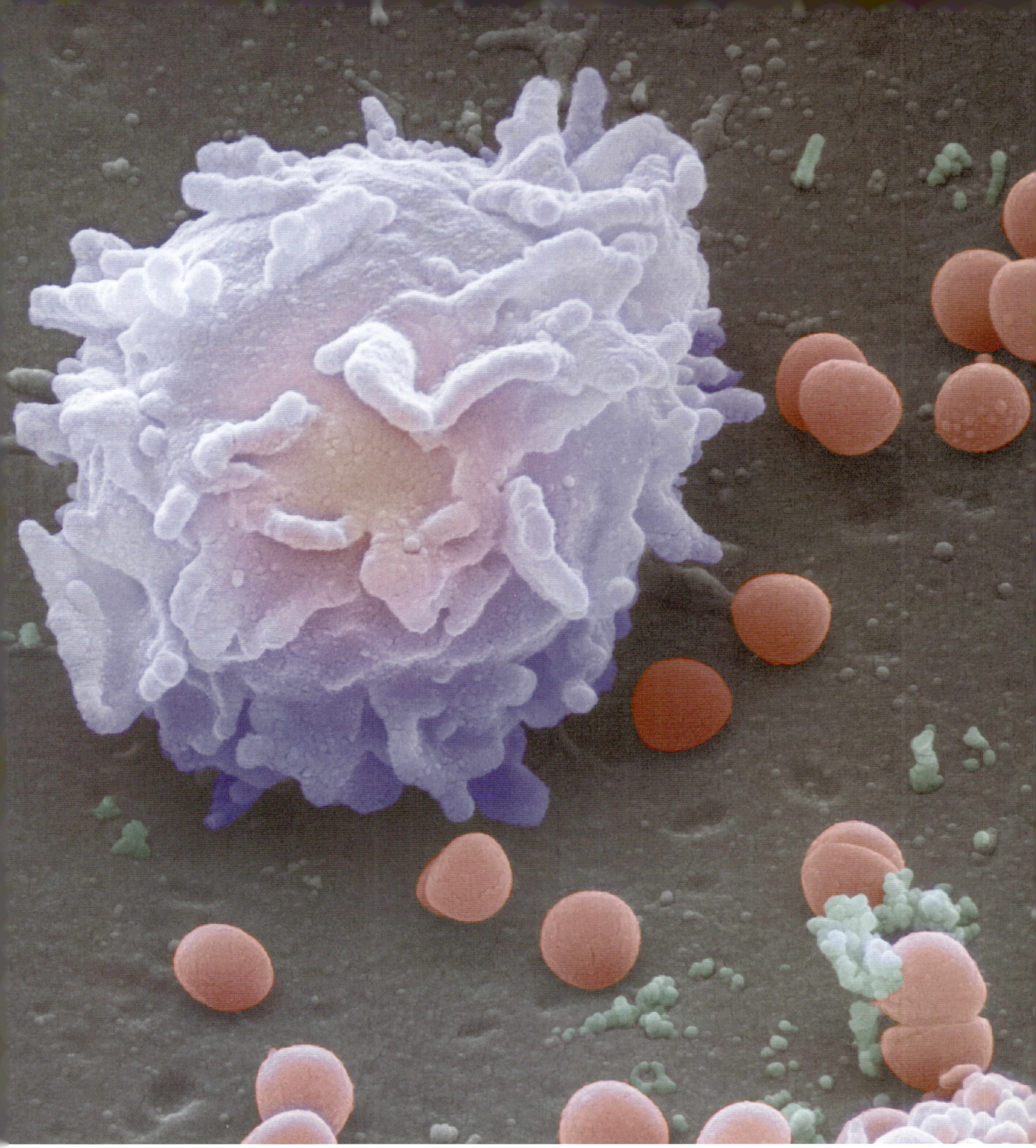

Weißes Blutkörperchen [REM]

EIN WEISSES BLUTKÖRPERCHEN IST VON BAKTERIEN UMGEBEN, die Furunkel und eine Lebensmittelvergiftung verursachen können. Weiße Blutkörperchen, Leukozyten, kommen nicht nur im Blut, sondern im gesamten Körpergewebe vor. Sie zerstören Erreger wie Bakterien, indem sie diese verschlingen und mit Hilfe von Enzymen verdauen. 211

Dendritische Immunzelle [REM]

DIESE DENDRITISCHE IMMUNZELLE sieht mit ihren langen Fortsätzen, mit denen sie sich zum Ort der Infektion bewegen kann, fast wie ein Insekt aus. Wenn dendritische Zellen Fremdkörper aufgenommen haben, können sie diese anschließend anderen Zellen als Warnsignal der Infektion präsentieren.

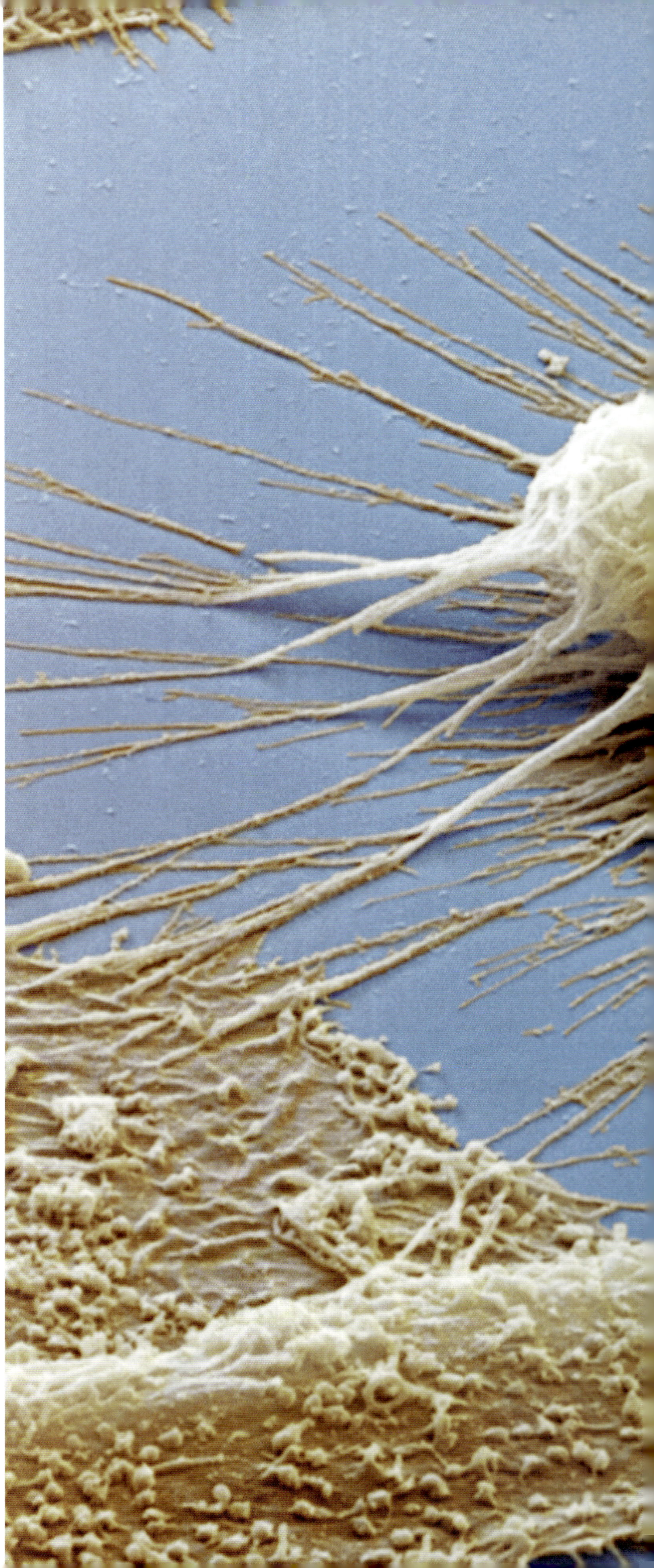

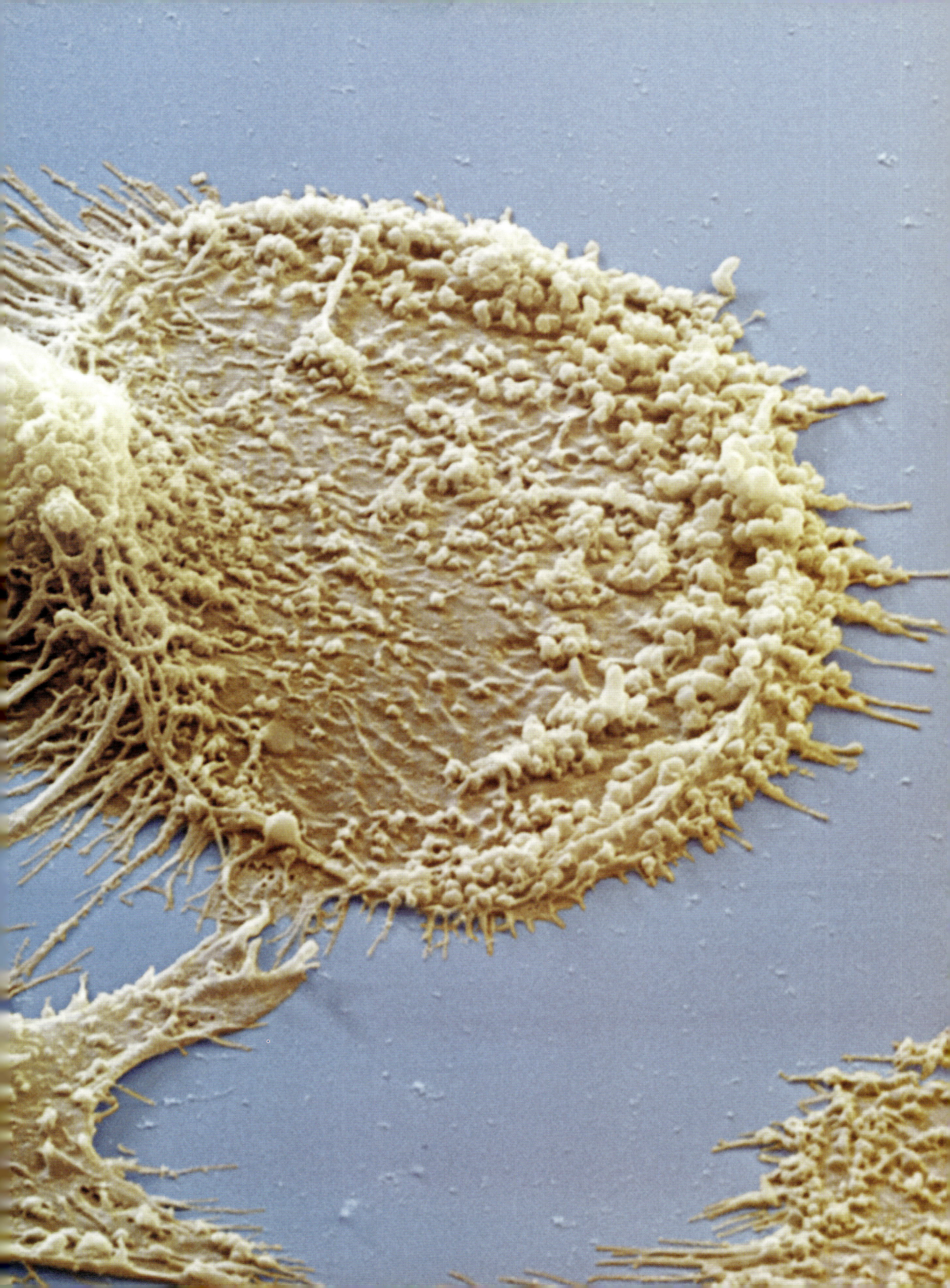

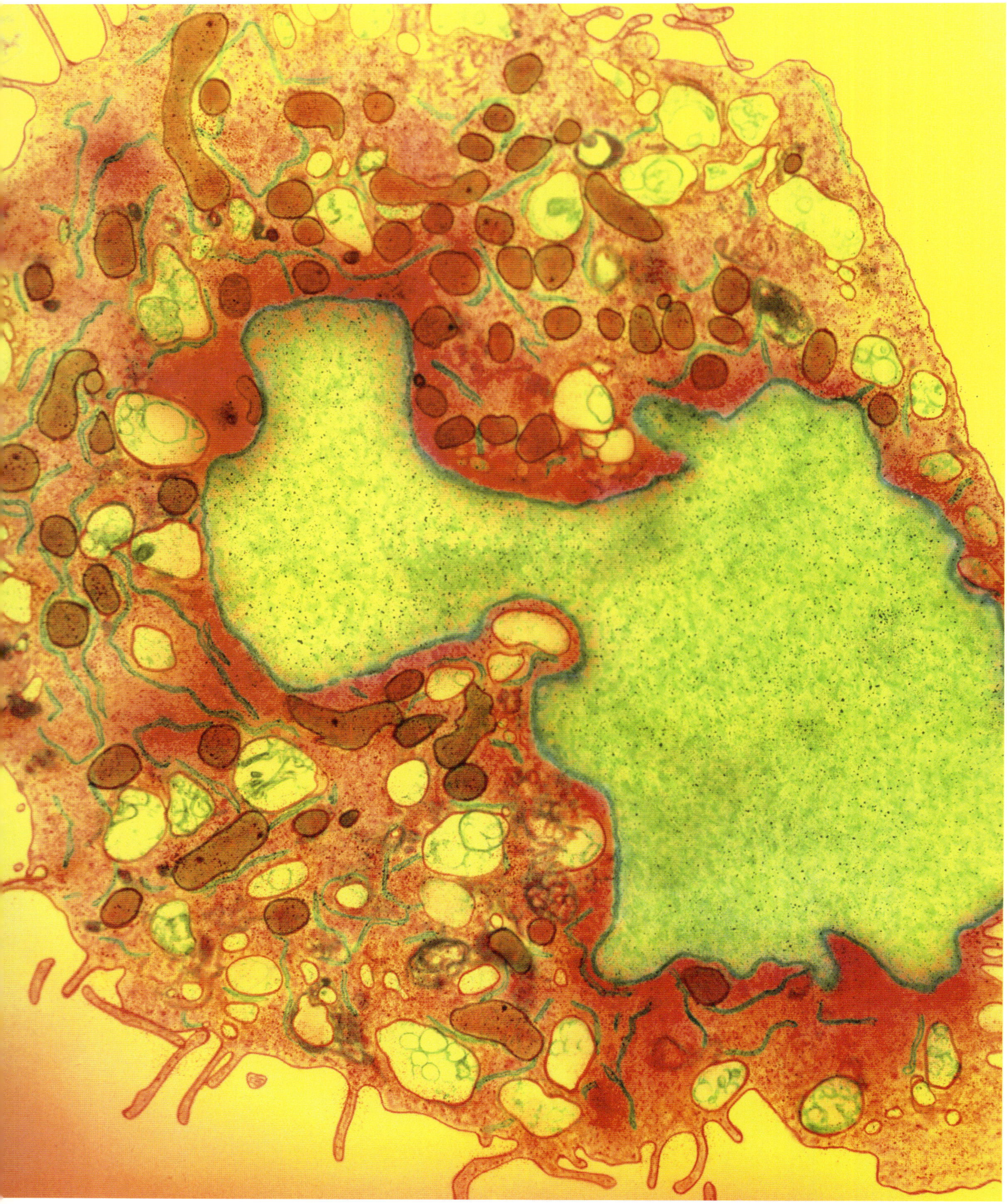

Makrophage [TEM]

EIN SCHNITT DURCH EINEN MAKROPHAGEN, eine Art von weißen Blutkörperchen, zeigt seinen großen Zellkern (grün). Die unregelmäßig ovalen, gelben Gebilde im Zytoplasma sind kleine Bläschen, die Lysosomen. Sie setzen die Enzyme frei, die die von der Zelle aufgenommenen Organismen verdauen. Ein Makrophage kann bis zu 25 Bakterien »fressen«, bevor die Zelle von den giftigen Verdauungsprodukten getötet wird.

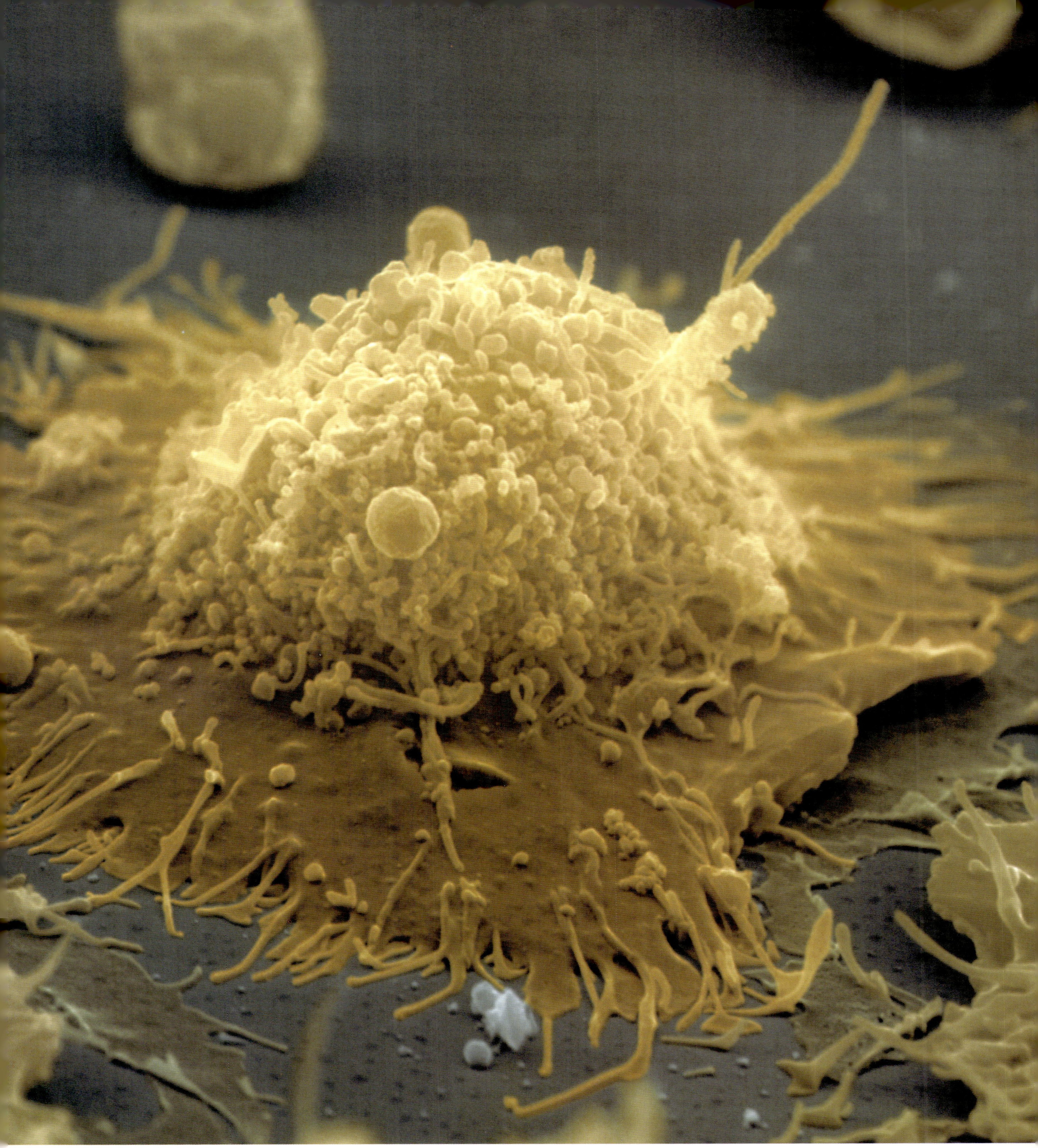

B-Lymphozyt [REM]

WENN EIN B-LYMPHOZYT ZUM ERSTEN MAL auf einen Erreger trifft, teilt er sich rasch in eine große Anzahl von Zellen, die einen spezifischen Antikörper gegen den Erreger bilden und ihn unschädlich machen. Wenn die Infektion vorbei ist, sterben die meisten Zellen. Einige B-Lymphozyten bleiben jedoch jahrelang im Körper. Diese »Memory-Zellen« erinnern sich an den Erreger und reagieren auf einen erneuten Angriff mit Teilung und der Produktion des spezifischen Antikörpers.

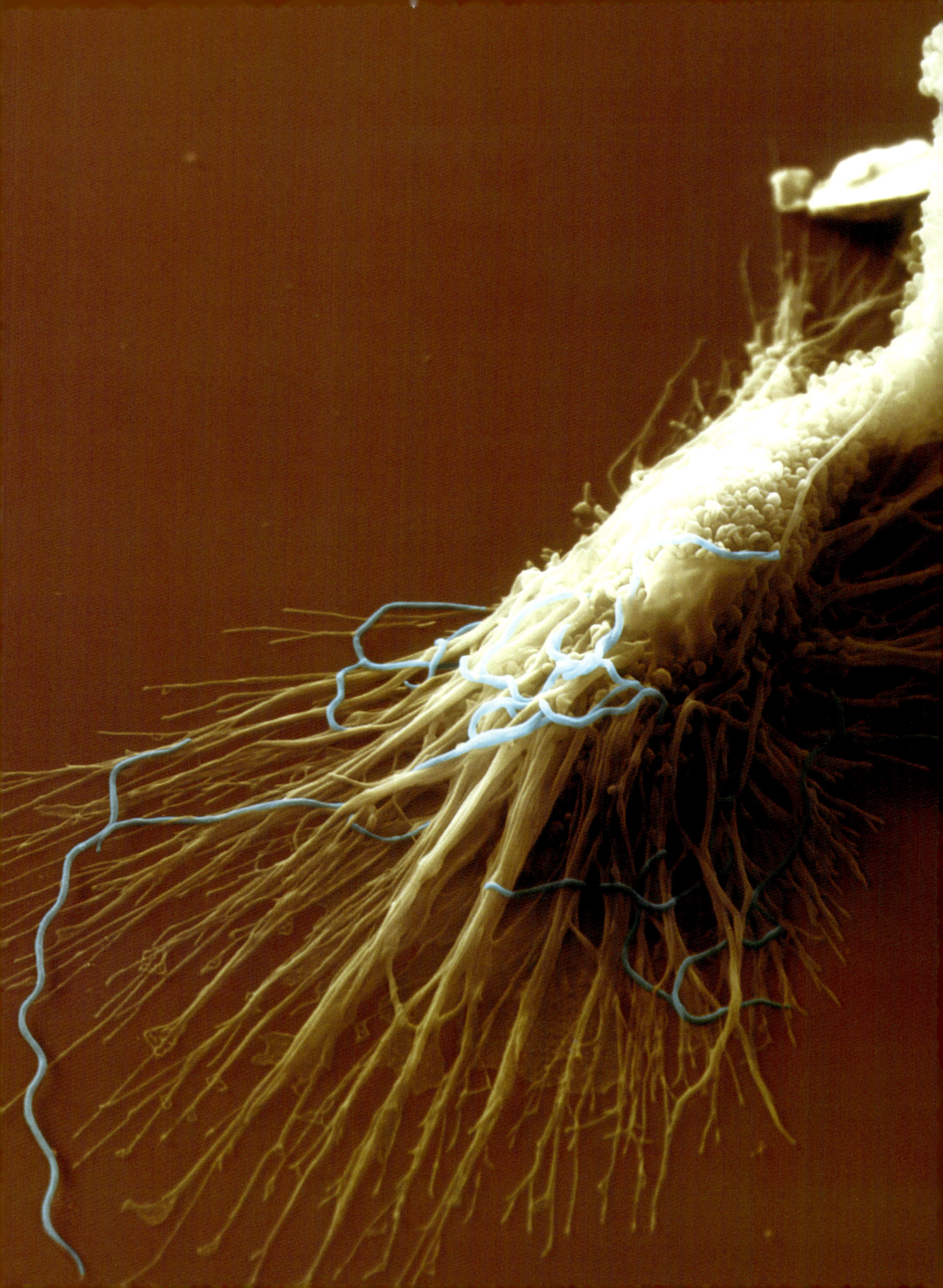

Makrophage bei der Aufnahme von Bakterien [REM]

HIER IST EIN MAKROPHAGE beim »Verschlingen« von Bakterien (blaue Schnüre) zu sehen. Nachdem er die Bakterien in sein Zytoplasma aufgenommen hat, verdaut er sie mit Hilfe von Enzymen. Makrophagen sammeln sich an Infektionsherden. Manchmal werden sie dabei von den Giften, die die Bakterien absondern, selbst getötet – dann verflüssigen sie sich und bilden zusammen mit toten Bakterien Eiter.

Antikörper [Computergrafik]

ANTIKÖRPER SIND Y-FÖRMIGE MOLEKÜLE, die aus einem vertikalen Fragment (blau) und zwei diagonalen Verzweigungen (grün und gelb) bestehen. Obwohl der Körper eine Vielzahl derartig geformter Antikörper produziert, ist die Spitze der Verzweigungen bei jedem Antikörpertyp anders, damit er auf ein spezifisches Antigen (rot) reagieren kann.

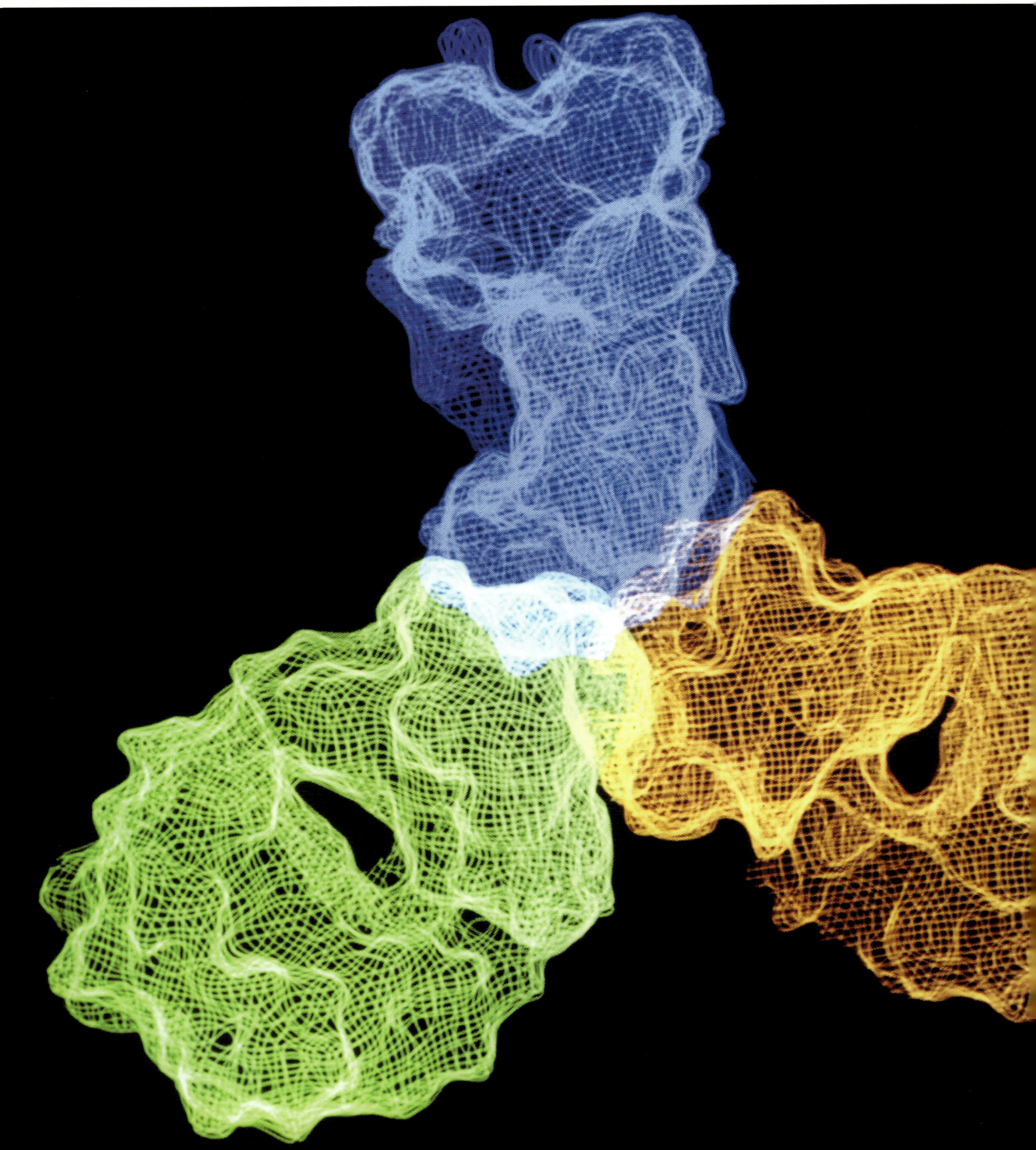

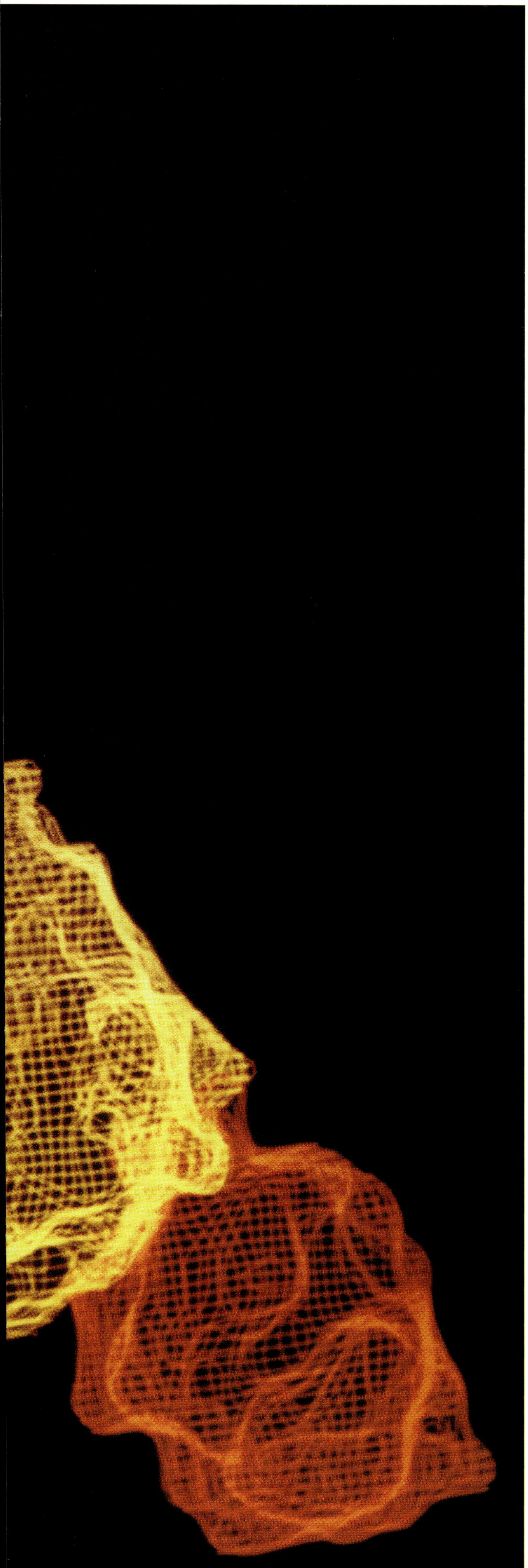

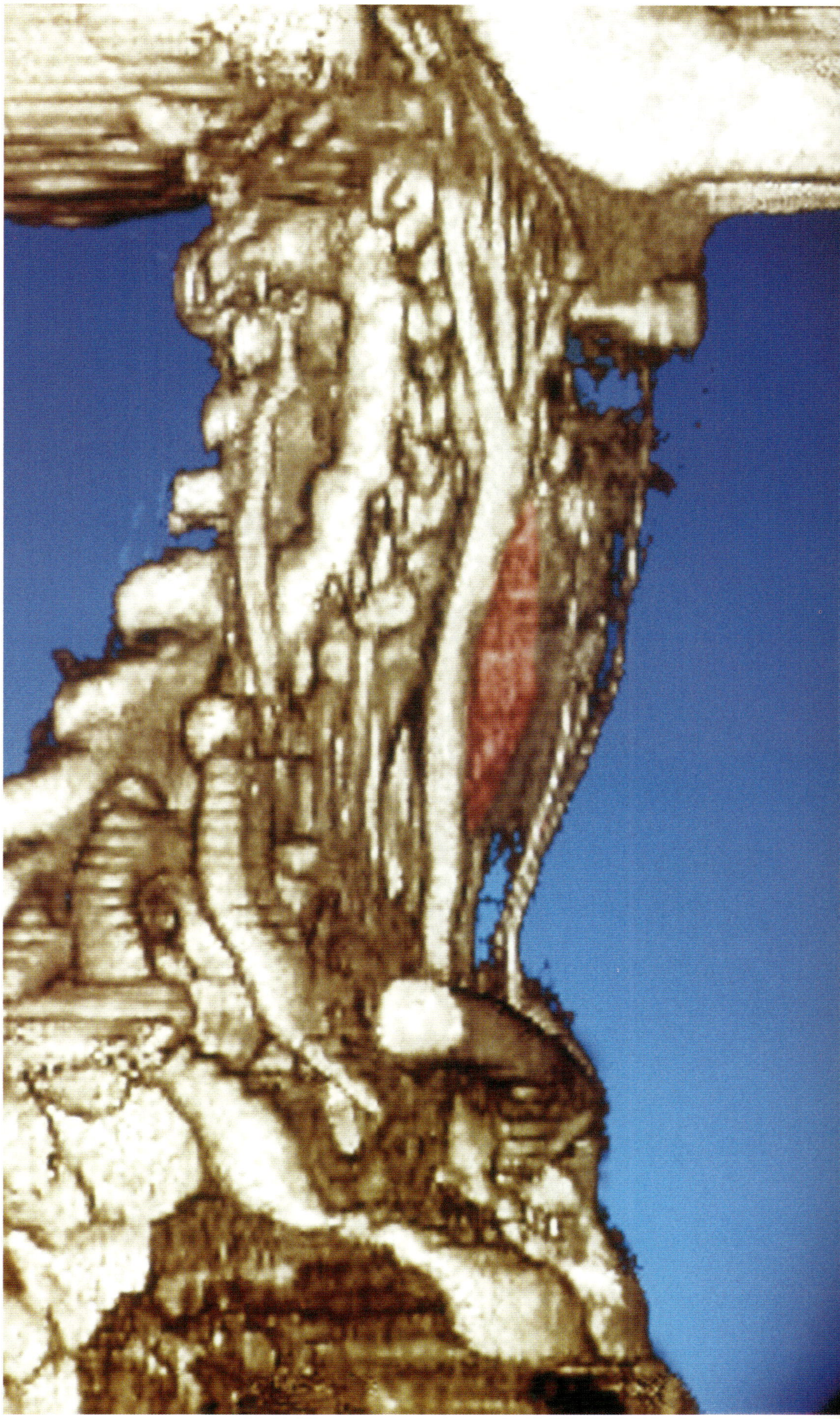

Lymphknoten im Hals [CT]

DAS LÄNGLICHE ROTE GEBILDE IM VORDEREN HALSBEREICH ist einer der Lymphknoten, die in der Immunabwehr eine wichtige Rolle spielen. In den Lymphknoten werden B- und T-Lymphozyten gespeichert und freigesetzt, die für das Aufspüren und die Zerstörung eindringender Erreger zuständig sind. Außerdem filtern die Lymphknoten Abfallprodukte und Bakterien zur Verdauung durch die Makrophagen.

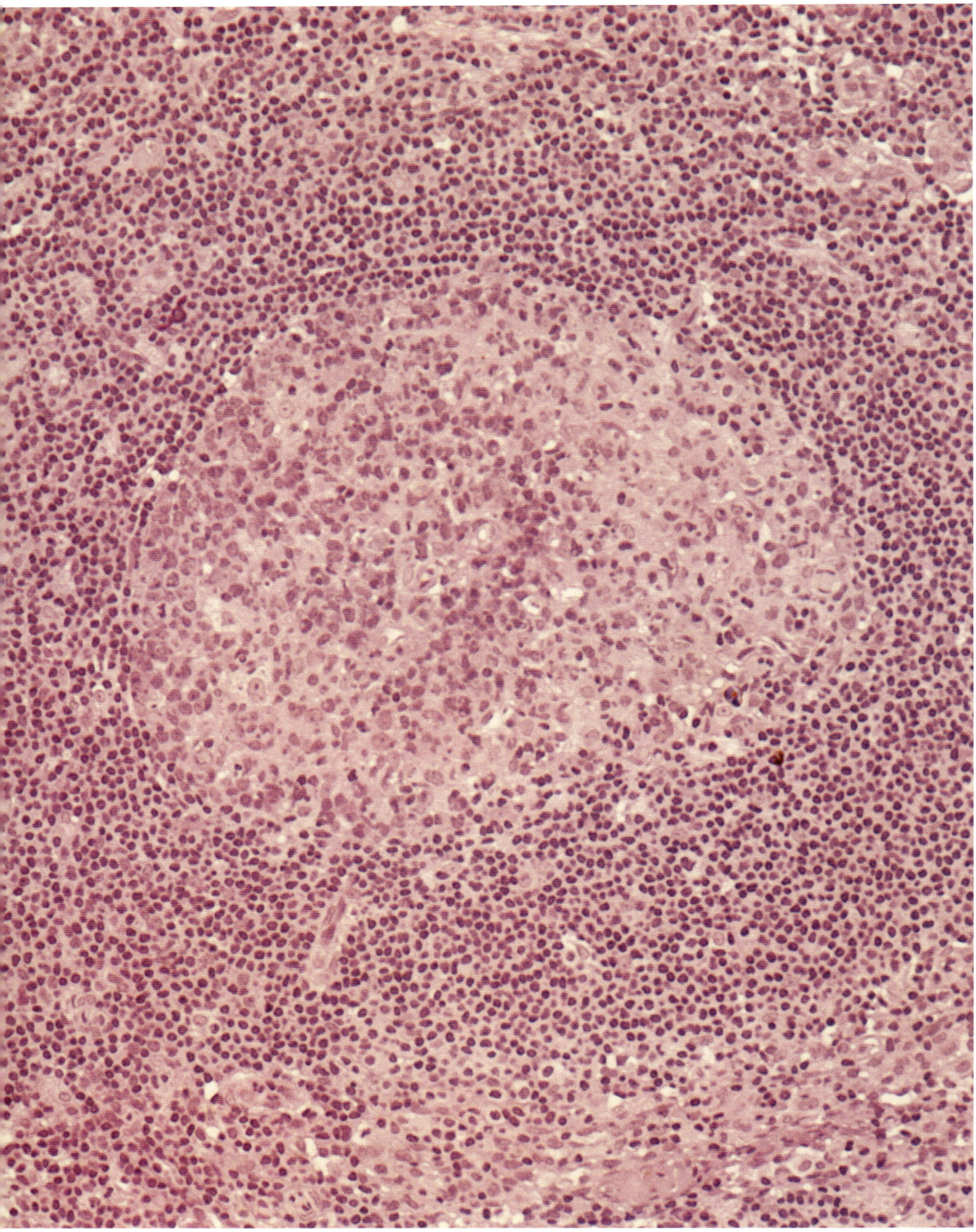

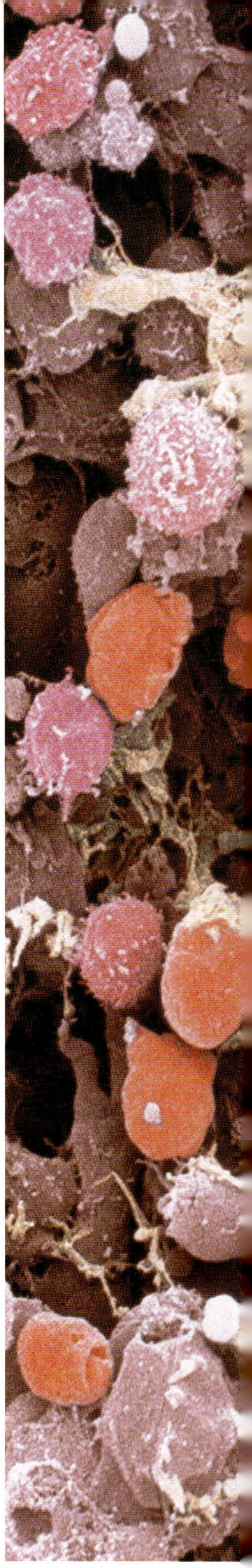

Lymphfollikel im Lymphknoten [LM]

DER FOLLIKEL IN EINEM LYMPHKNOTEN enthält zahlreiche B-Lymphozyten, weiße Blutkörperchen, die den Körper vor Krankheitserregern schützen. Jeder B-Lymphozyt reagiert auf ein anderes Antigen. Spezialisierte Zellen in den Lymphknoten präsentieren den B-Lymphozyten Antigene, und wenn ein B-Lymphozyt auf sein spezielles Antigen trifft, beginnt er, sich im Keimzentrum (hellrosa, Mitte) zu teilen.

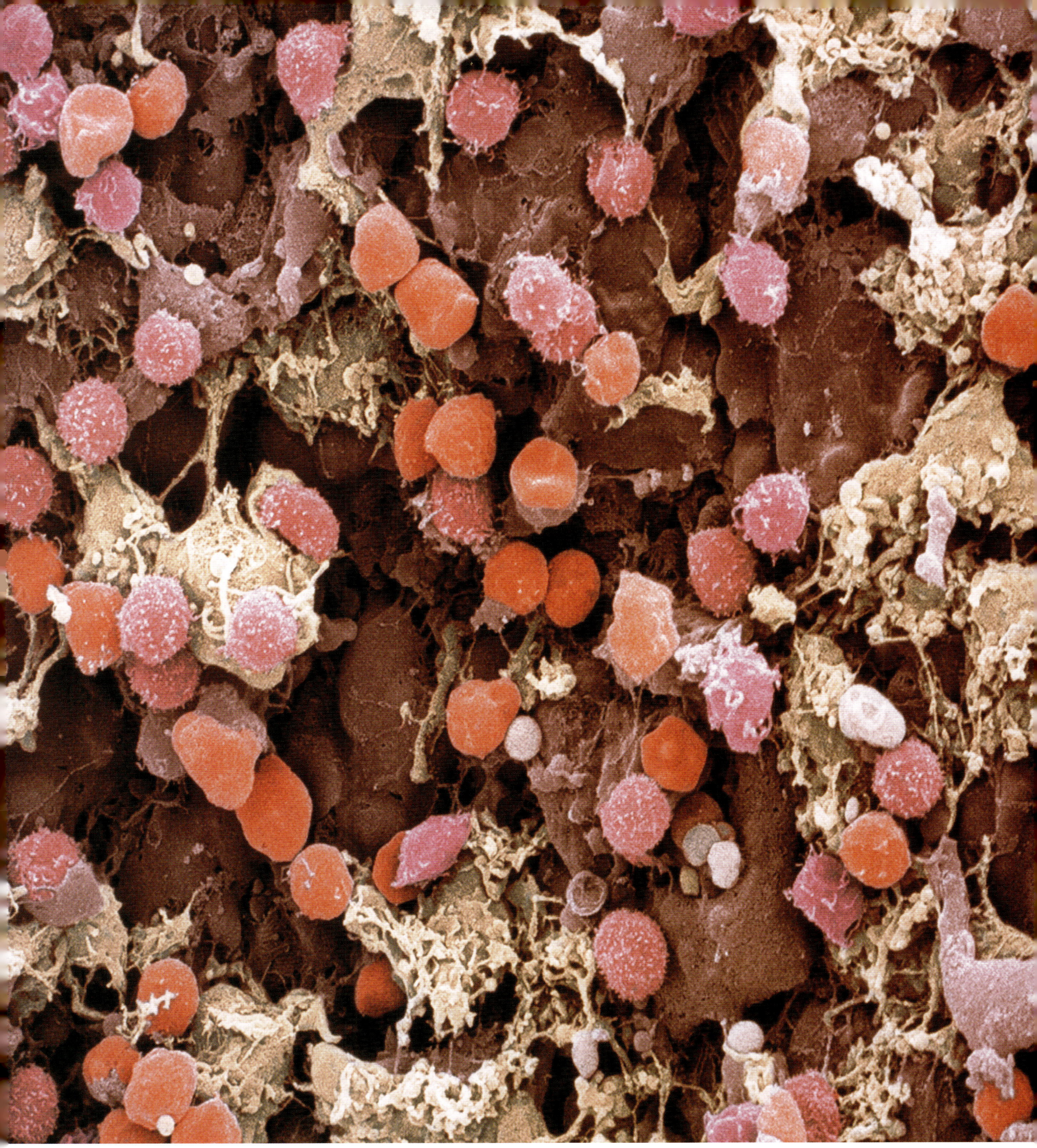

Lymphknoten [REM]

EIN BLICK IN EINEN LYMPHKNOTEN zeigt einige der Waffen des Immunsystems. Die rosafarbenen Zellen sind Lymphozyten, die Fremdkörper entweder direkt angreifen oder sie mit Antikörpern zerstören. Die großen hellbraunen Zellen sind Makrophagen, die Bakterien und Abfallprodukte verschlingen und mit Hilfe von Enzymen verdauen. Die flachen hellroten Zellen sind rote Blutkörperchen; die mittel- bis dunkelbraunen sind Retikulumzellen, die das Bindegewebe bilden.

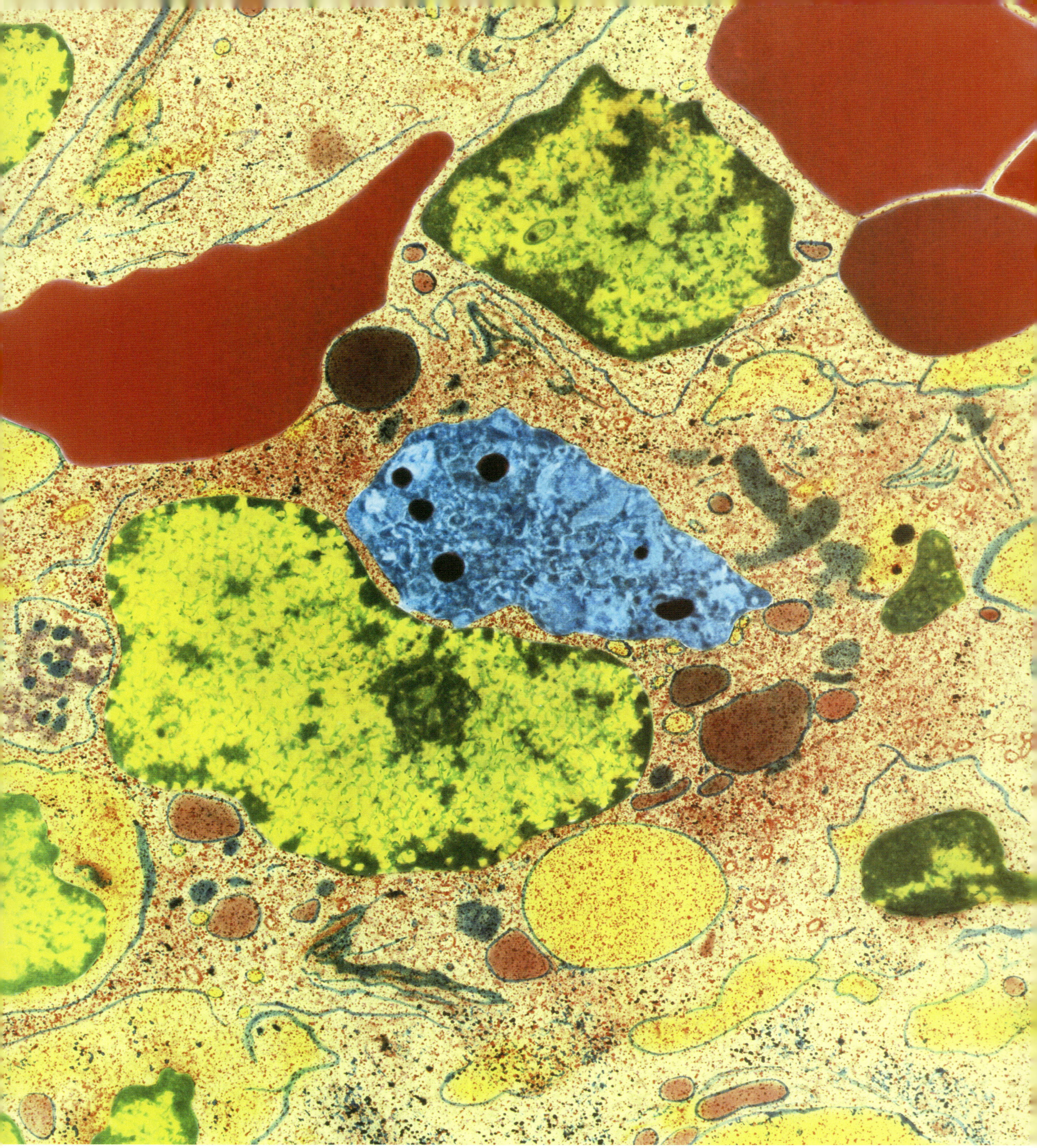

Makrophage in der Milz [TEM]

HIER IST EIN MONOZYT, der zu den weißen Blutkörperchen gehört, von Lymphozyten (gelbgrün) umgeben. Der Monozyt in der Mitte ist an seinem großen Kern (blau) zu erkennen. Monozyten sind Makrophagen – Zellen, die Abfall sammeln und Fremdkörper »fressen«. In der Milz verschlingen Makrophagen Fremdkörper im Blut sowie alte rote Blutkörperchen. Einige gesunde rote Blutkörperchen sind oben rechts und links zu sehen.

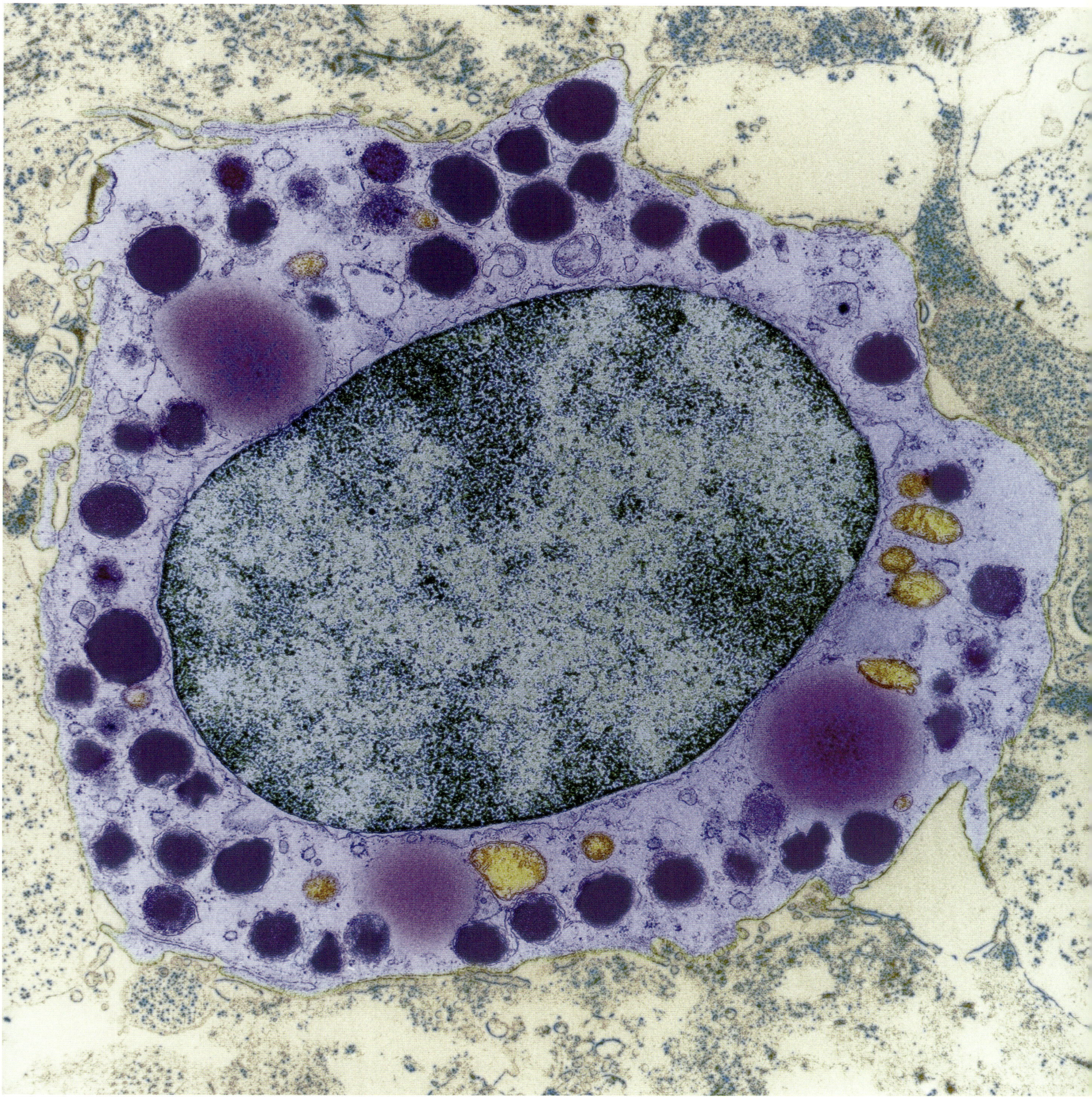

Mastzelle [TEM]

DIE VIOLETTEN KÖRNCHEN im malvenfarbigen Zytoplasma dieser Mastzelle enthalten chemische Stoffe, die eine Entzündung oder Allergie auslösen können. Wenn Gewebe geschädigt wird, bilden Mastzellen Heparin, einen Blutgerinnungshemmer, sowie Histamin, das die Blutgefäße dehnt und somit die Durchblutung fördert. Der erhöhte Blutfluss zum geschädigten Gewebe verursacht die bekannten Symptome Rötung, Wärme, Schwellung und Schmerz.

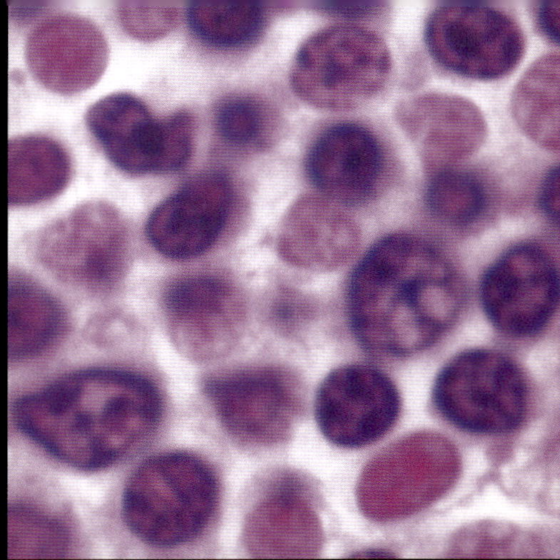

Die meisten Körperfunktionen laufen unbewusst ab. Viele werden automatisch vom Hormonsystem gesteuert, einer Reihe von Drüsen, die über chemische Botenstoffe, die Hormone, mit den Organen und Geweben kommunizieren. Hormone steuern und koordinieren entweder einzeln oder in Kombination fast alle Vorgänge im Organismus, von der geistigen und seelischen Verfassung über den Stoffwechsel bis zum Wachstum und zur sexuellen Entwicklung.

Das Hormonsystem besteht aus über einem Dutzend Drüsen und Geweben im Oberkörper. Einige von ihnen, z. B. die Hirnanhangdrüse (Hypophyse), die Schilddrüse und die Nebennieren, sind Spezialisten, deren einzige Aufgabe die Produktion eines oder mehrerer Hormone ist. Andere sondern zusätzlich zu ihren sonstigen Funktionen auch Hormone ab. Die Eierstöcke und Hoden etwa produzieren nicht nur Eizellen und Spermien, sondern bilden auch die weiblichen bzw. männlichen Hormone Östrogen und Testosteron, die Einfluss auf die Geschlechtsmerkmale und die Sexualität haben. Die Bauchspeicheldrüse produziert nicht nur Verdauungssäfte, sondern auch die Hormone Insulin und Glucagon, die den Blutzuckerspiegel regulieren.

Hormondrüsen geben ihre Hormone direkt ins Blut ab, damit sie zu den Zielorganen transportiert werden. Die Zellen der Zielorgane sind genetisch so programmiert, dass sie auf bestimmte Hormone reagieren. So ist z. B. die Leber das Zielorgan für das Insulin aus der Bauchspeicheldrüse. Wenn sich Insulin an seine Zielzellen bindet, überträgt es chemische Anweisungen, damit die Leber die ausgeschüttete Blutzuckermenge reduziert. Wenn der Blutzucker auf einen bestimmten Wert fällt, registriert die Bauchspeicheldrüse die Veränderung, stoppt die Insulinproduktion und sondert stattdessen Glucagon ab, ein Hormon, das die Leber anweist, aus ihrem gespeicherten Vorrat Zucker freizusetzen. Ein solcher Regelkreis wird als »negative Rückkopplung« bezeichnet und ist mit einem Thermostat vergleichbar, der eine Zentralheizung an- und ausschaltet, um eine konstante Temperatur zu gewährleisten. Einige Hormon-

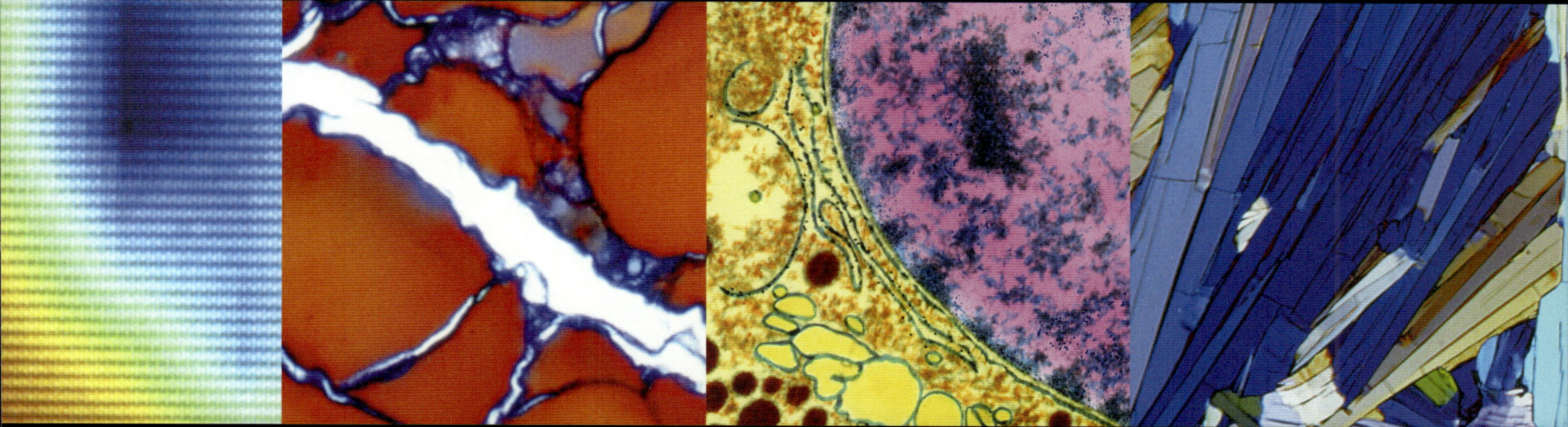

drüsen, z. B. die Bauchspeicheldrüse, arbeiten selbstständig, die meisten werden jedoch von der Hirnanhangdrüse als »Schaltzentrale« gesteuert.

Winzige Hormonmengen können eine schnelle und tief greifende Wirkung haben. Ein Beispiel ist der bekannte Energieschub in einer Gefahrensituation. Kaum hat man die Bedrohung registriert, schon beschleunigen sich Herzschlag und Atmung, und der Blutdruck steigt, um den Körper in Handlungsbereitschaft zu versetzen. Diese Kampf/Flucht-Reaktion entsteht durch die Ausschüttung von Adrenalin aus den Nebennieren. Ein Adrenalinmolekül kann Millionen von Blutzuckermolekülen freisetzen. Andere hormonelle Veränderungen wie der Eintritt der Pubertät oder Menstruation sind zwar nachhaltiger, vollziehen sich jedoch langsamer und dauern Wochen, Monate oder sogar Jahre.

Hormonwerte können schwanken, vor allem in Zeiten erhöhter Hormonaktivität wie Pubertät oder Schwangerschaft. Stress, Infektionen und Ernährung beeinflussen die Hormonwerte ebenfalls. Funktionsstörungen des Hormonsystems können zu einer Reihe von Erkrankungen führen. Wenn die Bauchspeicheldrüse nicht mehr genügend Insulin produziert, um den Blutzuckerspiegel zu regulieren, entsteht Diabetes. Zu viele Wachstumshormone bei Kindern führen zu übermäßigem Wachstum, zu wenig bewirken ein zu geringes Wachstum. In den meisten Fällen ist eine Behandlung mit synthetischen Hormonen oder eine Operation zur Wiederherstellung des Gleichgewichts sehr erfolgreich.

Hormonsystem

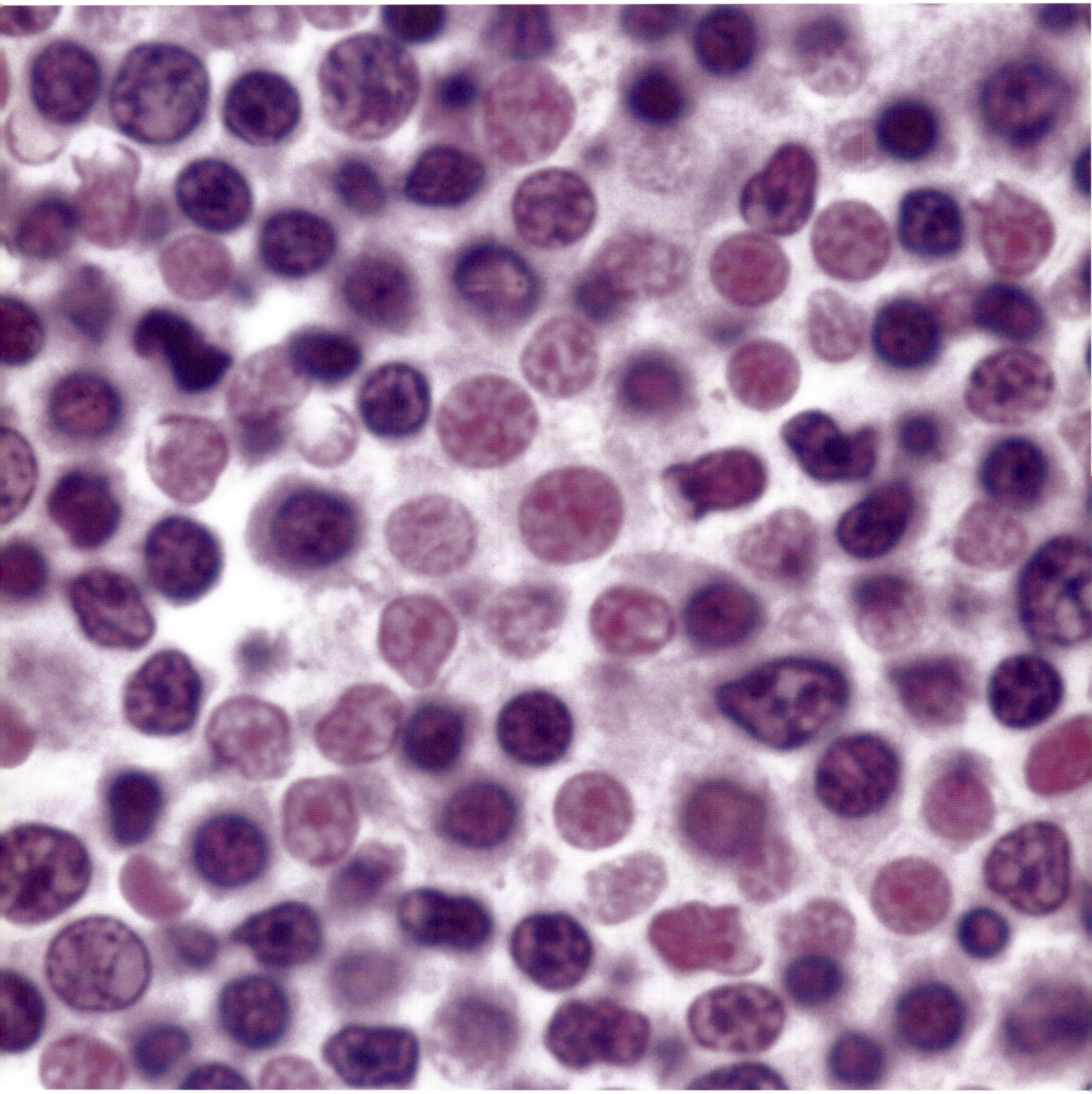

Thymusdrüse [LM]

DIE THYMUSDRÜSE LIEGT UNTER DEM OBEREN TEIL DES BRUSTBEINS und gehört zum Hormonsystem, weil sie einen Stoff absondert, der für die Entwicklung der Immunabwehr bei Kleinkindern von großer Bedeutung ist. Wenn sie fehlt, werden nur wenige Lymphozyten (dunkle Kerne) produziert, die Immunreaktion funktioniert nicht, und eine Infektion führt zum Tod.

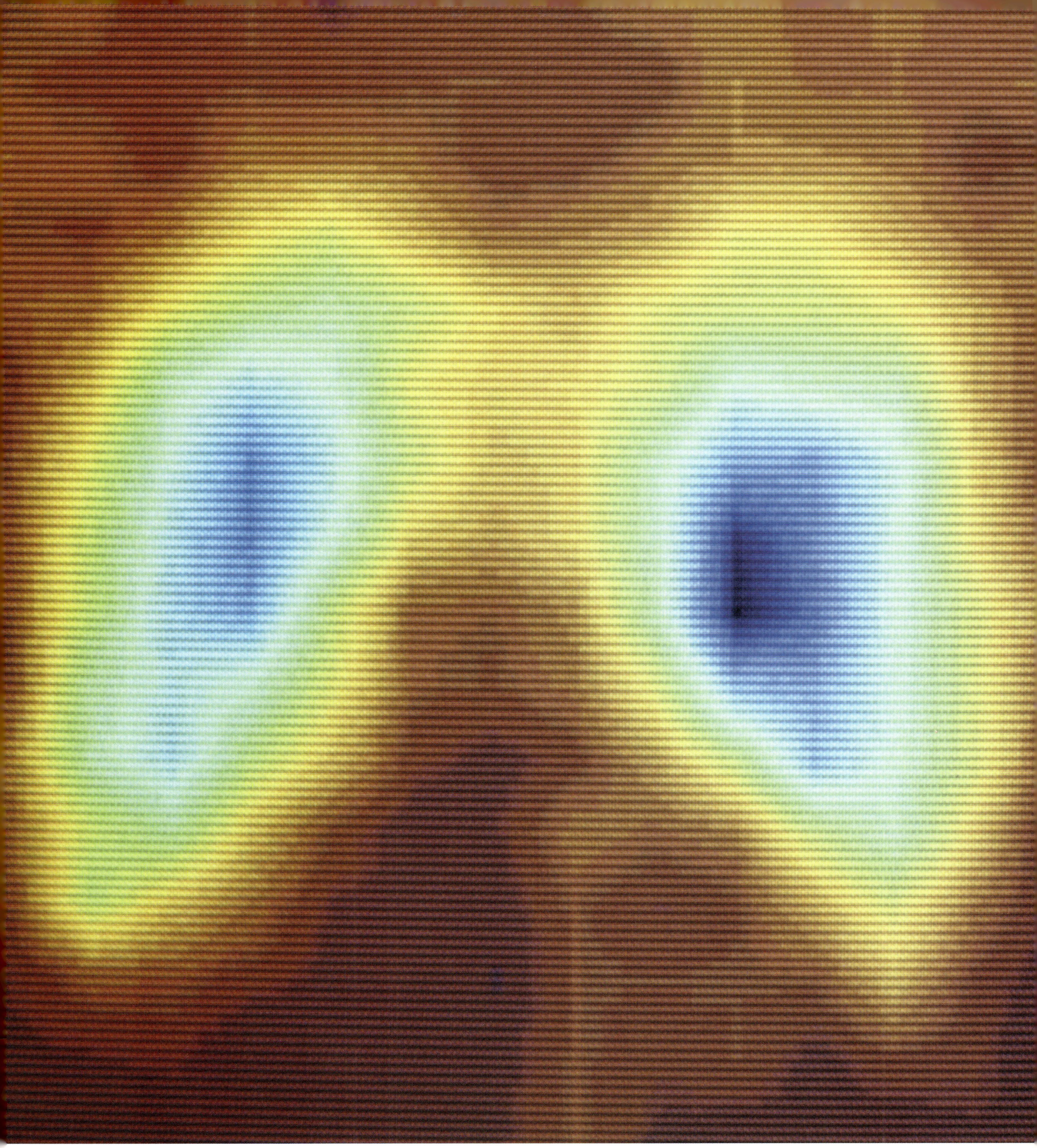

Schilddrüse [Szintigraphie]

DIESES BILD DER BEIDEN SCHILDDRÜSENLAPPEN zeigt die Aktivität der Drüsen an, blau am stärksten. Die Schilddrüse produziert Thyroxin, ein Hormon, das Jod enthält. Eine jodarme Ernährung führt zu einer Vergrößerung der Schilddrüse, und es kommt zu einer Schwellung, dem so genannten Kropf. Diese Krankheit kann durch jodhaltiges Trinkwasser und jodiertes Speisesalz verhindert werden.

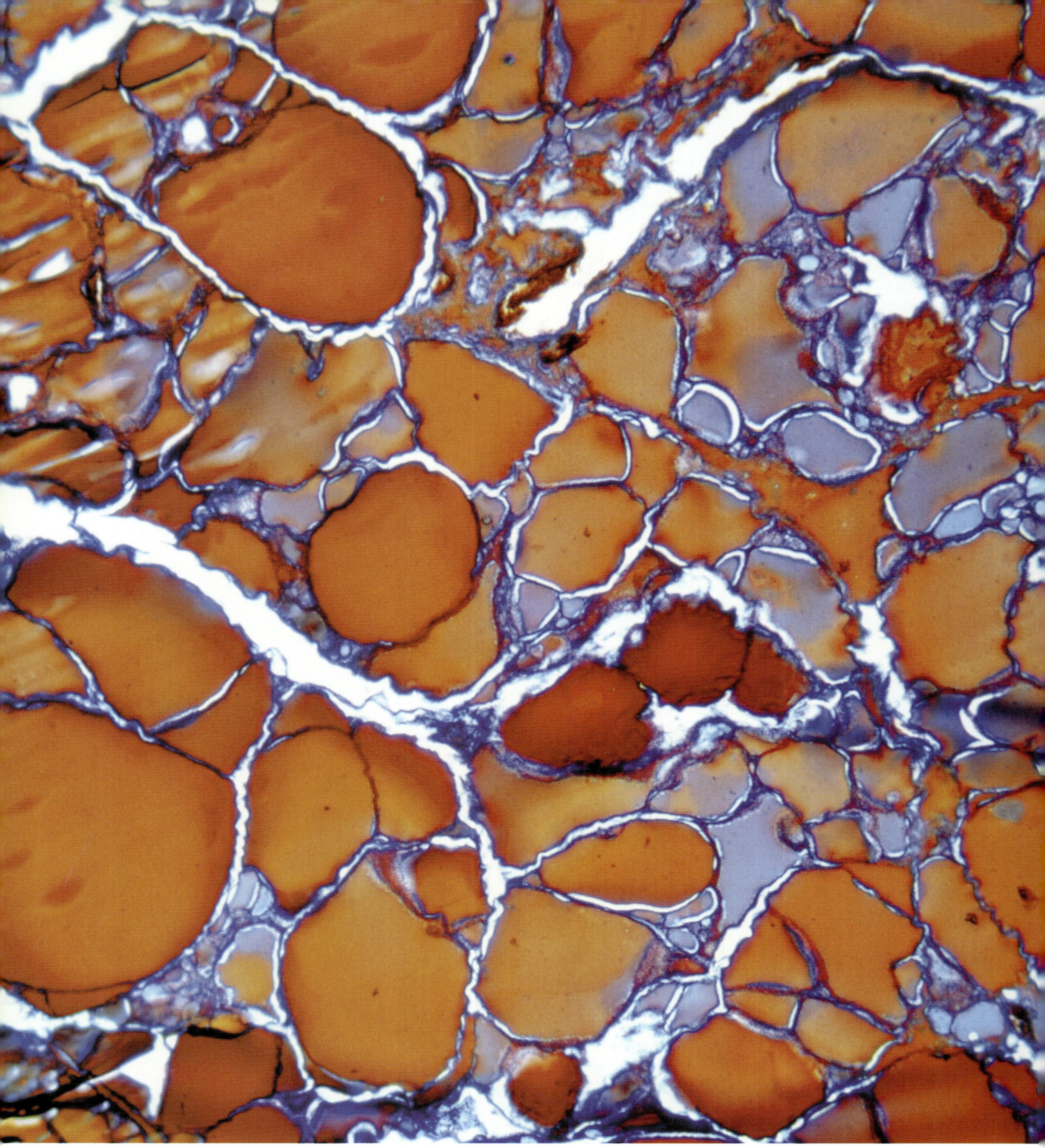

Schilddrüsenfollikel [LM]

EIN SCHNITT DURCH EINE MENSCHLICHE SCHILDDRÜSE zeigt die Follikel, in denen Wachstums- und Entwicklungshormone produziert werden. Die Follikel speichern eine Form der Hormone (orange), die von dem einschichtigen Epithel gebildet und abgesondert werden. In einem weniger aktiven Zustand, wie hier, sind sie abgeflacht. Wenn sie aktiv Hormone absondern, sind sie größer und würfelförmig.

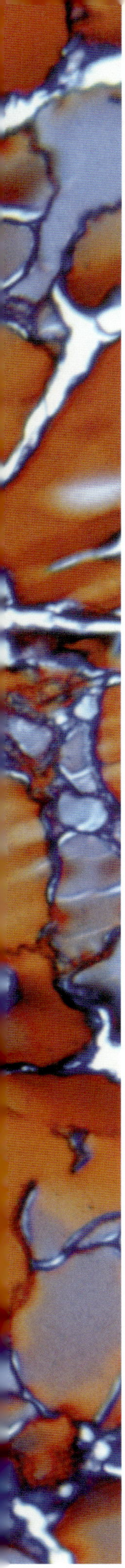

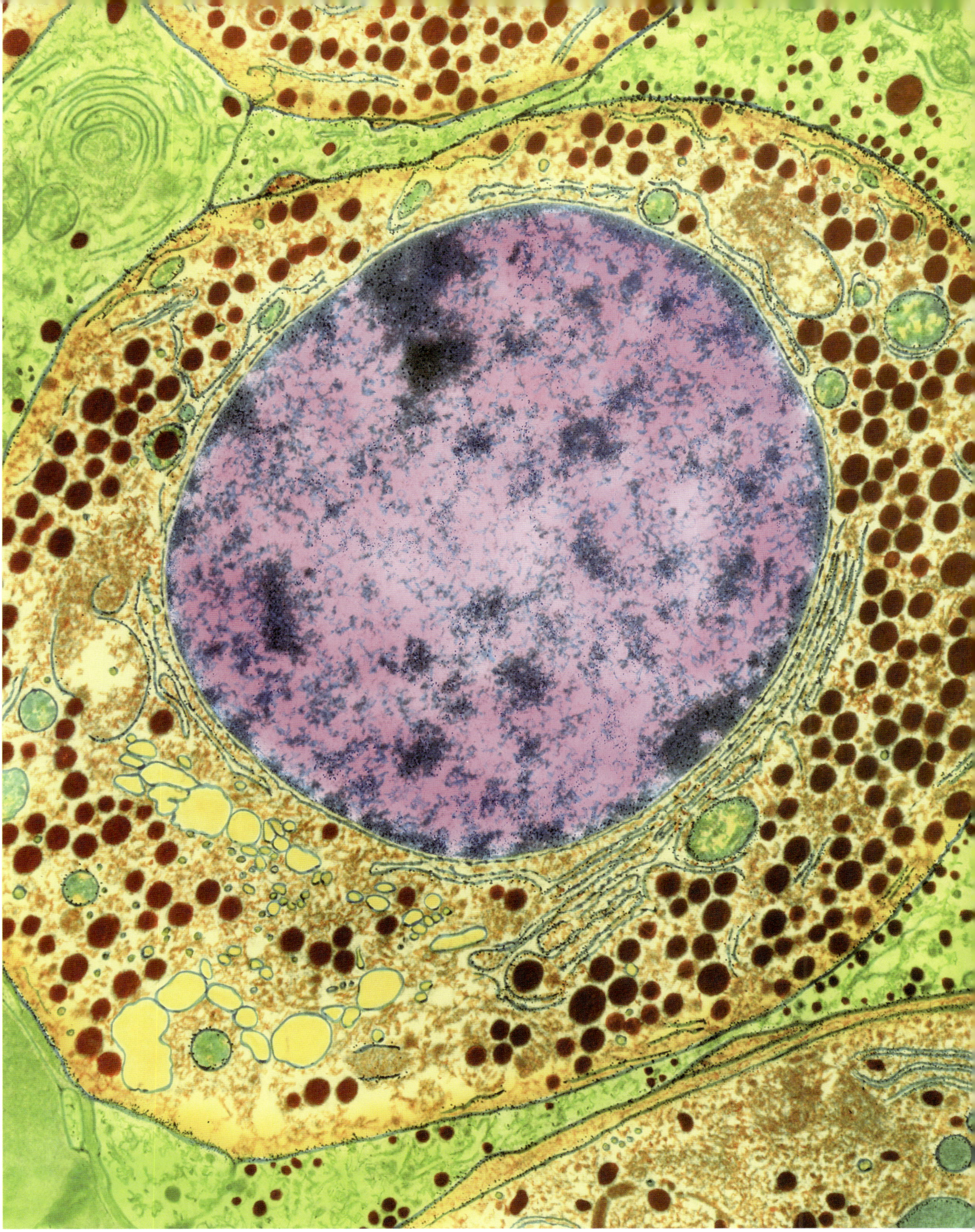

Hormonproduzierende Zelle in der Hypophyse [TEM]

DIE BRAUNEN KÖRNCHEN im Zytoplasma dieser Hypophysenzelle sind Hormone, die das Wachstum vor allem von Knochen und Muskeln anregen. Die Hypophyse, die Hirnanhangdrüse, ist eine erbsengroße Drüse an der Schädelbasis und produziert auch Hormone, die die Milchproduktion anregen, den Wasserhaushalt des Körpers regulieren und die Aktivitäten anderer Drüsen steuern.

Hypophyse [REM]

HORMONPRODUZIERENDE ZELLEN umgeben ein Kapillargefäß in der Hypophyse. Diese gilt als eine Art Schaltzentrale, da sie die Aktivitäten anderer Hormondrüsen steuert. Sie wird vom Gehirn beeinflusst, das über Nervenimpulse und chemische Stoffe mit der Drüse kommuniziert. Das gelbe Gebilde in der Kapillare ist ein Makrophage (weißes Blutkörperchen), der Bakterien und andere Fremdkörper vernichtet.

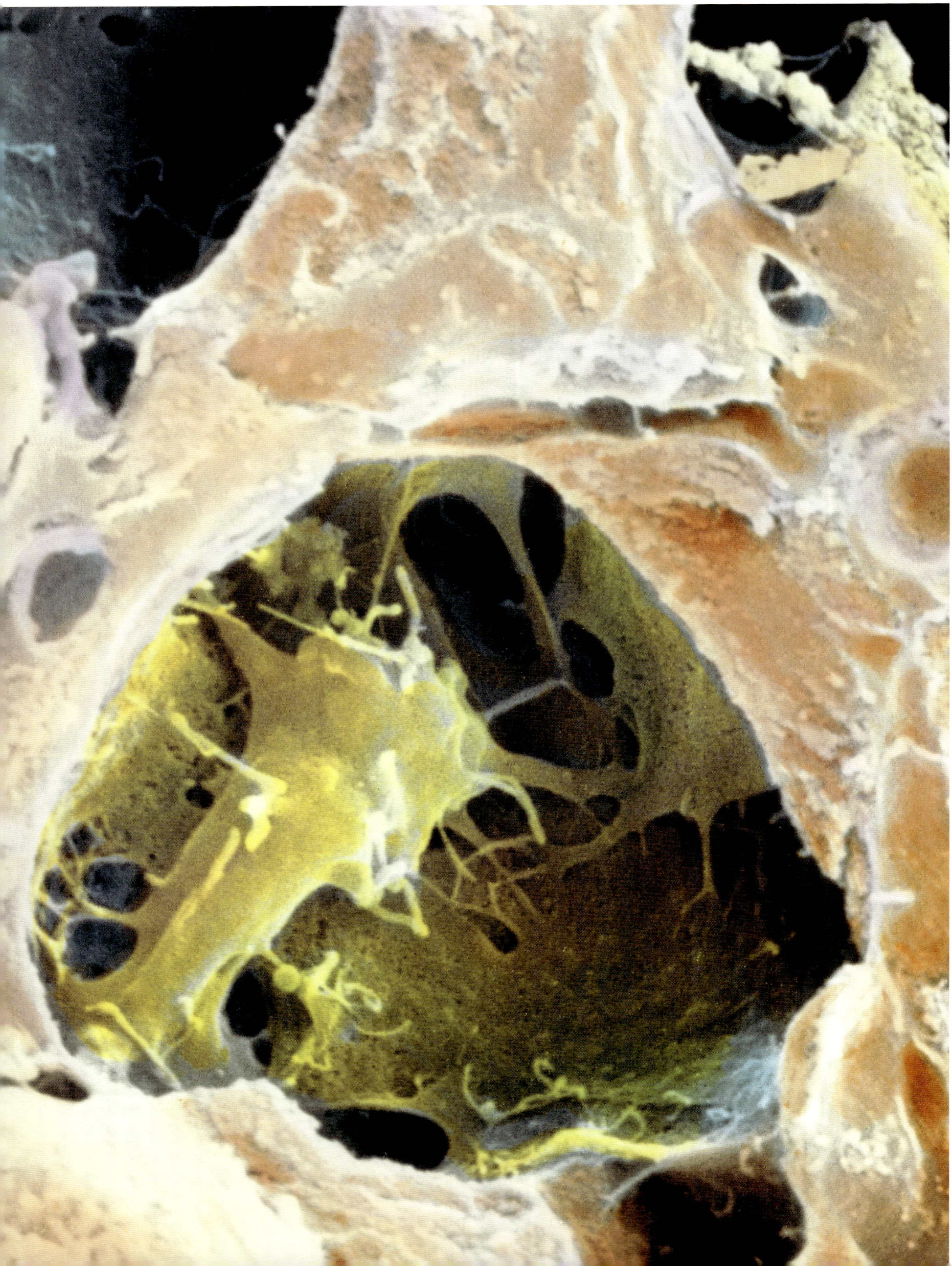

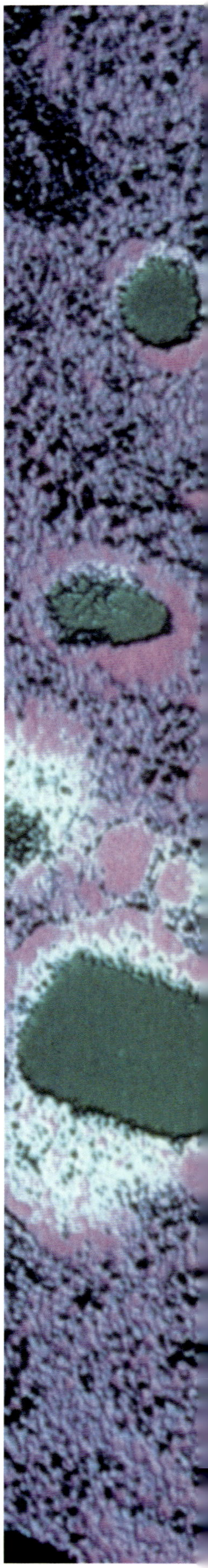

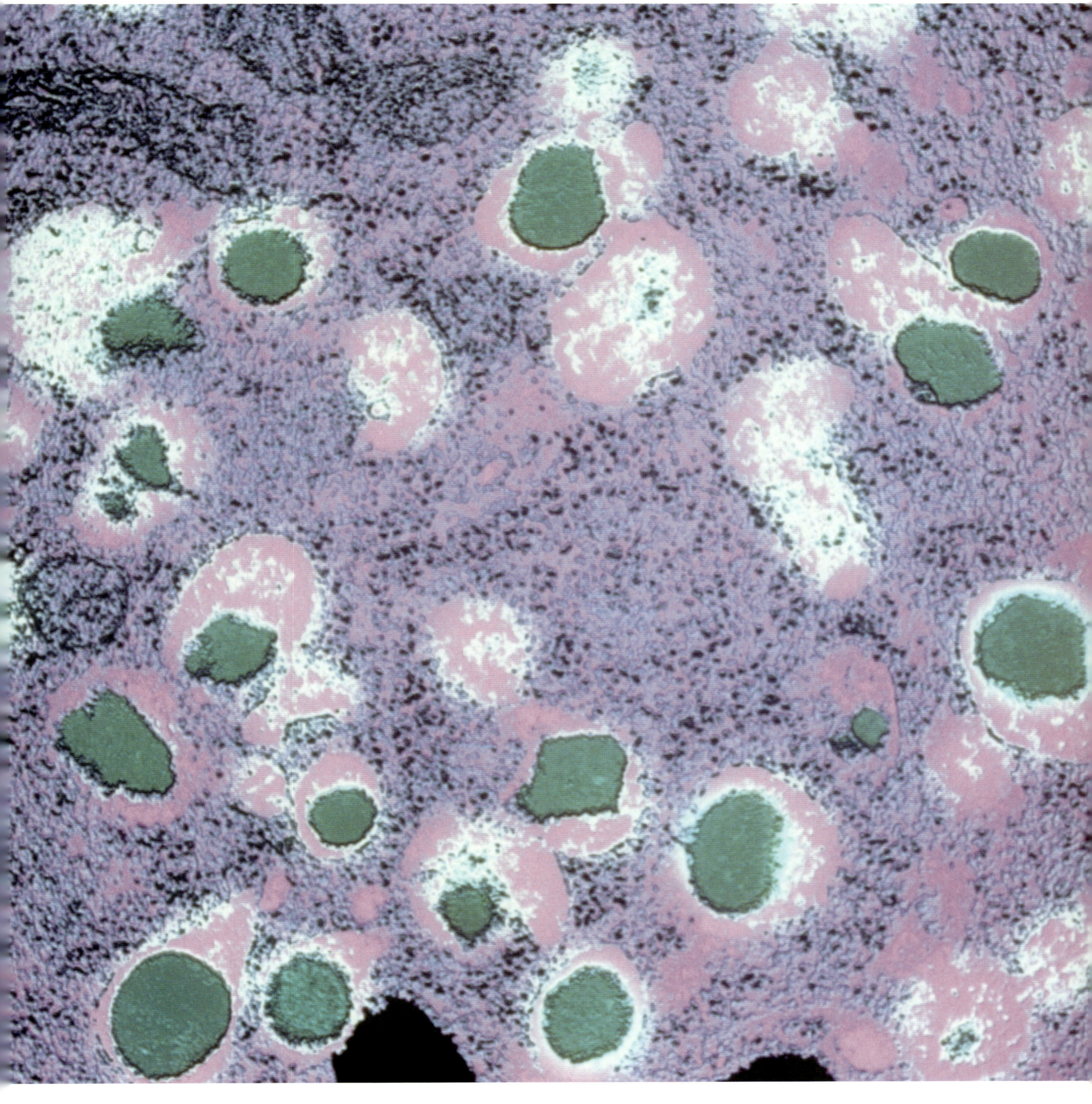

Insulingranula [TEM]

DAS IN DER BAUCHSPEICHELDRÜSE PRODUZIERTE INSULIN ist ein Hormon, das die Leber anweist, Blutzucker in die Speicherform Glykogen umzuwandeln. Darüber hinaus regt es Fettzellen zur Umwandlung von Blutzucker in Speicherfett an. Insulin wird als Reaktion auf einen erhöhten Blutzuckerspiegel abgesondert, z. B. nach einer Mahlzeit.

Zellen der Nebenniere [TEM]

DIE NEBENNIEREN produzieren nicht nur Adrenalin, sondern auch andere Hormone. Diese drei Zellen (zwei davon mit einem großen, runden Kern) aus der Nebennierenrinde produzieren das Hormon Cortisol, das das Immunsystem des Körpers reguliert, Entzündungen eindämmt und die Folgen einer Entzündung oder eines Schocks bekämpft.

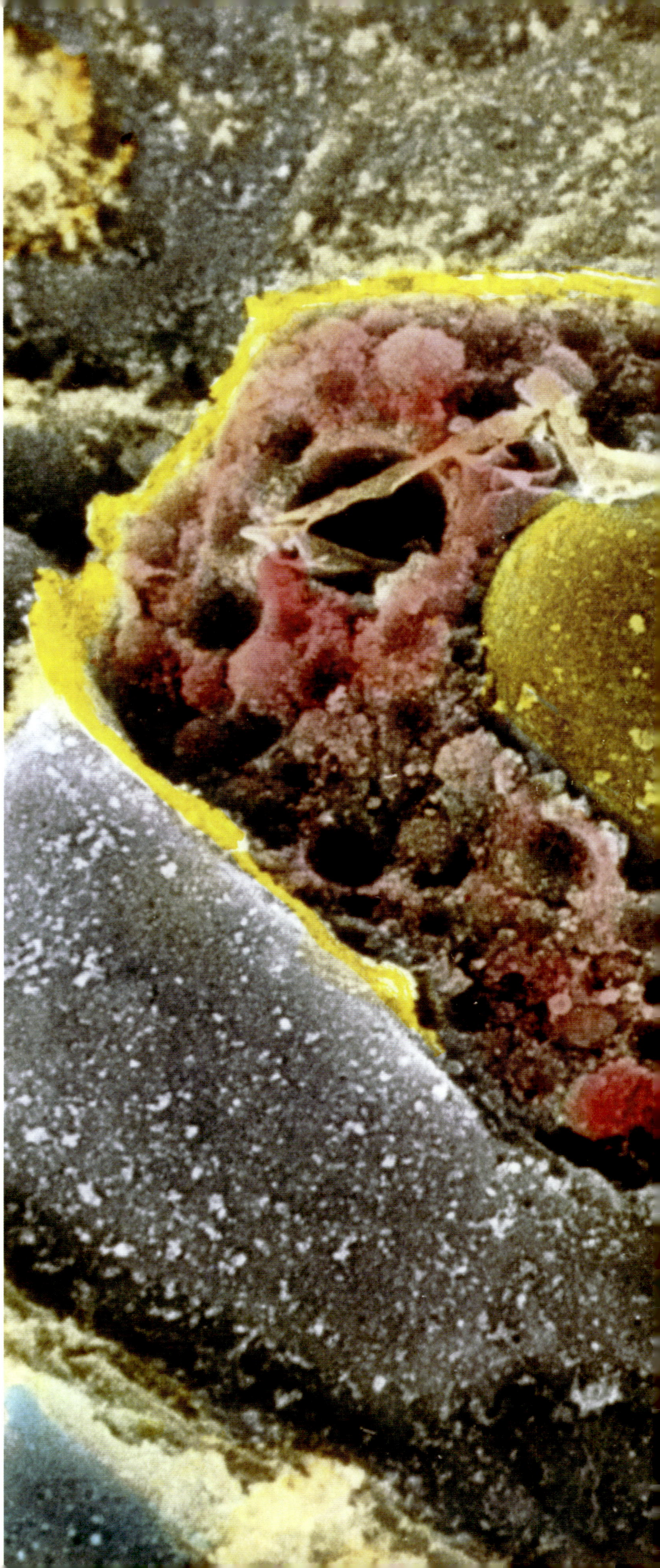

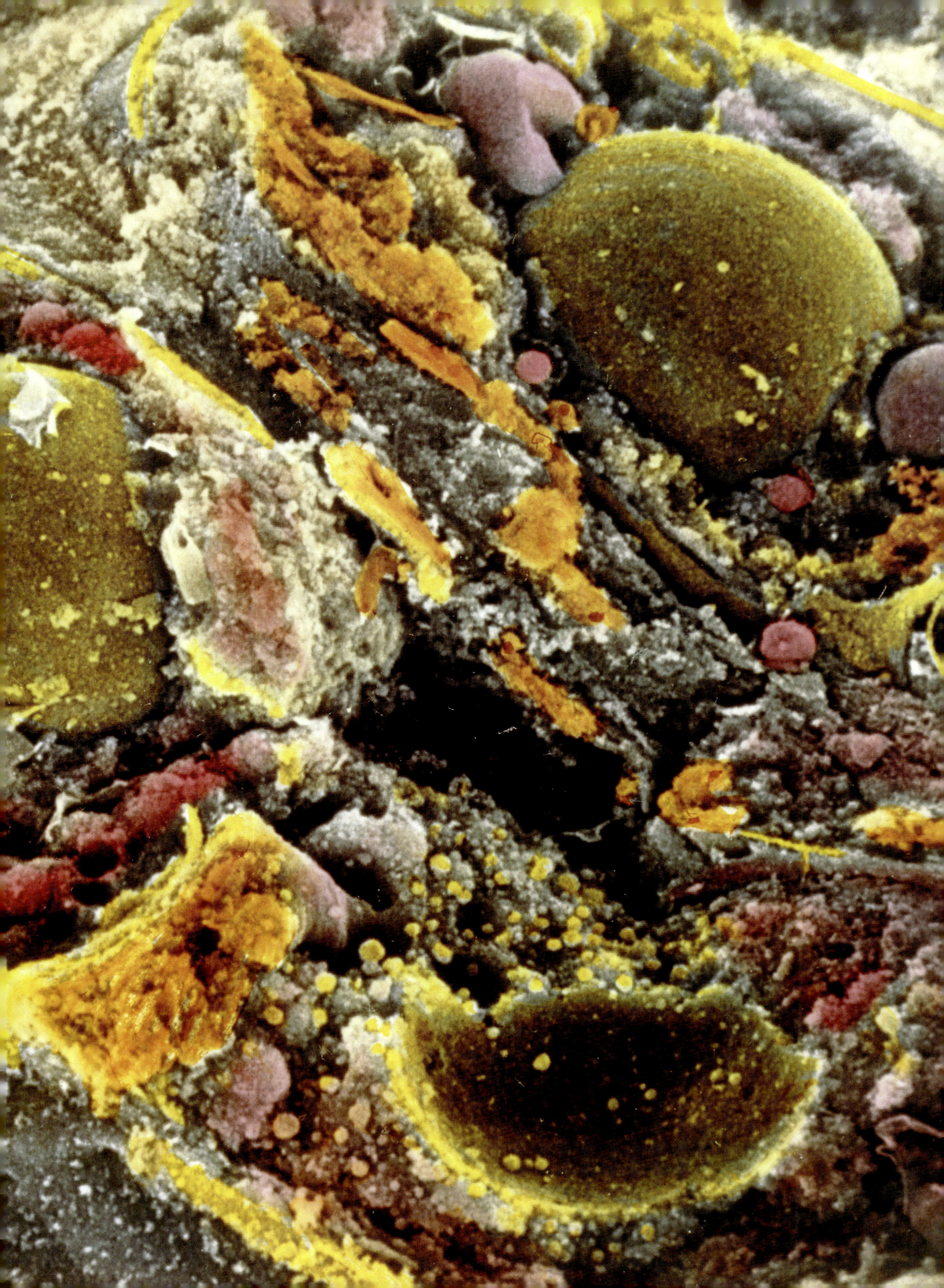

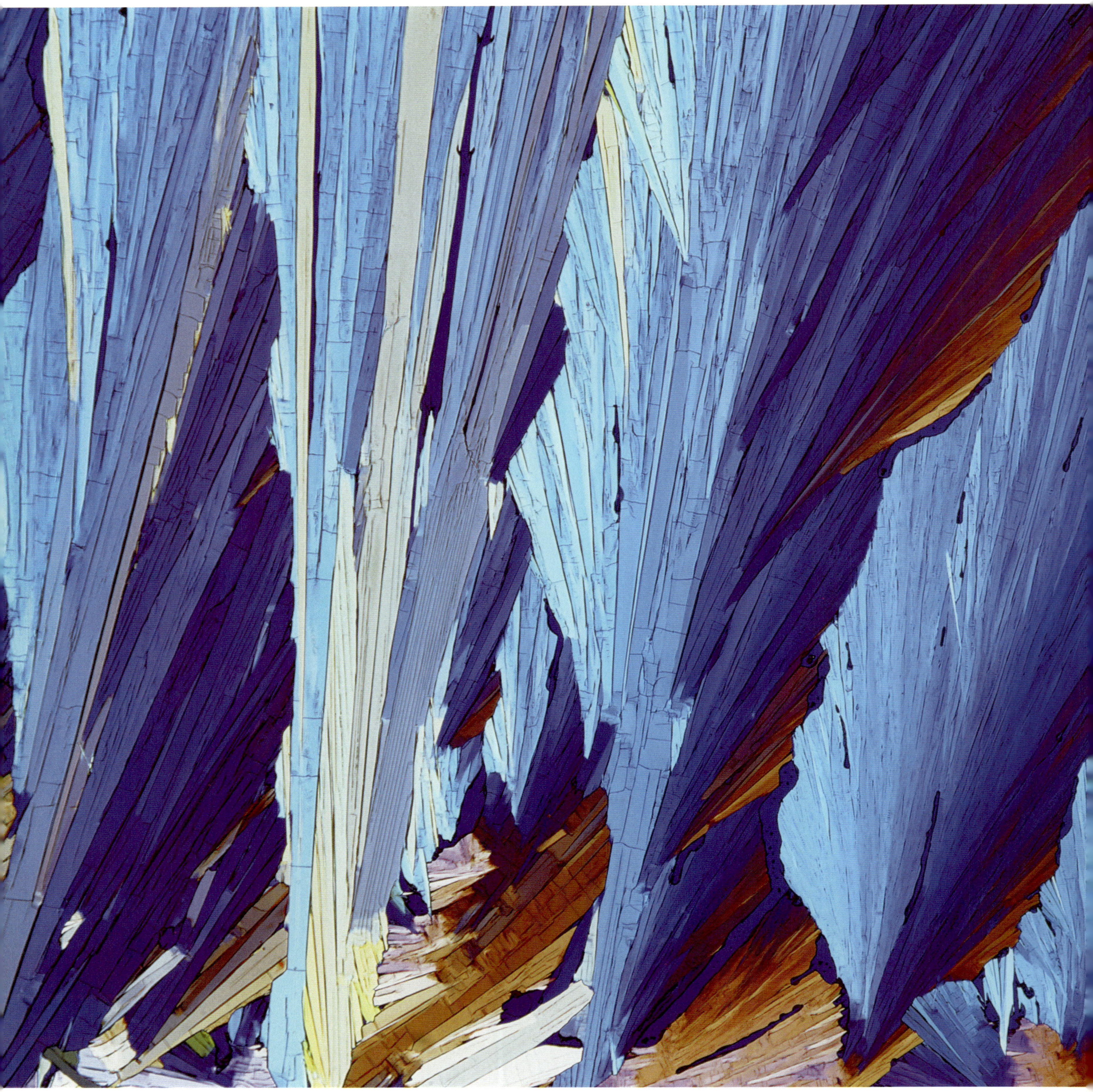

Östrogenkristalle [LM]

DIE BLAUEN GEBILDE sind Östradiolkristalle. Östradiol ist das stärkste der sechs natürlichen Östrogene, die zur Entwicklung der weiblichen Geschlechtsorgane und sekundären Geschlechtsmerkmale, z. B. der Brüste, anregen. Östradiol wird von den Eierstöcken abgesondert und ist das wichtigste Steuerungshormon im Menstruationszyklus.

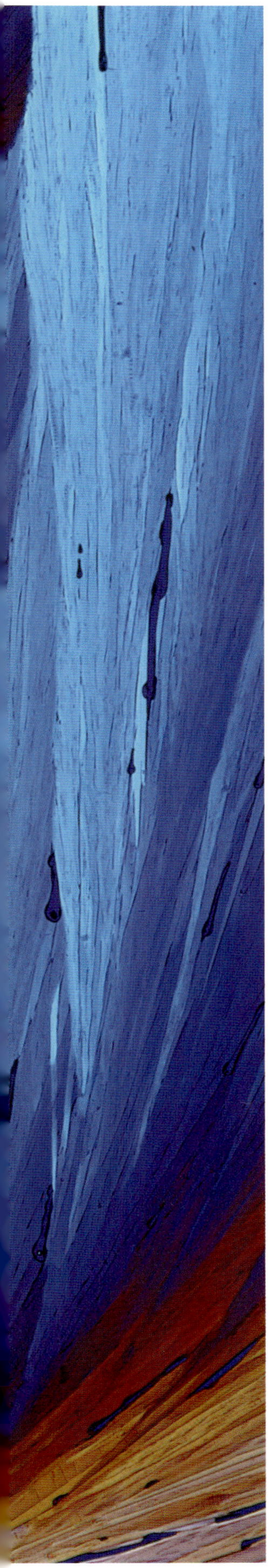

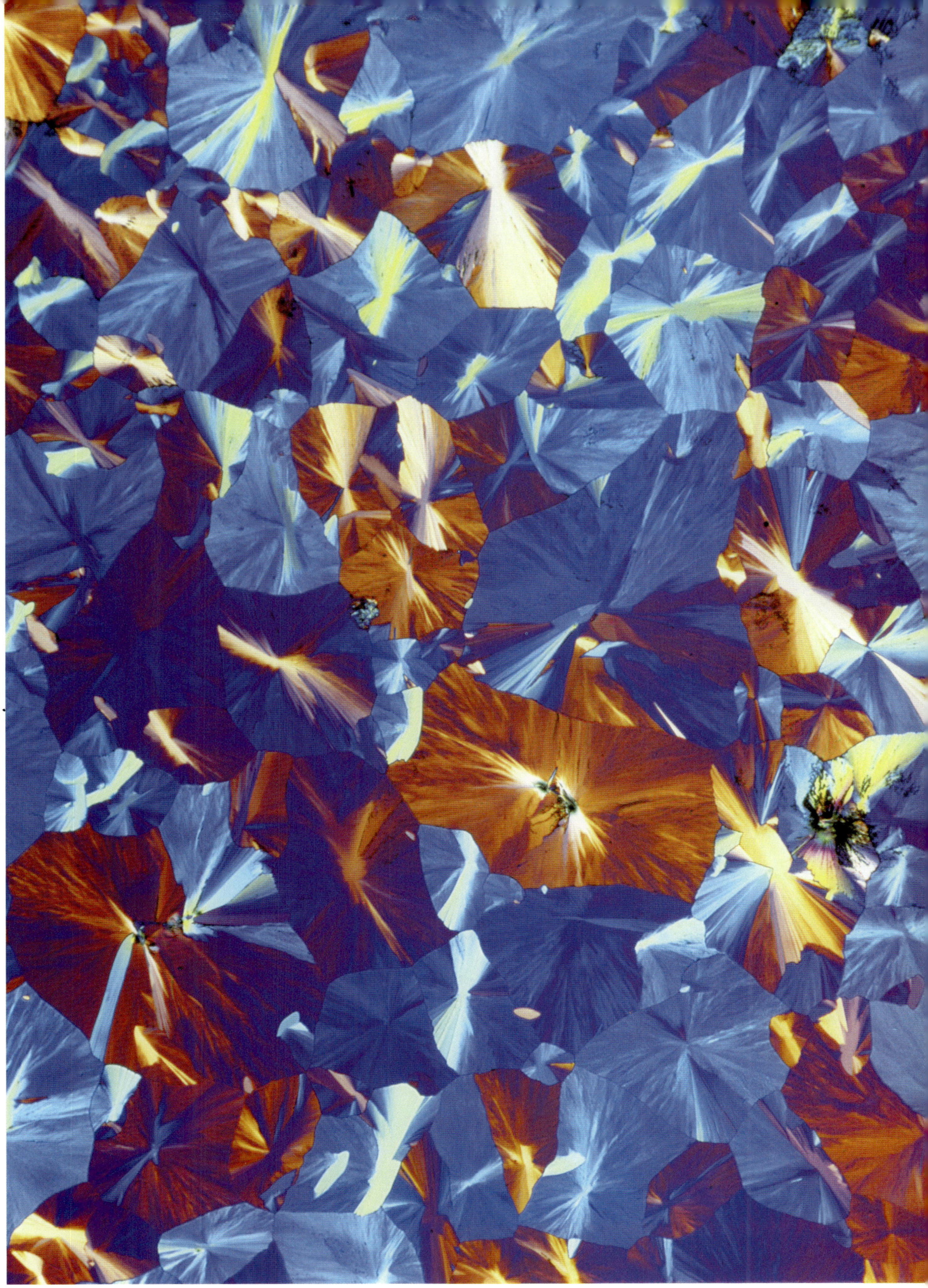

Testosteronkristalle [LM]

TESTOSTERON IST DAS WICHTIGSTE ANDROGEN. Androgene sind männliche Geschlechtshormone, die für die Entwicklung der sekundären Geschlechtsmerkmale des Mannes zuständig sind. Testosteron regt den Bartwuchs und die Schambehaarung an und ist für den Stimmbruch und die Entwicklung des Penis zuständig. Es wird vor allem im Hoden durch Einwirkung von Enzymen auf ein Cholesterinderivat produziert.

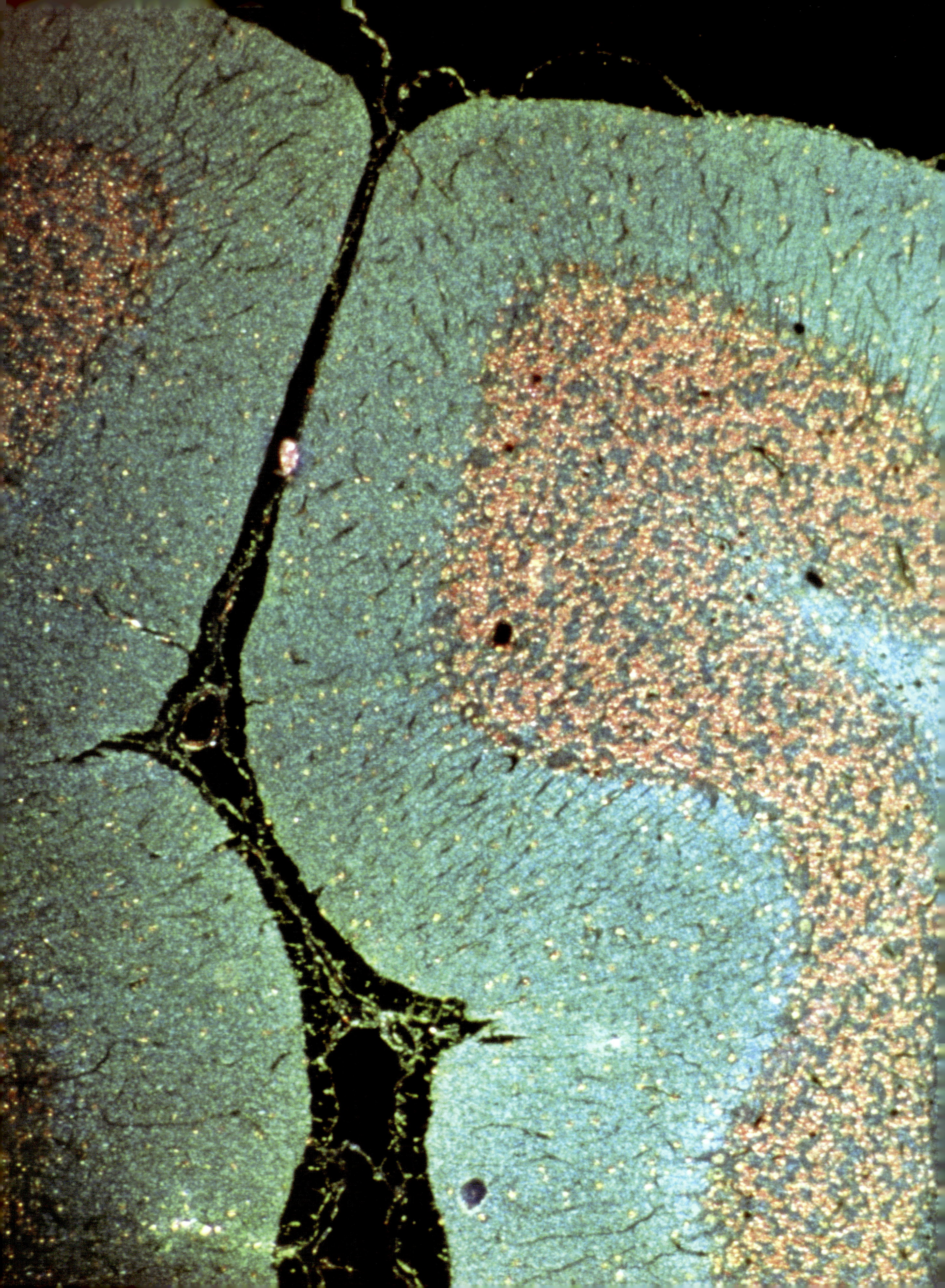

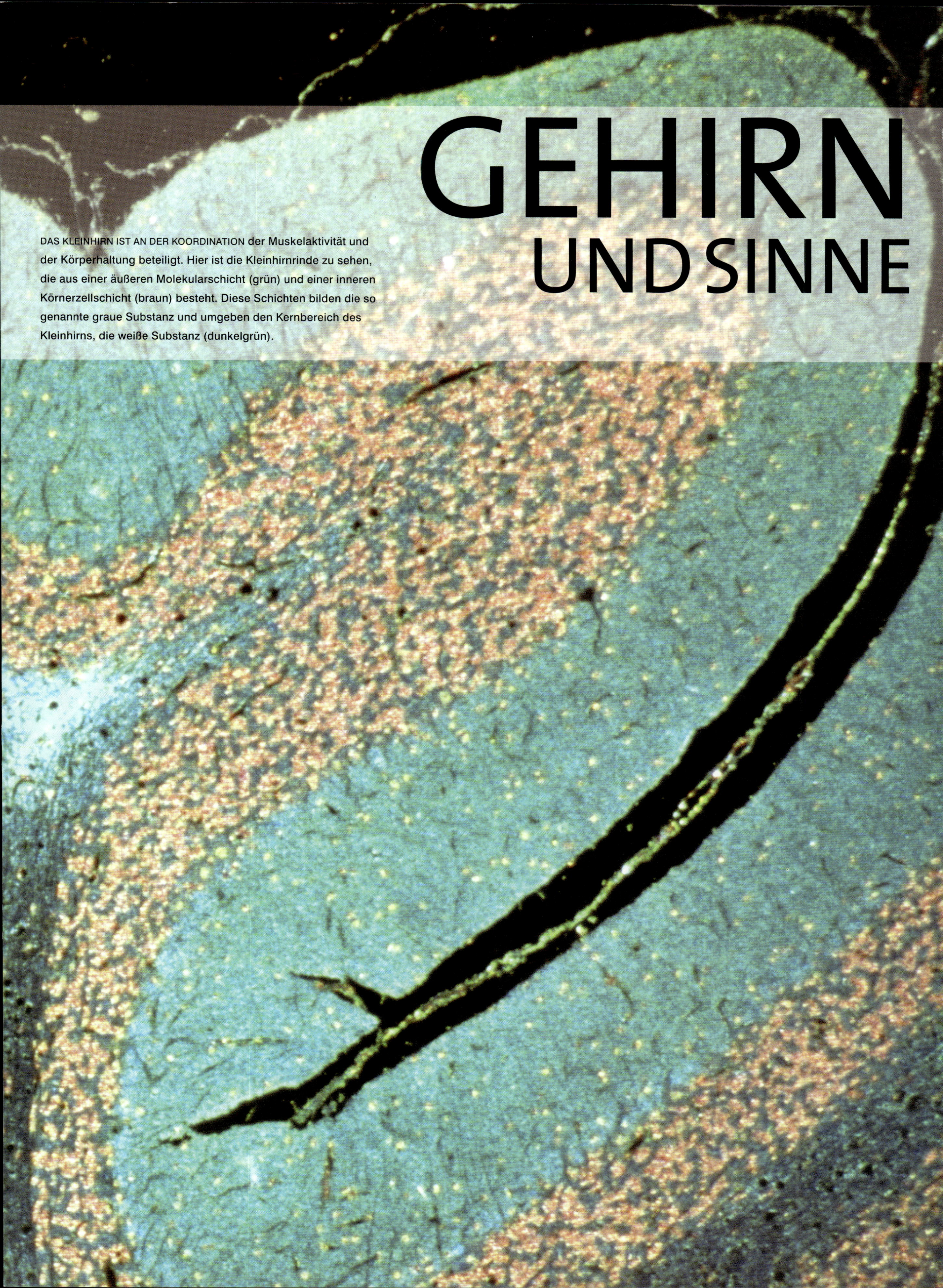

GEHIRN UND SINNE

DAS KLEINHIRN IST AN DER KOORDINATION der Muskelaktivität und der Körperhaltung beteiligt. Hier ist die Kleinhirnrinde zu sehen, die aus einer äußeren Molekularschicht (grün) und einer inneren Körnerzellschicht (braun) besteht. Diese Schichten bilden die so genannte graue Substanz und umgeben den Kernbereich des Kleinhirns, die weiße Substanz (dunkelgrün).

Das menschliche Gehirn wiegt ca. 1,5 kg, hat die Konsistenz eines weich gekochten Eies und besitzt keine erkennbar beweglichen Teile. Es ist in den Schädel eingeschlossen und hat keinen direkten Kontakt zur Außenwelt. Es kann weder fühlen noch sehen noch hören. Und doch ist dieses oberflächlich betrachtet eher uninteressante Organ das komplizierteste Gebilde, das es gibt. Es verarbeitet eine unglaubliche Menge an Information aus der Außenwelt und entscheidet, auf was es reagiert und was ignoriert werden kann. Es speichert Tausende von Erinnerungen und kann sie noch Jahrzehnte später exakt abrufen. Es überwacht Grundfunktionen des Körpers wie Atmung und Herzfrequenz, ohne dass man darüber nachdenken muss, und koordiniert bewusste Aktivitäten wie Laufen, Autofahren oder Schreiben. Das Gehirn ist außerdem für das Denken und das Träumen, die Vernunft und die Gefühle zuständig. Es enthält etwa 100 Milliarden Nervenzellen. Sie sind so aktiv, dass das Gehirn rund ein Viertel der dem Körper zugeführten Energie beansprucht, obwohl es nur zwei Prozent des Körpergewichts ausmacht.

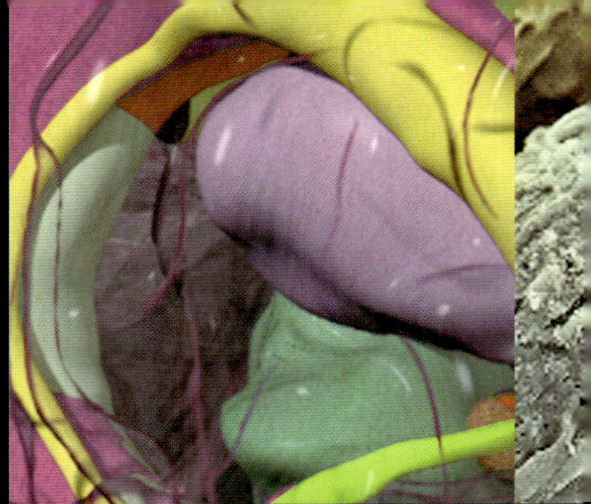

Das Gehirn besteht aus drei Hauptbestandteilen, die von einigen Wissenschaftlern nach ihrer Entstehungsgeschichte untergliedert werden: Hirnstamm, Kleinhirn und Großhirn. Der Hirnstamm an der Rückseite des Gehirns ist für Vorgänge zuständig, die automatisch ablaufen. Herzschlag, Atmung und Durchblutung werden vom verlängerten Rückenmark (Medulla oblongata) gesteuert, dem untersten Teil des Hirnstamms, der ins Rückenmark mündet. Schlafen und Wachen werden von Nervenzellen im Zentrum des Hirnstamms gesteuert. Das Kleinhirn befindet sich direkt vor dem Hirnstamm. Diese faltenreiche

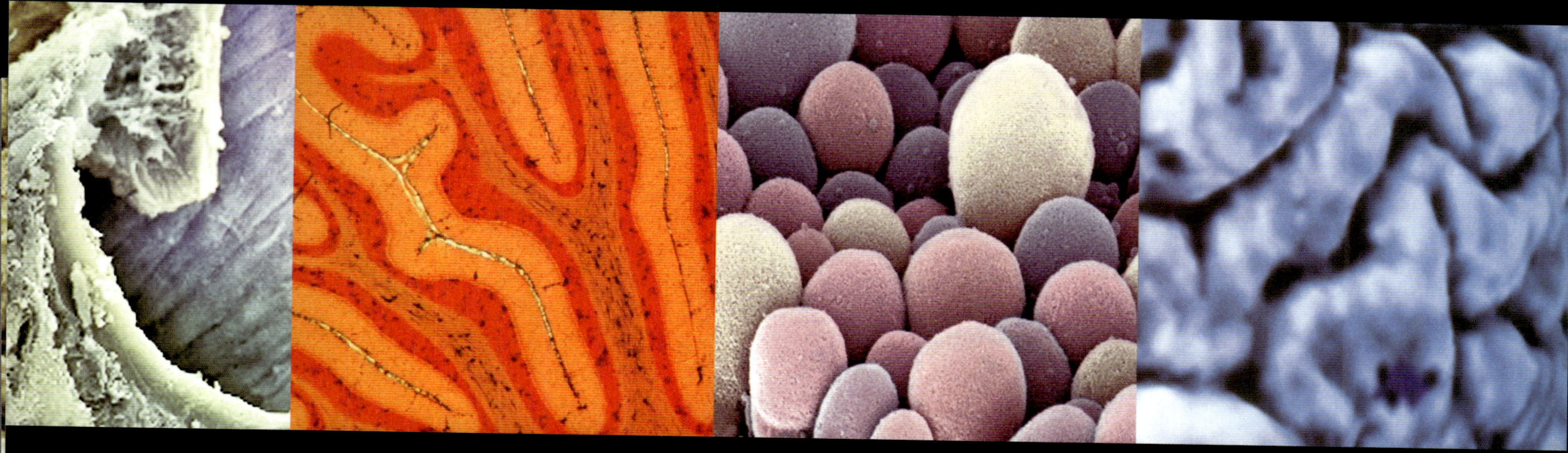

Verlängerung des Hinterhirns ist für den Gleichgewichtssinn und die Muskelkoordination zuständig. Die manuelle Geschicklichkeit des Menschen ist teilweise der Funktion des Kleinhirns zu verdanken.

Das in zwei Hälften (Hemisphären) unterteilte Großhirn ist der größte und am höchsten entwickelte Teil des menschlichen Gehirns. Jede Hirnhälfte hat eine dünne, faltenreiche Oberflächenschicht, die Großhirnrinde. Diese enthält die Nervenzentren für die Sinne sowie bewusste Gedanken und das Gedächtnis. Einige Regionen der Großhirnrinde haben unterschiedliche Funktionen – Sprache, Sehvermögen, Gedächtnis usw. Ein Großteil hat jedoch keine bestimmte Aufgabe, sondern ist für die Wechselbeziehung zwischen Sinneseindrücken und den höheren Ebenen des Bewusstseins zuständig.

Beim Menschen überkreuzen sich viele Nervenfasern aus den beiden Körperhälften beim Eintritt ins Gehirn, sodass die linke Hirnhälfte mit der rechten Körperseite in Verbindung gebracht wird und umgekehrt. Experimente ergaben, dass die rechte Hirnhälfte für den räumlichen und musikalischen Sinn zuständig ist, die linke dagegen für mathematische und analytische Fähigkeiten.

Das Gehirn

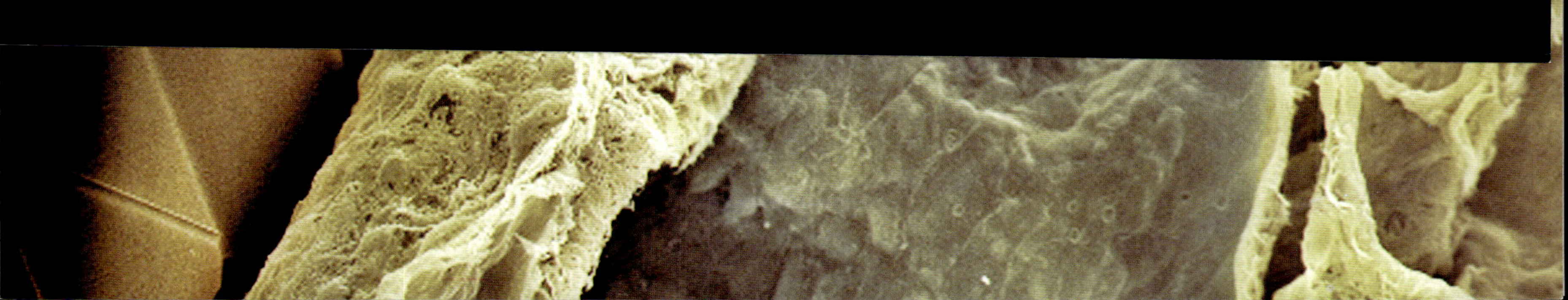

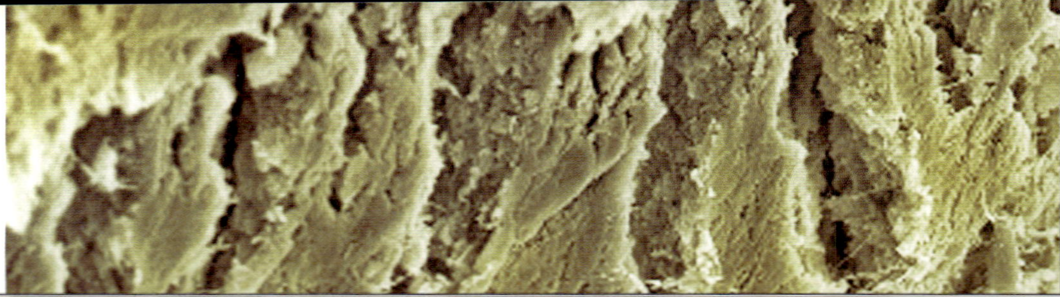

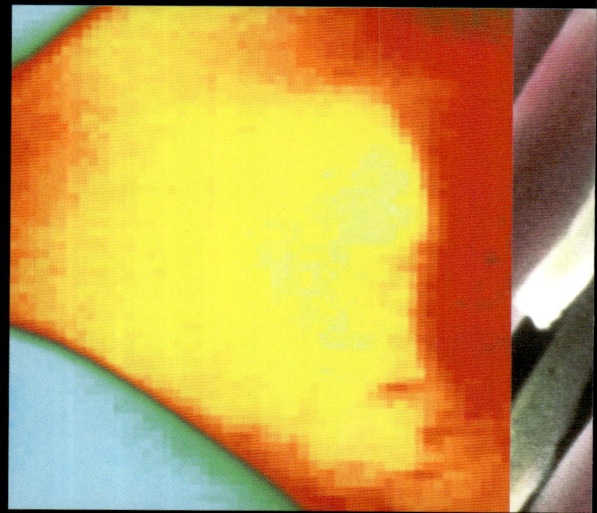

Das Ohr ist ein Miniaturempfänger und -verstärker und zugleich ein System zur Informationsverarbeitung. Schallwellen treffen auf das äußere Ohr, das den Schall wie ein Trichter in den Gehörgang leitet. Die Schallwellen erreichen das eine Ohr mit einem etwas anderen Druck und einen Sekundenbruchteil früher als das andere Ohr. Das Gehirn nimmt diese winzigen Unterschiede wahr und kann somit beurteilen, aus welcher Richtung der Schall kommt.

Der Schall wird zum Trommelfell geleitet, einer halbrunden Membran am Ende des Gehörgangs. Auf der anderen Seite des Trommelfells führt das Mittelohr über die eustachische Röhre, auch Ohrtrompete genannt, in den Nasenrachen. Die eustachische Röhre sorgt auf beiden Seiten des Trommelfells für Druckausgleich. Wenn sie entzündet und mit Schleim verstopft ist, entsteht Druck, das Trommelfell schwillt an und verursacht Schmerzen. Im Flugzeug tritt bei einer plötzlichen Veränderung des Luftdrucks kurz derselbe schmerzhafte Effekt auf. In diesem Fall kann der Druckausgleich durch Schlucken oder Gähnen wiederhergestellt werden, und die Röhre wird – manchmal mit einem hörbaren »Ploppen« – wieder frei.

Schallwellen versetzen das Trommelfell in Schwingungen. Die Schwingungen werden über drei winzige Knöchelchen zum so genannten Vorhoffenster, einer mit einer Membran bedeckten Öffnung, weitergeleitet. Die Hebelwirkung der Knöchelchen und die Tatsache, dass das Vorhoffenster kleiner ist als das Trommelfell, sorgen für eine ca. 20-fache Verstärkung der Schwingungen. Auf der Innenseite des Vorhoffensters befindet sich eine lange, spiralförmige, mit Flüssigkeit gefüllte Röhre, die Gehörgangsschnecke (Cochlea). Die verstärkten Schwingungen breiten sich über die Flüssigkeit aus und reizen

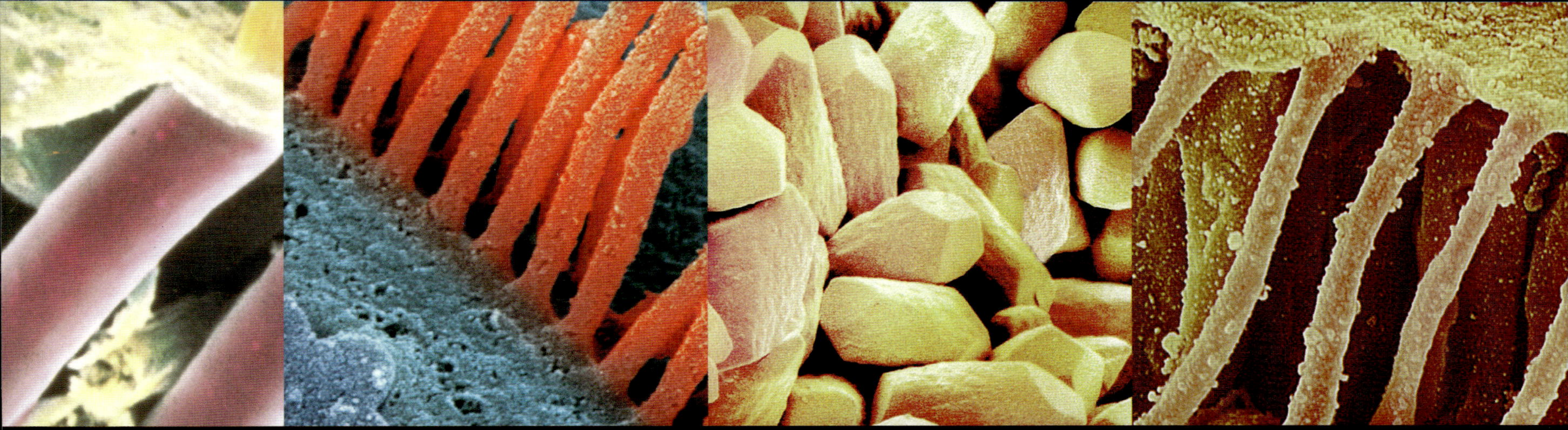

Haarzellen. Diese wandeln die Schwingungen in Nervenimpulse um, die über den Hörnerv zum Gehirn wandern. Die kurzen Fasern im ersten Teil der Gehörgangsschnecke reagieren auf Hochfrequenzschwingungen, die langen Fasern im letzten Teil hingegen auf Schwingungen mit niedriger Frequenz.

Die Ohren spielen außerdem eine große Rolle bei der Aufrechterhaltung des Gleichgewichts. Über dem Innenohr befindet sich ein System aus Bläschen, die mit Flüssigkeit gefüllt sind, sowie drei Bogengängen. Die Bläschen enthalten Kalkkristalle, genannt Otolithen oder Ohrsteinchen, die auf den Sinneszellen liegen. Bei einer Neigung des Kopfes bewegen sich die Otolithen aufgrund der Schwerkraft und üben Druck auf die Zellen aus. Der von den Zellen abgegebene Nervenimpuls erreicht das Gehirn und löst einen Reflex aus, der den Körper wieder in seine normale Haltung bringt. Die Bogengänge enthalten Sinnesorgane, die auf die Bewegung der Flüssigkeit reagieren. Bei einer Kopfdrehung reizt die Flüssigkeit mit winzigen Härchen versehene Sensoren in der sogenannten Ampullenkapsel, von wo die Information über die Kopfdrehung zum Gehirn gesandt wird - durch die rechtwinklig aufeinander stehenden Gänge in allen drei Richtungen.

Gehör und Gleichgewichtssinn

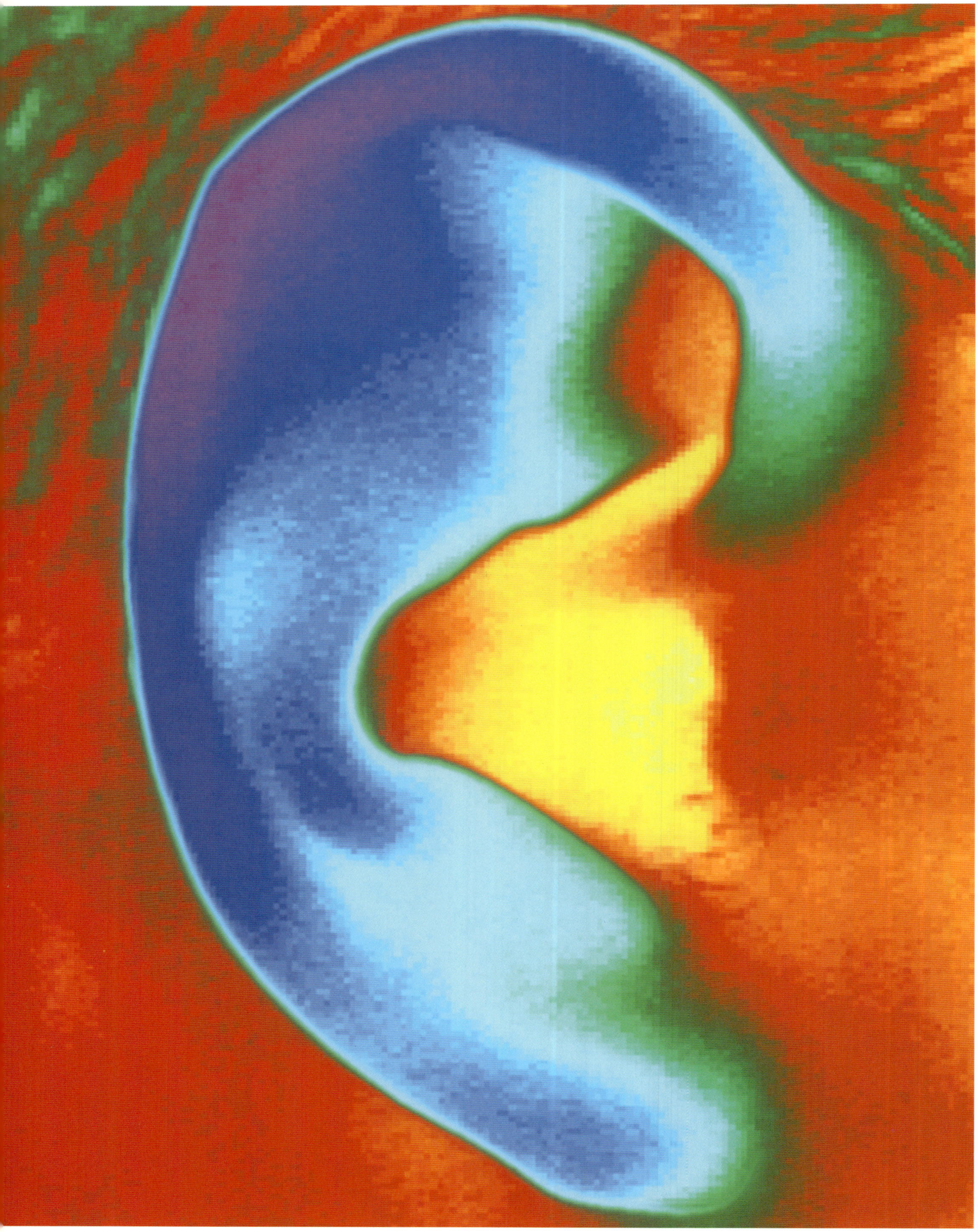

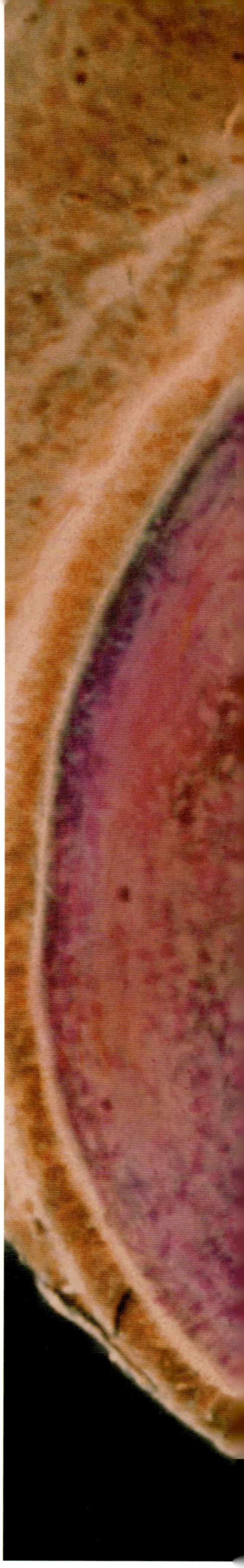

Äußeres Ohr [Thermographie]

DIE FARBUNTERSCHIEDE spiegeln die unterschiedlichen Temperaturen auf der Oberfläche des äußeren Ohrs wider – von rot (am wärmsten) über gelb, grün und blau bis zu rosa (am kühlsten). Das fleischige, gewölbte äußere Ohr nimmt Schallwellen auf, verstärkt sie und leitet sie über den Gehörgang weiter zum Trommelfell.

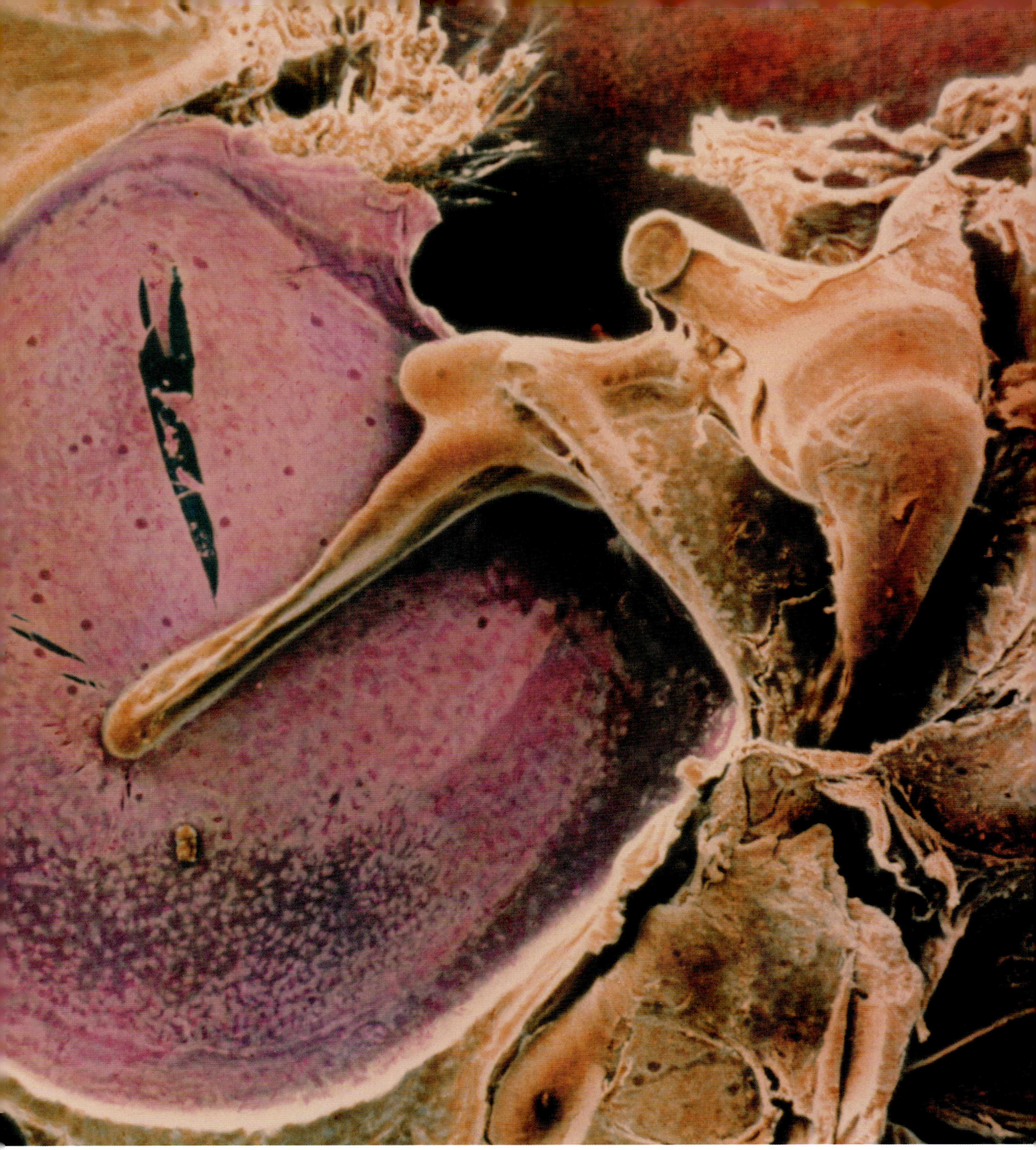

Trommelfell und Gehörknöchelchen [REM]

SCHALLWELLEN, DIE DURCH DEN GEHÖRGANG WANDERN, treffen auf das Trommelfell (großes, halbrundes Gebilde) und versetzen die straffe Membran in Schwingungen. Diese werden von den Gehörknöchelchen, den kleinsten Knochen unseres Körpers, aufgenommen und weitergeleitet. Zwei der drei Gehörknöchelchen sind in der Mitte und rechts zu sehen.

Corti-Organ [REM]

EIN SCHNITT DURCH DIE GEHÖRGANGSSCHNECKE im Innenohr zeigt das Corti-Organ, das eigentliche Hörorgan. Die roten, pfeilerartigen Zellen in der Mitte stützen vier Reihen aus Haarzellen. Jede von ihnen enthält rund 100 einzelne Haare. Die Schallwellen verschieben die Haare, und diese mechanische Bewegung wird in elektrische Impulse umgewandelt und über den Hörnerv (nicht sichtbar) zum Gehirn weitergeleitet.

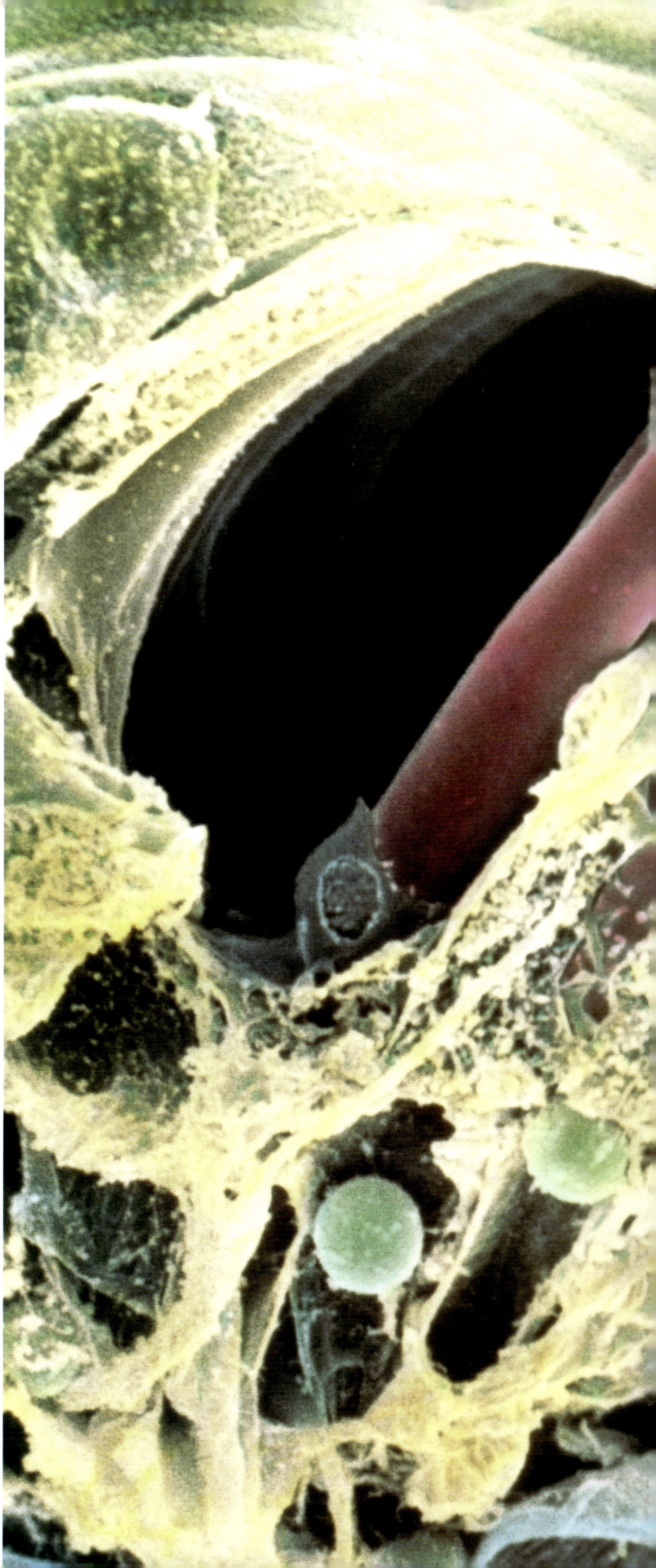

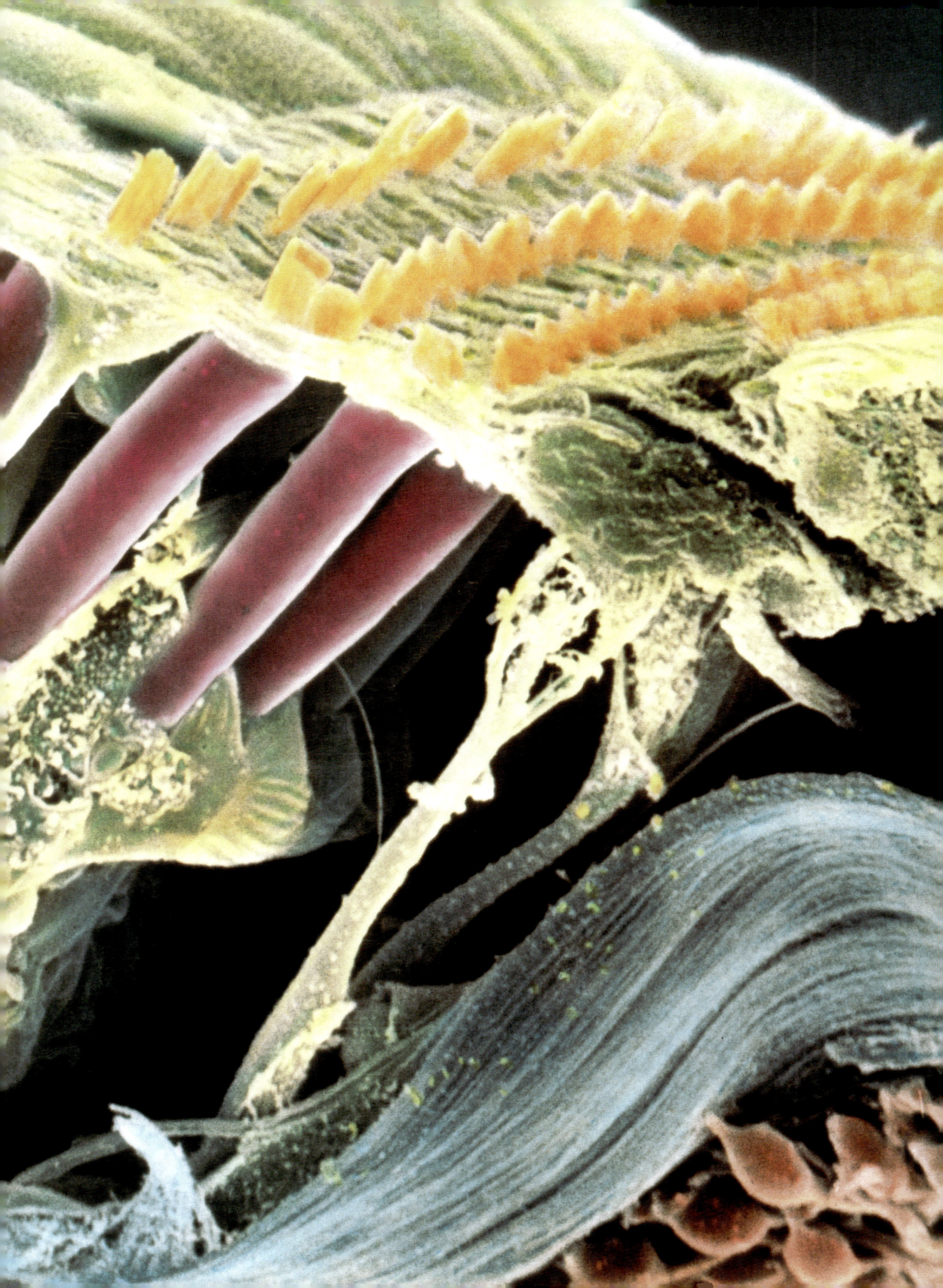

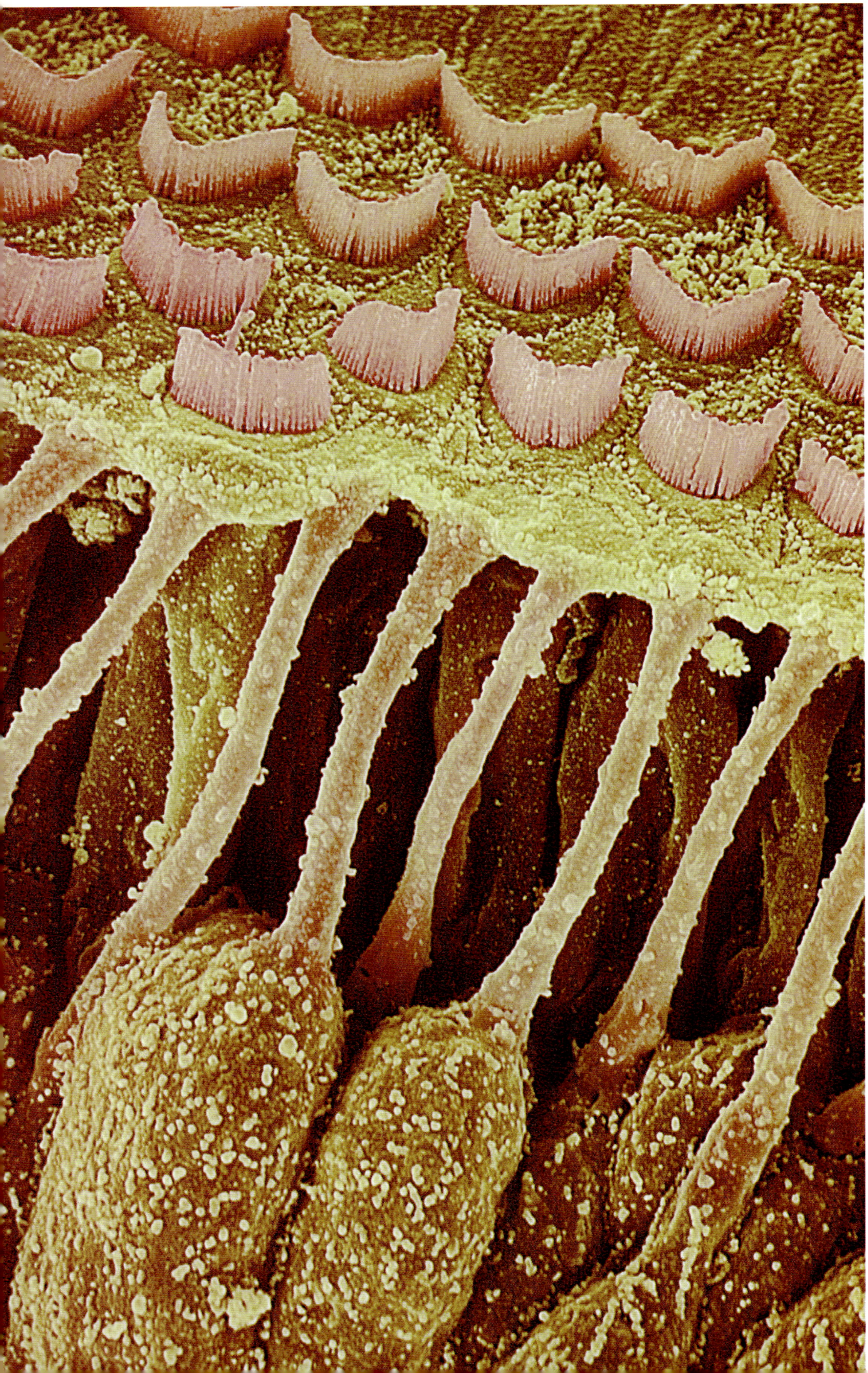

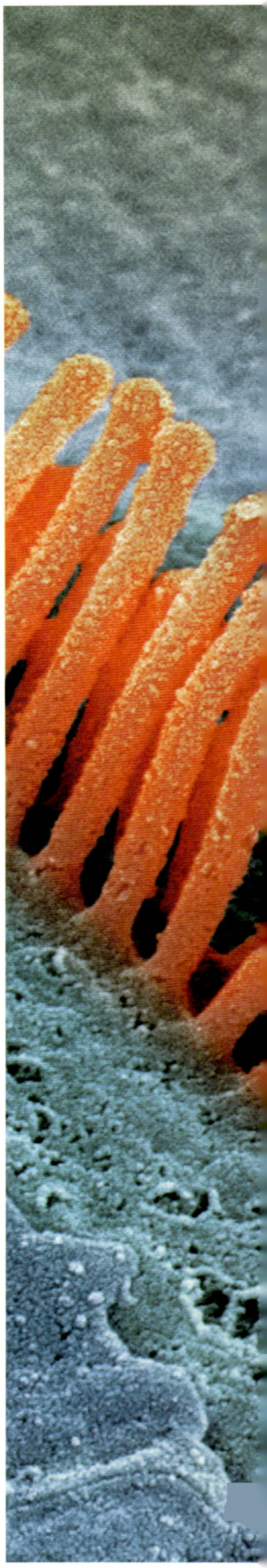

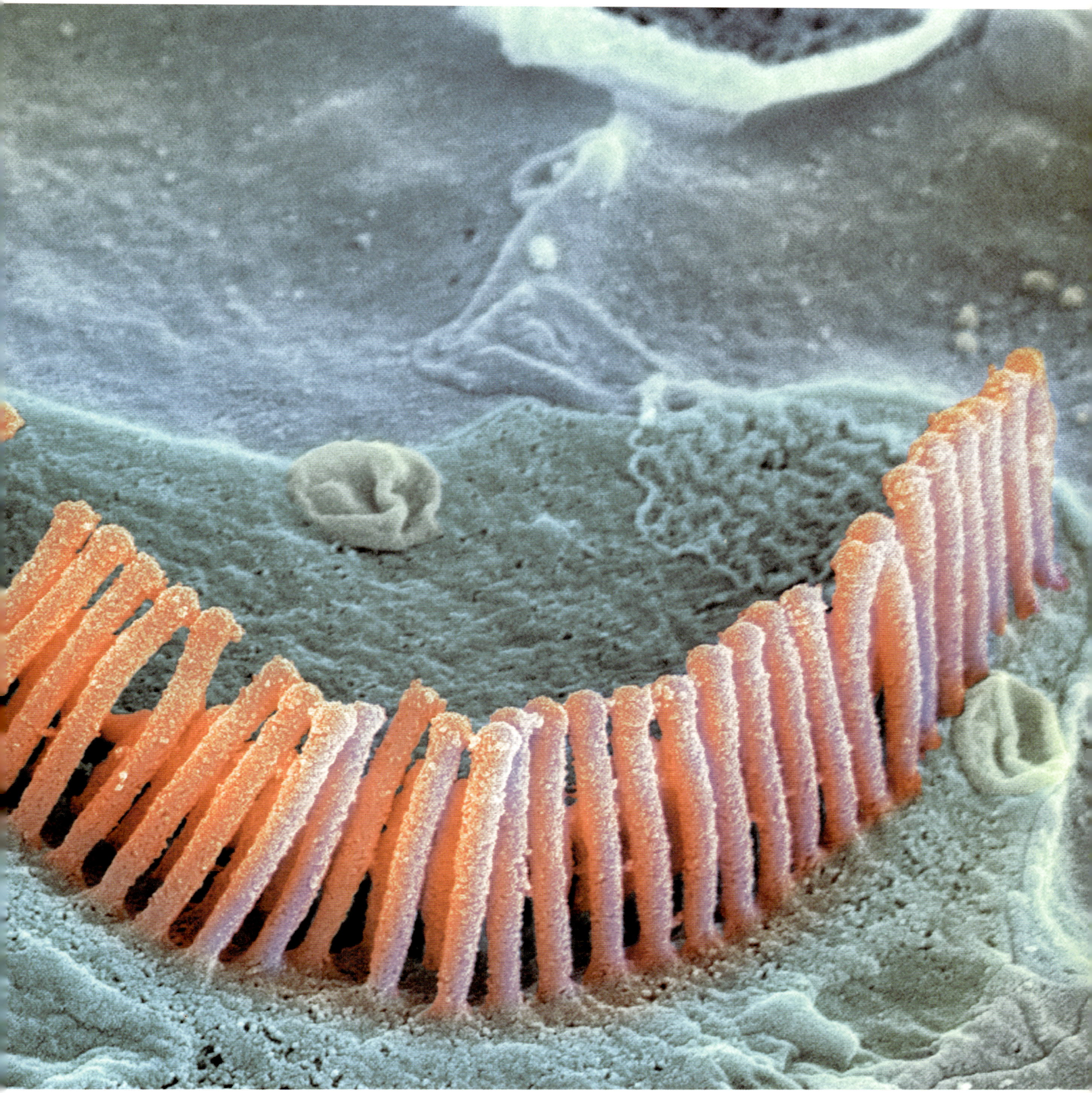

Haarzellen im Innenohr [REM]

SCHALLWELLEN, die von den Gehörknöchelchen weitergeleitet werden, erreichen die Gehörgangsschnecke, eine mit Flüssigkeit gefüllte spiralige Röhre, die mit Haarzellen ausgekleidet ist (links und – in extremer Vergrößerung – oben). In die Gehörgangsschnecke eintretende Schallwellen verschieben die Flüssigkeit, in denen sich die winzigen Filamente der Haarzellen befinden, was zu einer Biegung der Haarzellen führt. Die Bewegung wird vom Hörnerv in einen Impuls umgewandelt und zum Gehirn geleitet.

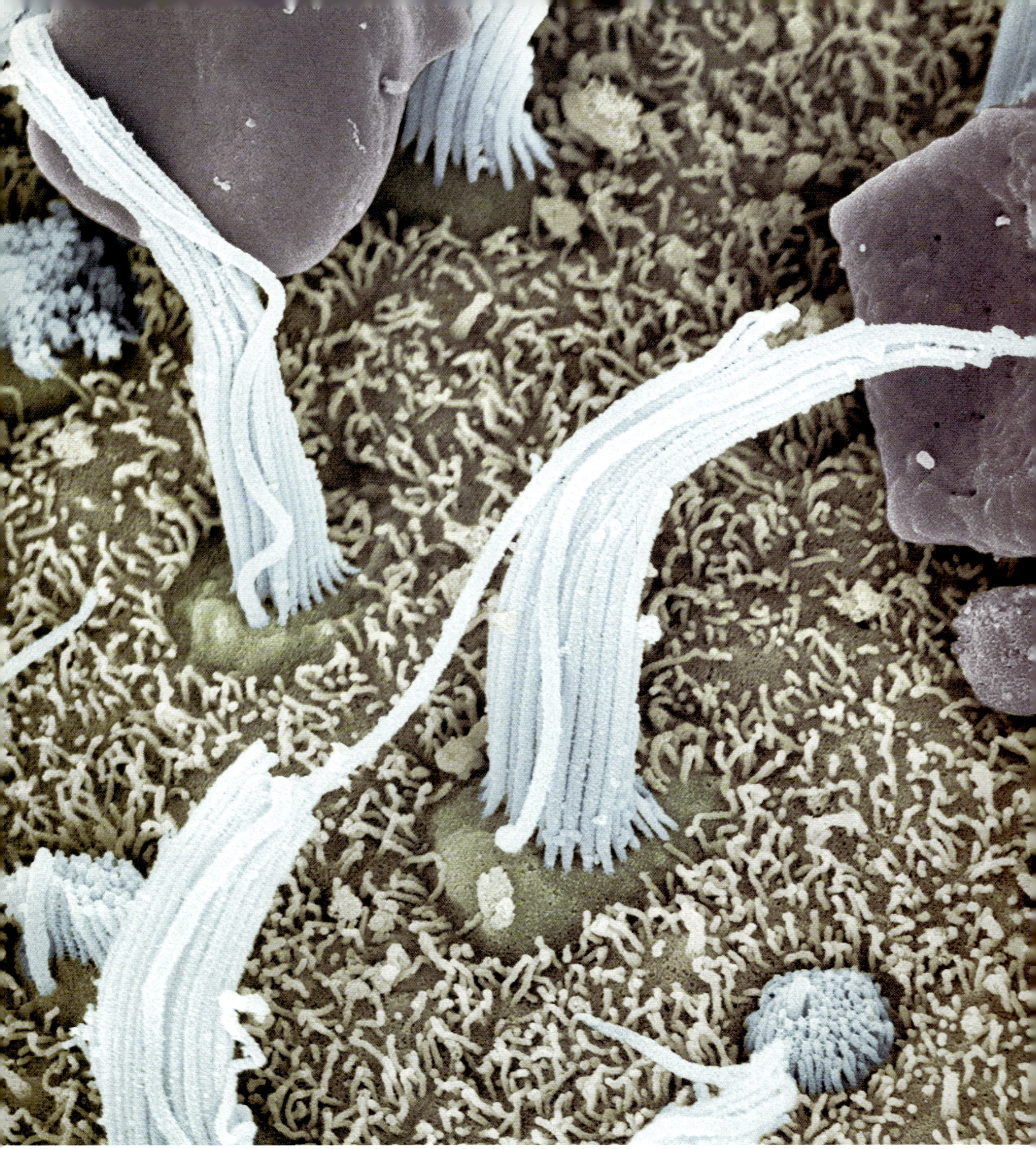

Sinneszellen im Innenohr [REM]

BÜNDEL AUS HAARZELLEN im Innenohr nehmen Richtungsbewegungen wahr, z. B. eine Neigung des Kopfes. Die Zellen schwimmen in einer Flüssigkeit. Aufgrund von Strömungen der Flüssigkeit bewegen sich die Zellen und erzeugen Nervenimpulse, die ans Gehirn gesandt werden. Hier sind außerdem drei Otolithen (Ohrsteinchen) zu sehen, die bei einer Kopfdrehung die Haarzellen zusätzlich reizen.

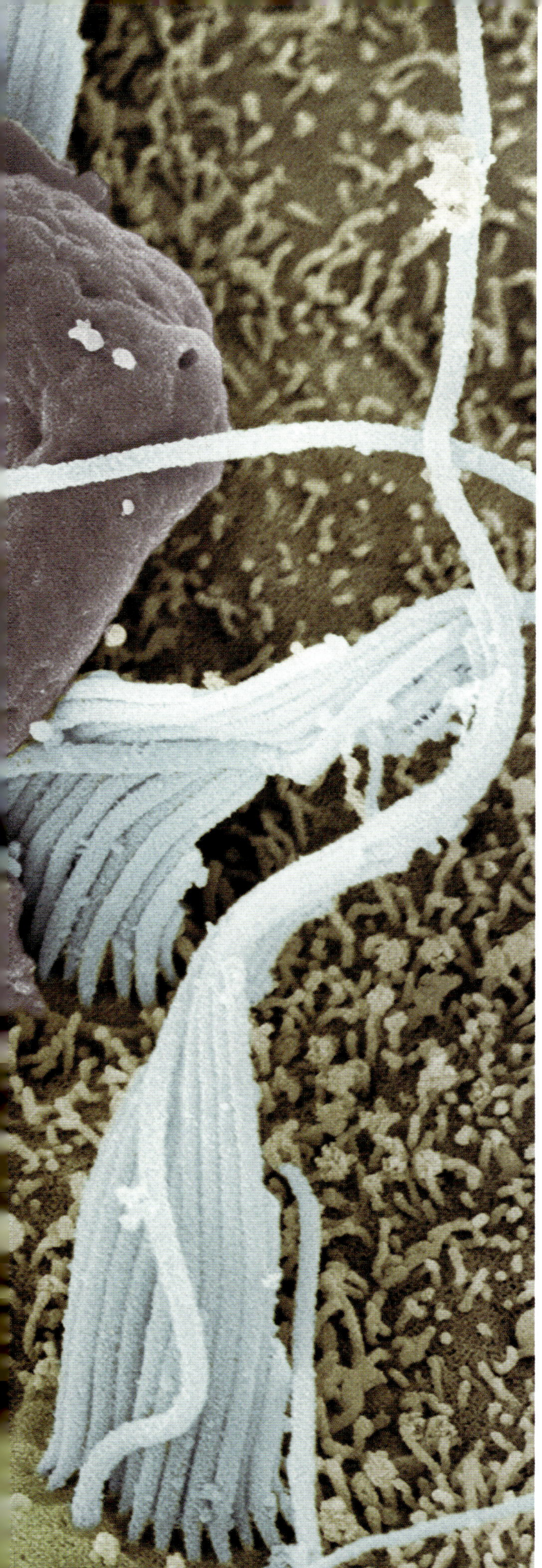

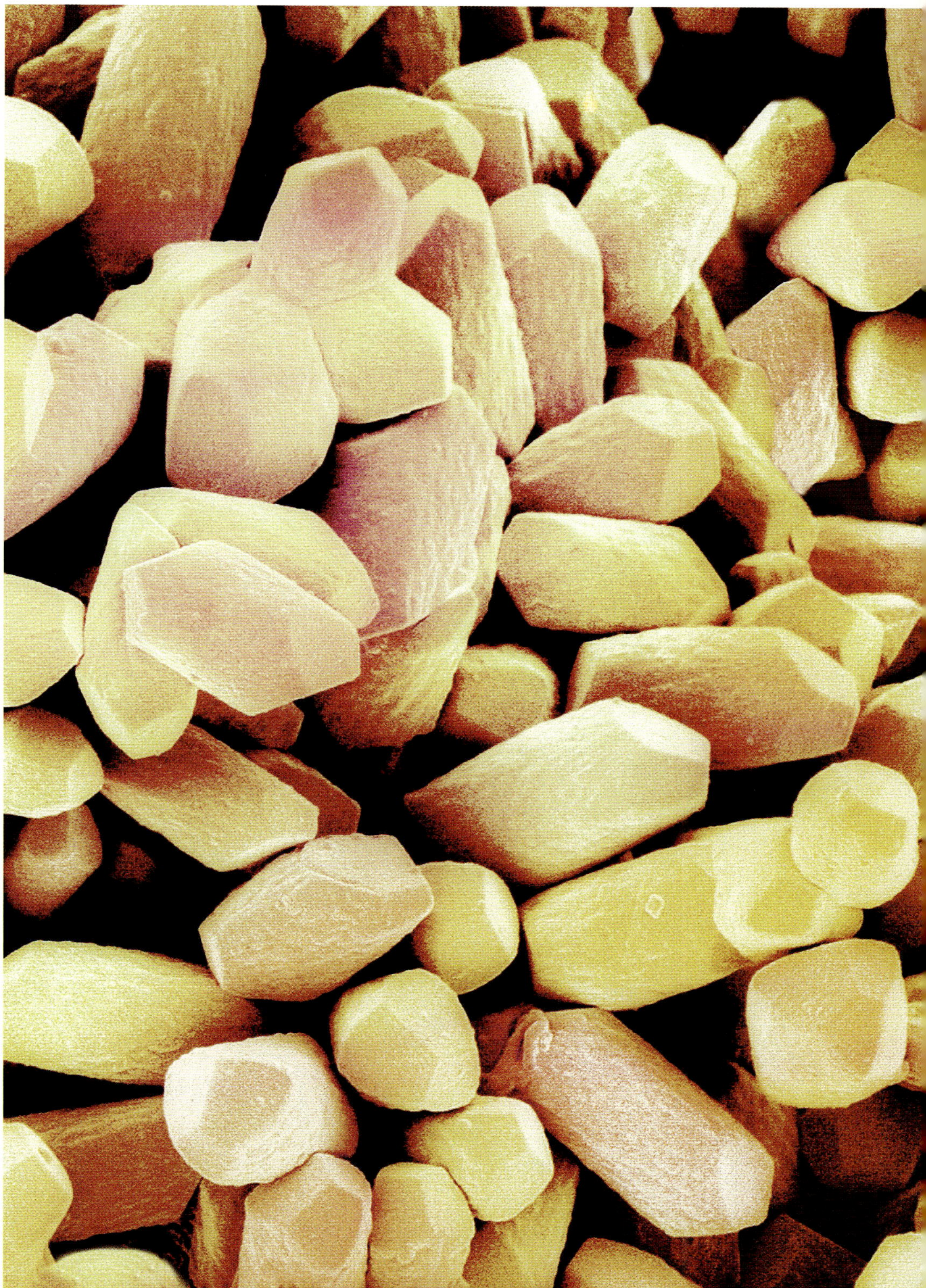

Kristalle auf einem Otolithen [REM]

KRISTALLE VON CALCIUMCARBONAT auf der Oberfläche eines Otolithen, eines Ohrsteinchens an den Haarzellen im Innenohr. Bei einer Neigung des Kopfes lösen die Bewegungen der Otholithen Nervenimpulse zum Gehirn aus, das mit einer Anpassung des Körpergleichgewichts reagiert. Eine Überreizung der Otolithen kann die Reisekrankheit auslösen.

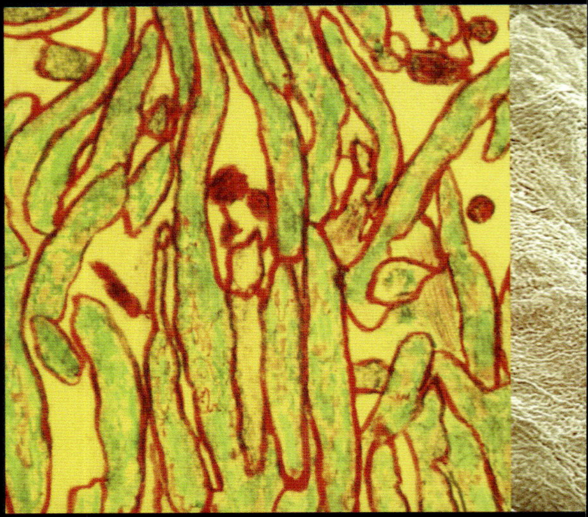

Die Zivilisation hat den menschlichen Geruchssinn abgestumpft: Für die Nahrungssuche etwa wird die Nase nicht mehr gebraucht. Der Geruchssinn beurteilt jedoch immer noch, ob Nahrungsmittel genießbar sind, und informiert uns über Gefahren, z. B. einen Brand. Unbewusst helfen feine und ausgeprägtere Gerüche bei der Wahl eines Sexualpartners. Der Geruchssinn ist der unmittelbarste aller Sinne. Es ist schwierig, sich an Gerüche zu erinnern, und noch schwieriger, sie zu beschreiben. Gleichzeitig ist der Geruchssinn eng mit dem Gedächtnis verknüpft. Ein flüchtiger Geruch kann, wie Marcel Proust es so meisterhaft beschrieben hat, eine Erinnerung aus der Kindheit hervorrufen.

Mit jedem Atemzug werden Millionen von Geruchsmolekülen eingeatmet. Naserümpfen und Schnuppern bewirken, dass die Moleküle dichter an die Geruchsrezeptoren gelangen, die im oberen Bereich der Nasenhöhle hinter dem Nasenrücken liegen. Einige Moleküle verfangen sich in der Schleimhaut, die die Riechzellen enthält. Wenn die Zellen erregt sind, werden Impulse von den benachbarten Nervenfasern zum Riechzentrum im Gehirn transportiert, wo die Geruchsempfindung stattfindet.

Der Mensch hat rund zehn Millionen Geruchsrezeptoren. Obwohl das verglichen mit den Hunden, die etwa einhundertmal so viele besitzen, sehr wenig ist, reagiert die menschliche Nase auf einige Gerüche ausgesprochen sensibel. So kann man z. B. in einem Liter Luft ein Fünfmillionstel eines Milligramms Vanille wahrnehmen. Einige Gerüche, die wir als sehr intensiv empfinden, spielen bei der sexuellen Anziehung eine große Rolle. Viele traditionelle Parfümzutaten – etwa Moschus, Zibet und Castoreum (Bibergeil) – werden daher aus tierischen Geschlechtsdrüsen gewonnen.

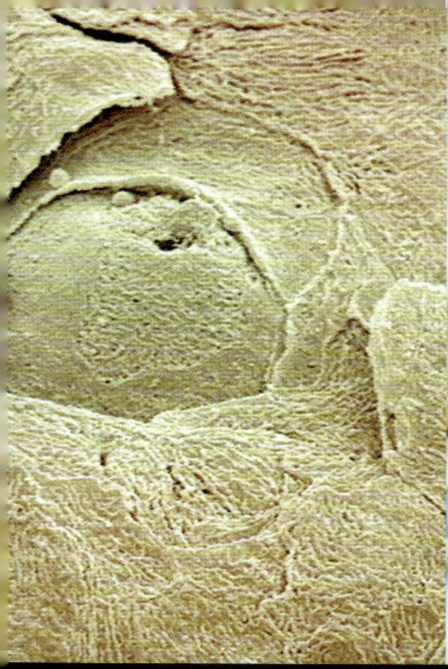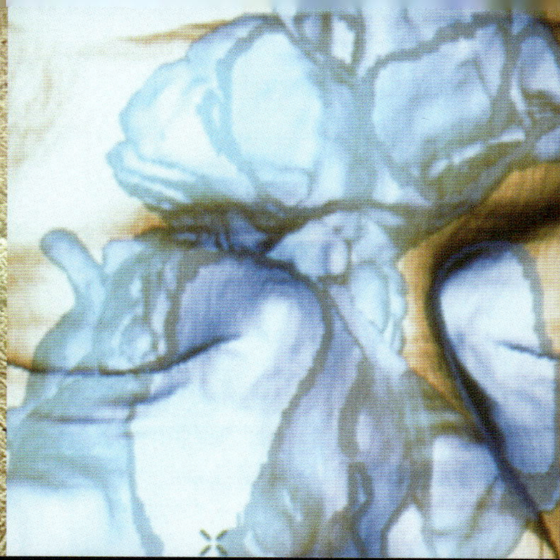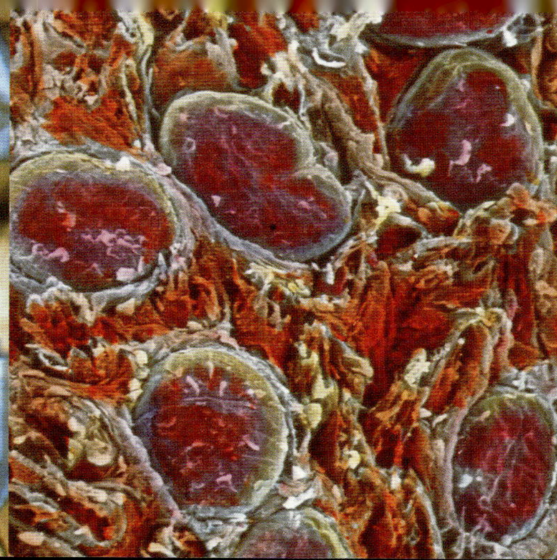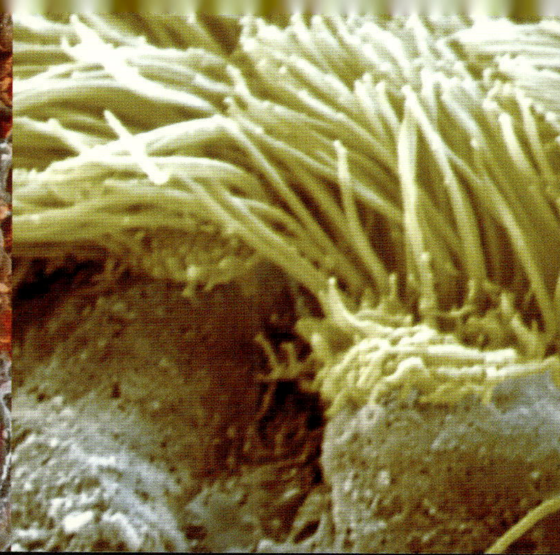

Der Geschmackssinn kommt durch Zellbündel zustande, die als Geschmacksknospen bezeichnet werden. Der Mensch hat etwa zehntausend Geschmacksknospen im Mund, hauptsächlich auf der Zunge. Die Geschmacksknospen reagieren auf vier Grundgeschmacksrichtungen: süß, sauer, salzig und bitter. Süßes wird vor allem mit der Zungenspitze, Saures eher an den Seiten, Salziges an der Oberfläche und Bitteres hauptsächlich an der Zungenwurzel wahrgenommen. Die Geschmacksknospentypen reagieren unterschiedlich stark. So wird Süßes im Verhältnis eins zu zweihundert, Bitteres hingegen im Verhältnis eins zu zwei Millionen wahrgenommen. Dies ist wahrscheinlich auf eine Anpassung zum Überleben zurückzuführen. In der Natur sind süße Dinge – Früchte und Stärke – meist essbar, während ein bitterer Geschmack oft auf Gifte hinweist.

Der Geschmackssinn ist nicht so stark ausgeprägt wie der Geruchssinn. Ein Stoff muss ca. 25 000-mal mehr Moleküle haben, damit man ihn schmecken kann, als damit man ihn riechen kann. Vieles, was als Geschmack wahrgenommen wird, ist eigentlich Geruch. Aus diesem Grund kann man Essen nicht richtig schmecken, wenn die Nase wegen einer Erkältung verstopft ist.

Geruch und Geschmack

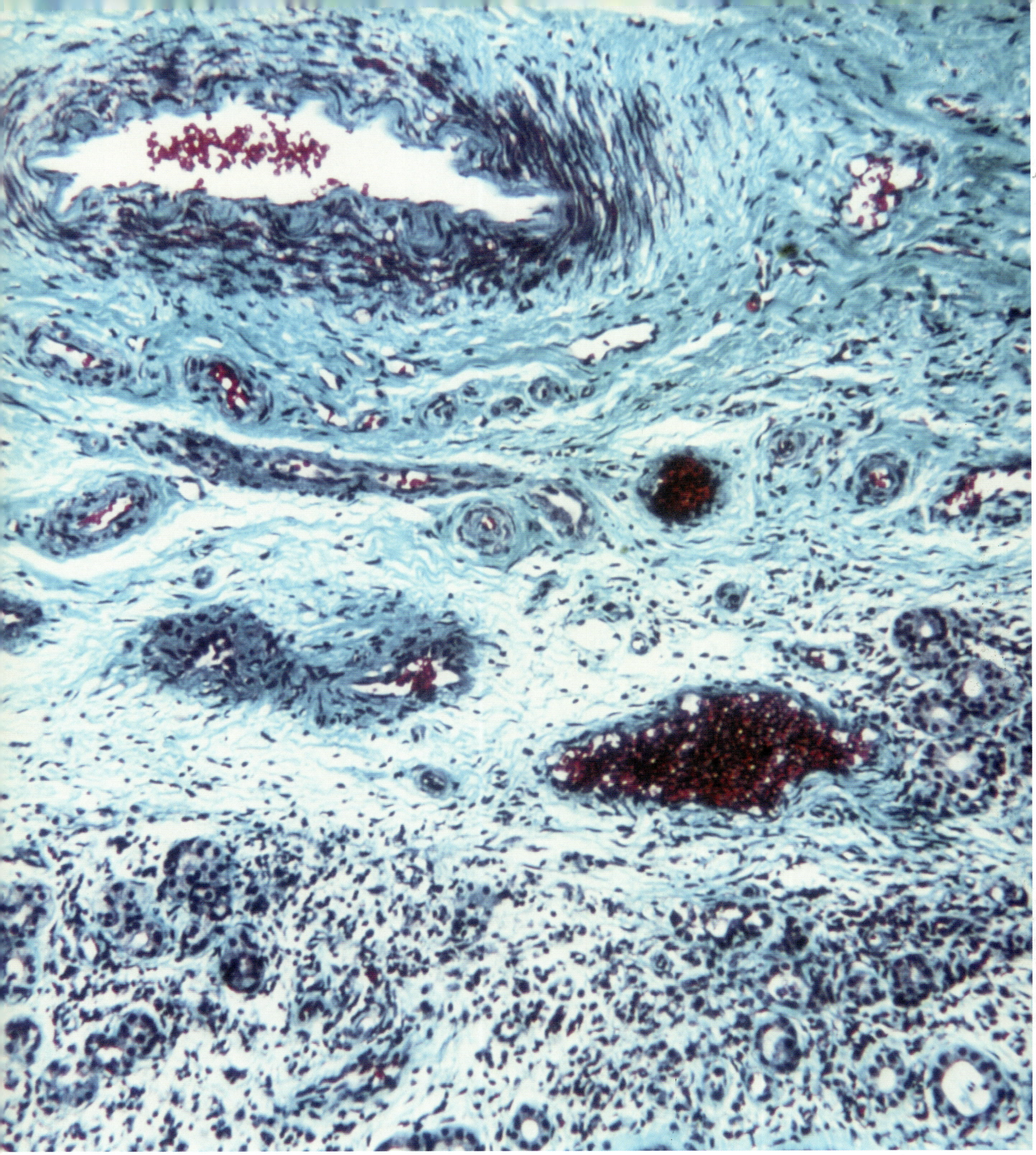

Riechepithel [LM]

EIN HAUTSCHNITT AUS DER MENSCHLICHEN NASE zeigt einen Teil des Riechepithels (violett), eines Gewebebereichs in der oberen Nasenhöhle, in dem sich die Riechzellen befinden. Obwohl das Riechepithel nicht größer ist als eine Briefmarke, enthält es rund zehn Millionen Riechzellen von mindestens 20 verschiedenen Arten, von denen jede auf ganz bestimmte Geruchsmoleküle reagiert.

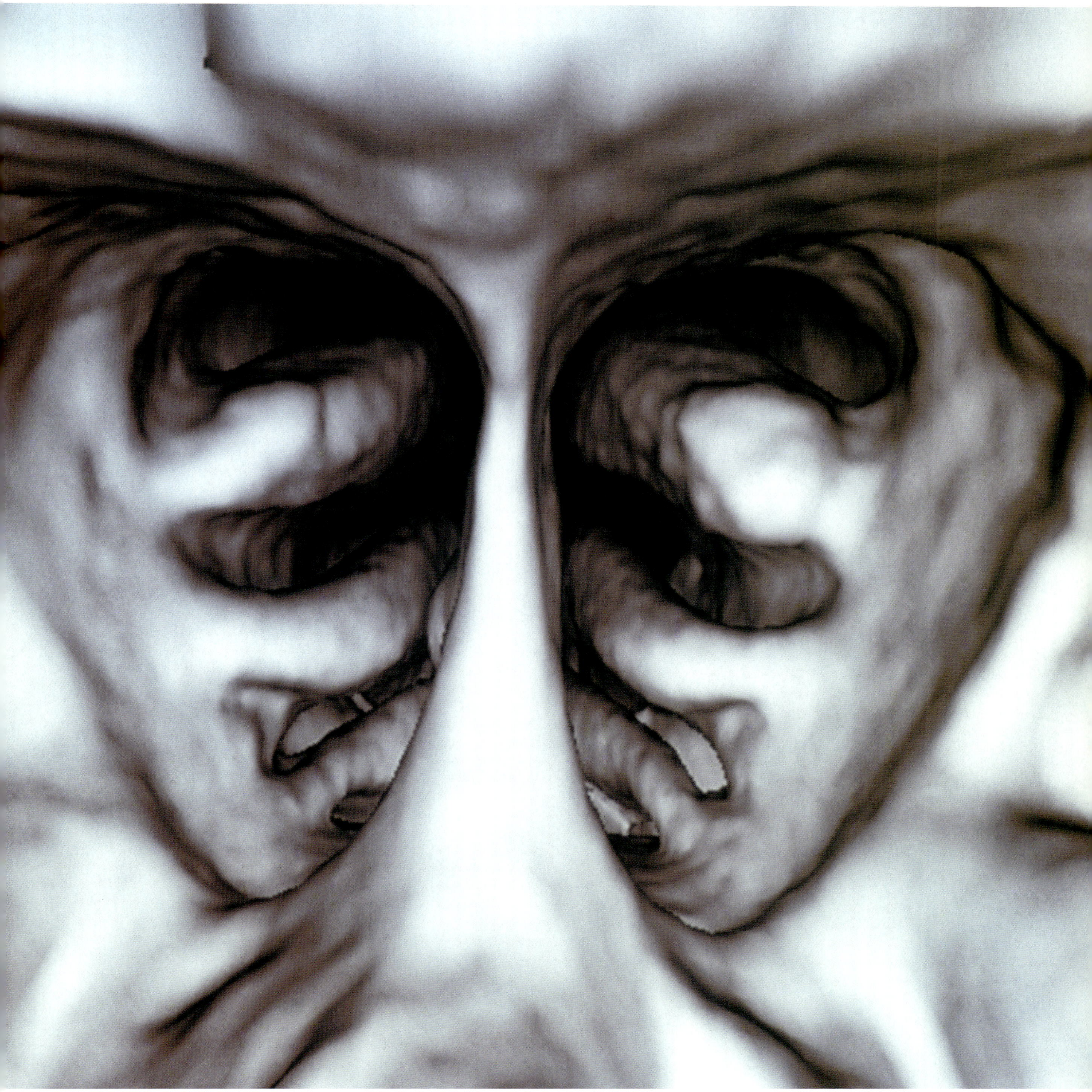

Nasenmuscheln in den Nasennebenhöhlen [CT]

AUS JEDER SEITE DER NASENSCHEIDEWAND ragen drei Nasenmuscheln hervor, von Schleimhaut überzogene knöcherne Platten. Die beiden unteren dienen der Befeuchtung und Anwärmung der Atemluft, die obere ist von Riechepithel bedeckt, das Riechzellen enthält.

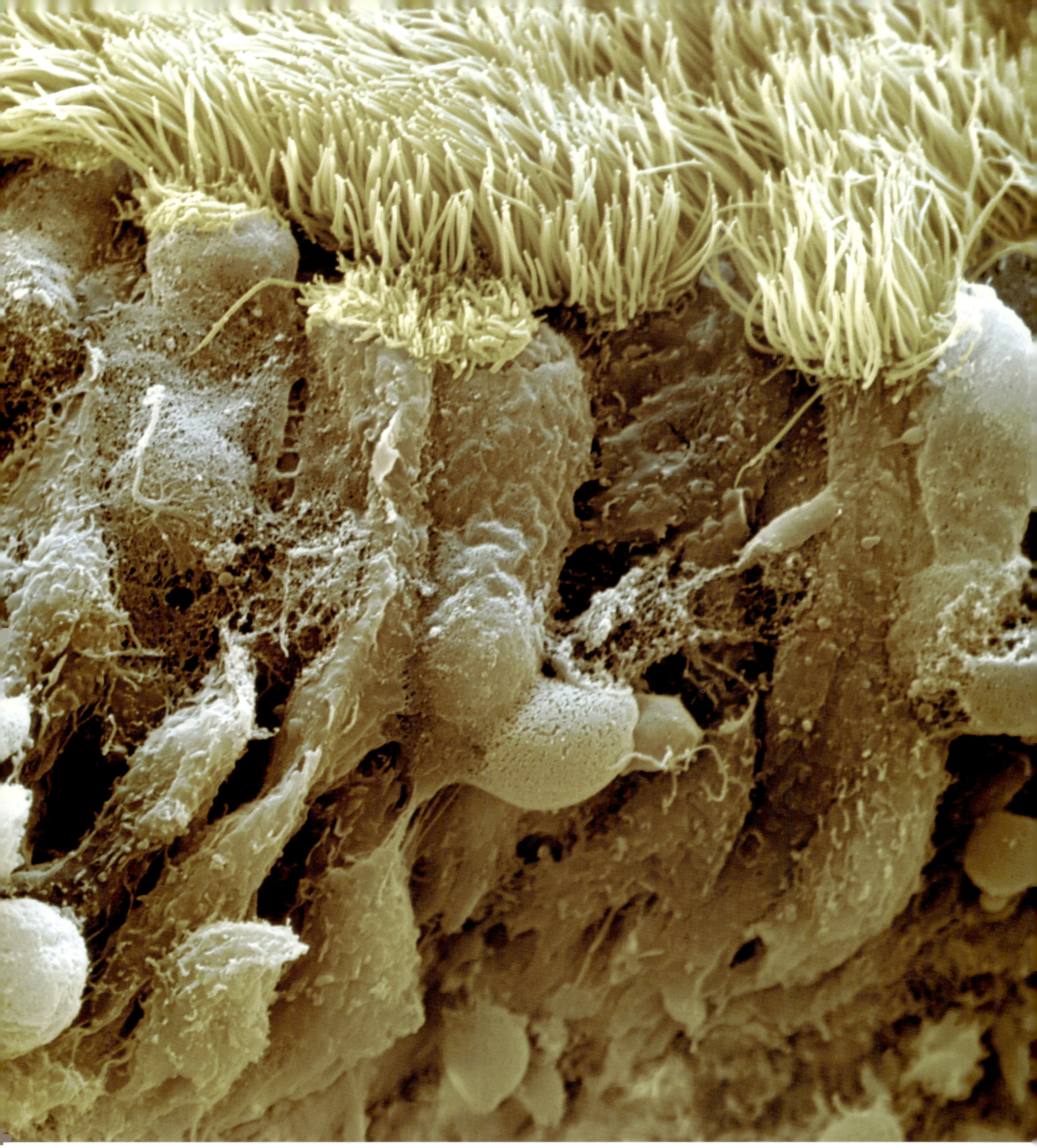

Nasenschleimhaut [REM]

IN DER VON SCHLEIM ÜBERZOGENEN AUSKLEIDUNG DER NASE verfangen sich Geruchspartikel, die von den Riechhaaren (gelb) zum Riechzentrum im oberen Teil der Nasenhöhle transportiert werden. Nur etwa fünf Prozent der Nasenschleimhaut sind unmittelbar am Geruchssinn beteiligt.

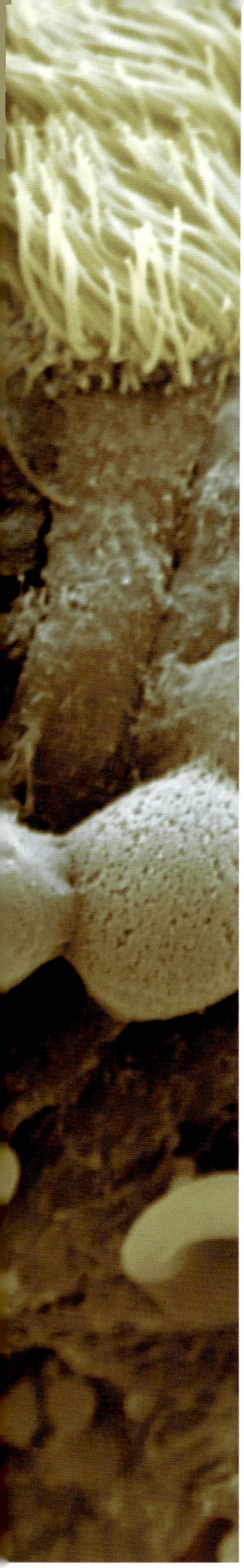

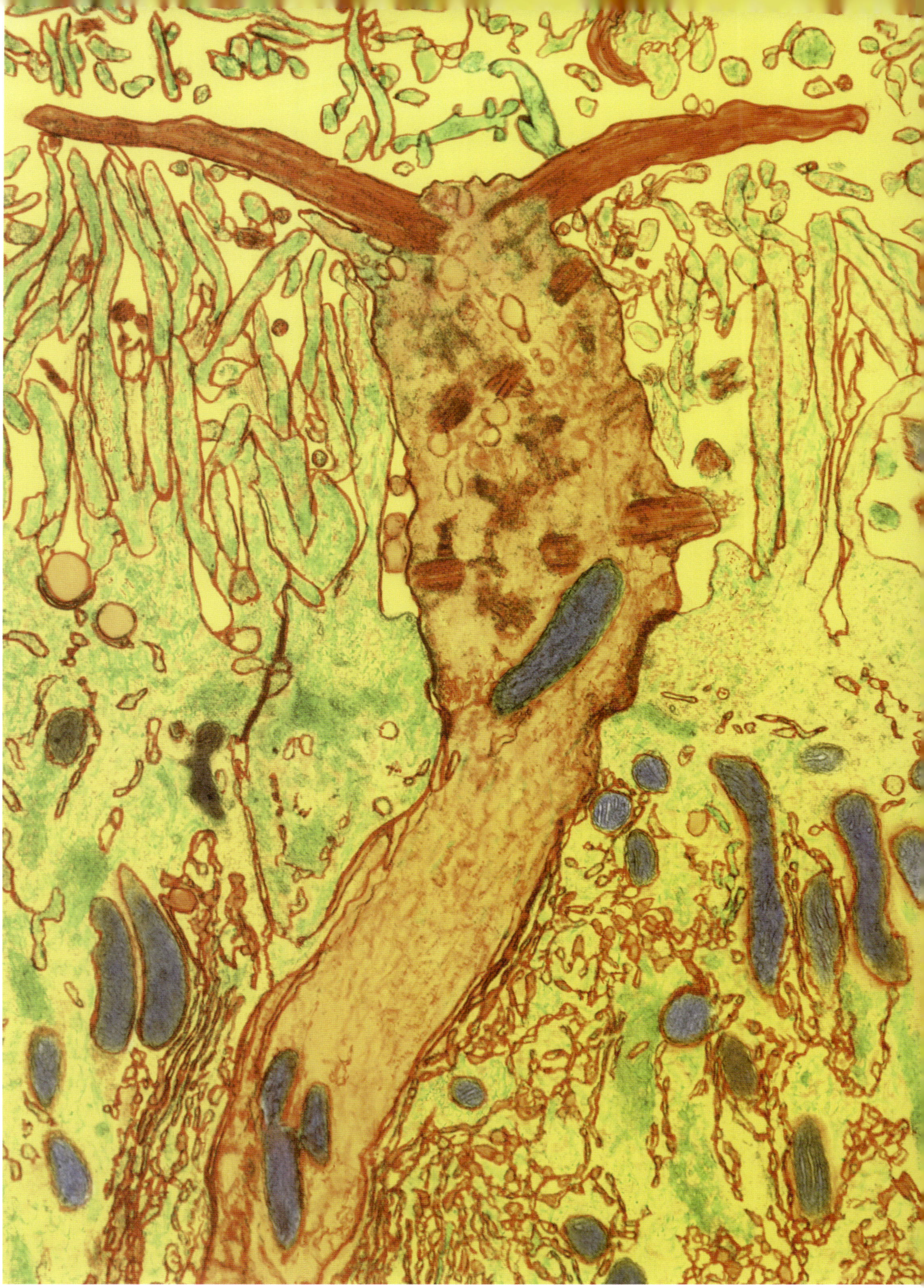

Riechzelle [TEM]

EINE RIECHZELLE (orange) endet in zwei langen, unbeweglichen Härchen am oberen Ende, die in die Schleimhaut der Nasenhöhle hineinreichen. Diese so genannten Riechhaare gelten als Ort der Kommunikation zwischen Duftstoffen und Rezeptorzellen. Die Zellen sind eigentlich Neuronen (Nervenzellen), die alle vier bis acht Tage abgestoßen und ersetzt werden.

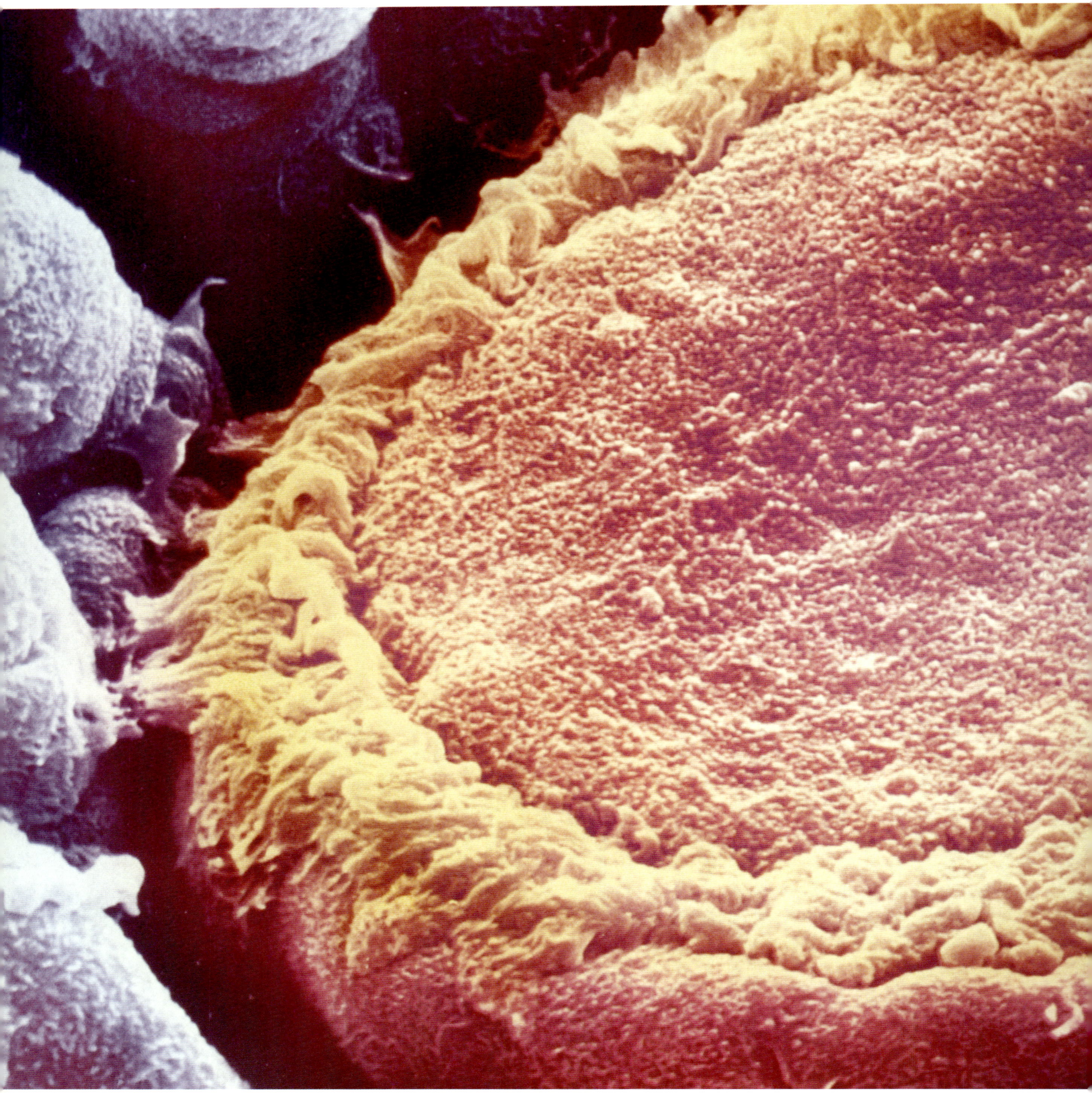

Wallpapille der Zunge [REM]

DIESE PAPILLENART wird mit den Geschmacksknospen in Verbindung gebracht, die auf bitteren Geschmack reagieren. Sie hat einen Durchmesser von 1–2 mm. Es gibt rund zehn dieser Papillen, die in einem v-förmigen Muster auf dem Zungenrücken angeordnet sind. Die Geschmacksknospen selbst befinden sich in den Spalten zwischen den Papillen.

Papillen auf der Zunge [REM]

DIE ZUNGENOBERFLÄCHE ENTHÄLT VERSCHIEDENE TYPEN VON PAPILLEN. Die Geschmacksknospen befinden sich auf dieser Aufnahme im Zentrum der großen roten Papillen, die aufgrund ihrer Ähnlichkeit mit einem Pilzhut als Pilzpapillen bezeichnet werden. Die kleineren Fadenpapillen zwischen ihnen sind nicht am Geschmackssinn, sondern an der Nahrungszerkleinerung beteiligt.

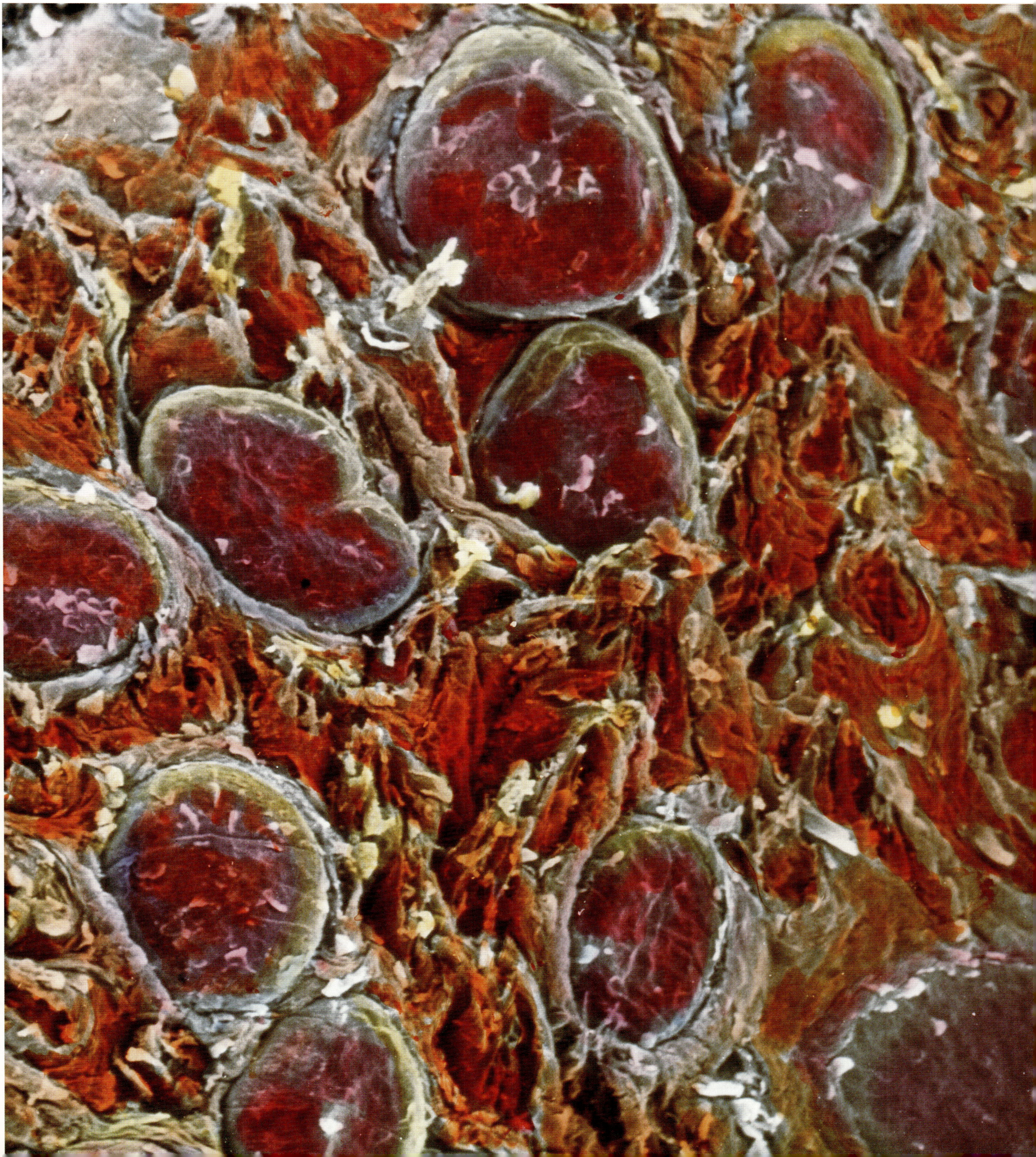

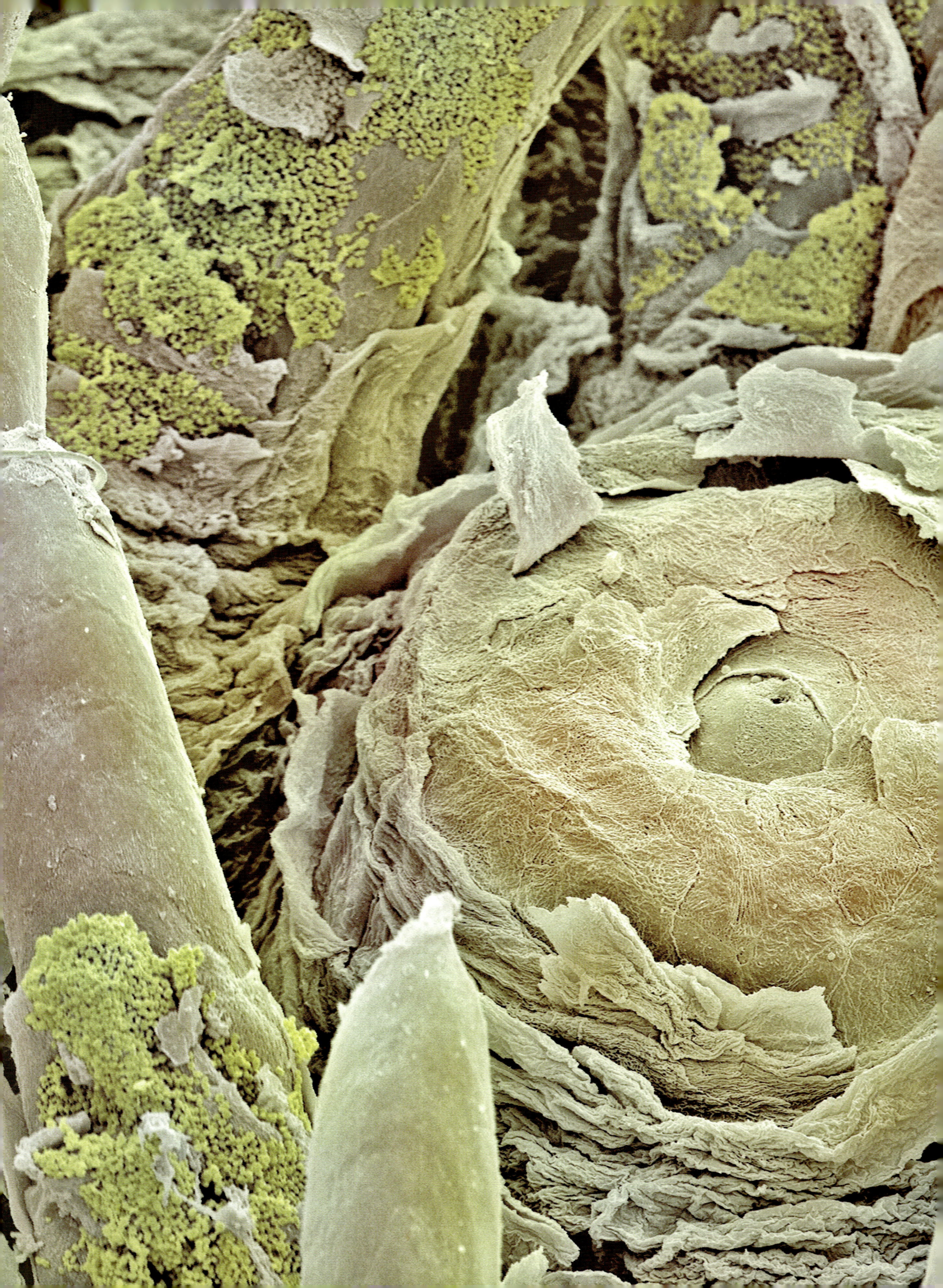

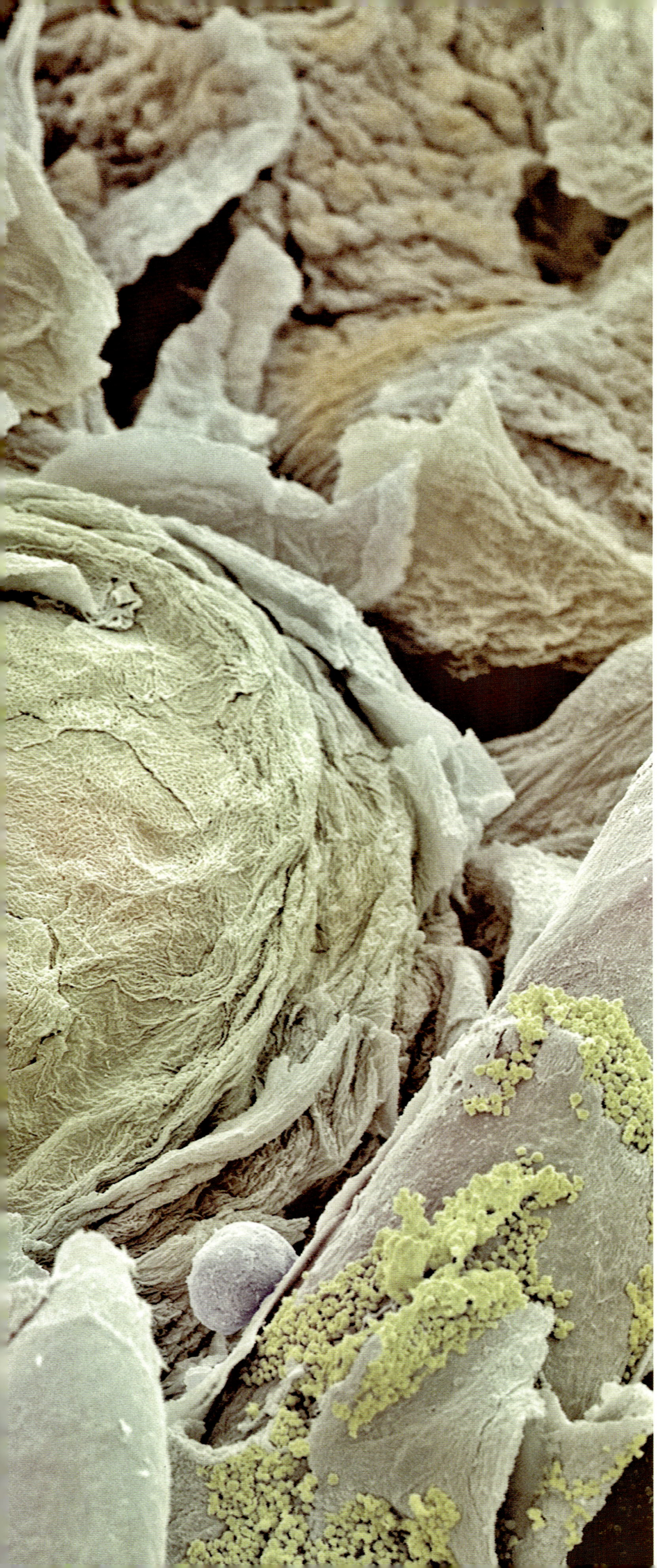

Geschmacksknospe [REM]

EINE GESCHMACKSKNOSPE ist im Zentrum einer Pilzpapille zu sehen, umgeben von Fadenpapillen. Die Geschmacksknospe selbst ist eine Neuroepithelzelle, die auf chemische Stoffe in der Nahrung reagiert und Nervenimpulse zum Gehirn weiterleitet, wo sie zu einer Geschmacksempfindung verarbeitet werden.

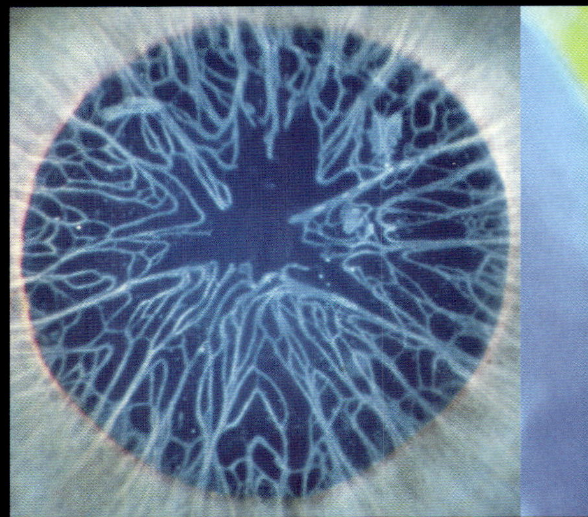

Das Sehvermögen ist der komplizierteste Sinn – und derjenige, auf den sich der Mensch bei der Interpretation seiner Umwelt am meisten verlässt: »Das glaube ich erst, wenn ich es gesehen habe«, sagt man.

Die Augen funktionieren wie eine Kamera, oder umgekehrt: Eine Kamera ist eine primitive mechanische Version des Auges. Zwei Augen ermöglichen das dreidimensionale Sehen, indem sie zwei etwas unterschiedliche Bilder eines Objekts erzeugen, die das Gehirn zu einem detaillierten 3D-Bild zusammensetzt. Diese Fähigkeit, die auch andere Primaten und Raubtiere besitzen, erlaubt es, Entfernungen und Tiefe besser einzuschätzen.

Das Licht tritt durch die durchsichtige Hornhaut ins Auge ein. In der Hornhaut befindet sich die Regenbogenhaut, ein Muskel, der durch Verengung und Erweiterung einer kleinen Öffnung, der Pupille, die Lichtmenge reguliert, die auf die Linse trifft. Die Regenbogenhaut verleiht den Augen ihre Farbe, und ihre komplexe Struktur ist so individuell wie ein Fingerabdruck.

Kameralinsen und die Augen von Fischen und Reptilien fokussieren dadurch, dass sie sich einem Objekt nähern oder sich von ihm entfernen. Dies hat den Nachteil, dass viel Platz benötigt wird. Menschliche Linsen lösen das Problem durch eine Veränderung ihrer Form, d. h. sie werden dünner, um entfernte Objekte zu fokussieren, und dicker, um ein nahes Objekt zu untersuchen. Sechs Muskeln steuern die Form der Linse und arbeiten so effizient, dass der Mensch innerhalb eines Sekundenbruchteils von einem Objekt am Horizont zu einem Objekt in greifbarer Nähe umschalten kann. Mit zunehmendem Alter verlieren die Linsen an Elastizität. Daher brauchen Erwachsene oft eine Lesebrille.

Das Licht, das durch die Regenbogenhaut dringt, trifft auf die Netzhaut, eine Schicht im Augenhintergrund, die das Licht wahrnimmt. Sie besteht aus einer verschlungenen Masse von Zellen, die als

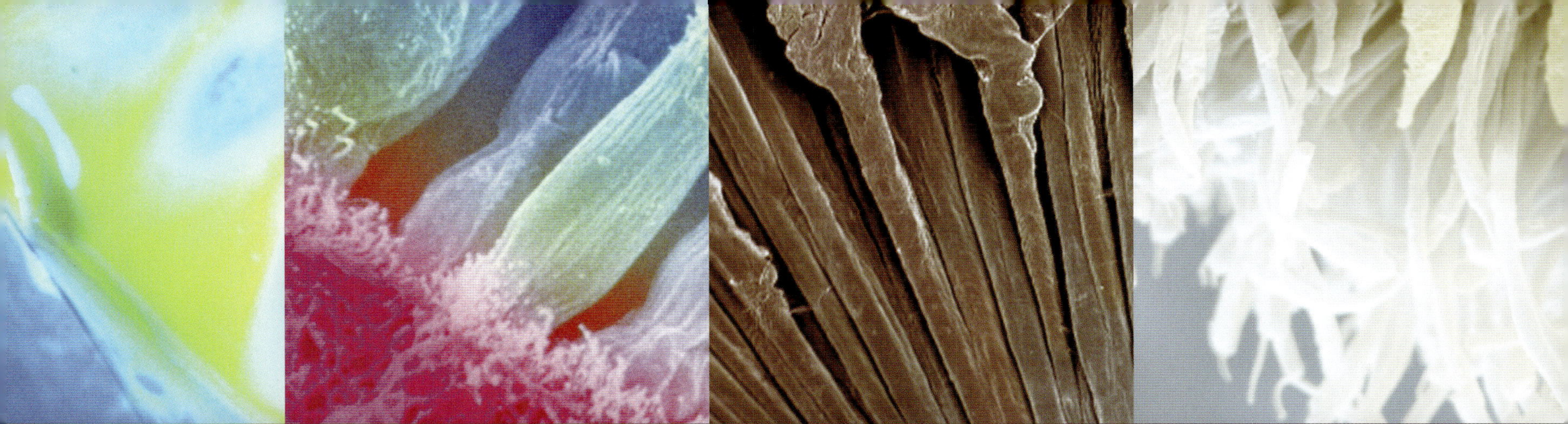

Stäbchen und Zapfen bezeichnet werden. Die 120 Millionen Stäbchen in jedem Auge sind extrem lichtempfindlich und können nur in Schwarzweißschattierungen sehen. Die sieben Millionen Zapfen hingegen verarbeiten Farben in hellem Licht.

Wenn Licht auf die Netzhaut trifft, dauert es einen Moment, bis die Wirkung einsetzt, und einen weiteren, bevor die Wirkung wieder nachlässt. Diese Verzögerung bewirkt, dass ein Film als lückenlose Bilderfolge gesehen wird und nicht als flimmernde Folge von Einzelbildern. Darüber hinaus erklärt sie, warum ein sich drehender, zweiblättriger Propeller als rotierende Scheibe gesehen wird.

Die Signale aus den Augen werden im Gehirn verarbeitet. Der Verlust des Sehvermögens ist zwar tragisch, doch sind die Fähigkeiten des Gehirns so hervorragend, dass keine Augen benötigt werden, um zu sehen. In der Erinnerung können Ereignisse, die Jahre zurückliegen, so deutlich wiederholt werden, als ob sie gestern passiert wären. Im Traum werden Ereignisse intensiver erlebt als alles, was in der Realität passiert. Die Art der Speicherung im Gehirn ist dabei identisch – das ist der Grund, weshalb wir manchmal Erinnerung und Einbildung nur schwer trennen können. Und mit dem geistigen Auge kann man ohnehin Dinge sehen, die nur in der Vorstellung existieren.

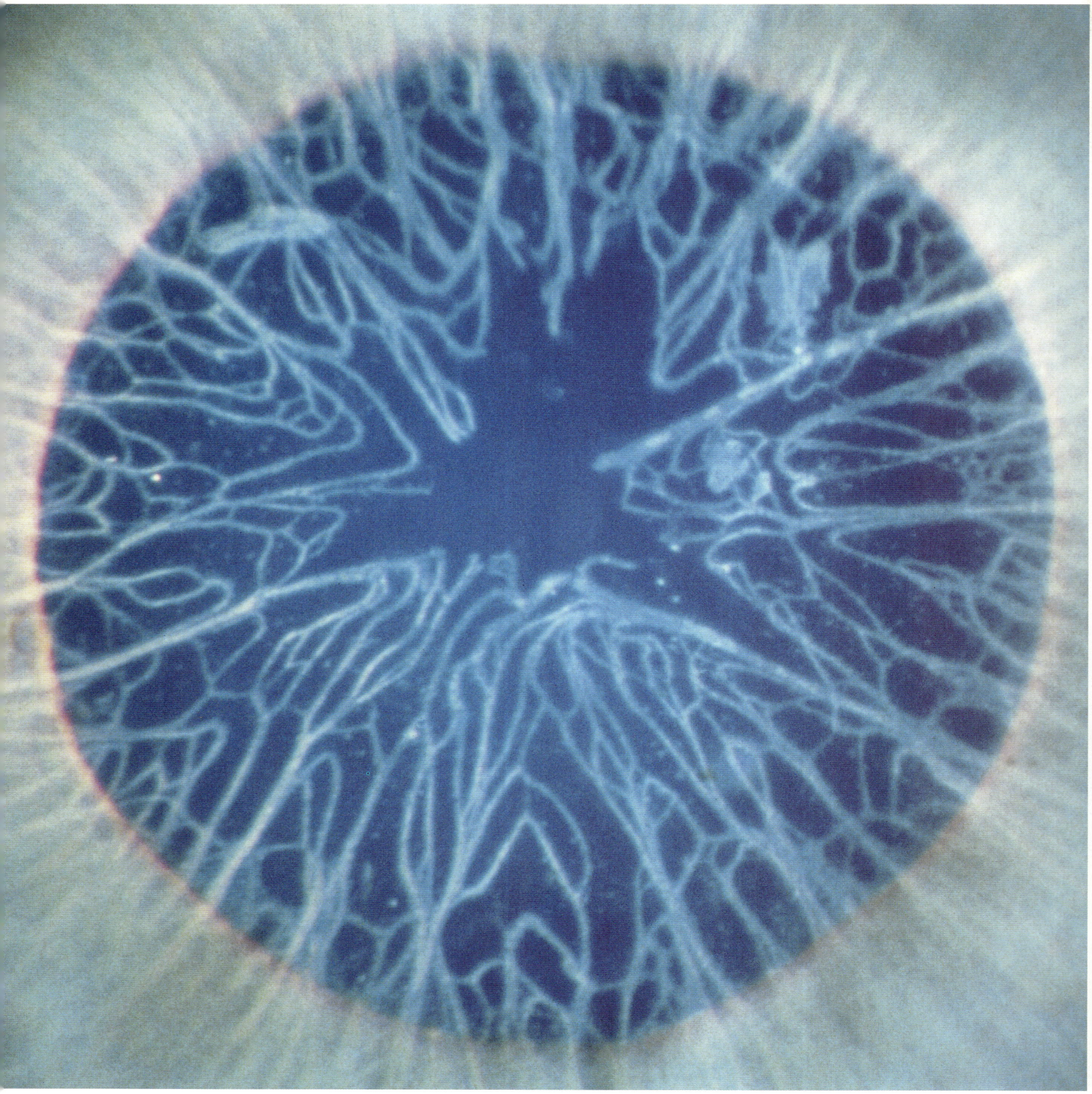

Auge eines Fetus [Makrofoto]

DIE GROSSE BLAUE PUPILLE des Auges eines menschlichen Fetus ist von einer filigranen Membran überzogen. Die Bildung des Auges beginnt in der dritten Woche der Embryonalentwicklung. Im fünften Monat werden Netzhaut, Linse und andere Hauptbestandteile gebildet. Bei der Geburt haben die Augen des Babys bereits zwei Drittel ihrer Erwachsenengröße erreicht, sie wachsen und entwickeln sich jedoch noch bis zur Pubertät weiter.

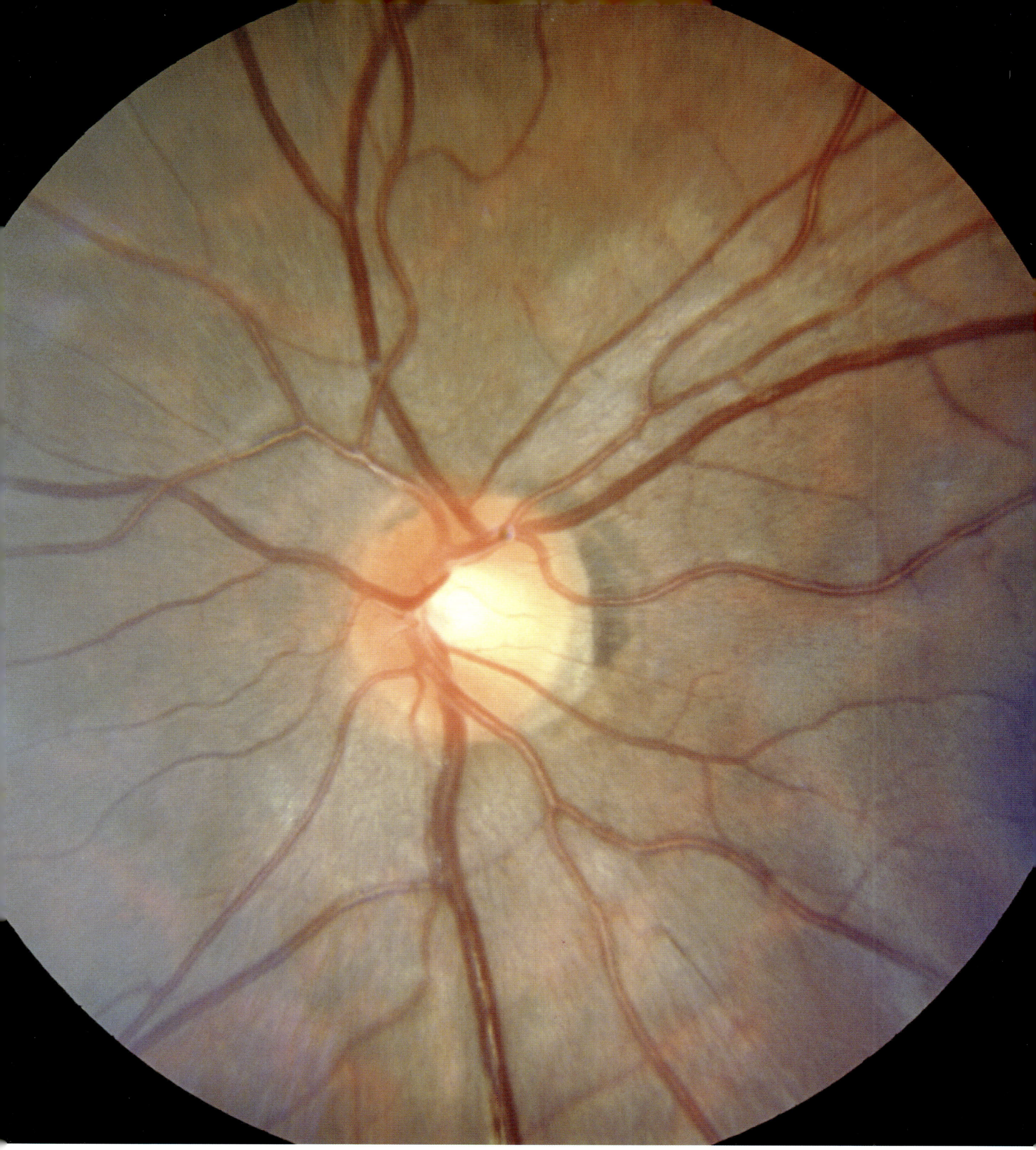

Netzhaut [Funduskamera]

DIESES BILD ZEIGT DIE VENEN UND ARTERIEN der im Augenhintergrund gelegenen Netzhaut, die das Licht wahrnimmt. Die Netzhautarterie beginnt in der Mitte des Sehnervs, der am so genannten blinden Fleck (blasser Bereich in der Mitte) mit der Netzhaut verbunden ist. Diese Netzhaut hat eine grünliche Schattierung, ein Kennzeichen für Asiaten; bei Weißen ist sie rötlich.

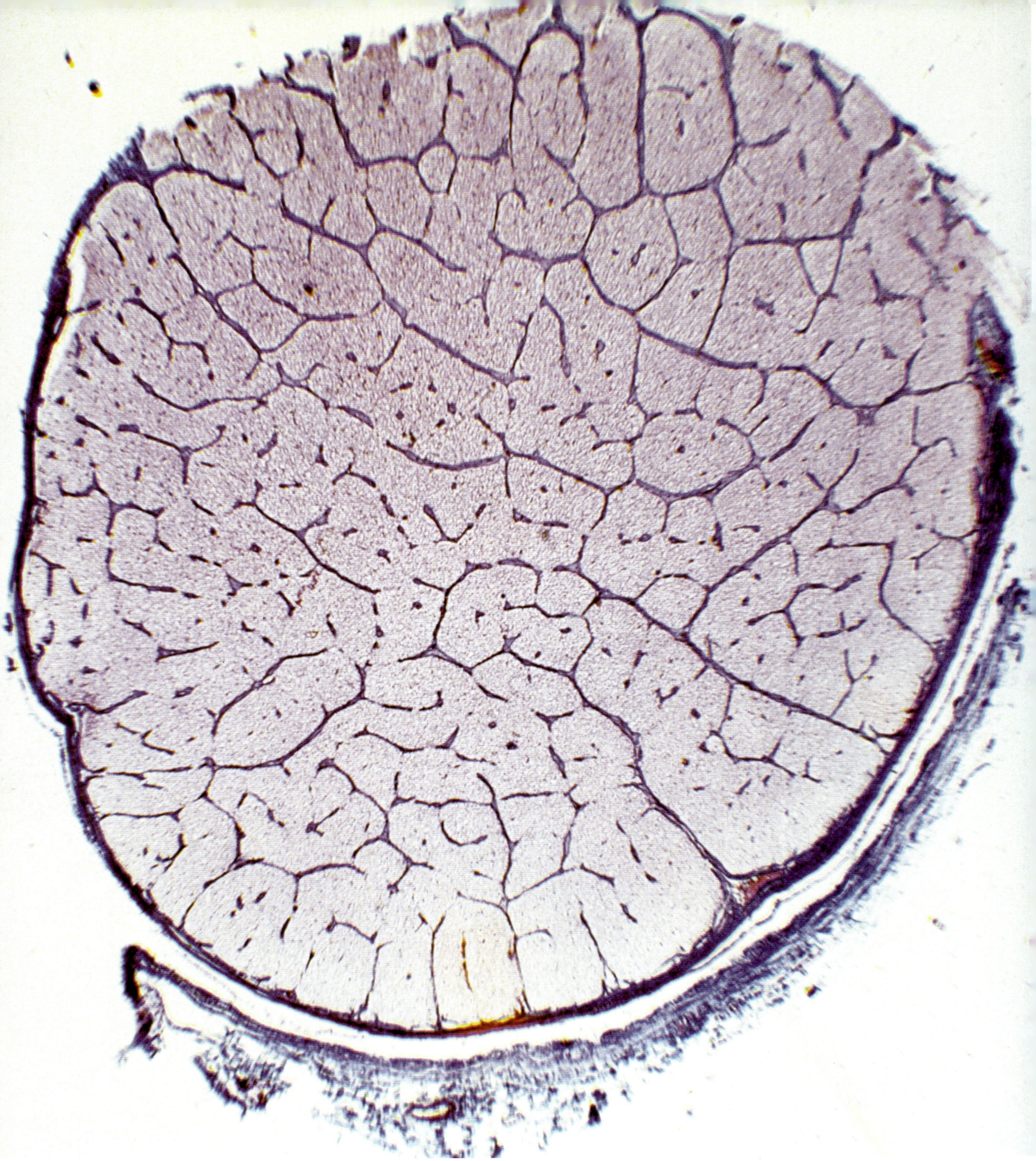

Sehnerv [LM]

HIER IST DER SEHNERV im Querschnitt zu sehen. Die visuelle Information wird von den lichtempfindlichen Zellen der Netzhaut über den Sehnerv zum Sehzentrum im Gehirn transportiert, das im Hinterhauptlappen auf der Rückseite des Gehirns liegt. Dort werden die Informationen zusammen mit anderen Sinneseindrücken, einschließlich Erinnerungen, zu Bildern verarbeitet.

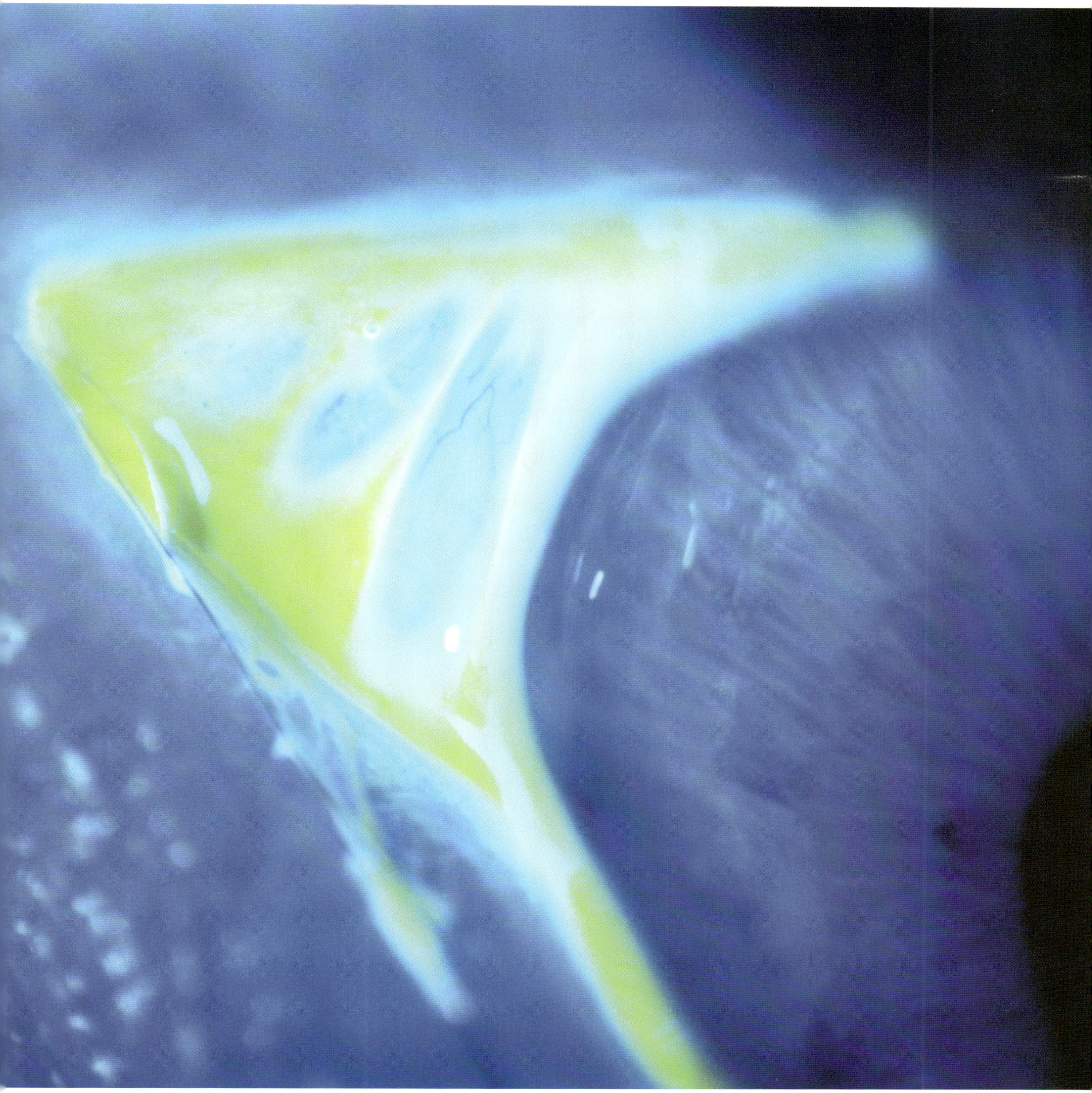

Innerer Lidwinkel [Makrofoto]

AUF DIESEM BILD DES INNEREN LIDWINKELS EINES AUGES erscheinen die Tränen gelb. Das Auge wurde mit Fluorescein behandelt, einem orangefarbenen Farbstoff, der zur Erkennung von Schädigungen der Horn- und Bindehaut eingesetzt wird. Die Bindehaut ist die empfindliche Schleimhaut auf der Vorderseite des Auges. Die von der Tränendrüse im oberen und unteren Teil der Augenhöhle abgesonderten Tränen schützen die Bindehaut. Tränen fließen über die Augenvorderseite in Kanäle im inneren Lidwinkel und von dort nach unten in die Nasenhöhle.

Tränendrüse [REM]

QUERSCHNITT DURCH EINE TRÄNENDRÜSE. Die Tränen (ein Tröpfchen, rot, ist in der Mitte sichtbar) halten das Auge feucht und enthalten außerdem Lysozym, ein antibakterielles Enzym, das die Augen vor Infektionen schützt.

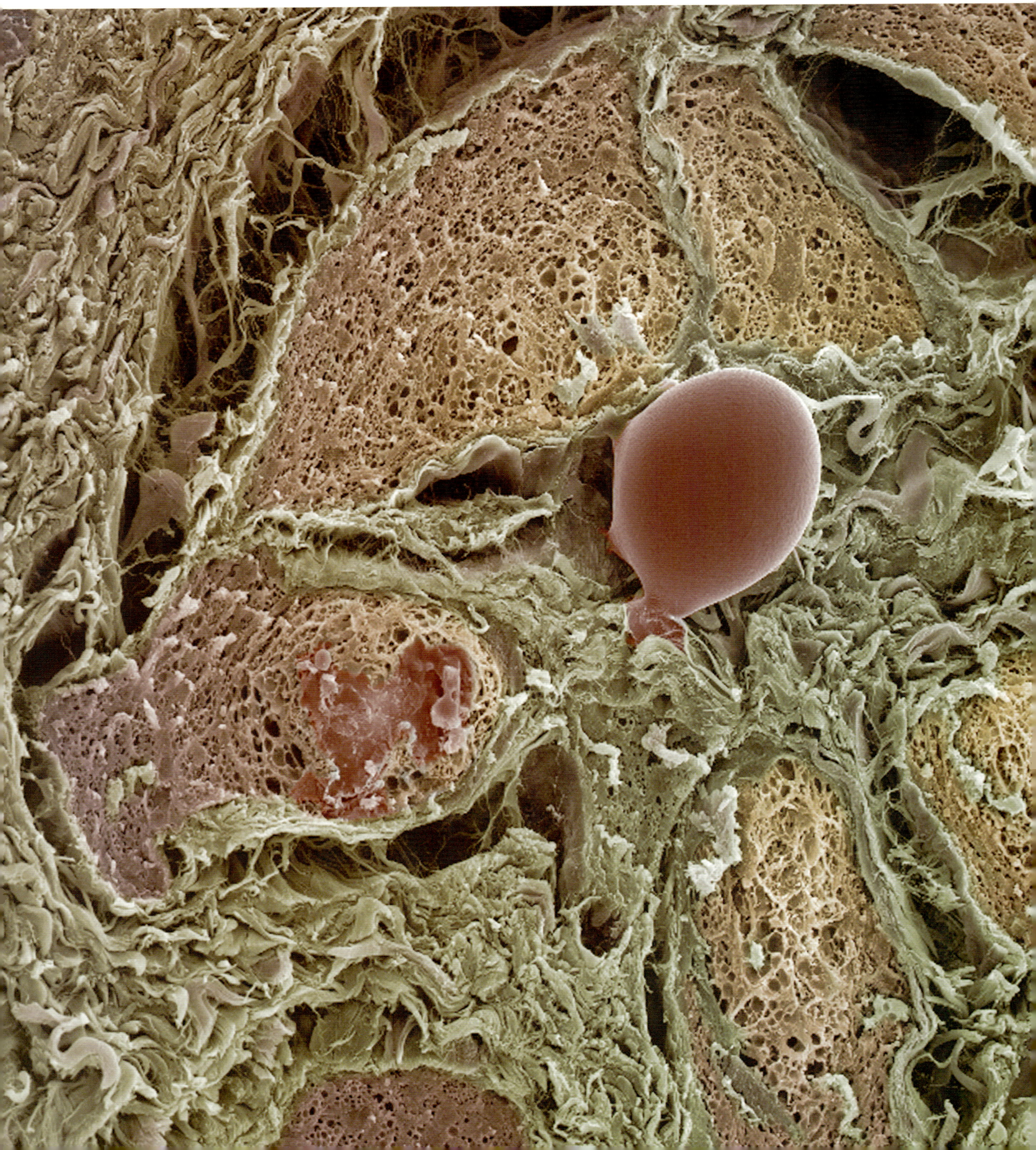

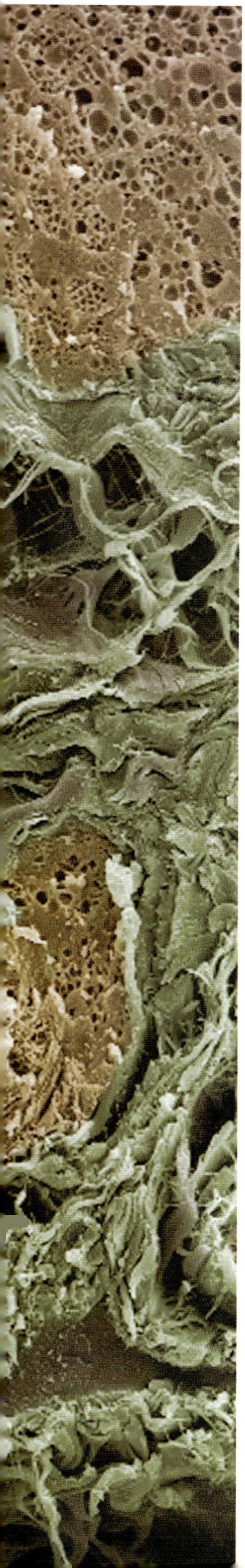

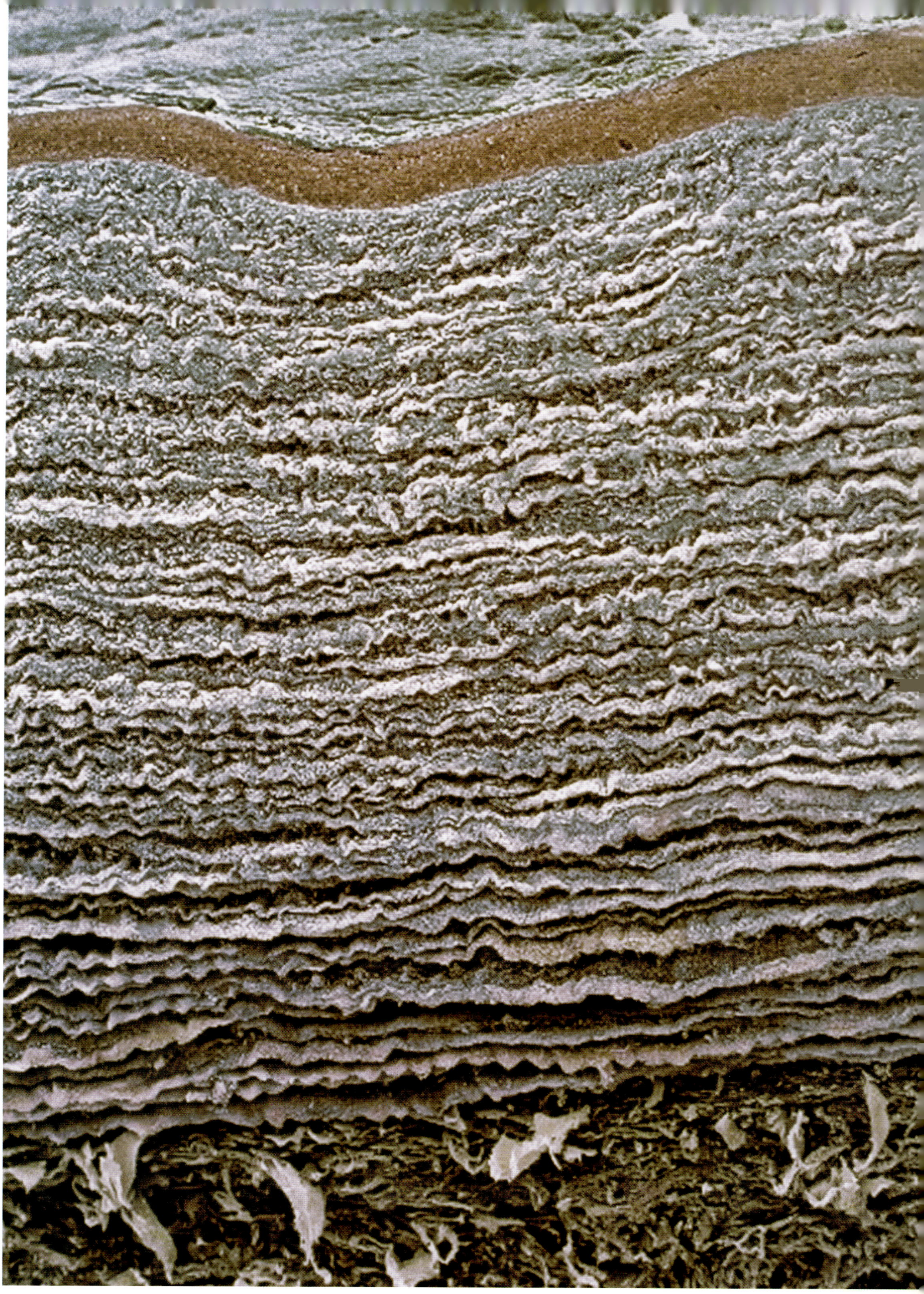

Hornhaut [REM]

IN DIESEM SCHNITT DURCH EINE HORNHAUT, den durchsichtigen mittleren Abschnitt der Augapfelhülle, ist das Hornhautepithel (braun) über dichtem Bindegewebe (parallele Lagen) zu sehen. Die Hornhaut fungiert nicht nur als Fenster, sondern bricht auch das Licht, das auf die Linse fällt, was zur Entstehung von Bildern auf der Netzhaut im Augenhintergrund beiträgt.

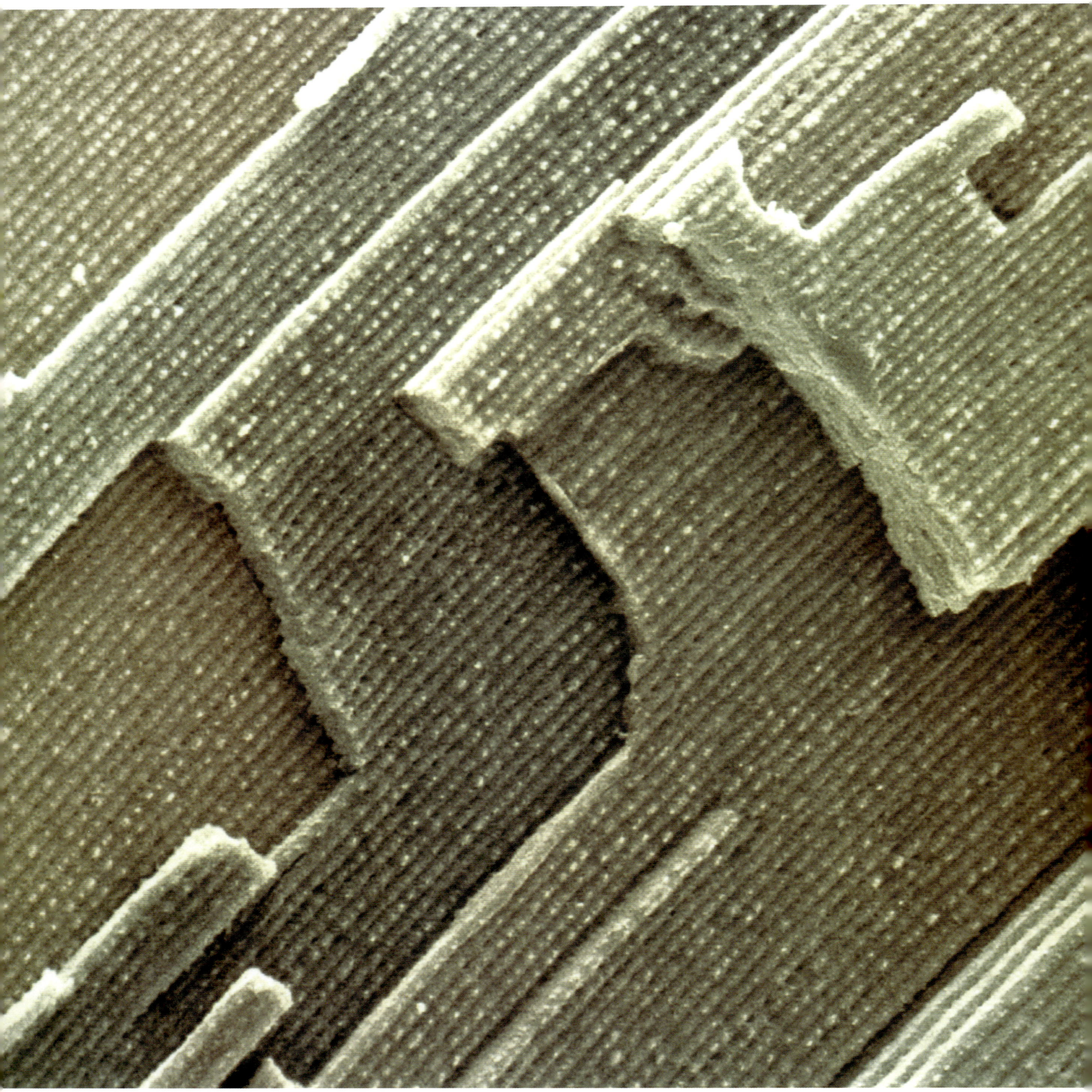

Zellen der Linse [REM]

DIESE LANGEN ZELLSTAPEL stammen aus der Linse, dem durchsichtigen Teil des Auges, der das Licht auf die Netzhaut projiziert. Die Durchsichtigkeit der Linse ist auf die fehlenden Zellkerne und die kristalline, präzise Anordnung der Zellen zurückzuführen. Die Zellen werden als Fasern bezeichnet, da sie bis zu 10 mm lang sind. Im höheren Alter kann sich die Linse trüben, jedoch kann sie durch eine künstliche Linse ersetzt werden.

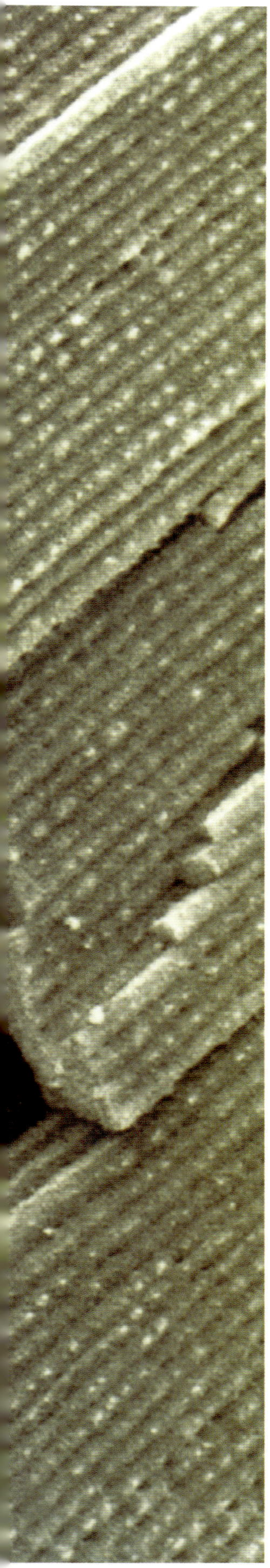

Linsenfasern [LM]

VON DER SEITE BETRACHTET, sind die Linsenfasern, wie die Zellen auch genannt werden, vertikale, säulenartige Stapel. Diese Anordnung ist ein Grund für die Durchsichtigkeit der Linse. Darüber hinaus gewährleistet sie, dass die Linse ihre Form so verändern kann, dass sie Lichtstrahlen aus allen Quellen, ob nah oder entfernt, auf die Netzhaut im Augenhintergrund projizieren kann.

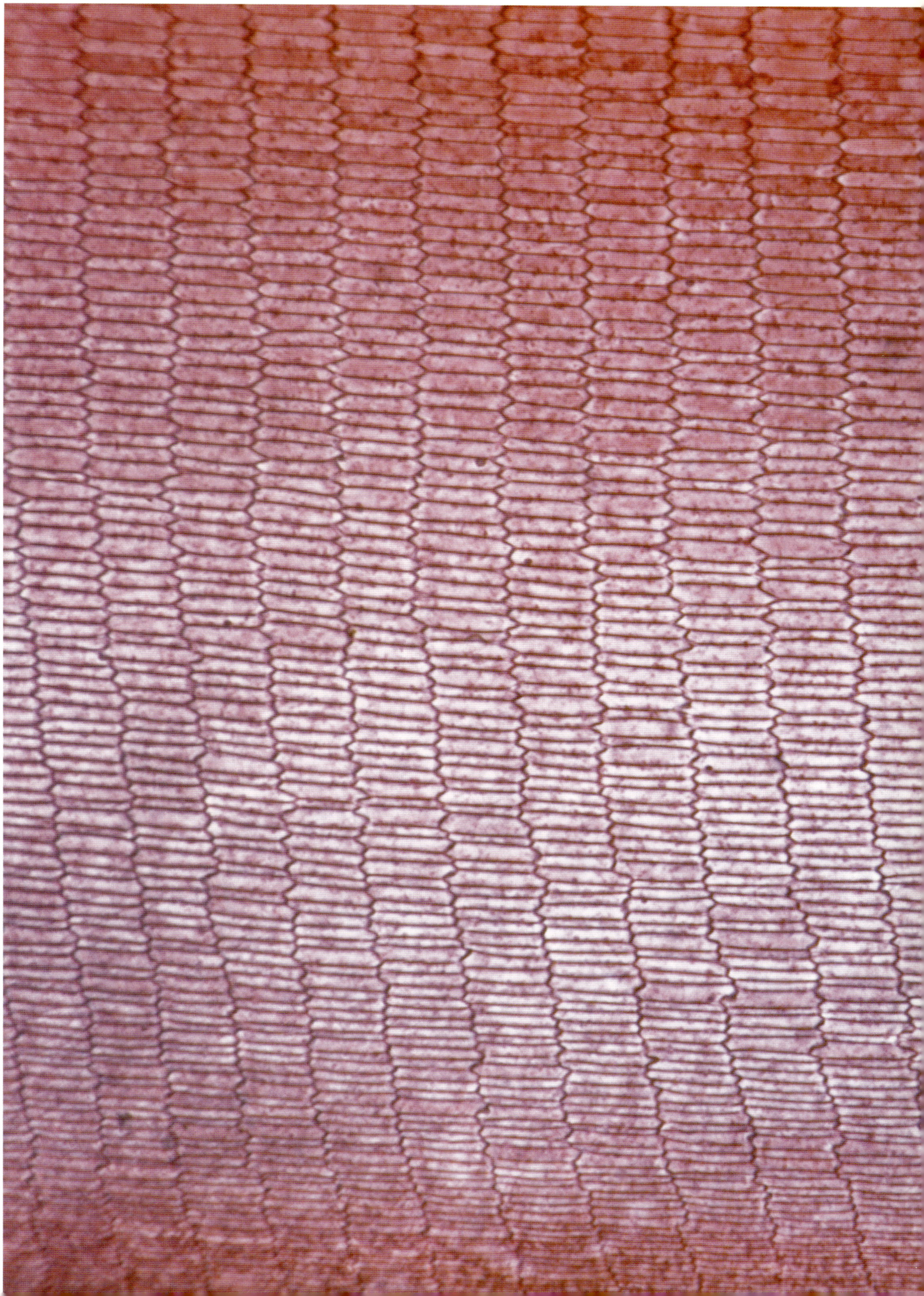

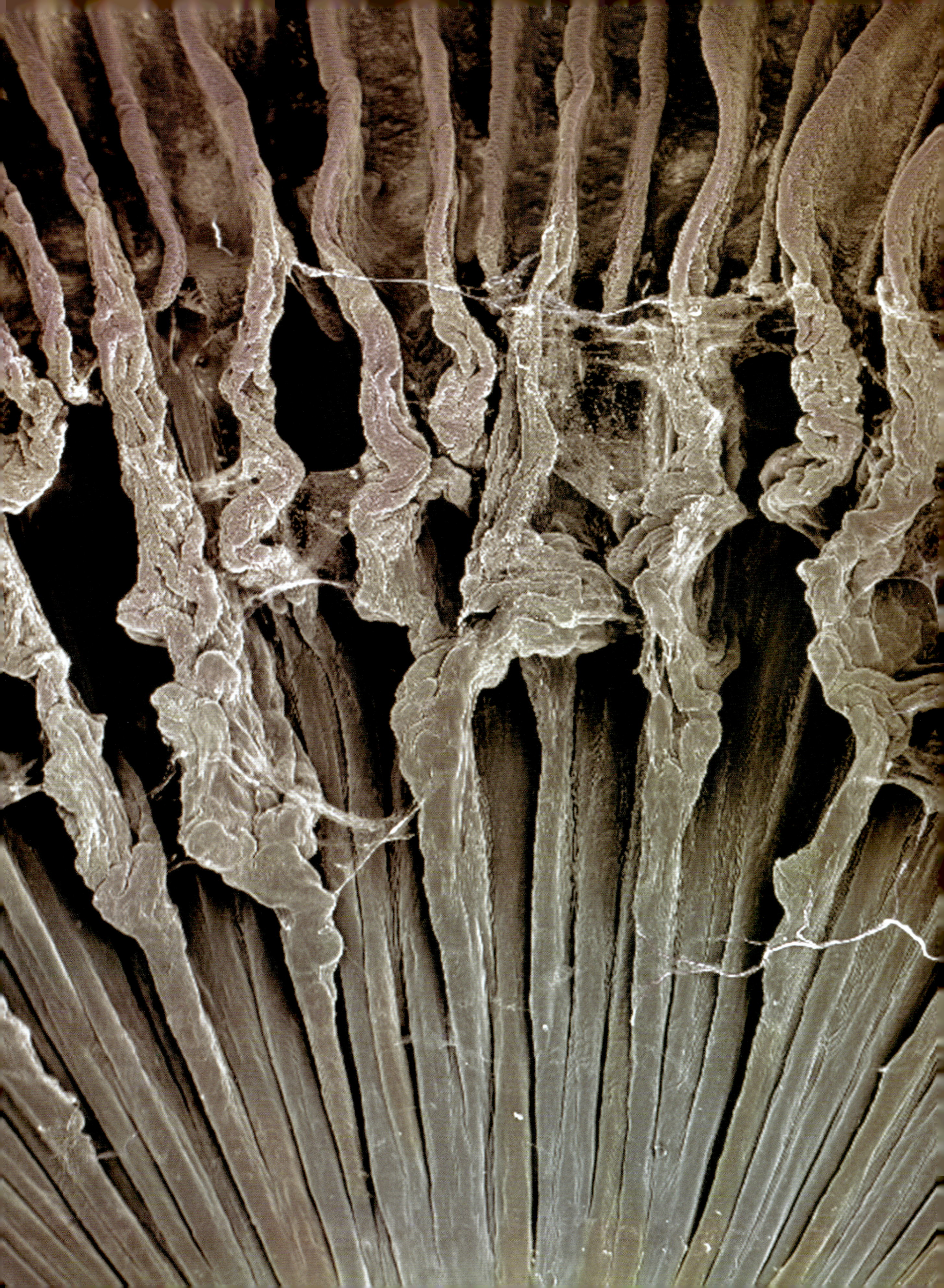

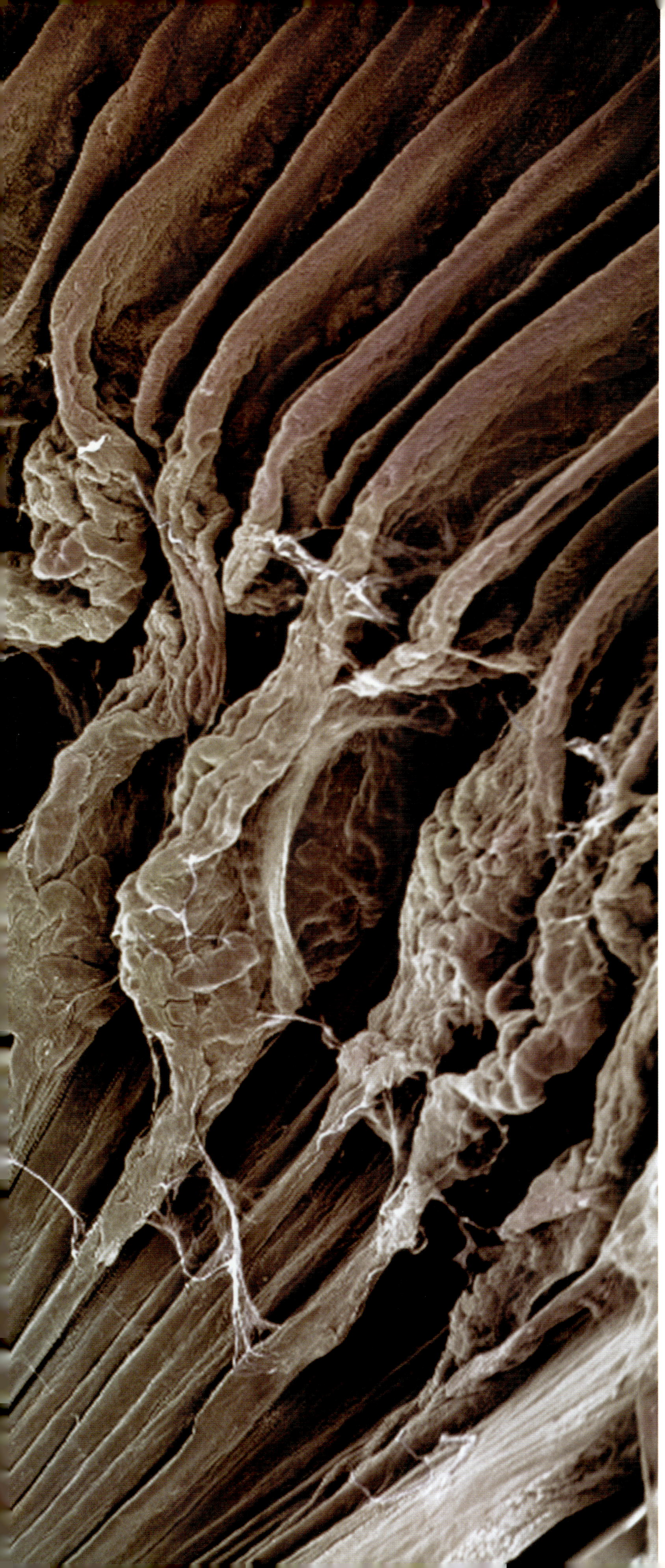

Schnitt durch einen Teil des Auges [REM]

IN DIESEM TEILSCHNITT durch ein Auge ist die Regenbogenhaut (graugrün, untere Bildhälfte) zu sehen, ein Muskelring, der die ins Auge eintretende Lichtmenge steuert. Die darüber liegenden Fasern sind Teil des so genannten Ziliar- oder Strahlenkörpers. Dieser enthält Muskeln, die durch ihre Kontraktionen die Linsenwölbung verändern und Licht auf die Netzhaut projizieren. Darüber hinaus sondert der Ziliarkörper Kammerwasser ab, eine dünne, wässrige Flüssigkeit, die die Hohlräume zwischen Hornhaut, Regenbogenhaut und Linse füllt.

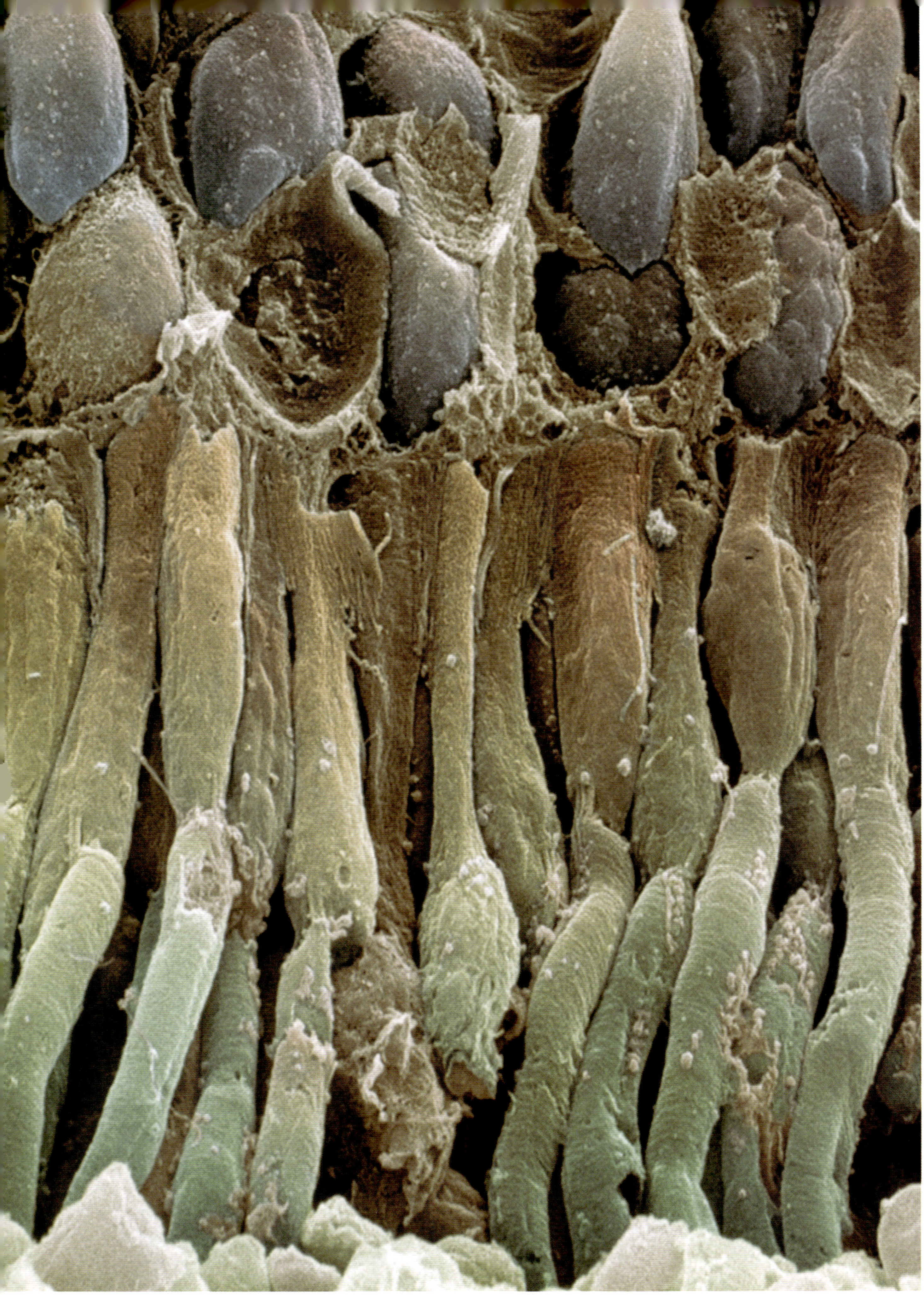

Stäbchen der Netzhaut [REM]

DIE FÄHIGKEIT, IN DER DÄMMERUNG ZU SEHEN, ist den Stäbchenzellen der Netzhaut zu verdanken. Die Stäbchen enthalten den »Sehpurpur«, ein violettes, sehr lichtempfindliches Pigment namens Rhodopsin. Im hellen Licht bleicht das Rhodopsin aus, und die Stäbchen werden inaktiv. Wird das Licht schwächer, regeneriert es sich. Die Neubildung des Pigments erfolgt jedoch nicht sofort. Daher brauchen die Augen etwas Zeit, um sich anzupassen, wenn man aus dem Sonnenlicht in einen abgedunkelten Raum kommt.

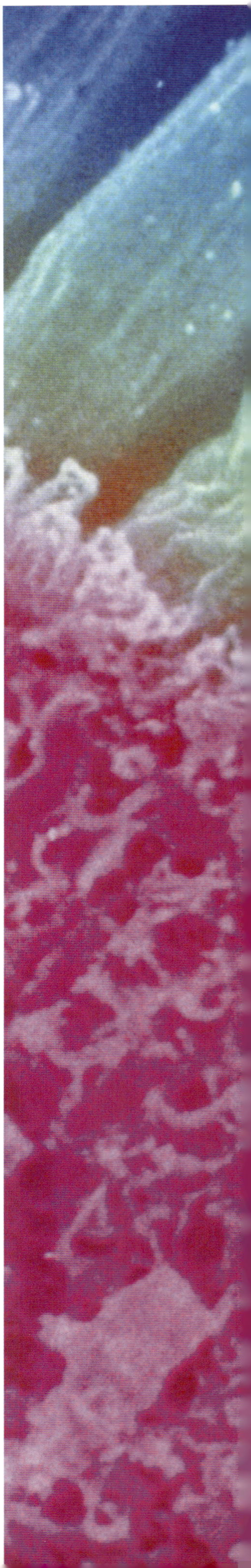

Zapfen und Stäbchen [REM]

ZAPFENZELLEN (blaugrün) reagieren auf farbiges Licht, während Stäbchenzellen (blau) für das Schwarzweißsehen in der Dämmerung zuständig sind. Das scharfe Helligkeitssehen steht in direkter Beziehung zur Anzahl der Zapfen auf der Netzhaut. Das menschliche Auge hat bis zu 200 000 Zapfen pro Quadratmillimeter. Ein Habicht dagegen besitzt fünfmal so viele und kann Details aus einer zwei- bis dreimal größeren Entfernung erkennen.

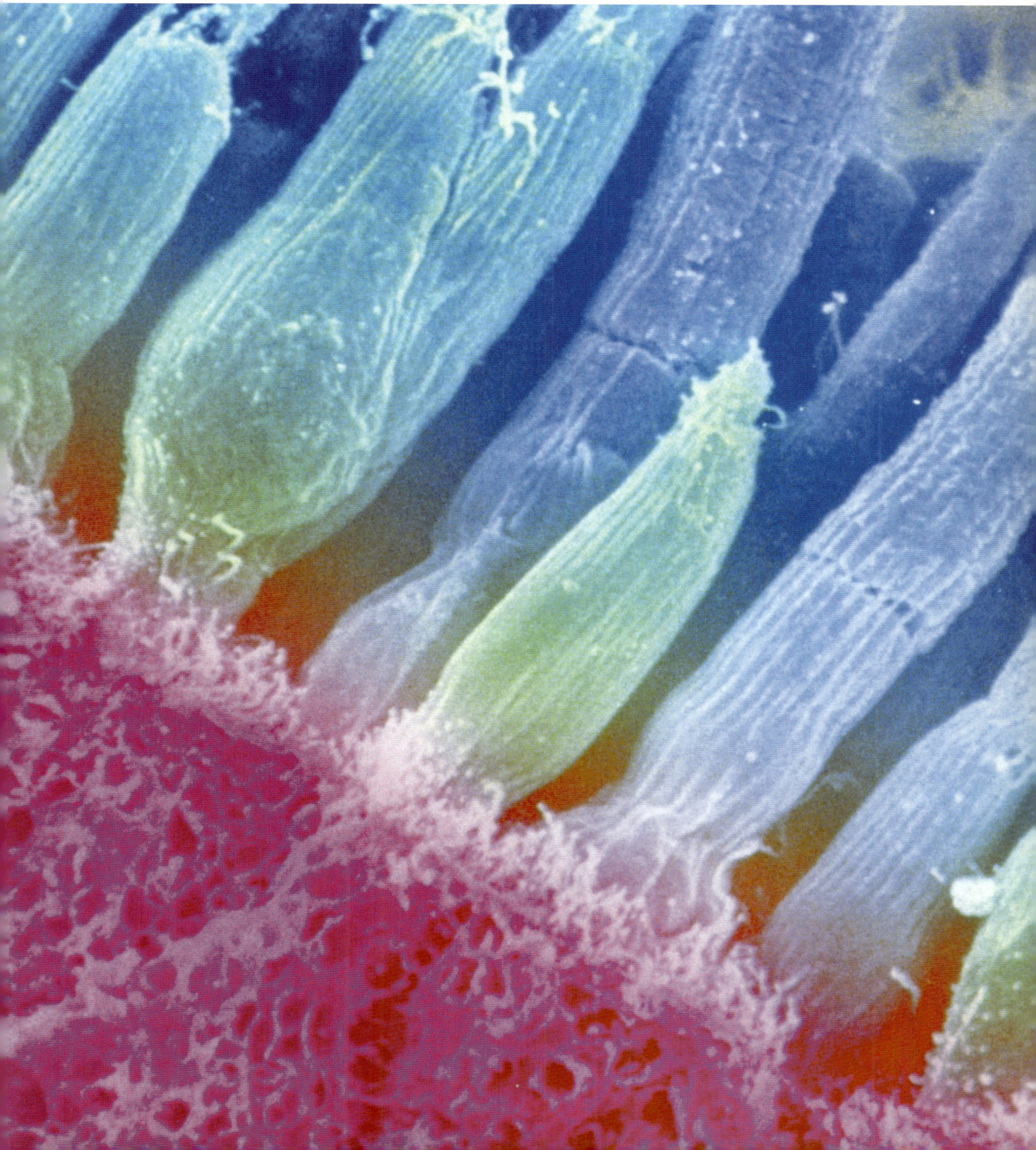

Zapfen und Stäbchen [REM]

EIN SCHNITT DURCH DIE NETZHAUT zeigt die beiden Arten von Photorezeptoren. Die gelben Zellen sind Zapfen, die für das Farbensehen bei Helligkeit zuständig sind. Die weißen Zellen unten im Bild sind Stäbchen für das Schwarzweißsehen in der Dämmerung. Die Stäbchen sind gruppenweise mit Nervenzellen verbunden und erzeugen ein Gesamtbild. Zapfen kommen zwar in geringerer Anzahl vor, sind jedoch einzeln mit Nervenzellen verbunden und erzeugen somit ein detailliertes Bild.

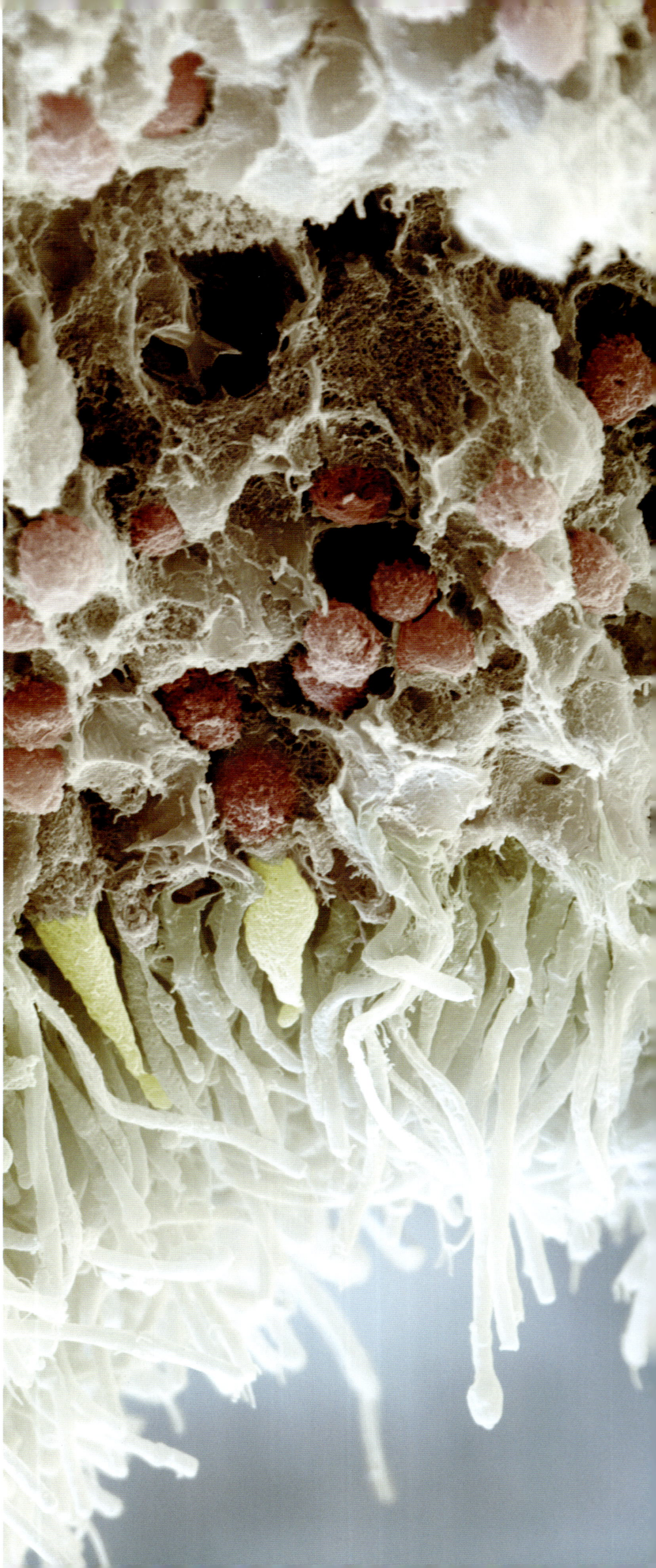

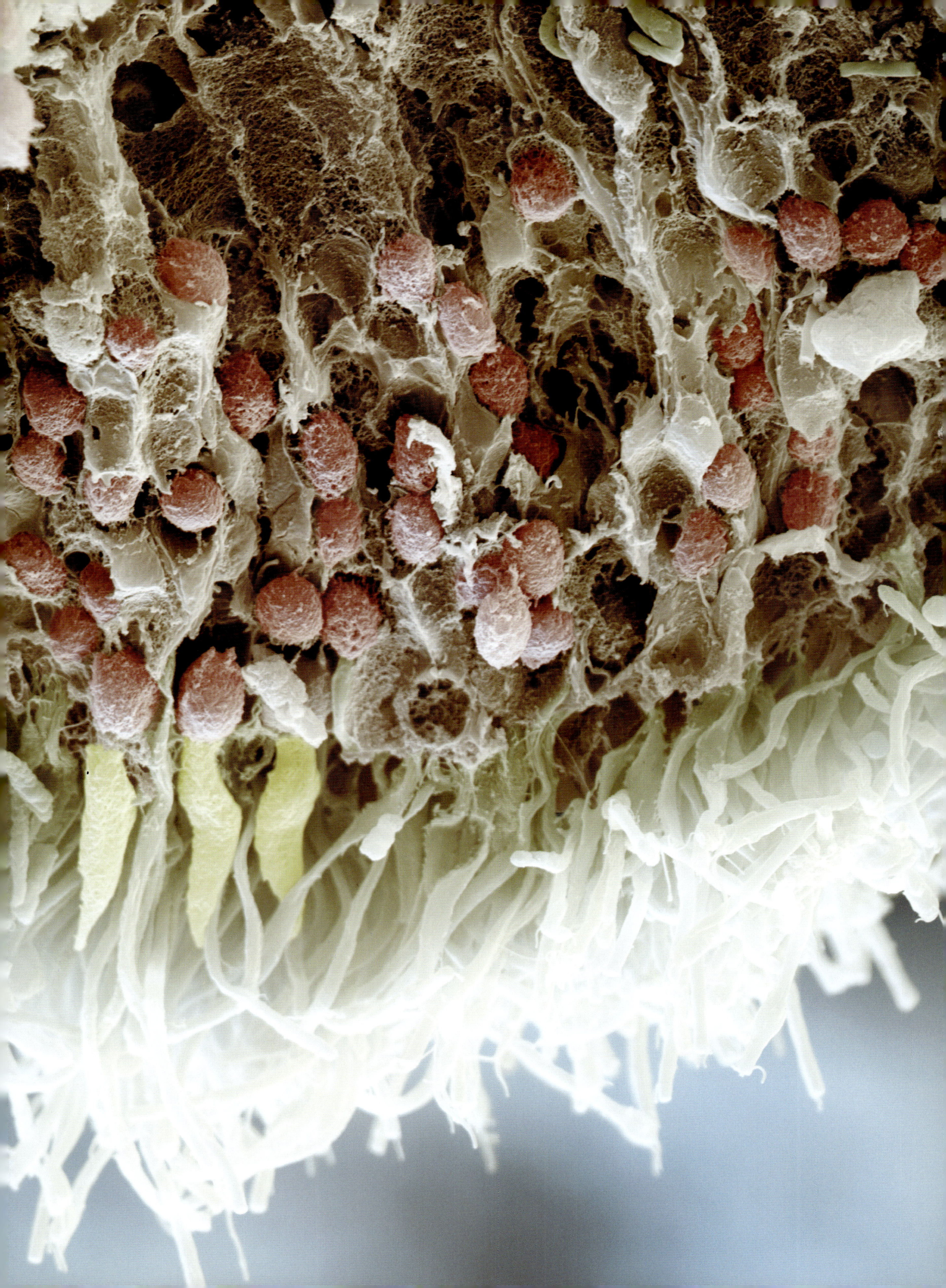

Index